临床医师诊疗丛书

名誉总主编　夏穗生　黄光英
总　主　编　陈安民　徐永健

康复医学临床指南
第 3 版

主　编　郭铁成　黄晓琳　尤春景

科学出版社
北京

内 容 简 介

　　本书分为五篇:第一篇为概论,第二篇为康复功能评定,第三篇为康复治疗技术/方法,第四篇为常见伤病的康复,第五篇为常见问题的康复处理。本书在第2版的基础上增补了大量新的内容,并做了重新编排,内容紧扣临床康复实践的主题,全面反映国内外康复实践的实质与内涵,实用性强,可作为各级临床康复医师案头必备的参考书。

图书在版编目(CIP)数据

康复医学临床指南 / 郭铁成,黄晓琳,尤春景主编. —3 版.
—北京:科学出版社,2013.11
(临床医师诊疗丛书 / 陈安民,徐永健总主编)
ISBN 978-7-03-038963-3

Ⅰ. 康…　Ⅱ.①郭…②黄…③尤…　Ⅲ. 康复医学–指南
Ⅳ. R49-62

中国版本图书馆 CIP 数据核字(2013)第 251258 号

责任编辑:刘丽英　戚东桂 / 责任校对:刘小梅
责任印制:赵　博 / 封面设计:范璧合

科学出版社 出版

北京东黄城根北街 16 号
邮政编码:100717
http://www.sciencep.com

北京凌奇印刷有限责任公司印刷
科学出版社发行　各地新华书店经销

*

1999 年 8 月第　一　版　开本:787×960　1/32
2013 年11 月第　三　版　印张:22 5/8
2024 年 7 月第十四次印刷　字数:610 000

定价:59.80 元
(如有印装质量问题,我社负责调换)

《临床医师诊疗丛书》
编委会

《康复医学临床指南》
(第3版)编写人员

主　编　郭铁成　黄晓琳　尤春景

副主编　许　涛　陆　敏

编　者　(按姓氏汉语拼音排序)

陈　红　丁新华　方征宇

郭铁成　郭正成　韩肖华

贺续珊　黄　杰　黄晓琳

蒋　婷　刘雅丽　楼伟伟

陆　敏　孟　玲　南登崑

谢凌锋　许　涛　杨　露

尤春景　喻　澜　张世蓉

赵正全　周　宁

《临床医师诊疗丛书》第3版前言

《临床医师诊疗丛书》于1999年第一次出版,共32个分册;2005年经过修订增至35个分册。本丛书出版至今,大部分分册累积印数均上万册,获得各方好评,深入人心。

随着近年来医学科学飞速发展,临床上新理论、新技术和新方法不断出现,第2版中的内容已显陈旧,难以全面反映学科发展水平和当前临床现状。因此,根据客观形势的变化情况对本丛书加以修订补充,既是时代迅猛发展的迫切要求,也是学科逐步完善的必经步骤。

此次修订保持了前两版的编写风格,仍是在反映学科最新进展的基础上,侧重疾病的诊断与治疗,坚持"使用方便"的原则。我们对35个分册进行了全面的修改,重点突出临床实践部分以及近几年来疾病诊断与治疗的一些新理论、新技术和新方法(特别是国内外新的诊断与治疗标准的介绍和医学名词的更新)。另外,本次改版新增《重症医学临床诊疗指南》、《医院感染预防与控制指南》、《过敏性疾病诊疗指南》、《临床输血指南》、《临床营养指南》、《创伤外科临床诊疗指南》6个分册,根据学科发展将原《胸心外科疾病诊疗指南》细分为《心血管外科疾病诊疗指南》和《胸外科疾病诊疗指南》,共计42个分册。此次改版还增加了线条图、流程图、影像图和表格等,便于读者理解和记忆。

本丛书十余年来一直受到医学界同仁的广泛支持和帮助，我们再次深表感谢；同时也恳请大家继续关注和喜爱《临床医师诊疗丛书》第 3 版，并提出宝贵意见，以便我们持续改进。编委会对科学出版社的精心编辑表示衷心感谢。

陈安民　徐永健

华中科技大学同济医学院附属同济医院

2013 年 4 月

《临床医师诊疗丛书》第2版前言

　　《临床医师诊疗丛书》1999年出版了第1版,共32个分册,本次对32个分册进行了全面的修改,另外增加了《老年疾病诊疗指南》、《临床病理诊断指南》、《临床护理指南》3个分册。第2版共35个分册,保持了第1版的编写风格,重在临床"使用方便"四字。本次修改过程中,突出了近几年来疾病诊断与治疗的一些新理论、新技术、新方法。

　　本丛书自出版以来,受到了广大读者的欢迎。各个分册都进行了重印,不少分册多次重印。我们感谢大家对本丛书的厚爱,同时也恳求广大读者再次提出宝贵意见,以便再版时修正。编委会对原总主编夏穗生、黄光英、张良华三位教授对本丛书第1版所做出的贡献,对科学出版社的精心编辑一并表示感谢。

陈安民　　徐永健

华中科技大学同济医学院附属同济医院

2005年5月

《临床医师诊疗丛书》第1版前言

临床医学参考书籍可谓浩如烟海。从大型的学术专著到简明的临床应用手册，内容和形式层出不穷。然而对大多数工作在临床一线的中青年医师来说，尚缺一类便携式专科参考书。这类书在内容上应介乎前述两类参考书之间，既不像大型学术专著那样从基础到临床，庞杂繁复，查阅不便，又不至于像综合性的临床手册过于简单，不能满足临床诊断治疗细则的需要。有鉴于此，我们组织各临床专业科室的专家编撰了这套《临床医师诊疗丛书》。

同济医科大学建校已近百年，一直是国家卫生部直属重点高等医科院校。同济医院是同济医科大学的附属医院，为卫生部第一批评定的三级甲等医院，也是全国文明窗口十家示范医院之一。我们编撰这套《临床医师诊疗丛书》是以这所综合性大型教学医院多年来不断修订的临床诊疗常规为依据，博采各临床专业专家学者们的经验及心得，集临床医学精髓之大成，以现代性、实用性为特色，面向临床一线专业医师和技术人员。

全书由32个分册组成，包括26个临床医学二、三级专业学科和6个临床诊疗辅助专业分册。各分册结合综合性医院的诊疗常规，自临床的一般性问题到专科性疾病，从病因、病理至诊断、治疗，从常用的诊疗技术到高新专科手术及疗法，层次分明地予以阐述，重点在于实用性强的临床诊断、鉴别诊断及治疗方式、方法。

我们的目的及愿望是既为综合性大型医院提供一套全面系统的诊疗常规参考书,又能为临床主治医师、住院医师、研究生、实习医师奉献一套"新、全、实用"的"口袋"书。

全书编写历经一年,全体参编人员付出了艰辛的劳动,经过科学出版社编辑同志们的精心雕琢,全书各分册得以先后面世,我们谨对上述同仁的勤奋工作致以衷心的谢意。本丛书参编人员达数百人之多,故文笔文风殊难一致;限于编写者的水平,加之时间紧迫,疏误之处在所难免,祈望读者不吝赐教,以便再版时予以订正。

夏穗生　黄光英　张良华
同济医科大学附属同济医院
1998 年 9 月

目　　录

第一篇　概论

第二篇　康复功能评定

第三篇　康复治疗技术/方法

第四篇 常见伤病的康复

第五篇　常见问题的康复处理

第一篇

概　　论

第一章　康复与康复医师

第一节　概　　述

一、康复及康复医学的有关概念

所谓康复,指的是帮助患者最大限度地达到与其生理或解剖受损、环境限制和生活计划相称的躯体、心理、社会、职业、娱乐及教育潜能,提高生存(活)质量的过程。在这一过程中,患者和其家庭以及有关的专业人员协同工作,确定符合现实的目标,制订并实施相应的计划以使患者获取最佳功能。

康复的内容包括预防、早期识别以及门诊和住院患者与院外患者的医疗服务。通过康复可以使得患者住院日缩短,功能独立性提高和生存(活)质量改善。

物理医学与康复是在物理医学的基础上发展起来的。从1947年首先在美国得到医学专业委员会认可至今,无论是在技术上还是在内涵上,均已发生了非常显著的变化。传统的物理医学关注的是躯体疾患的诊断与治疗,并且特别注重神经诊断技术(如肌电图)及物理因子(如冷、热、水、电)的治疗性应用;而康复则是一个内涵更为广泛的术语,其主要是关于功能性障碍的诊断与治疗,着眼于从实用的角度对运动、感觉和认知技能进行功能性的评定,以及以增强功能和改变行为为目的的治疗。在其发展过程中,物理医学已拓展了自己的领域,现已涵盖了与康复过程有关的许多技术与策略。例如,其已包括了有关躯体、心理、社交和职业问题的评定与治疗的技能。值得注意的是,物理医学与康复近年来对于肌肉骨骼医学、工伤医学、疼痛处理、运动医学以及肌电图学和肌肉骨骼系统超声诊断与评估的关注比以往又有所增强,同时本学科的服务对象也在不断扩大之中,例如慢性疲劳、航天员返回地球后的恢复等均已纳入到本学科范畴。

根据美国物理医学与康复学会 1998 年的定义,物理医学与康复是一门关于各个不同年龄阶段具有躯体与认知受损及残疾的患者的评定、诊断与处理的医学学科,其还包括各种导致疼痛或功能受限的疾病的诊断与治疗、各种并发疾病与损伤的处理以及诊断与治疗性注射方法和电诊断医学方法的应用。此外,各种疾病与伤残的继发性问题的预防,也是本学科的工作重点。

在患者的治疗中,物理医学与康复所采用的是非手术治疗方式,近年来陆续有采纳多种微创性介入治疗的一些报道,本学科强调综合性和个体化的治疗策略,同时注重各种功能障碍的预防,所有的治疗活动均以康复目标为导向,并通过小组工作的方式达到目标。

应该指出的是,康复既是一个过程,也应作为一种理念,贯穿到整个医疗服务体系的各个领域及各个环节之中。

二、康复医学的特点

与传统的医疗模式相比,康复医学有其独具的特点,主要表现在以下方面:

(一)对象

其他临床学科针对的是疾病,而康复医学在治疗疾病的同时,重点针对的是残疾。前者指的是人体内分子、细胞和器官水平的病理过程,是一种生物学事件;而残疾则是个体水平上的,其代表人体与疾病相互作用的一种功能性结局。

（二）医师的作用

在其他学科，医师处于积极主动的地位，体格检查、实验室检查的申请、诊断的作出和药物处方的开具均由医师进行；而在康复中，医师除了行使上述职能外，还要帮助患者适应残疾状况、解决面临的问题，使慢性伤病所致的功能损失减小到最低限度。为此，其需要各有关专业人员的帮助，需要教给患者进行家务活动，孩子照料方面的新技能，并进行职业训练和应对心理上的应激状态。通常，作为康复医师的一个关键性作用，是协助患者获得各种必要的治疗性服务并协调其实施。同时，康复医师还同其他专业人员一样，在患者教育方面起着积极的作用。

（三）患者的作用

在其他学科，患者常常处于被动接受的地位，对其本人疾病的诊断和治疗性措施也知之甚少；而在康复中，则鼓励患者作为一个主动参与者参与康复过程，同时向其提供一切可能的信息。因为，康复的一个重要部分，是达到行为的改变并帮助患者在躯体上和心理上进行调整，因此患者应对可能的结局有所了解，并有足够的信息以帮助其参与问题的确定与解决。

（四）治疗的定向与组织

在其他临床学科中，患者的治疗常常是为了便于医务人员的工作安排而组织的，常常没有正式的有组织的治疗小组，治疗常常是在各个部门各自为阵地进行。在康复中，治疗是以患者为中心而组织的。小组治疗是一种正式的、经过计划的活动。由于康复中所面对的问题是复杂的、长期的和多系统的，因此，唯一实用的解决方法便是由高度组织的一群专业人员来共同工作。

（五）治疗途径

其他学科的重点是治疗，而康复的重点则是管理。所谓治疗，是指对疾病的缓解或治愈，主要依赖药物、手术和现代科技技能，其通常是以症状为着眼点，而管理则是侧重于减轻残疾和增强功能，其使用医疗卫生系统的所有资源，且要求患者及其家人的长期、主动参与。

（六）目标

从最终临床结局的角度而言，临床其他学科的特点是着眼于治疗疾病和增强生理功能，而康复的特点则是增强患者的功能性活动能力。前者指的是消除、逆转或延缓疾病过程，后者则主要是减轻不适和增强身心上的健康与能力感。对患者和医师而言，康复较为主动，临床治愈则较为被动；康复并不排除临床治愈，而且远远超过临床治愈，其还包括了关怀与照料。

医疗模式与康复模式的总结性比较，见表1-1-1。

表1-1-1　医疗模式与康复模式的总结性比较

	医疗模式	康复模式
对象	疾病	残疾
医师角色	知者、行者	教师、帮助者
患者角色	被动	主动
治疗的定向	以医务人员为导向	以患者为导向
组织	零碎、无正式小组	小组方案
治疗方法	治疗疾病	管理残疾
目标	治愈疾病，增强躯体功能	恢复、应对、调整、增强功能性活动能力

第二节　康复医师与康复治疗小组

康复医学的特点之一，是强调向患者提供全面的、综合性的康复服务。由于其对象通常是有各种复杂问题的残疾或有功能障碍的患者，因此在实践中采用了小组治疗的方式。所谓康复小组，实际上是指由来自不同的相关学科，有着相同的价值观与目标的专业人员以一定的方式有机地结合而成的一个团体。康复小组的发展经历了一个漫长的过程，由当初的多学科小组，经过后来的交叉学科小组，直到今天的跨学科小组,越来越强调小组成员间的协作与交流,强调学科间的渗透与交叉性学科训练。研究已经证实,在有慢性功能障碍患者的治疗中,协调良好的小组治疗比各自为阵的治疗的效果要好。

一、康复小组的组成与职责分工

(一)康复医师

康复医师整体负责患者的康复评估和治疗工作,包括:诊断疾病、评定患者的神经-肌肉功能、关节活动范围、姿势与步态,开展肌电图检查;领导康复小组,协调并对各小组成员的报告作出解释;制定康复治疗计划,开具各种疾患的康复治疗处方;指导预防患者发生相关并发症。

(二)康复护士

康复护士负责康复护理计划的制定;提供预防性和恢复性的护理服务,如体位摆放与床上翻身、饮水和进食功能训练、皮肤护理、大小便管理和大小便功能训练、被动关节活动度训练;为患者选用特制的床垫和体位摆放设施;教给患者及其家人生活自理技术;协调患者出院与随访活动计划的制订与实施。

(三)物理治疗师

物理治疗师主要协助患者各项功能(特别是粗大运动功能)的恢复,其主要职责包括:对患者功能障碍进行评定、预防和处理;使用各种物理因子进行治疗,如热、冷、紫外线、按摩、运动、TENS、肌电反馈、功能性电刺激等;指导患者通过治疗性运动进行功能性活动训练,尤其是在使用矫形器、手杖时的步态训练等。

(四)作业治疗师

作业治疗师通常着眼于患者功能性活动能力的评定与训练。包括:评估有哪些肌肉需进行肌力增强训练和协调训练以便能进行日常生活活动(ADL),并设计相应的实用性活动以达到该目的;对患者的自理活动能力进行评定和训练,如穿衣、进食、个人卫生;为患者提供辅助器具和上肢矫形器方面的建议,以改善其 ADL 能力,并训练患者使用上肢矫形器;教给患者家务活动技能并决定患者参与家务活动的程度;教会患者保存能量和简化工作的技能与方法,增强其工作耐受性;帮助患者进行家居环境改造;指导患者对职业、娱乐兴趣进行调整,以适应其残疾情况。

（五）矫形师

矫形师的职责包括:评估患者是否需矫形器以预防、矫正畸形和改善功能;设计、制作和装配矫形器;教会患者配戴和使用矫形器的技能,对患者配戴和使用矫形器的情况进行监测,并在必要时给予调整。

（六）社会工作者

社会工作者的任务,是与患者及其家属和康复小组一道工作,并在下述方面提供帮助:评估家庭支持系统,充当患者、家属和社区资源间的联络者;提供经济负担处理和残疾补助方面的咨询;帮助患者家庭提高主动参与家庭治疗的技能;评估并协助解决职业障碍;对患者及家人提供应激状态下的情感支持。

（七）临床心理学工作者

临床心理学工作者主要帮助患者及亲属从心理上准备好全面地参与康复过程,包括:评估患者有无智力障碍,残疾的心理学影响;识别和治疗退缩性抑郁;设计行为治疗和社交技能训练方案;开展心理治疗、婚姻与性咨询、家庭治疗等。

（八）职业康复咨询师

职业康复咨询师协助患者制订并达到合乎现实的职业目标,包括:评估患者的职业兴趣、能力和技能;观察患者参与康复活动的情况以评估其从事某项工作的功能性适合程度;协调提供各种恢复性训练活动,如工作调整训练和庇护性就业;帮助残疾人进行新的就业或对以前的工作进行调整以使之适应于目前的功能水平。

（九）语言治疗师

语言治疗师的职责包括:对语言的处理过程进行详尽评

估;提供言语、理解、阅读和书写能力受损的治疗服务;对吞咽功能进行评定并制订实施合适的治疗方案;评估和治疗认知性和语用性交流障碍;进行运动性言语功能的评定与治疗;提供患者及亲属咨询服务。

（十）患者及其亲属

患者及其亲属的职责是参与康复计划的制订与实施,主动配合康复小组其他成员开展治疗活动。他们既是康复治疗的接受者也是实施者。患者及其亲属的主动参与,是康复治疗有别于其他临床治疗的一个重要特征。

除上述主要成员外,对于病情较为严重的患者,小组成员中还可能包括有神经内科医师、骨科医师、精神科医师或泌尿外科医师协助处理相应的问题,同时在条件具备的情况下,康复小组中还可包括文娱治疗师、音乐治疗师、园艺治疗师、舞蹈治疗师等。

需要指出的是,每一位患者的情况均有不同,其康复治疗小组的成员因而也不可能是完全一样的,即使是在同一患者的不同病程阶段,由于其病情与康复需求的变化,康复小组的组成也应相应做些调整。

二、康复小组的运作与管理

由于康复小组由来自多个学科的人员组成,因此需要有良好的协调和管理工作,才能最大限度地发挥小组成员的协同作用。通常情况下,这一工作由康复医师具体负责。

一般而言,康复小组的管理主要包括人员的安排及其工作分工与协调、小组内不同意见与冲突的处理、小组成员安于现状情绪的处理、小组会议的组织与实施、小组内各成员间良好的交流体系的维持等。Larson认为,要确保一个工作小组有效运行,则其组建时至少应该具备以下4个特征:①每个小组成员职责分明;②小组内部有有效的交流体系;③监测个人表现情况并随时反馈给他们;④强调实事求是地作出判断。

美国学者 Rothberg 认为,要想使康复小组的工作更有成效,必须做到以下几点:

1. 教会小组成员如何协同工作,并在小组工作中给予足够的实践时间。

2. 确保各个成员能学习、理解和尊重他人的知识与技能。

3. 明确界定小组成员的角色与行为。

4. 鼓励各成员潜能的尽情发挥与使用。

5. 开展和保持各成员间的有效交流,打破各学科间可能存在的隔阂。

6. 保持小组的凝聚力,使其成员从共同工作中获得满足感。

7. 根据患者的需要可随时更换小组领导。

8. 确保小组领导对其他成员的充分尊重,即要征询他们的意见及与他们共同制订康复计划。

9. 建立一个内在的体制来展示每一小组成员应负的职责与义务。

10. 在小组内部有冲突出现时,及时提上议事日程并以强化小组作用的方式予以解决。

McGregor 曾总结了有效的康复小组的工作特点:

1. 气氛:趋向于非正式、轻松和舒适。

2. 讨论:必须组织每个人都参加的大讨论,但讨论的内容应与小组任务有关,小组成员互相听取意见,可以存在不同的观点,但小组成员对此应感到轻松而没有任何冲突迹象。

3. 小组目标:小组的目标或任务应为小组成员所熟知并接受。

4. 小组决定:大多数决定应该是小组成员的共识,让每一个成员同意并愿意遵守。

5. 批评:应经常、坦诚并且相对平和,没有公开或隐蔽性的个人攻击。

6. 主席或领导:不独断。另一方面,小组成员不无故不服从领导。领导权应随环境而变。

7. 争论和异议:是小组发展的正常而必要的组成部分。如何解决取决于它对小组目标和运作过程的影响。

8. 相互尊敬:这是使各学科充分发挥其应有作用的一个重要前提条件。

康复医师的职责之一,就是通过各种努力,促使康复小组高效而有序地运作。

第三节　康复医师在康复中的作用

一、康复医师应具备的条件

作为康复医师,必须经过良好的医学专业教育与训练和康复临床的专门培训,方能很好地胜任自己的工作。Basmajian认为,从事医学康复应具备如下条件:

（一）合理的知识结构

合理的知识结构包括基础医学知识的掌握(如解剖、生理、运动学、人类工效学等),对具体疾病,特别是神经-肌肉-骨骼系统疾病的了解,有关诊断技术(如实验检查、EMG、肌肉骨骼系统的超声波诊断、心肺功能检查等)和各种治疗技术(如患者教育、治疗性锻炼、物理因子的治疗性应用、药物、注射疗法等)的正确选用,对康复文献的把握与吸取。

（二）足够的技能

康复医师应掌握足够的临床诊疗技能,包括病史采集和体检的技能,某些特定临床诊疗技能(如肩吊带的制作应用、关节腔内注射等),与患者、其他专业人员进行有效交流的技能。

（三）正确的态度

康复医师要充分理解多学科小组作用的重要性,有现实、乐观的对待患者和工作的态度。

另外有人指出康复小组之所以通常由康复医师担任领导,是因为其受过如下方面的严格训练:①神经生理学;②运动生理学;③残疾心理学;④各种内、外科问题的处理;⑤各种内、外科的问题及其相关的躯体损害的功能效应;⑥熟知康复小组成员的知识与技能;⑦领导小组和小组会议的管理技能。

在美国,康复医师须经过 4 年的医学院教育,然后接受 1 年的临床轮转和 3 年康复医学专科住院医师培训,再经过美国物理医学与康复学会组织的书面考试(住院医师培训的最后一年)和口头考试(住院医师培训结业一年后)认可后,方可正式从业。

二、康复医师的作用

在医学康复中,康复医师的主要作用是对患者进行评定、诊断并开具治疗处方和组织并实施治疗,同时,其还担当患者教育、咨询的任务,对康复小组的工作起着领导与协调的作用。

在诊断与评定上,康复医师除使用与其他医师相同的诊断手段外,还运用电诊断医学中的一些技术,如肌电图、神经传导检查,体感诱发电位和运动诱发电位检查,肌肉骨骼超声检查等。

在治疗上,康复医师提供广泛的医学服务,其可开具药物处方或辅助性器具(如支具或假肢)处方,使用多种治疗性措施,如物理因子(包括冷疗、热疗、电疗、牵引、按摩、生物反馈等)治疗、治疗性运动、作业治疗、言语治疗、局部注射治疗等,但其不进行手术治疗。

由于康复医师关注的是患者功能最大限度的恢复,所以他们的工作常可产生戏剧性的效果。如椎间盘突出症,康复医师不仅对其急性疼痛等问题进行处理,还通过治疗,帮助患者恢复至最佳功能水平,同时,还教会患者预防在将来再次受伤的知识与技能。而且,由于康复医师关注康复的各个方面——社会的、职业的、医学的、教育的,所以可使患者的生活质量得到显著的提高。

康复医师治疗的主要疾病见表 1-1-2。

表 1-1-2　康复医师治疗的主要疾病举例

疾病分类	举例	治疗目的与方法
急、慢性肌肉骨骼疾病	各种运动损伤(如肌肉与韧带扭挫伤);周围神经损伤和神经疾患;肌腱炎、滑囊炎、肌筋膜炎、颈背部及腰肌劳损、椎间盘病、关节炎;工伤;截肢	恢复或控制病情,需广泛使用物理治疗方法,辅以药物、休息和有控制的松动术
急、慢性神经肌肉疾病	脑卒中、脑外伤、脊髓损伤、脑性瘫痪、截肢、疼痛综合征、周围神经与神经丛损伤、多发性硬化、姿势与步态异常	训练患者使用受伤的躯体部分存留的功能,以达到最大的功能水平;使用其他身体部位进行功能代偿;确定需否矫正性手术、药物、神经肌肉再训练、辅助器具和改变生活方式以适应目前残疾情况
进行性神经肌肉疾病	肌营养不良与肌萎缩,多发性硬化、中枢神经系统退行性病变	与急、慢性神经肌肉疾病相同
心、肺疾病	冠心病、心肌梗死、慢性阻塞性肺疾病(COPD)	提高患者的心、肺功能负荷能力,改善患者功能性活动能力

(郭铁成)

第二章 康复医学住院病历

第一节 概　述

　　康复医学住院病历不同于普通病历,在许多方面具有独特性。康复病历的重点不是疾患和外伤本身,而是由它产生的功能障碍情况。诊断对象不只限于病灶局部,还包括对功能障碍的评定。康复的目的也不是停留在缓解或治愈疾病,更重要的是改善功能和使患者回归社会。所以,作为现病史、既往史、个人生活史、家族史,应了解的内容也与一般的诊断学有相当大的差别。

　　因此,康复医学住院病历主要是为有功能障碍、需要全面康复的住院患者而设的有专科特点的病历。康复医学病历是功能评估的病历,在明确疾病的医学诊断后,更重视疾病引起的功能受限和丧失,要对疾病、感觉、语言心理和日常生活等方面的功能做出详细的评定。在病历上应反映出功能的水平、障碍的程度、患者对功能障碍的适应情况,确定需要解决的问题,明确康复目标,拟定康复计划。病史、体检和功能评定是所有康复治疗的基础。

　　康复医学由多个专业组成,是以康复协作组的形式工作的。康复医师对病史采集、体格检查和总体评估固然起重要作用,但综合、全面的评估是由各专业组的评估组成的。例如,详细的运动功能评估要靠物理治疗师(physical therapist,PT),多种作业能力的评估要靠作业治疗师(occupational therapist,OT),语言能力的评估要靠语言治疗师(speech therapist,ST)等,康复协作组分工合作,共同完成对患者的综合评估任务。总的来说,康复医学病历主要包括病史、体格检查与功能评定、患者问题列举及康复目标与康复计划这几项大的内容。

鉴于上述特点及目前国内外尚无统一的康复医学住院病历规格,我们仅根据自己的经验和体会,提出一种较符合要求的康复医学病历记录,供读者参考应用。

第二节　病　　史

要获得一份完整、可靠的病史,需要医务人员与患者建立良好的医患关系。要注意从功能的角度、以功能的眼光来采集病史。

一、主　　诉

主诉应是转录患者自己的话,应用一两句话加以概括,并同时注明主诉自发生到就诊的时间。例如,脑血管意外的患者,其主诉常常是"中风后左侧肢体活动不能 1 个月";腰背痛患者的主诉可能是"右侧腰腿痛 2 个月,加重 3 天"。有的患者主诉中只提及疾病的症状或外表的改变,而没有提到功能的表现,此时医师在问诊中应沿着症状的线索追查对功能的影响,并结合病史分析以选择出更贴切的主诉。

二、现　病　史

现病史是病史中的主体部分,找出问题不仅要明确系种疾病,而且要了解其功能情况;需要描述患者在三个水平上的功能障碍;应记录患病或损伤的时间及随后的演变过程,所接受的治疗及并发症等情况;应按时间顺序描述患者功能障碍的发生、发展程度及其影响,并了解患者的适应情况。

三、既　往　史

既往史应着重记录患者以往的健康状况和可能对患者功能产生重要影响的疾病与外伤、手术等,以便了解患者在罹患现病前的基础功能水平。

要像其他临床病历一样,详细记载全身各系统发生过的疾病,尤其要注意心血管系统、呼吸系统、神经系统、骨关节肌肉系统的疾病史。

四、个人生活、职业、心理和社会生活史

1. 个人生活史:包括生活方式、生活是否有规律、饮食习惯如何、有无烟酒嗜好、有无业余爱好、居住条件等。居住条件包括居住地区(市区、市郊、农村)、住房楼层、住房条件或居室布置。

2. 职业史:了解患者文化程度及以前的所有工作情况,以便使制定的康复计划适合于患者的文化程度,有助于对患者是否重返原工作或从事新的工作进行咨询和指导。

3. 心理史:包括抑郁、焦虑、自杀倾向等方面的情况。

4. 社会生活史:包括家庭生活、婚姻情况、配偶健康情况、夫妻关系、性生活情况、家庭或个人经济状况、社区情况、周围有无可提供帮助的邻居、是否喜欢社交活动(与亲友、同事、同学来往)。

五、家　族　史

在其他临床科室的诊断学中,一般是为了了解有关遗传方面的情况,在这里应该重视有关回归社会的资料。因此,要着重了解与患者同居的家庭成员的职业、生活情况、经济情况及其对患者的援助情况。另外,了解家庭成员的健康与功能状况,也有助于对患者的康复出院计划进行合理安排。

第三节　体格检查与功能评定

康复医疗中的体格检查内容与其他科临床体检相同,但在检查上有其重点,且在一系列活动功能的评估上有其特点。

一、体　格　检　查

一般的体检本章不予赘述,以下简述康复体检要注意的重点内容:

1. 外表及生命体征:身体姿势有无异常(畸形);神情有无

紧张、焦虑不安,或淡漠、忧郁;血压是否正常(有眩晕者要分别量取仰卧、坐位及立位血压);心率多少(注意有无心律不齐、心动过速);体重多少(监测其变化)。

2. 皮肤及淋巴结:局部皮肤(尤其是受压处)有无坏死、压疮;有无外伤瘢痕、破损(尤其皮肤感觉消失者);有无血管神经性水肿;淋巴结有无肿大、压痛;肢体有无淋巴水肿。

3. 头部:有无瘢痕、畸形;姿势是否异常。

4. 眼:检查近视力、远视力;有无复视、视野缺损;目前所配戴眼镜是否合适,是否应矫正(良好的视力有利于康复训练和各种技巧的学习)。

5. 耳:检查听力(良好的听力对接受康复训练至为重要)。

6. 口腔和咽部:注意齿列是否正常,有无缺齿;有无唇、腭畸形;舌运动是否正常;注意颞颌关节可动度、有无压痛等。

7. 呼吸系统:按常规体检方法进行,注意有无胸廓畸形(严重脊柱侧弯),呼吸运动及肺通气能力是否受限;要注意咳嗽是否有力,能否顺利咳出痰液。

8. 心血管系统:按常规体检方法进行。心脏情况与运动锻炼耐受量有关,应检查心脏有无异常,此外还要注意末梢循环情况。对穿戴假肢矫形器者,注意肢体局部有无因受压而影响血液循环的情况;有无动脉阻塞、静脉曲张等征象。

9. 腹部、泌尿生殖系统:按常规方法进行,但要注意在给痉挛性瘫痪患者做腹部检查时,宜先做听诊,后做触诊和叩诊,以免刺激肠蠕动。对脊髓损伤留置导尿管的患者,应注意尿道外口有无溃疡;注意检查肛门括约肌张力。

10. 神经系统、骨关节肌肉系统:这两个系统检查是康复体检的重点。要特别仔细地观察肌肉、骨骼、关节的外形有无异常;注意肌肉或肌群的对称性,有无萎缩等;观察并触摸骨关节有无红肿、发热、畸形和疼痛;如果有截肢,观察其截肢的水平、长度和残端的形状。检查有无肌肉触痛,注意产生触痛的活动和触痛部位,是否有放射痛;触摸肌肉,鉴别异常肿胀、发热、肌紧张带等;检查肌张力是否正常,有无增高或降低。深感觉检查中要特别注意本体感觉和位置觉。有关肌力、感知觉功能、关节活动度、步态以及言语、认知功能等项目的具体检查方法请参见本书第二篇相关内容。

二、综合功能评定

康复医学的检查不但重视基本的运动、感觉的检查（如肌力、关节活动度等），更重视综合功能评定，如运动功能评定、平衡功能评定、步态分析、日常生活活动能力评定、交流能力评定、认知功能评定、心理测验等。有关这些项目的评定方法详见本书有关章节。

第四节　病历小结

在完成病史、体格检查及功能评估资料的记录后，康复医师将材料加以整理分析，针对患者的典型病史、客观体征及功能表现和有关实验室及影像学检查等资料做出小结。同时，按照医学诊断和康复诊断（功能评定）相结合的原则，做出患者的疾病诊断和功能障碍的诊断。

由于在康复治疗过程中，常常需要进行针对性处理，因此，应详细列出现存的问题，包括医疗问题和康复问题。根据患者存在的主要问题、功能障碍情况及残存的能力，确立康复目标，包括短期的和长期的目标，前者为康复治疗一段时间后要达到的目标，后者即最终达到的目标。

在明确了诊断、找出了问题及确立了康复目标后，就要制定和实施相应的康复计划。举例如下：

一、病史小结

56岁，男，中学数学教师。左侧听力受损，患高血压未很好治疗，2周前突发左侧肢体瘫痪，在神经内科治疗后转入康复病房。检查：左侧肢体痉挛性轻瘫，中度感觉缺失，左侧偏身忽略，夜间尿失禁，发音困难，反应尚灵敏，日常生活活动完全依赖，血压150/100mmHg（20.0/13.3kPa），血胆固醇高，离婚独居，住二楼,无近视。CT示右皮质下中度梗死,ECG无缺血表现。

二、医疗问题及处理计划

1. 右大脑半球梗死致运动、感知、语言功能障碍:注意神经肌肉情况,保持关节活动度,控制痉挛(充气夹板、体位,必要时考虑药物),运动再教育,教育患者注意危险因素。

2. 高血压:保持血压低于140/90mmHg(18.7/12.0kPa),用降压药物。

3. 高血脂:低脂饮食,教育患者合理饮食。

4. 尿失禁:注意残余尿量,预防和治疗尿路感染,采用间歇性导尿,必要时夜间持续导尿,膀胱训练。

三、康复问题及治疗计划

1. 运动功能障碍:物理治疗师进行运动再教育,下肢运动控制训练,站立、步行训练等,指导和训练患者安全上、下阶梯。

2. 自我照顾障碍:作业治疗师注意上肢运动控制训练、手功能训练、日常生活活动训练、转移活动训练,指导使用自助具等。

3. 交流障碍:语言治疗师进行评定和治疗。

4. 左侧偏身忽略:作业治疗师可做感知测验和训练,经常用语言提示;尽量从患者左侧接近,将日常用品放在患者左边。

5. 左侧感觉障碍:注意皮肤,教育患者保护皮肤。

6. 传统康复治疗:如针灸、按摩等有助于改善运动及感觉障碍等。

7. 反应性抑郁,缺乏家庭照顾:心理工作者及康复护士给予咨询和照顾。

8. 职业问题:考虑就业前咨询和指导。

四、康复目标

1. 短期目标:运动、感觉及交流障碍有所改善,日常生活活动部分自理。

2. 长期目标:生活完全自理,重返社会。

(黄晓琳)

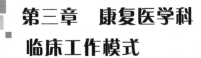

第三章 康复医学科临床工作模式

康复医学(rehabilitation medicine)是具有基础理论、评定方法及治疗技术的独特医学学科,是医学的一个重要分支,是促进病、伤、残者康复的医学,主要针对有关功能障碍开展预防、评定和处理(治疗、训练)工作,与保健、预防、临床共同组成全面医学(comprehensive medicine)。康复医学与临床学科在人员组成、工作形式和内容等诸多方面均有不同,现从以下几个方面进行介绍:

第一节 康复工作内容和流程

一、康复工作内容

康复医学工作的主要内容是康复评定和康复治疗。

康复评定(rehabilitation evaluation and assessment)是康复治疗的基础,没有评定就无法规划治疗、评价治疗。评定不同于诊断,远比诊断细致而详尽。由于康复医学的对象是患者及其功能障碍,目的是最大限度地恢复、重建或代偿其功能,康复评定不是寻找疾病的病因和诊断,而是客观地、准确地评定功能障碍的原因、性质、部位、范围、严重程度、发展趋势、预后和转归,为康复治疗计划打下牢固的科学基础。这种评定可以用仪器也有些不需用复杂的仪器,至少应在治疗的前、中、后各进行一次,根据评定结果,制定、修改治疗计划和对康复治疗效果和结局作出客观的评价。康复医疗始于评定,止于评定。

康复治疗是临床康复的另一主要内容,根据康复评定所明确的障碍部位和程度进行规划、设计康复治疗方案。完整的康复治疗方案,包括有机地、协调地运用各种治疗手段。在康复治疗方案中常用的治疗方法有:①物理治疗;②作业治疗;③言语治疗;④心理辅导与治疗;⑤文体治疗;⑥中国传统治疗;⑦康复工程;⑧康复护理;⑨社会服务。

二、康复工作流程

康复工作必须按照一定的规律进行,患者入院经过临床治疗,病情平稳,达到临床痊愈,如果无功能障碍,可以出院。如果存在功能障碍,就应该进入全面康复,通过康复医疗,使患者发挥最大潜能,获得最大程度的活动能力和社会参与能力,从而提高生活质量。

与临床其他学科的治疗相类似,康复治疗始于对患者的病史询问和体格检查,期间还要对患者的功能状况进行详细评定,针对患者的疾病和功能状况制定合理的康复干预措施,然后进行治疗。在不同的康复环境中康复流程有所不同,大体上可以分为专业康复流程和社区康复流程,从接诊至出院,专业康复流程如下:

康复科门诊及由临床各科转来的患者→康复医师接诊→临床诊断、影像检查、实验室检查及有关专科的会诊→患者初期功能和能力的康复评定→据此制定康复治疗计划→门诊或住院治疗→治疗中期再次的康复评定→治疗计划的修改→进一步的康复治疗→治疗后期的康复评定和结局的评定→出院后的安排(重返工作岗位? 转到休养所治疗? 继续门诊治疗,还是在当地社区治疗等?)

康复病房工作及康复门诊工作流程见图1-3-1。

第二节 康复医学工作方法

康复医学着眼于整体康复(total rehabilitation),涉及身体、心理、个体活动能力、社会活动能力等多方面的功能恢复以及康复工程等,具有多学科性、广泛性、社会性。作为一个新的医学专业,康复医学在工作方法上有自己的独到之处。

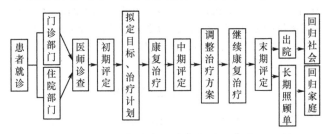

图 1-3-1　康复病房及康复门诊工作流程

一、学科间合作

康复医学主要是针对患者的功能障碍进行医疗工作。功能障碍可表现为躯体功能障碍、心理功能障碍、社会功能障碍等各个方面。要想解决这些问题,仅靠康复医学一门学科是难以完成的,需要进行多方面、多种的康复治疗和训练,采取综合全面整体康复,提高生活质量,为此必须多学科、多专业共同参与到康复中。

多学科合作是指在康复治疗过程中,为了患者的全面康复,康复医学学科需要与保健医学、预防医学、临床医学、中医学、工程学、教育学、社会学等相关学科相互联系、相互渗透、相互配合,全方位地开展康复治疗工作,达到整体康复的目的,取得理想的康复效果。康复医学与其他学科也是有区别的,这就是学科间合作。

康复医学学科与其他相关学科相互联系、相互渗透,可形成许多与康复有关的新专科。例如,康复医学与心理学相结合形成康复心理学;康复医学与工程学相结合形成康复工程学;康复医学与临床各科学结合形成了神经康复、骨科康复、小儿脑瘫康复等;康复医学与社会学相结合形成社区康复;康复医学与教育学相结合形成特殊教育等。各学科之间团结协作为了共同目标,实现全面康复,使病、伤、残者能融入社会,增加独立生活的能力,在家庭和社会过上有意义的生活,从而提高患者生活质量。

二、学科内合作

在康复医学内部,单一的康复专业是不能解决患者所出现的诸多复杂问题的,同样需要康复医学各专业人员的相互配合,围绕一个共同的康复治疗目标进行治疗,才有可能取得良好的康复治疗效果。如物理治疗师主要侧重运动功能的恢复;作业治疗师主要侧重于个体活动能力的恢复;语言治疗师侧重交流能力的恢复;假肢矫形器师设计、装配假肢和矫形器等。

学科内多专业合作是指为了达到康复目的,不同专业之间(包括在康复方面所涉及的临床医学各专业、中医学的针灸和按摩专业、物理疗法、作业疗法、语言疗法、假肢矫形器制作等)团结协作,发挥本专业的技术专长,围绕一个共同目标,实现患者的全面康复。

三、康复工作方式

（一）康复治疗小组的工作方式

康复医学针对的是功能障碍,功能障碍常常是多方面的,因此,为解决患者的躯体缺失和功能受限,康复医学的工作采取多学科间合作和学科内的协作,由多种专业和学科的人员组成康复治疗组以小组工作的方式来进行工作。参与康复医学工作的人员有康复医师、物理治疗师(physical therapist,PT)、作业治疗师(occupational therapist,OT)、言语治疗师(speech therapist,ST)、义肢与矫形师(prosthetist and orthotist,P&O)、康复护士(rehabilitation nurse)、社会工作者(social worker,SW)等。

（二）康复治疗小组的组成

康复治疗组是由康复医师接收患者后进行检查和评定,根据患者的康复问题点,选择相关人员组成的。康复治疗小组基本可以"康复医师、物理治疗师、作业治疗师和康复护士"为主体,如有言语功能障碍患者再加入言语治疗师;如有需佩戴假肢或矫形器患者,再加入康复工程师;如患者有严重心理障碍,再加入心理治疗师;如有特殊情况,可根据实际需要,再邀请康复医学科以外的有关专业人员参与。

由于康复治疗小组分工很细、需要专业人员较多,康复事业不发达的国家不容易办到。此外,康复治疗小组需要较好的管理和组织,否则成员之间容易产生相互依赖、脱节、矛盾等现象。世界卫生组织提倡在发展中国家培养一专多能康复治疗师,以解决分工过细、人员编制太大的问题。

值得注意的是,康复治疗小组人员的组成应是动态的,应根据康复治疗不同时期患者的需要而随时调整。

(三)康复治疗小组的基本任务和工作方式

康复治疗小组人员的基本任务为:患者入院后召开会议,对其进行康复评定并制定出完整的康复治疗计划;在患者住院过程中,对其进行定期的联合查房;治疗中期对患者再次进行阶段性功能评定和修改其康复治疗计划;出院前,对患者进行最后的功能评定及研制出其出院后的康复安排。

定期召开的小组会议是康复治疗小组的重要工作方式,在小组会议上,治疗小组内各专业人员都可以对患者的功能受限性质、部位、严重程度、发展趋势、预后、转归充分发表意见,提出各自对策,包括近期、中期、远期对策,然后由康复医师归纳总结为一个完整的治疗计划,再由各专业分头付诸实施。除在开始康复前进行集体评定以外,在治疗中期再召开小组会,对计划的执行结果进行评价、修改、补充。在治疗结束时,也应该召开小组会对康复效果进行总结,并为下阶段治疗或出院后的康复提出意见。康复治疗组的工作方式可以处理患者多方面的问题,将各治疗专业的技术整合,有利于提高康复治疗效果和治疗效率。

康复治疗小组各成员要在组长统一领导下,围绕共同目标,分工协作,与其他治疗专业的成员及时沟通,相互理解和支持,防止依赖、脱节或矛盾现象的出现。

(四)康复治疗小组会议的内容

1. 确定患者功能障碍的种类和主要功能障碍:在康复

治疗的整个流程中,康复治疗小组各成员从不同角度对患者进行功能评定,康复评定会上各抒己见,了解患者的功能障碍是属于躯体性、精神性、社会性,还是混合性。何者为主,何者为次,从而分清主次,有针对性地决定采取何种康复治疗措施。

2. 明确患者功能障碍程度:对于患者功能障碍不仅应了解其种类,还应判断其程度。患者功能障碍的严重程度,常以其独立程度的受损为标准。

3. 治疗目标的确定:对患者功能障碍的种类、严重程度和主要功能障碍有了正确全面的了解以后,治疗的重点即可明确,通过康复治疗和训练,预期使患者的功能障碍恢复到何种水平。这种水平即是治疗需要达到的目标。后者应有明确的指标,最基本的指标是患者的生活自理能力恢复的水平。其次是对家庭及社会的适应能力的恢复水平和就业能力恢复程度等。

4. 决定承担各种功能训练任务的专业人员:根据患者功能障碍的种类和严重程度,结合康复治疗小组各成员的专长,将功能恢复训练的各方面的任务恰如其分地分配给能胜任的成员,充分发挥康复治疗小组各专业的特长,分工协作,共同完成恢复患者功能的任务。

5. 决定各种康复治疗措施的先后顺序:康复评定会议要综合各专业评定结果的意见,根据功能障碍的主次,对康复治疗的先后顺序作出合理的安排。影响患者生活自理能力最严重的与患者感到最痛苦和最迫切希望解决的应予优先考虑。

第三节　康复目标与康复计划

康复目标和康复计划是在康复评定的基础上制定的。根据康复评定的结果,对患者存在的问题作出客观判断,制定出符合患者实际的康复目标和与之相应的康复计划。

一、康 复 目 标

康复目标要以患者为中心,致力于患者的功能、日常生活能力的提高,使患者能够回归家庭和社会。康复目标因患者障碍的情况和程度不同而有所差异,确定康复目标也受患者年龄、性别、身体状况、职业等的影响。需要注意的是各专业的康复目标要与整体的康复目标一致,不能将恢复职业和经济自立作为康复的唯一目标,也不要因为康复目标的多样化而不去确定具体的康复目标,应尊重客观实际,制定合理的康复目标和治疗计划,争取最好的治疗效果。

康复目标的分类有两种方法:两期分类法和四期分类法。目前,我国常用的是两期分类法。

两期分类法分为短期目标和长期目标。长期目标是经过治疗上的最大努力,患者达到最好功能水平时的一个标准;短期目标是在完成长期目标的过程中某一阶段的治疗目标。

四期分类法分为近期目标、中期目标、出院目标、远期目标。近期目标是康复治疗初步阶段应达到的目标,中期目标是康复治疗过程中分阶段应达到的目标,出院目标是患者治疗结束时应达到的目标,远期目标是患者出院后回归家庭和社会所能达到的水平。

二、康 复 计 划

障碍分躯体、心理、社会等方面,制定治疗计划要在针对上述问题进行全面评定的基础上,根据患者的年龄、性别、身体基础情况、交流能力、理解能力、文化水平、心理适应能力、家庭及社会构成等多方面情况进行设定,一般有以下几个原则:

1. 评定过程是制定治疗计划的基础。
2. 治疗计划因每位患者的实际情况不同而不同。
3. 治疗计划要周密、严谨。
4. 治疗计划要与实际技术水平相一致,治疗要有科学性。
5. 治疗计划要进行阶段性修订。

6. 治疗计划要围绕一定的目标进行。

第四节 康 复 处 方

（一）康复处方的意义

康复治疗是由康复医师、物理治疗师、作业治疗师、言语治疗师等多种专业的治疗人员共同以康复治疗组的方式实施的。这种治疗方式必须要遵循法律规定和诊疗规范。如果各专业人员缺乏整体治疗观念，各自独立地进行治疗，会因治疗原则、方法、目标等的不统一而影响康复治疗效果，给患者带来不利影响。所以，康复医师要通过康复评定会的形式统一各专业的治疗目标、原则、方法，以康复治疗处方的形式明确各治疗成员所要完成的康复治疗工作。

康复治疗处方是康复医师向康复治疗人员下达治疗指令的医疗文件，具有法律效应，康复医师负有相应责任。如同其他医学科的治疗处方一样，康复处方是完成各项治疗的依据，各治疗人员应坚决地执行。在康复处方中，康复医师要向治疗师明确地指出治疗的目的和具体方法，使治疗组成员的治疗目标和治疗手段达到一致。康复处方作为医疗文件，可为康复治疗和管理提供永久的记录。

（二）康复处方的种类

康复处方的种类较多，涵盖所有康复治疗项目，列举如下：

1. 物理疗法处方

（1）运动疗法处方。

（2）牵引疗法处方。

（3）推拿、按摩处方。

（4）物理因子治疗处方（包括电、光、声、磁及水疗等）。

2. 作业疗法处方。

3. 言语疗法处方。

4. 文体疗法处方。

5. 心理治疗处方。

6. 中医传统疗法处方。

7. 康复工程处方

（1）假肢处方。

（2）矫形器处方。

（3）轮椅处方。

（4）其他专用辅助用品用具处方。

8. 其他处方：包括药物治疗和局部注射等。

（三）康复处方的内容

康复治疗处方中应当明确提出康复治疗的目标，康复治疗方法和内容、康复治疗过程中的注意事项和禁忌证。各治疗组成员有义务向康复医师提供患者的详细信息，以利于制定出最符合实际的康复处方。康复处方并非是一成不变的，可根据患者和治疗的进展情况进行调整，拟定新的处方。

康复处方要在全面、系统的康复评定基础上制定，要分清患者的主要问题和次要问题，设计好治疗程序，使康复处方更加合理。康复处方的制定要以功能障碍为基准，围绕康复所涉及的问题提出治疗方针、治疗训练的方法。

康复治疗处方的内容有以下几个方面：①患者的一般情况（姓名、性别、年龄、病案号）。②病史摘要。③诊断与评定的结果。④治疗目的。⑤治疗种类。⑥治疗部位。⑦治疗方法和剂量。⑧治疗持续时间。⑨治疗的频度和次数。⑩疗程。⑪注意事项。⑫签名和日期。

由于康复治疗的种类各异，治疗的目的和要求也不同，因此，各种处方的具体要求也有不同，如物理因子治疗处方中的电、光、声、磁、水、蜡等治疗应注明电极大小、电流量、刺激强度、照射距离、声头位置、磁场强度、温度等，牵引疗法应写明牵引的重量方式、时间、角度等；运动疗法、作业疗法、言语治疗等均有不同的具体要求。

（四）康复处方的形式

康复处方为治疗师提供明确的治疗目的和基本方法，可保证在康复评定会上的决定得到贯彻，但康复医师可根据具体情况采取下列两种处方的形式：

1. 规范处方：是按上述处方要求的内容规范地由康复医

师填写,交由治疗师按处方内容执行。这种形式适合于单位中有过正规康复医学训练和有较丰富经验的康复医师的情况。

2. 协定处方:康复处方基本上按上述处方内容填写,但在具体治疗细节上,医师和治疗师事先已有商定,医师只提出治疗技术种类和范畴,而不做过细的规定,至于技术细节,由治疗师在训练患者时酌情具体掌握,使其根据实际病情和治疗反应充分发挥资深的治疗技术。这种方式适合于单位中有受过正规训练和有丰富临床经验的治疗师的情况。

第五节　康复转介

国内外康复的实践表明,以残疾人为主的各类康复对象,需要多部门、多专业和多层次的转介服务,才能获得最大的康复效果,实现康复目标。在康复计划中,必须包括转介服务部分。一些康复技术由上面下传;而一些难于在社区解决的困难问题,又必须向上面转送。

应根据康复对象需求提供有针对性的转介服务,康复对象的康复需求受疾病残疾的类别和程度、康复对象的年龄、性别,康复对象自身的经济承受能力,康复对象的家庭及所在社区等多种因素的影响。康复患者的康复需求大致包括医疗措施、功能训练、辅助用品用具的配置、心理支持、环境改造、文化教育、技能培训、就业、家庭、社会生活和社会保障等。因此在转介服务中既要充分了解康复对象的需求,又要从实际出发因地制宜、因人而异地开展转介服务。

为使康复对象及时、正确和顺利地实现转介,应掌握转介服务的资源与信息,包括有关专业机构的数量、分布、专业内容和业务水平;专业人员的构成、特长和所在单位;同时还要掌握社区有关职能部门在承担康复对象医疗、康复、就业、社会保障和法律援助等方面所承担的职责。

(许涛蒋婷)

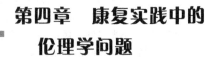

第四章 康复实践中的伦理学问题

20世纪70年代初,开始有康复伦理学问题的论著出版。近年来,随着人民生活水平的显著提高,社会对康复医疗服务的需求也与日俱增,在康复实践过程中所涉及的伦理学问题日益凸显,受到广泛重视。在康复医疗实践中处理好医学伦理学问题,可以更好地服务患者,在医疗卫生事业中具有重要的基础性和战略性地位。

第一节 概念和原则

医学伦理学是运用一般伦理学原则解决医疗卫生实践和医学发展过程中的医学道德问题和医学道德现象的学科,既是伦理学的一个分支,也是医学的一个重要组成部分。从研究内容而言,医学伦理学是运用伦理学的理论、方法研究医学领域中人与人、人与社会、人与自然关系的道德问题的一门学问。

在医学实践中,人们普遍公认的伦理学原则有如下4个:

1. 行善原则:这是一条最基本的和最重要的道德原则,它要求人们在医学活动中,恪守善良、慈悲和做好事的道德信条,采取各种措施努力帮助患者减轻病痛,恢复健康。

2. 尊重原则:即尊重自主决定的原则,包括尊重患者的人格和尊严,尊重患者的生命和生命价值,尊重患者的自主选择权、隐私权等。

尊重原则可以延伸为被广泛使用的患者自主原则,宽容原则也源于尊重自主原则。

3. 公平原则:就是根据生命权的要求,按合理的或大家都能接受的道德原则,给予每个人所应得的医疗服务。

医疗公平原则又可称公正原则,公益原则是其延伸,但是突出了对公共利益的强调。医疗公平原则的主要内容包括:①底线保障;②机会平等;③贡献分配;④调剂分配。

4. **不伤害原则**:也可称有利无伤原则,是指医务人员的医疗行为,其动机与结果均应该避免对患者的伤害。

医疗技术本身存在着两重性。现有的任何医疗措施,都是与患者的健康利益及医疗伤害相伴而来的。因此,医务人员在医疗实践活动中应该树立不伤害的医疗理念,恪守不伤害的道德原则,一切考虑是否对患者有利,把医疗的伤害性降低到最小限度,做到以最小的损伤代价获取患者最大的利益。为此,必须做到:①不滥施辅助检查;②不滥用药物和其他非药物性保守治疗;③不滥施手术。

毫无疑问,以上原则均适用于康复医疗实践,严格遵循这些原则,将有利于确保医、患双方良好的合作关系,有利于确保康复医疗人员严格履行自己作为医者的职责,确保患者得到应有的康复服务,避免医疗事故和医患纠纷的发生。

第二节　康复实践中常见的伦理学问题

一、患者入院与出院

沟通障碍导致医患间感情淡化是康复实践中面临的伦理问题之一。良好的第一印象为后续康复治疗的顺利完成起到重要作用。因此,入院介绍是建立良好“第一印象”的重要步骤。康复医师、治疗师及护士在接待患者入院时,首先要做好自我介绍,态度亲切、精神饱满、着装合体、举止大方,使患者放松、消除紧张、焦虑的心理,建立对医护人员的信任,这对于后续的康复治疗活动是非常有益的。

第一次和患者见面,在进行入院评估时还要注意发现问题,设法去帮助患者解决问题,要做到切实让患者受益。这就要求康复医疗工作者必须提高自身的素质,扩大知识面,不仅要有丰富的临床专业知识,还要有社会、心理方面的知识等,可以根据患者需要进行健康教育。为了及时了解脑卒中患者的病情、预测疾病转归、制定合适的康复治疗措施,在患者入住康复医学科后,要尽快对患者进行医疗、治疗、护理的整体评估。在评估时注意沟通技巧,获取了正确的信息,有利于为患者做出正确诊断,制定有益于患者身心健康、有效的计划,促进疾病的康复,减少医疗纠纷的发生。

以重型颅脑损伤为例,这类患者多因意外受伤,病情急、变化快、患者及家属多无心理准备,往往情绪急躁、激动、脾气大、不稳定。有时表现出对康复治疗的不配合,甚至提出各种各样的不恰当要求。这时,康复医务工作者要牢记救死扶伤、实行社会主义人道主义精神这条根本宗旨,不怠慢、推诿患者,树立时间就是功能的观念,耐心细致地做好对患者和家属的解释工作,使他们能正确理解康复治疗的重要性和基本原理,更好地主动参与到康复治疗的全过程中。

患者在接受一段时间的康复治疗后终将出院,回归家庭和社会。康复医师应根据患者康复治疗进展和功能恢复情况,确定患者合适的出院时机及出院去向,如长期护理机构和家庭。在患者出院前,康复医师就应根据患者的具体情况,主动和患者、家属、朋友、领导、同事等联系,告知出院后患者继续自我康复治疗的方案、复诊方式、注意事项等,使患者能更好地融入家庭和社会生活中,重塑自信心。

二、治 疗 选 择

近年来,随着人权运动的发展、医学科技的进步,患者的自主权日益受到重视。以医疗父权为基础的模式已经被给予患者最终决定权的模式所取代。在患者自主的理想模式中,不能忽视的是在现实医疗事务中,家属在医疗决定中所扮演的重要角色:从"陪病照顾"到"代签治疗同意书",甚至全权决定患者的医疗行为。这种通常为现实生活所认可的模糊权利在行使过程中经常由于边界模糊而带来诸多纠纷、伦理学问题。因此,如何平衡病患家属参与医疗决定权与病患医疗自主权的关系,对于康复医疗实践有着重要意义。积极开展高新技术的宣传教育,可以在一定程度上弱化因信息不对称性而减少医患间的不信任、误解等。康复医务工作者可以通过宣传教育,让患者及其家属准确掌握应用高新技术的适应证,提高康复治疗的针对性、有效性。

"知情同意权"贯穿整个康复治疗实践过程。"知情同意权"是指患者对自己的疾病的病因、诊断方法、治疗原则以及可能的预后等有知情的权利。正确理解和行施"知情同意权"在医务工作中有着重要意义。在康复治疗前要达到患者和家属真正知情同意。众所周知,康复治疗同其他治疗一样有风险,康复医师、治疗师应当如实向患者或家属介绍病情和康复治疗方法。《医疗机构管理条例》第33条规定:医疗机构实施手术、特殊检查或特殊治疗时,必须取得患者同意,并应当取得其家属或者关系人同意签字;无法取得患者意见时,应当取得家属或者关系人同意签字;无法取得患者意见又无家属或关系人在场,或者遇到特殊情况时,经治医师应当提出医疗处置方案,在取得医疗机构负责人或被授权的负责人员的批准后实施。然而由于医患信息的不对称,知情同意往往流于一纸文书,这就要求康复医务人员须通过道德自律,通过积极主动、热情、客观地与患者沟通,使患者真正的"知情",进而积极参与对康复治疗方案的选择中。

三、患者及家属的参与和职责

病患自主权是当代医学伦理中的一大趋势,患者及家属参与医疗权体现在医疗决策过程中。它是患者家属在患者医疗行为中因其身份与利害关系而享有的相关权利,如患者家属在何种情形之下,可以成为在现代医疗原则"告知后同意法则"中的告知对象;医师是否可以告知患者家属有关病患的医疗资讯;当医师认为患者的疾病有可能危害其家属时,医师是否有义务告知等诸多问题。病患自主权涉及从病患是否需要就医到选择何种医疗服务、如何消费医疗服务等许多方面。为了尊重病患自主权,康复医学工作者在为患者提供康复治疗前,必须先向患者说明治疗的目的以及可能的后果,然后征求患者自己的意见,听取并尊重患者的决定。除非患者的决定超越了法律所允许的范围或者有悖道德,否则不能干涉。不能因为疾病而弱化患者尊严的主体性地位。患者所享有的自我决定权不得受到任何的限制或剥夺。以自主人的角度出发而构建的医疗模式强调的是独立主体的权利与隐私不可侵犯,所重视的是人的个别性、可分离性,而不是与他人之关联性、互补性、共通性。在该模式中,医疗被假定为应该满足患者的利益,家庭成员的利益被认为与医疗决定不相关,不应优先于患者的利益。

患者和家属参与康复治疗过程改变了过去患者被动接受康复治疗的消极状态,使得患者有机会参与到康复方案制定、康复治疗过程中来,能针对患者的个体需求提供更加人性化的康复治疗服务。患者及家属积极参与到康复治理过程加强了医患间的沟通与合作,通过共同参与的工作模式,建立起互动、和谐和高效的合作关系。让患者参与康复决策也是自尊心不断恢复的过程。早期科学、合理的康复训练非常主要,在家属参与下治疗效果更好。患者既可以早期进行康复,与患者和家属进行有效的沟通,还可以了解患者的心理状态,解除患者心理障碍,调动患者主动参与的积极性,增进医患感情。让患者和家属掌握了一定的康复知识,为下一步的家庭康复打下基础,缩短了住院时间,节省医疗费,在综合医院及多种医疗保险并存的情况下值得推广。

针对有躯体残损、功能障碍的患者,采取全面的、经过特殊安排的、恰当的治疗干预措施,使患者改善功能,这是康复医学科与其他科室的最大区别。康复小组是康复医学的主要工作形式。研究发现,康复小组治疗较每个专业的单独治疗总和更有效。组建一个有效的康复小组,首先要明确各个成员,即各种专业在康复小组中的责任。康复医师是康复小组的领导人。康复医师、作业治疗师、物理治疗师、假肢与矫形师、康复护士、语言治疗师及心理治疗师的工作既有分工,又有许多重叠。明确了各自的责任,就能建立一个协调、合作、开放交流的康复小组,提供有效的康复治疗。

康复工作者要注意提高自己的伦理决策能力。医学伦理学的决策是基于知识和情况判断的一种主观性决策,没有量化的指标可循。面对众多的伦理难题,不可能有足够的专业人员为每个具体的伦理决策提供指导和帮助,因此要提高康复工作者的伦理素质,使他们在伦理难题面前能够自主做出正确选择。

此外,还要完善伦理制度。除了遵守基本的伦理规范外,还要有严谨的制度作为保证。从医学伦理学视角重新审视康复实践中的管理、运行机制,以确保符合伦理学要求。

四、疗效评估与康复服务质量保障

疗效评估是康复治疗中的重要环节。康复治疗的疗效评估可分为四类。①治愈:疼痛感觉消失,患者感觉、反射、肌力等均恢复正常,可参加正常劳动和工作;②显效:疼痛感觉缓解,患者感觉、反射、肌力不同程度的恢复,患者能参加一般的劳动以及工作;③有效:临床症状体征减轻,但仍常有颈肩部酸痛,仅能进行轻微工作;④无效:症状、体征与治疗前比较无好转。在康复治疗前、治疗中、治疗后,均应进行康复评估,以确保患者获得最佳的治疗效果。

广大康复工作者通过医疗服务为患者减轻病痛,改善功能,重归家庭、社会,这是一项崇高的事业。因此,康复医学工作者必须具备良好的心理品质。对患者要有爱心、同情心;认真对待患者的需求,并尽量给予满足。在工作中,以高度的责任心、精湛娴熟的医疗技术增强患者的安全感,合理化解面临的各种伦理问题。根据患者心理问题,提供有针对性的、人性化、个体化的综合康复治疗服务。

(方征宇)

第二篇

康复功能评定

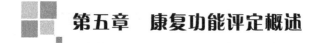

第五章 康复功能评定概述

　　康复功能评定是对患者的功能状态及潜在能力进行评测，以确定患者目前功能障碍的程度或残存功能及潜力，为制定治疗计划、判断疗效提供依据。康复功能评定是康复的重要组成部分，康复治疗中可多次重复评定，以便不断修正治疗方案，改善治疗技术，提高治疗效果。康复功能评定可分为治疗前、治疗中和治疗后评定。前者主要是全面掌握情况，制定近期、远期目标和治疗计划。治疗中期评定是为了观察效果，不断修正目标和治疗计划。治疗后评定是针对出院前的评定，主要判断康复治疗效果，为出院后回归社会提供家庭训练计划。

　　康复功能评定的内容大体分为三个层次，如单项功能（感觉、运动、语言、认知、心理等）评定、个体功能（主要是指综合功能，即日常生活活动能力）评定、社会功能等评定。评定过程中通过询问病史、谈话、测量、检查等手段收集一手资料，并对其进行分析，做出评价。

（尤春景）

第六章 运动功能评定

第一节 肌力测定

肌力是指肌肉收缩的力量。肌力测定则是测定人体主动运动时相关肌肉或肌群的收缩力,是康复医学中常用的评定技术。肌力测定在评定肌肉、骨骼、神经系统,尤其是周围神经病损中十分重要。通过肌力测定可以发现神经、肌肉系统疾病及其程度,选择治疗方案和比较治疗效果。肌力测定方法简单,标准明确,可靠性、灵敏度均高。

一、手法肌力检查

手法肌力检查(manual muscle test,MMT)是由 Lovett 1916 年提出的,以肌肉抗重力和抗阻力的程度,将其分级,经多次修改,沿用至今。操作简单,不需特殊器械,不受检查场所的限制。只要检查者正确掌握了各肌肉的解剖及功能,体位与抗重力、阻力的关系以及施加阻力的部分,就可得出准确可靠的结果。

Lovett 方法将肌力检查分为 6 级,即 0 级、1 级、2 级、3 级、4 级、5 级。其中 3 级是手法检查的中心,即恰能抗该段肢体的重力,完成全关节活动范围,但不能抵抗阻力。

手法检查分级标准见表 2-6-1。

表 2-6-1　Lovett 肌力分级标准

级别	名称	标准	相当于正常肌力的比例(%)
0	零	可测知无肌肉收缩	0
1	微缩	有轻微收缩,但不能引起关节运动	10

续表

级别	名称	标准	相当于正常肌力的比例(%)
2	差	在减重状态下能做关节全范围运动	25
3	可	能抗重力做关节全范围运动,但不能抗阻力	50
4	良好	能抗重力、抗一定的阻力	75
5	正常	能抗重力、抗充分阻力运动	100

每一级肌力又可用"+"和"–"号进一步细分。如测得的肌力比某级稍强,可在该级的右上角加"+"号,稍差时则在右上角加"–"号。其具体标准见表 2-6-2。

表 2-6-2　肌力细分标准

级制	标准
5	能抗重力及最大阻力,完成全关节活动范围的运动
4+	4 级与 5 级之间
4	能抗重力及中等度阻力,完成全关节活动范围的运动
4–	3 级与 4 级的中间水平,能抗重力及弱阻力,完成全关节活动范围的运动
3+	此级与 4– 级只是抗阻力大小程度的区别
3	不施加阻力,能抗肢体重力,完成全关节活动范围的运动
3–	抗重力完成关节活动范围的 50% 以上
2+	抗重力完成关节活动范围的 50% 以下
2	解除重力的影响,完成全关节活动范围的运动
2–	解除重力的影响,可完成关节活动范围的 50% 以上
1+	解除重力的影响,可完成关节活动范围的 50% 以下
1	可触及肌肉的收缩,但不能引起关节的活动
0	不能触及肌肉的收缩

每一种具体肌肉的手法肌力检查均受到姿势、肢体位置和固定的影响,要检测受检肌肉的肌力,应按照规定的正确肢体位置、姿势,防止假象的代偿动作。同时,要求熟悉肌肉、肌腱的解剖位置,在固定关节近心端的状态下进行,具体操作见表 2-6-3 ~ 表 2-6-5。

二、器 械 检 查

在肌力超过 3 级时,为了进一步地做细致的定量评定,需利用特制的器械来进行肌力测定。器械检查多为测定某一组肌群的肌力,而难以测定单块肌肉的肌力,同时有些器械检查技术复杂,难以推广。目前常用的器械有握力计、捏力计、拉力计、等速测力器(亦称等动测力器)等。

1. 握力:用握力计测定手抓握的力量,以握力指数评定。握力指数 = 握力(kg)/体重(kg)×100,握力指数高于 50 为正常。

2. 捏力:是用捏力计测定拇、食指对掌的力量,其值为握力的 30%。

3. 背肌力:用拉力计测定背部肌肉力量,以拉力指数评定。拉力指数=拉力(kg)/体重(kg)×100。正常标准:男 150～200,女 100～150。

4. 四肢肌群肌力:用测力计测定在标准姿势下通过钢丝绳及滑车装置的作用力,测定四肢各组肌群的肌力。

5. 等速测力器(等速运动评定):等速运动是在整个运动过程中速度保持不变的一种肌肉收缩的运动方式。等速运动肌力评定是应用等速运动训练仪(如 YBEX)测定受试者在全关节往复运动范围内肌肉实际收缩速度和肌肉力量,弥补了等长或等张收缩测力的不足,其测试肌力的准确性、有效性和可重复性是相当完美的。检测时肌肉以最大限度收缩,仪器给予相应的阻力,肌肉收缩力量越大,阻力也越大;反之,肌肉收缩力量越小,阻力也越小。等速测力器除了用于测试肌肉力量外,还用于肌力训练。

表2-6-3　上肢主要肌肉的手法检查

肌肉	检查与评定		
	1 级	2 级	3、4、5 级
三角肌前部，喙肱肌	仰卧，试图屈肩时可触及三角肌前部收缩	向对侧侧卧，上侧上肢放滑板上，肩可主动屈曲	坐位，肩内旋，肘屈，掌心向下：肩屈曲，阻力加于上臂远端
三角肌后部，大圆肌，背阔肌*	俯卧，试图伸肩时可触及大圆肌、背阔肌收缩	向对侧侧卧，上侧上肢放滑板上，肩可主动伸展	俯卧，肩伸展30°~40°，阻力加于臂远端
三角肌中部，冈上肌	仰卧，试图肩外展时可触及三角肌收缩	同左，上肢放滑板上，肩可主动外展	坐位，肘屈，肩外展至90°，阻力加于上臂远端
冈下肌，小圆肌	俯卧，上肢在床缘外下垂，试图肩外旋时在肩胛骨外缘可触及肌收缩	同左，肩可主动外旋	俯卧，肩外展，肘屈曲，前臂在床缘外下垂：肩外旋，阻力加于前臂远端
肩胛下肌，大圆肌，胸大肌*，背阔肌*	俯卧，上肢在床缘外下垂，试图肩内旋时在腋窝前、后壁可触及相应肌肉收缩	同左，肩可主动内旋	俯卧，肩外展，肘屈曲，前臂在床缘外下垂：肩内旋，阻力加于前臂远端
肱二头肌，肱肌，肱桡肌	坐位，肩外展，上肢放滑板上，肘屈曲时可触及相应肌肉收缩	同左，肘可主动屈曲	坐位，上肢下垂：前臂旋后（测肱二头肌）、旋前（测肱肌）或中立位（测肱桡肌），肘屈曲，阻力加于前臂远端

肌肉	检查与评定		
	1级	2级	3、4、5级
肱三头肌,肘肌	坐位,肩外展,上肢放滑板上:试图肘伸展时可触及肱三头肌收缩	同左,肘可主动伸展	俯卧,肩外展,肘屈曲,前臂在床缘外下垂;肘伸展,阻力加于前臂远端
肱二头肌,旋后肌	俯卧,肩外展,前臂在床缘外下垂:试图前臂旋后时可于前臂桡侧触及肌收缩	同左,前臂可主动旋后	坐位,肘屈曲90°,前臂旋后,握住腕后:前臂旋前,阻力施加反方向阻力
旋前圆肌,旋前方肌	俯卧,肩外展,前臂在床缘外下垂;试图前臂旋前时可在肘下,腕上触及肌收缩	同左,前臂可主动旋前	坐位,肘屈曲90°,前臂旋前,握住腕部施加反方向阻力
尺侧腕屈肌	向同侧侧卧,前臂旋后45°:试图腕掌屈及尺侧偏时可触及其止点活动	同左,前臂旋后45°,可见大幅度腕掌屈及尺侧偏	同左,肘屈曲,前臂旋后:腕向掌侧屈并向尺侧偏,阻力加于小鱼际
桡侧腕屈肌	坐位,前臂旋前45°:试图腕背伸及桡侧偏时可触及其止点活动	同左,前臂旋前45°,可见大幅度腕掌屈及桡侧偏	同左,前臂旋后45°:腕向掌侧屈并向桡侧偏,阻力加于鱼际
尺侧腕伸肌	坐位,前臂旋前45°:试图腕背伸及尺侧偏时可触及其止点活动	同左,前臂旋前45°,可见大幅度腕背伸及尺侧偏	同左,前臂旋前:腕背伸并向尺侧偏,阻力加于掌背尺侧

肌肉	检查与评定		
	1级	2级	3、4、5级
桡侧腕长、短伸肌	坐位,前臂旋后45°:试图腕背伸及其止点活动时可触及其尺桡侧偏	同左,前臂旋后45°,可见大幅度腕背伸及其桡侧偏	同左,前臂旋前45°:腕背伸并向桡侧偏,阻力加于掌背桡侧
指总伸肌	试图伸掌指关节时可触及掌背肌腱活动	前臂中立位,手掌垂直时掌指关节可主动伸展	伸掌指关节并维持指间关节屈曲,阻力加于手指近节背面
指浅屈肌	屈曲近端指关节时可在手指近节掌侧触及肌腱活动	有一定的近端指间关节屈曲活动	屈曲近端指间关节,阻力加于手指中节掌侧
指深屈肌	屈曲远端指关节时可在手指中节掌侧触及肌腱活动	有一定的远端指间关节屈曲活动	固定近端指间关节:屈曲远端指间关节,阻力加于手指末节指腹
拇收肌	内收拇指时可于第一、二掌骨间触及肌肉活动	有一定的拇内收动作	拇指伸直,从外展位内收,阻力加于拇指尺侧
拇长、短展肌	外展拇指时可于桡骨茎突远端触及肌肉肌腱活动	有一定的拇外展动作	拇指伸直,从内收位外展,阻力加于第一掌骨桡侧
拇短屈肌	屈拇时可于第一掌骨背掌侧触及肌肉活动	有一定的拇屈曲动作	手心向上:拇指掌指关节屈曲,阻力加于拇指近节掌侧

肌肉	检查与评定		
	1级	2级	3、4、5级
拇短伸肌	伸拇时于第一掌骨背侧触及肌腱活动	有一定的拇伸展动作	手心向下：拇指掌指关节伸展，阻力加于拇指近节背侧
拇长屈肌	屈拇时于拇指近节掌侧触及肌腱活动	有一定的拇屈曲动作	手心向上，固定拇指近节：屈曲拇指远节，阻力加于拇指远节指腹
拇长伸肌	伸拇时于拇指近节背侧触及肌腱活动	有一定的拇指指间关节伸展动作	手心向下，固定拇指近节：伸拇指远节，阻力加于拇指远节背侧

* 为躯干肌。

表2-6-4 下肢主要肌肉的手法检查

肌肉	检查与评定		
	1级	2级	3、4、5级
髂腰肌	仰卧，试图屈髋时于腹股沟上缘可触及肌肉活动	向同侧卧，托住对侧下肢，可主动屈髋	仰卧，小腿悬于床缘外：屈髋，阻力加于大腿远端前面

肌肉	检查与评定		
	1级	2级	3、4、5级
臀大肌，股后肌群	俯卧，试图伸髋时于臀部及坐骨结节下方可触及肌活动	向同侧卧，托住对侧下肢可主动伸髋	俯卧，屈膝（测臀后肌群）或伸膝（测股后肌群）：髋伸10°~15°，阻力加于股远端后面
大、长、短收肌，股薄肌，耻骨肌	仰卧，分腿30°，试图髋内收时于股侧部可触及肌活动	同左，下肢放滑板上可主动内收髋	向同侧卧，两腿伸直，托住对侧下肢：髋内收，阻力加于股远端内侧
臀中、小肌，阔筋膜张肌	仰卧，试图髋外展时于大转子上方可触及肌活动	同左，下肢放滑板上可主动外展髋	向对侧卧，对侧下肢半屈：髋外展，阻力加于股远端外侧
股方肌，梨状肌，臀大肌，上、下孖肌，闭孔内、外肌	仰卧，腿伸直：试图髋外旋时于大转子上方可触及肌活动	同左，可主动外旋髋关节	仰卧，小腿在床缘外下垂：髋外旋，阻力加于小腿内侧
臀小肌，阔筋膜张肌	仰卧，腿伸直：试图髋内旋时于大转子上方可触及肌活动	同左，可主动内旋髋	仰卧，小腿在床缘外下垂：髋内旋，阻力加于小腿下端外侧

肌肉	检查与评定		
	1级	2级	3、4、5级
腘绳肌	俯卧,试图屈膝时可于膝后两侧触及肌腱活动	向同侧侧卧,托住对侧下肢可主动屈膝	俯卧:膝从伸直到屈曲,阻力加于小腿下端后
股四头肌	仰卧,试图伸膝时可触及髌韧带活动	向同侧侧卧,托住对侧下肢,可主动伸膝	仰卧,小腿在床缘外下垂:伸膝,阻力加于小腿下端前侧
腓肠肌、比目鱼肌	侧卧,试图踝跖屈时可触及跟腱活动	同左,踝可主动跖屈	俯卧,膝伸(测腓肠肌)或膝屈(测比目鱼肌):踝跖屈,阻力加于足跟
胫前肌	侧卧,试图踝背屈,足内翻时可触及其活动	侧卧,可主动踝背屈,足内翻	坐位,小腿下垂:踝背屈并足内翻
胫后肌	仰卧,试图足内翻时于内踝后方可触及腱活动	同左,可主动踝跖屈,足内翻	向同侧侧卧,足在床缘外:足内翻并踝跖屈,阻力加于足内缘
腓骨长、短肌	仰卧,试图足外翻时于外踝后方可触及腱活动	同左,可主动踝跖屈,足外翻	向对侧侧卧,使跖屈的足外翻,阻力加于足外缘

肌肉	检查与评定		
	1 级	2 级	3、4、5 级
趾长、短屈肌	屈趾时于趾近节跖面可触及腱活动	有主动屈趾活动	仰卧;屈趾,阻力加于足趾近节跖面
趾长、短伸肌	仰卧,伸趾时于足背可触及腱活动	同左,有主动伸趾活动	同左;伸足趾,阻力加于足趾近节背面
长伸肌	坐位,伸时于趾近节背侧可触及腱活动	同左,有主动伸趾活动	同左,固定趾近节;伸,阻力加于趾近节背面

表 2-6-5 躯干主要肌肉的手法检查

肌肉	检查与评定		
	1 级	2 级	3、4、5 级
斜方肌、菱形肌	坐位,臂外展放桌上,试图使肩胛骨内收时内收肌可触及肌收缩	同左,使肩胛骨主动内收时可见运动	俯卧,两臂稍抬起;使肩胛骨内收,阻力为将肩胛骨向外推

肌肉	检查与评定		
	1 级	2 级	3、4、5 级
斜方肌下部	俯卧，一臂前伸、内旋，试图使肩胛骨内收及下移时，可触及斜方肌下部收缩	同左，可见有肩胛骨内收及下移运动	同左，肩胛内收及下移，阻力为将肩胛骨向上外推
斜方肌上部，肩胛提肌	俯卧，试图耸肩时可触及斜方肌上部收缩	同左，能主动耸肩	坐位，两肩垂于体侧；耸肩，向下压的阻力加于肩锁关节上方
前锯肌	坐位，一臂向前放桌上，上臂前伸时在肩胛骨内缘可触及肌收缩	同左，上臂前伸时可见肩胛骨活动	坐位，上臂前平举，屈肘；上臂向前移动，肘不伸，向后推的阻力加于肘部
斜角肌，颈长肌，头长肌，胸锁乳突肌	仰卧，屈颈时可触及胸锁乳突肌；侧卧，托住头部时可屈颈	仰卧，能抬头，不能抗阻力；侧卧，能抗中等阻力	同左，抬头屈颈，能抗加于额部的较大阻力
斜方肌，颈部竖脊肌	俯卧，抬头时可触及斜方肌活动；侧卧，托住头部时可仰头	俯卧，能抬头，不能抗阻力；同左，能抗中等阻力	同左，抬头时能抗加于枕部的较大阻力

肌肉	检查与评定		
	1 级	2 级	3、4、5 级
腹直肌	仰卧,抬头时触及上腹部腹肌紧张;仰卧,能屈颈抬头	仰卧,髋及膝屈;能抬起头及肩胛部;同左,双手前平举坐起	同左,双手抱头后能坐起
骶棘肌	俯卧,抬头时触及其收缩;俯卧位能抬头	俯卧,胸以上在床缘外下垂30°,固定下肢;能抬起上身,不能抗阻力;同左,能抗中等阻力	同左,能抗较大阻力
腹内斜肌、腹外斜肌	坐位,试图转体时触及腹外斜肌收缩;同左,双臂下垂,能大幅度转体	仰卧,能旋转上体至肩离床;仰卧,屈腿,固定下肢;双手前平举能坐起并转体	同左,双手抑颈后能坐起,同时向一侧转

等速运动评定的参数有峰力矩、最佳用力角度、到达峰力矩的时间、力矩加速度能力、峰力矩与体重比、肌肉做功量、耐力比、拮抗肌力矩比、关节活动范围和重力效应力矩等。

第二节　关节活动范围测定

关节活动度(range of motion, ROM),又称关节活动范围,是指关节运动时所转动的角度。ROM 测定是检测关节运动时所转动的角度,是评定运动功能状态的最基本的、最重要手段之一。由于各关节的解剖和功能差异,运动范围大小有别,而同一关节在主动和被动运动时也有差异,因此检查者应熟知各关节的 ROM 正常值。

引起 ROM 异常的原因很多,首先是关节疾病所致,如关节骨或软骨的损伤、病变、退行性病变、畸形等。其次是关节周围的软组织痉挛、挛缩瘢痕粘连、软组织的疼痛、肌肉无力瘫痪等。而肌无力或瘫痪时主动 ROM 变小,被动 ROM 正常。

ROM 测定主要是确定有无关节活动障碍及障碍程度,确定治疗目标,评价治疗效果。

一、测量工具

1. 普通量角器:量角器又称测角计,是临床上应用最普遍的测量关节角度的器械。量角器由金属或塑料制成,有多种类型,但其结构基本相同。量角器有两臂,其一为活动臂,另一为固定臂并附有刻度盘。两臂由一个轴连接,并为量角器的中心。量角器刻度盘呈圆形或半圆形,刻度有 0°~180° 或 0°~360°,其臂亦有长短之别,以适应各关节测量的需要。

2. 方盘测角器:方盘测角器是正方形中央加有圆形刻度盘,左右各刻有 0°~180° 的刻度,常用木质、金属或塑料制成,中心为轴并连接一重垂指针,由于重力作用,针尖始终指向上方。方盘与地面垂直时,指针指于零位。使用时要求肢体在垂直面上运动,以方盘的一条边紧贴另一端肢体,指针角度随肢体活动而改变,即为关节活动度数。

3. 电子测角器：是新一代高科技产品，能迅速、准确地测量关节运动的角度范围，从单关节的运动到复合关节运动，电子测角器都能准确无误地测出关节运动范围，它使复杂的评测工作更加简单化。

二、测量注意事项

为了取得正确的测量结果，检查者首先要熟悉各关节的解剖和正常活动范围，熟练掌握测量技术和正确使用测量工具，量角器轴心须与关节活动轴心一致，两臂与关节两端肢体长轴平行。其次要求得到患者的配合，充分暴露被检查部位，并在适当的体位下进行，同时要分别测量主动和被动两种关节活动度。在评价关节活动度时，应该以关节被动活动度为准，记录检查结果应写明关节活动的起、止度数。就不同患者的某一关节而言，尽管其活动度均为 50°，但是因为其起止度数的不同，两者关节功能截然不同，其预后也不同。

三、测 量 方 法

ROM 测量须按照统一方法进行，保证测量结果的正确性和可比性。1974 年，日本康复医学统一制定了关节活动度的测量方法（表 2-6-6 ~ 表 2-6-8）。

第三节 痉 挛 评 定

痉挛是中枢瘫痪恢复过程中以肌张力增高为主的症状群，是肌肉在病理状态下的一种神经生理表现，不易直接测量，因此，其量化评定一直是康复医学工作中的难题。目前痉挛的评定有主观的评定方法和客观的评定方法两大类。

一、主观的评定方法

主观的评定方法即依靠检查者徒手操作及观察来主观判断患者的痉挛情况。传统的方法主要是根据被检测肌群的肌

表 2-6-6　上肢关节活动度测定法

部位名	运动方向	正常活动范围(°)	角度计的用法		
			固定臂	移动臂	轴心
肩胛带	前屈	0~20	通过肩峰前额面投影线	头顶和肩峰的连线	头顶
	后伸	0~20	通过肩峰前额面投影线	头顶和肩峰的连线	头顶
	上举	0~20	两肩峰的连线	肩峰与胸骨上缘连线	胸骨上缘
	下降	0~10	两肩峰的连线	肩峰与胸骨上缘连线	胸骨上缘
肩关节(包括肩胛骨的活动)	前屈	0~180	通过肩峰的垂直线(站立或坐位)	肱骨	肩峰
	后伸	0~50	通过肩峰的垂直线(站立或坐位)	肱骨	肩峰
	外展	0~180	通过肩峰的垂直线(站立或坐位)	肱骨	肩峰
	内收	0	通过肩峰的垂直线(站立或坐位)	肱骨	肩峰
	外旋	0~90	垂直地面	尺骨	鹰嘴
	内旋	0~90	垂直地面	尺骨	鹰嘴
	水平屈曲	0~135	通过肩峰的额面投影线	外展90°后进行水平面移动的肱骨长轴	肩峰

部位名	运动方向	正常活动范围(°)	角度计的用法		
			固定臂	移动臂	轴心
肩关节(包括肩胛骨的活动)	水平伸展	0~30	通过肩峰的额面投影线	外展90°后进行水平面移动的肱骨长轴	肩峰
肘关节	屈曲	0~145	肱骨	桡骨	肘关节
	伸展	0~5	肱骨	桡骨	肘关节
前臂	旋前	0~90	与地面垂直	包括伸展拇指的手掌面	中指尖
	旋后	0~90	与地面垂直	包括伸展拇指的手掌面	中指尖
腕关节	背屈	0~70	桡骨	第二掌骨	腕关节
	掌屈	0~90	桡骨	第二掌骨	腕关节
	桡屈	0~25	前臂骨(前臂轴的中心)	第三掌骨	腕关节
	尺屈	0~55	前臂骨(前臂轴的中心)	第三掌骨	腕关节

表2-6-7 下肢关节活动度测定法

部位名	运动方向	正常活动范围(°)	角度计的用法		
			固定臂	移动臂	轴心
髋关节	前屈	0~90,0~125（屈膝时）	与躯干平行	股骨	股骨大转子
	后伸	0~15	与躯干平行	股骨	股骨大转子
	外展	0~45	髂前上棘连线的垂直线	股骨中心线（髂前上棘至髌骨中心）	髂前上棘
	内收	0~20	髂前上棘连线的垂直线	股骨中心线（髂前上棘至髌骨中心）	髂前上棘
	外旋	0~45	膝90°屈曲位,由髌骨向下的垂直线	小腿长轴	髌骨
	内旋	0~45	膝90°屈曲位,由髌骨向下的垂直线	小腿长轴	髌骨
膝关节	屈曲	0~130	股骨（大转子与股骨外髁中心）	小腿骨（腓骨小头至腓骨外踝）	膝关节
	伸展	0	股骨（大转子与股骨外髁中心）	小腿骨（腓骨小头至腓骨外踝）	膝关节
小腿	外旋	0~20	膝屈曲90°小腿长轴自然所向的位置	移动的外腿长轴	跟部
	内旋	0~10	膝屈曲90°小腿长轴自然所向的位置	移动的外腿长轴	跟部

部位名	运动方向	正常活动范围(°)	固定臂	移动臂	轴心
				角度计的用法	
踝关节	背屈	0~20	向小腿骨轴的垂直线(足底部)	第五跖骨	足底
	跖屈	0~45	向小腿骨轴的垂直线(足底部)	第五跖骨	足底
	外翻	0~20	向小腿骨轴的垂直线(足底部)	足跖面	无规定
	内翻	0~30	向小腿骨轴的垂直线(足底部)	足跖面	无规定

表 2-6-8 躯干关节活动度测定法部位名运动

部位名	运动方向	正常活动范围(°)	固定臂	移动臂	轴心
				角度计的用法	
颈部	前屈	0~60	前额面正中线	外耳道与头顶连线	肩关节中心(肩峰部)
	后伸	0~50	前额面正中线	外耳道与头顶连线	肩关节中心(肩峰部)
	旋转	0~70	背面	鼻梁与后头结节连线	头顶

部位名	运动方向	正常活动范围(°)	角度计的用法		
			固定臂	移动臂	轴心
	左右侧屈	0~50	第7颈椎棘突与第5腰椎棘突的连线	头顶与第7颈椎棘突的连线	第7颈椎棘突
胸腰段	前屈	0~45	通过第5腰椎棘突的垂线侧卧位时为水平线	第7颈椎与第5腰椎棘突的连线	第5腰椎棘突
	后伸	0~30	通过第5腰椎棘突的垂线侧卧位时为水平线	第7颈椎与第5腰椎棘突的连线	第5腰椎棘突
	左右旋转	0~40	椅背的垂直线	两肩胛部的切线	两肩胛部的切线与椅背延长线的交点
	左右侧屈	0~50	Jacoby线中点上的垂线	第7颈椎与第5腰椎棘突的连线	第5腰椎棘突

张力是否增高来判断有无痉挛,或者根据肌张力增高的程度将痉挛分为轻度、中度、重度三个等级。这种方法因只能粗略评定痉挛而较少应用。目前常用的主观评定方法有两大类,即Ashworth 量表法(Ashworth scale)及改良的 Ashworth 量表法(modified Ashworth scale, MAS),这两种方法分别把痉挛分成5 个和 6 个级别,使其评定由定性转为定量。修改的 Ashworth 量表法如表 2-6-9。

表 2-6-9　修改的 Ashworth 量表法痉挛评定分级

0	无肌张力的增加
I	肌张力轻度增加:受累部分被动屈伸时,在 ROM 之末时呈现最小的阻力或出现突然卡住和释放
I⁺	肌张力轻度增加:在 ROM 后 50% 范围内出现突然卡住,然后在 ROM 的后 50% 均呈现最小的阻力
Ⅱ	肌张力较明显地增加:通过 ROM 的大部分时,肌张力均较明显地增加,但受累部分仍能较容易地被移动
Ⅲ	肌张力严重增高:被动运动困难
Ⅳ	僵直:受累部分被动屈伸时呈现僵直状态而不能动

临床痉挛指数(clinic spasticity index, CSI):是加拿大学者Levin 和 Hui Chan 于 20 世纪 90 年代初根据临床的实际应用提出的一个定量评定痉挛的量表。CSI 的评定内容包括腱反射、肌张力与阵挛三个方面。其评分标准如下:①腱反射,无反射 0 分;反射减弱 1 分;反射正常 2 分;反射活跃 3 分;反射亢进 4 分。②肌张力,无阻力(软瘫)0 分;阻力降低(低张力)2 分;正常阻力 4 分;阻力轻到中度增加 6 分;阻力重度增加8 分。③阵挛,无阵挛 1 分;阵挛 1 ~ 2 次 2 分;阵挛 2 次以上3 分;阵挛持续超过 30 秒 4 分。结果判断:0 ~ 9 分为轻度痉挛;10 ~ 12 分为中度痉挛;13 ~ 16 分为重度痉挛。但有文献报道目前 CSI 主要用于评定脑损伤和脊髓损伤后的下肢痉挛,特别是累及踝关节,即评定的内容包括跟腱反射、小腿三头肌的肌张力及踝阵挛。

二、客观的评定方法

近年来随着康复医学的迅速发展,更多的评定痉挛的新方法问世了。目前客观评定痉挛的方法可大致分为神经生理方法和生物力学方法两种。

(一)神经生理评定方法

临床上常用肌电图通过检查 F 波、H 反射、T 反射(腱反射)等电生理指标来反映脊髓节段内 α 运动神经元、γ 运动神经元、Renshaw 细胞及其他中间神经元的活性。为评价患者脊髓的基本节段性病理生理机制提供可能性,也是采用适当治疗方法的基础。

具体方法:患者仰卧,用波宽 0.5ms 的方波超强刺激正中神经、尺神经、腓神经和胫神经的远端,用表面双电极分别在拇短展肌、小指展肌、足趾伸肌和足短屈肌记录 F 波振幅(所有振幅均取峰值)、潜伏期、M 波振幅,计算 F_{max}/M_{max}。痉挛侧的 F 波波幅的均值、最大值及 F_{max}/M_{max} 值均增高且 F 波时限延长。痉挛时 F 波参数有复杂的改变。Milanov 认为,运动神经元活性的增强是痉挛的节段机制中最常见的原因。γ 运动神经元可在上位中枢的影响下,通过 γ 环路调节 α 运动神经元的功能状态,评价其活性可采用跟腱反射和 H 反射最大波幅比值(T_{amp}/H_{amp})来测定。患者痉挛侧 T_{amp}/H_{amp} 值增加,即 γ 运动神经元活性增强。Renshaw 细胞不但对 α 运动神经元起到回返抑制作用,而且通过抑制脊髓其他抑制性中间神经元使邻近的运动神经元产生兴奋。由于回返抑制环路可影响 H 反射的参数,因此 H 反射可评价 Renshaw 细胞的活性。

(二)生物力学评定方法

生物力学评定方法是应用等速装置进行痉挛量化评定,主要包括两种方法:

1. 借助等速装置描记重力摆动试验曲线进行痉挛量化评定,采用 Cybex Ⅱ 等速运动测试仪,通过摆动试验进行痉挛量化评定。具体方法:受试者取坐位或卧位,检查者抬起受试者小腿至膝关节伸直,然后突然松手,让受试者小腿在重力作用下自然摆动直至停止,同时采用 Cybex Ⅱ 等速运动测试仪记录摆动曲线,分析五个量化评定指标,即第一摆动膝关节的屈曲角度、摆动次数、摆动时间、放松指数及幅度比。痉挛摆动曲线最突出的特点是第一次摆动幅度显著减小,关节屈伸角度都减小,第一个摆动波的升支和降支都缩短且降支更明显,严重者第一摆动波高度甚至低于第二摆动波。此方法有直观的曲线图和具体量化指标,但由于需要昂贵的设备而限制了其广泛应用。

2. 应用等速装置控制运动速度,以被动牵张方式完成类似 Ashworth 评定的痉挛量化指标的评定方法,它可作为其他痉挛量化评定可靠性的参照。具体方法:采用 Kin-Com 等速装置使肢体在预定角速度和关节活动范围内完成伸膝被动运动,同时记录被动运动过程中的阻力力矩并测试不同角速度下的膝伸被动阻力力矩,其中每秒 60° 的角速度时重测信度较好。

第四节　平衡功能评定

平衡是多种感觉、运动及生物力学等成分相互作用的一种运动控制的过程。人在站立时身体所处位置与地球引力及周围环境的关系通过视觉、前庭觉以及躯体感觉(本体、皮肤、关节)的传入而感知,经过踝、膝、髋关节以及躯干运动的协调参与,使身体重心垂直地维持在双足支撑面上,从而达到身体平衡与稳定。前庭系统、视觉调节系统、躯体本体感觉系统、大脑平衡反射调节系统、小脑共济协调系统以及肢体肌群的力量在人体平衡功能的维持上都起到了重要作用。

平衡是人体保持体位、完成起居动作和步行等日常生活动作的基本保证。为了改善患者的运动功能,提高日常生活活动能力,对平衡的评价和训练是不可忽视的问题。

评定平衡功能的方法有目测法和定量测定法。前者根据静态平衡和动态平衡(自动和他动)能力予以主观评分,其结果受很多人为因素影响,而定量测定则具有客观可靠的评定指标。

目前可用于临床的定量测定设备有:测定前庭眼反射(vestibule-ocular reflex,VOR)的转椅试验(rotation of testing,ROT)和眼震电图(electronystagmography,ENG),测试前庭脊髓反射(vestibulospinal reflex,VSR)的静态姿势图(static posturography,SPG),以及综合测试前庭、视觉、躯体感觉的不同组织形式对姿势控制的影响及自主姿势反应和运动协调能力的计算机动态姿势图(computerized dynamic posturography,CDP)。

平衡反应较为复杂,全部评价是很困难的。临床上常对一部分平衡功能进行观察,如利用平衡仪对静止时平衡反应做客观定量分析,由于设备价格昂贵难以推广,常可利用图表评价法。

(一)Semans 平衡障碍严重程度分级

在脑卒中和小儿脑瘫方面,可参照修订的 Semans 标准进行评定。Semans 平衡障碍严重程度分级级别特征:Ⅴ级,能单腿站立;Ⅳ级,能单膝跪立;Ⅲ级,一腿前一腿后地站着时能将身体重心从后腿移向前腿;Ⅱ-3 级,能双足站立;Ⅱ-2 级,能双膝跪立;Ⅱ-1 级,能手膝位站立;Ⅰ级,能在伸直下肢的情况下坐着;0 级,伸直下肢时不能坐。

(二)Fugl-Meyer 平衡功能评定法

Fugl-Meyer 平衡功能评定有 7 项,每项分别为 0、1、2 分,共 14 分。无支撑坐位:0 分不能保持坐位;1 分能坐,但少于 5 分钟;2 分能坚持 5 分钟以上。健侧展翅反应:0 分肩部无外展或肘关节无伸展;1 分反应减弱;2 分正常。患侧展翅反应:评分同上一条。支撑站立:0 分不能站立;1 分在他人的最大支持下可站立;2 分由他人稍支撑即能站立 1 分钟。无撑站立:0 分不能站立;1 分不能站立 1 分钟或身体摇晃;2 分能站立 1 分钟以上。健侧站立:0 分不能维持 1~2 秒;1 分平衡站稳达 4~9 秒;2 分平衡站立超过 10 秒。患侧站立:评分标准同上一条。

(三)姿势图

有学者将视觉、前庭觉和躯体本体感觉之间的相互协调对姿势控制的影响进行了定量化研究,并确立了感觉整合测试的基本模式。在此基础上,首台动态平衡测试仪诞生于 1985 年。该仪器由压力传感期、计算机及姿势图处理软件组成,压力传感器用以感受人体重心的移动情况,信号经计算机处理而获得的与平衡相关的各种参数称为姿势图。

1. 静态姿势图:受试者按照特定位置立于平台上,两手自然垂放在体侧,两眼平视前方,在两足并拢和分开时分别测试睁眼、闭眼四种状态下的参数,要求患者尽可能控制姿势平衡。静态姿势图的参数有五种,分别是轨迹长度、总面积、平均速度、前后摆速和左右摆速。

2. 动态姿势图:受试者双足分别站立在两块由计算机控制的可移动的压力传感器平板上,其前方及左、右两侧为提供视觉信息的活动框。支撑面和活动框可参照身体摆动方向一致活动,且可以调节增益,以减少测定时视觉和下肢本体感觉对姿势反应的影响。压力传感器经模转换后将信息输入计算机处理,计算出各种参数,并可自动做出结论或输出图形。动态姿势图测试由两部分组成:第一部分为感觉整合部分,测定视觉、前庭和躯体感觉的不同组织形式对平衡的影响;第二部分为运动控制测试(motor control test,MCT),通过干扰性运动测试姿势反应和运动协调性。感觉整合测试有六种测试条件(condition,C):C1 ~ C3 在支撑面稳定时,测试睁眼、闭眼和活动框参照身体摆动而活动时的躯体摆动情况;C4 ~ C6 在支撑面参照身体摆动活动时,测试睁眼、闭眼和活动框也参照身体摆动移动时的躯体摆动情况。每次测试时间为 20 秒,C1、C2(标准 Romberg 试验)测试 1 次,C3 ~ C6 测试 3 次。根据重心移动图的峰-峰值分别计算出摆幅、摆速和平衡得分。分值为 0 ~ 100 分,分值越高表明平衡功能越好,测试时从支撑面上摔下计 0 分。平衡得分低于年龄标准化后正常值 95% 可信区间判定为异常。MCT 通过一组支撑面随机的不同方向(足趾向上或向下旋转)和不同程度的水平移位(前或后)或旋转来测试自主姿势反应和运动协调能力。记录参数包括姿势反应潜伏时(平板最大移动至姿势反应开始的时程)和姿势反应协调性(两侧姿势反应程度的对称性)。60 岁以下正常人潜伏时为

38~151ms,超过年龄标准化值95%可信区间为异常。两侧姿势反应程度相差>25%为协调性异常。

3.姿势图的意义:①定量评定平衡功能,明确平衡功能损害程度和类型有助于制定治疗和康复措施,评价治疗和康复的效果。②用于神经科学临床和科研,动态姿势图能敏感地评定躯体感觉损害,可用于早期发现亚临床平衡功能损害。③在老年科学与慢性病临床和科研方面的应用,平衡功能低下是老年人特别是伴慢性病者跌倒及由此引发的一系列严重问题的主要原因,因此,精确评定老年人平衡功能对预测危险因素、制定干预和康复措施、评价康复和治疗效果、病情病程鉴别诊断具有重要价值。除了评定平衡功能外,姿势图还用来训练平衡功能障碍患者。

(尤春景)

第五节　步态分析

一、概　述

康复治疗的目的之一,是使患者尽可能地达到功能独立。行走是人类功能自理的基本要素之一,其在疾病和受伤情况下常常受到影响,因而成为康复治疗的主要问题之一。而要改善行走功能,首先需进行步态分析,了解步行功能有无异常,分析步态异常的原因。

所谓步态分析(gait analysis),是指对人类步行方式的系统研究。在各种导致运动系统功能障碍的疾病的康复处理中,步态分析是十分重要的一环。美国学者Norkin曾总结提出,步态分析至少可达到以下几个目的:①了解下肢假肢的适用性;②比较使用不同辅助器具产生的效果;③确定是否需配制某种矫形器或支具,或对已配制的矫形器与支具进行调整;④确定患者是否需进行耐力和步行速度方面的训练等。

由于行走是一个涉及人体结构、功能和力学的复杂过程,因此要想很好地从事步态分析工作,必须具备良好的解剖、生理和生物力学等方面的知识。

二、正常的行走过程

要理解什么是异常的步态,首先需对正常的步态有一个全面的了解,否则就没有一个赖以判断的参照体系。但有两点必须给予注意:首先,要注意性别、年龄和体格方面的差异,老年女性的步态与青年男性的步态肯定是有差异的,如将两者相比,就会得出错误的结论;其次,即使某位患者的步态与正常有异,也并不一定就是不可接受的或必须予以矫正的,因为有许多步态异常实际上是患者所采取的一种代偿方式,其功能性意义应予以肯定。

(一) 步行周期

1. 步行周期的分期:正常的步行是双下肢一系列运动活动的交替反应,其使得人体沿所需的方向向前行进,同时又能稳定地承受体重,吸收地面冲击力和保存自身的能量。从一侧脚跟着地到该脚跟再次着地之间所经历的时间,称作一个步行周期。通常这一周期又被分为支撑期和摆腿期。前者指下肢与地面相接触的整个时期,而后者则指下肢离开地面,在空中向前迈进的整个期间。在这一个周期中,有七个关键性的动作要点:①一侧脚着地;②对侧的脚尖离地;③脚跟抬起;④对侧脚着地;⑤脚尖离地;⑥双脚靠近;⑦小腿呈垂直位。由此可将整个步行周期细分为八个时段,其中支撑期有五个时段,摆腿期有三个时段。现分述如下:

(1) 支撑期

1) 触地初期:为脚与地面接触的瞬间。

2) 承重反应期:躯体重量快速转移至伸展的腿上,为第一个双腿支撑期。

3) 支撑中期:身体向前移过稳定支撑的一侧下肢。

4) 支撑末期:身体继续向前移过支撑腿至其前方,由前脚掌承受体重。

5）摆腿前期:体重转移至对侧下肢承受,支撑腿的负荷迅速去除,此为第二个双腿支撑期。

（2）摆腿期

1）摆腿初期:足离地时,大腿向前摆动。

2）摆腿中期:大腿继续向前摆动,膝关节开始伸展,脚运动至身体前方。

3）摆腿末期:膝伸直,下肢准备再次着地进入触地初期。

图 2-6-1 所示为整个步行周期的分期及其与下肢各动作要点的对应关系。

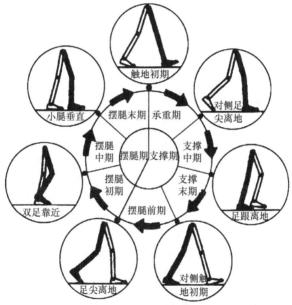

图 2-6-1　步行周期中下肢的动作要点(以右下肢为例)

2. 步行周期的功能分解:如果从功能的角度来描述步行周期,则可将每一个步行周期分解成三个功能性活动。

（1）承重:包括触地初期和承重反应期。此期中,体重迅速转移至伸出的腿上,着地时地面的冲击力得以吸收,身体继续稳定向前,双脚同时与地相触。

(2)单腿支撑:包括支撑中期和末期。此期中,身体向前移过单侧稳定支撑的下肢,体重移至由跖骨头承受,脚跟抬离地面。

(3)向前摆腿:包括摆腿前、初、中、末期。此期中,支撑腿不再负重,脚抬离地面,腿由躯体后摆至身体前方,并前伸开始下一个周期。

表 2-6-10 为步行周期各时段与三个功能性步行活动的相互关系。

表 2-6-10　步行周期中的功能性步行活动

支撑期 62%		摆腿期 38%
触地初期、承重反应期	支撑中期、支撑末期	摆腿前期、摆腿初期、摆腿中期、摆腿末期
承重	单腿支撑	向前摆腿

从步行周期的时程上来看,当人以自然舒适的速度行走时,支撑期约占整个周期的 60% ,摆腿期约占 40% 。其中支撑期又包括出现于该期开始和结束时的两个双腿支撑期(各占整个周期的 10%)和一个位于该期中段的单腿支撑期(占整个周期的 40%)。当步行速度加快时,则双腿支撑期比例下降,单腿支撑期比例增长。

(二)行走的生物力学

1. 步行周期中的肌肉收缩活动:在步行过程中,下肢各肌肉均按一定的顺序参与活动,担当不同的作用。这样可使得步行舒适、省力、步态协调。例如,胫前肌主要在支撑期早期参与活动,其离心性收缩起着控制足的跖屈动作,使其平滑地放平,以免足前部拍击地面;腓肠肌则主要在支撑期的中、末期参与活动,主要是推动身体向上向前运动。各肌肉参与步行活动的情况,见图 2-6-2 所示。

2. 步行周期中的关节活动:正常的关节活动是步态正常的必要条件。在行走过程中,髋、膝和踝关节的运动主要发生于矢状面上,因而是步态分析中观察的重点(图2-6-3)。步行周期中各关节及骨盆在不同时段所处的位置见表2-6-11所示。

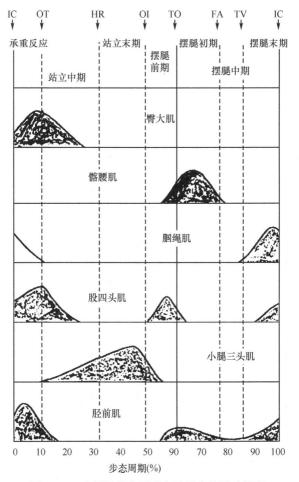

图2-6-2 步行周期中下肢主要肌肉的活动情况

表 2-6-11 步行周期中各主要关节所处的体位

| 参照腿 | 承重 | | 单腿支撑 | | 摆腿前期 | 向前摆腿 | | |
对侧腿	触地初期 摆腿前期	承重反应期 摆腿前期	支撑中期 摆腿初/中期	支撑末期 摆腿末期	触地初期/承重反应	摆腿初期 支撑中期	摆腿中期 支撑末期	摆腿末期 支撑末期
躯干	直立	直立	直立	直立	直立	直立	直立	直立
骨盆	5°前旋	5°前旋	0°	15°后旋	5°前旋	5°前旋	0°	15°后旋
髋	25°屈曲	25°屈曲	0°	20°过伸	0°	15°屈曲	25°屈曲	25°屈曲
膝	0°	15°屈曲	0°	0°	40°屈曲	60°屈曲	25°屈曲	0°
踝	0°	10°跖屈	5°背屈	10°背屈	20°跖屈	10°跖屈	0°	0°
趾	0°	0°	0°	30°跖趾 关节伸展	60°跖趾 关节伸展	0°	0°	0°

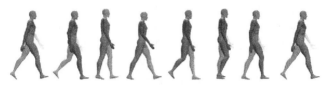

图 2-6-3 步行过程中双下肢运动概况

3. 步行中的能量消耗：人在以舒适速度行走时，其能量消耗是最小的，当然，这有赖于正常的关节活动范围和有关肌肉适时适量的收缩。它们在步行周期中的协调工作使得人体的重心在垂直平面和水平上的移动幅度最大限度地得到了减小。有人指出，在人体的步行过程中，下述几个机制的作用最大限度地减小了身体重心的位移，使人体能以最小的能量消耗向前行进：①骨盆在水平面上的旋转，这可减小步行过程中髋关节的屈、伸幅度，使其垂直性位移下降；②骨盆倾斜，使得摆动腿侧的骨盆下降；③支撑期早期的膝关节屈曲（15°）；④与支撑期早期有控制的足跖屈相关联的由脚后跟至脚前部的重力的转移；⑤支撑期末段的膝部屈曲（30°~40°）；⑥骨盆向支撑腿一侧的侧向移位。根据推算，通过上述这几个机制，使得躯干的垂直位移和水平位移分别下降了50%和40%。

任何使上述机制受到影响的因素，均可导致步行能量消耗量的大幅度增加。

三、常用的步态分析方法

实际上，在日常的临床工作中，临床工作者一直在进行着非正式的步态目测分析。只不过由于人类步行活动的复杂性和观察时间的限制，加上观察技能所限，使得这类观察所获得的信息量有限，应用价值亦不大。而经过周密计划的系统的目测分析，则可获得有用的信息。

一般而言，步态分析的内容包括：①精确描述步行方式和步态变量；②识别并描述步态偏差；③分析并确定步态异常的原因及产生机制；④确定患者是否需要辅助器具。

总的说来,目前所进行的各种步态分析均可归类为定性分析和定量分析两大类,常用的有运动学分析、动力学分析、肌肉活动分析和能量消耗分析这几种。临床多采用运动学分析中的目测分析法进行评定。需要注意的是,当患者不能独立走时,则可通过 FIM 量表或 Barthel 指数中的步行项来对步行情况进行评定。

(一) 运动学分析

运动学分析指对步行中运动的类型、幅度和方向进行描述,把身体的运动作为一个整体或从身体节段的相对运动关系上进行描述,关注身体各节段所处的方位、各关节的角度及相应的速度与加速度等,不考虑导致运动产生的力量。其又可分为定性分析和定量分析两种。

1. 定性运动学分析:实际上就是目测分析法,是目前最常用的方法。其主要的描述变量是身体各部位的位移情况,如身体姿势、运动的方式、步态周期中某一时点的关节角度等。正常步行时各关节的活动情况已列于表 2-6-11 中,这也是美国 Rancho Los Amigos 医疗中心的目测步态分析的主要内容。

在使用本法进行步态分析时,应注意以下原则:

(1) 让患者脱去衣服,只留下短裤和衬衫。将衬衫扎到裤子中,以便能完整地观察到下肢的各个关节。

(2) 确定好首先要观察的一条腿,每次集中观察一个关节。从踝关节开始,顺序观察膝、髋、骨盆和躯干并与正常相比,看有否异常,然后再观察另一条腿。

(3) 让患者来回行走若干次,直到观察完成,中间可稍事休息。

(4) 应从前、后方和左、右两侧分别对患者进行观察,且还要从整体上观察患者的步行情况,包括两侧的对称性、步行的协调性、节律性等,以便全面了解其步态。

2. 定量运动学分析:即通过使用一定的设备,测量和分析有关行走过程的时间和距离参数。

(1) 步频:即单位时间内行走的步数,通常以每分钟行走的步数表示。正常成年男性的步频为 90～140 步/分。

(2) 周期时间：为每一个步行周期所花的时间，成年男性（18 ~ 49 岁）正常范围为 0.89 ~ 1.32 秒。

(3) 步行速度：为单位时间内行走的距离，成年男性（18 ~ 49 岁）正常范围为 1.25 ~ 1.85m/s。

(4) 跨距：即同一脚跟两次着地处之间的距离，成年男性（18 ~ 49 岁）正常值为 1.25 ~ 1.85m。

(5) 步幅：为一侧下肢向前迈进所覆盖的距离，因此有左步幅和右步幅之分。正常情况下两者应相等，且为跨距的一半（图 2-6-4）。

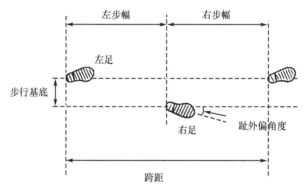

图 2-6-4 步行中双足在地面上的相对位置

(6) 步宽：又称步行基底，是指两脚之间的侧向距离。通常测两侧足跟中点间的距离（图 2-6-4）。

(7) 足角：又称趾外偏，是指足中线与前行方向间的夹角（图 2-6-4）。

(二) 动力学分析

对步行周期中导致各种动作产生的力进行研究分析，不考虑这些力所导致的身体部位的运动情况、关节角度、肢体位置等。常用的测量工具有测力平台等，分析参数有地面反作用力、扭力、关节力和功等，但目前仅用于研究目的，临床应用尚待时日。

（三）肌肉活动分析

肌肉活动分析即通过肌电图仪监测分析步行过程中各肌肉的活动情况。

（四）能量消耗分析

测量受试者步行过程中的耗能量，一般通过测其耗氧量和心率来推算。

四、儿童和老年人的步行特点

（一）儿童步行特点

儿童由于发育尚未成熟，因此在步行方式上与成年人是有一定区别的，具体表现在以下几个方面：①行走基底支撑面较宽；②跨距与速度较小，周期时间较短，步频较快；③无足跟着地，着地初期即全脚触地；④支撑期屈膝幅度很小；⑤摆腿期短，摆腿期整个下肢外旋；⑥无上下肢交替摆动；⑦相对垂足，支撑期末无蹬离动作。

随着儿童的逐渐成熟，上述各个方面也以不同的速度先后变的与成人相近，上述第 3~5 和第 7 项到 2 岁时与成人相似，第 1、6 项到 4 岁时与成人相近。

（二）老年人步行特点

有很多研究探讨了老年人的步态变化。总体说来，老年人的步态受到两大因素的影响：一是年龄本身的影响，二是老年人常见的疾病状态的影响，如骨关节炎、帕金森病等。一般而言，与年龄相关的步态变化发生在 60~70 岁。美国学者 Whittle 认为，在排除疾病影响的情况下，老年人的步行状况实际上就是正常成年人的速度放慢了的一个翻版，具体表现为：①跨距变小、步态周期时间变长；②行走时支撑面增大；③步频下降；④步行速度下降；⑤步行过程中各关节活动范围减小。Murray 等人指出，老年人的步态与病理性步态是不同的，他们的步态表现，主要是为了增强行走过程中的安全性。例如，通过减小跨距和增大基底支撑面，老年人更易于在行走过程中保持平衡；通过延长步态周期时间，可使得步行周期中单腿支撑期缩短,因为步态周期的延长主要是由支撑期也就是双腿支撑期的延长而达到的,由此也可增加步行过程中的稳定性。

当然,要明确界定老年人步态的正常与异常之间的界限也并非易事。例如,老年特发性步态紊乱实际上只不过就是老年人通常的步态变化的一种夸张表现,其特征是在步行过程中谨小慎微、步态周期长(步频小)、跨距短,而且每一步之间的变异很大。

五、常见疾病状态下的异常步态模式

临床上有多种疾病可导致步态异常,这些疾病可分为三大类:①结构异常性疾病,如截肢等;②关节和软组织疾病,如关节炎、软组织挛缩;③神经系统疾病,包括中枢性的和周围性神经病变。通过步态分析,有助于找出步态异常的原因,指导治疗方案的制订,并对不同治疗措施对步态的影响进行客观的评估。

(一)结构异常时的步态

两腿长短不齐是常见的结构异常之一。当两侧相差小于3.8cm时,行走中则呈现健侧肩抬高和患侧肩下沉的现象,此时患者会以患侧骨盆下降来代偿,同时可看到健侧摆腿时有髋、膝和踝关节的过度屈曲。

在有马蹄足畸形时,患侧腿在摆动时显得过长,因而会出现髋、膝过度弯曲,呈现为所谓的跨阈步态(steppage gait)。

(二)关节和软组织病变

1. 髋关节强直或活动范围受限:此时常在腰段脊柱发生代偿运动,由骨盆和躯干以一僵直的整体倾斜,以代替髋关节的运动,故可见到腰段脊柱和健侧髋关节的过度运动。

2. 膝关节挛缩:有两种情况。①膝关节屈曲性挛缩,当挛缩小于30°时,则仅在较快行走时才呈现异常的步态;如挛缩大于30°时,在较慢速行走时也会出现异常,两侧均表现为短腿的典型跛行步态;②膝关节伸直性挛缩,此时因患腿变得过长,在摆动时需作回旋运动,且对侧出现髋关节升高或踮着脚尖。

3. 疼痛:①当一侧下肢疼痛时,常呈现为减痛步态,其特征为患侧支撑期缩短使其尽可能不负重;②脊柱中线处病变时,表现为慢而对称的小步幅步态,一方面可减轻足跟着地时的震动,另一方面又可缩短下肢的负重时间;③在有椎间盘突出所致的单侧神经根受累时,患者常将躯干向健侧侧弯,同时还可有肌肉紧张,步幅减小和避免足跟着地等表现;④髋关节疼痛者,表现为患肢支撑期时同侧肩下沉,躯干倚向站立腿侧,而在患肢摆动时呈稍屈曲与外旋位且避免足跟着地;⑤膝关节疼痛者,常有膝屈曲和以足尖着地行走,患者常避免足跟着地产生的震动。

(三)中枢神经系统病损步态

1. 脑卒中:脑卒中患者大多具有伸肌协同作用,伸肌协同作用包括髋关节的伸直和内旋、膝关节伸直、足和足趾的跖屈以及足内翻。在这种步态中,患者往往足跟不能着地而用前足掌着地。在整个步态周期中,下肢保持伸直;在站立期后期,因为足保持跖屈,所以患者推动重心前进有困难。病情严重者,移步亦感艰难。当患侧处于摆动期时,因肢体过长,故常利用环行运动使足尖离地,有时还伴有髋关节升高。此外,腿保持僵硬,在站立期间膝关节也不能弯曲,结果髋关节和重心过度升高。上臂保持在肩内收而肘、腕和手指呈内旋与屈曲位,前臂旋前,此为典型的偏瘫步态。

2. 脑性瘫痪:脑性瘫痪患者由于髋内收肌痉挛,而致行走中双膝内侧常互相摩擦碰撞,步态不稳,呈现为所谓的剪刀步或交叉步。

3. 基底节病损:基底神经节病变,如帕金森病时,呈慌张步态或前冲步态。可见到上臂不摆动,行走时表现为不断加速的短快跨步,好像患者想要在其重心后面赛跑,不能骤停或急促改变方向,否则就有跌倒的危险。

4. 脊髓损伤:脊髓损伤所致截瘫患者中,如脊髓损伤部位稍高且损害程度较重但能拄双拐行走时,双下肢可因肌张力甚高而始终保持伸直。行走时可出现剪刀步,甚至在足底着地时伴有踝阵挛,而使行走更感困难。如脊髓损伤部位较低且能用或不需用双拐行走时,步态可呈现为臀大肌步态、垂足步态或仅有轻微异常。

（四）下运动神经元病损步态

在下运动神经元病损中,某一周围神经的病损常导致特定肌群的无力和与之相连的特征性步态模式。了解这些跛行或代偿机制对治疗是十分必要的。下面所述为特定功能性肌群无力所致的异常步态:

1. 臀下神经病损:可导致臀大肌无力,患者在足跟着地后常用力将躯干与骨盆后仰,使重力线落在髋后,以维持被动伸髋,同时绷直膝部,表现出仰胸挺腰凸腹行走的臀大肌步态。

2. 臀下神经病损:可致臀中肌无力,由于不能维持髋的侧向稳定性而出现行走时躯体摇摆。若肌无力尚轻,出现非代偿性跛行,表现为患肢负重时健侧摆动腿骨盆下降较多,而患侧髋向外侧凸起,即躯干稍倒向健侧。如瘫痪较重,则出现代偿性跛行,表现为健肢提起时,患者会突然将躯干向患侧侧弯,以使重心落在站立腿的髋关节上,避免健侧骨盆下沉过多,从而维持平衡。

3. 股神经病损:糖尿病性股神经病、股神经嵌压或脊髓灰质炎等均可导致选择性的股四头肌无力,使患侧支撑期承受体重的能力受损。此时由于患肢支撑时不能主动维持膝的稳定性,患者于足跟着地后会立即将身体稍前倾,使重力线落在膝前方;同时髋伸肌和踝跖屈肌收缩,将膝被动伸直以代偿,有时下肢亦外旋以防发生屈膝。严重者特别是伴有髋伸肌无力时,须弯腰行走,并用手按住股前以帮助伸膝。

4. 腓神经病损:可发生于腓骨头嵌压或 L_5 神经根病等,导致踝关节背屈肌群无力。如该肌群肌力有 3~4 级时,其特征性表现为患足着地时足掌过快放平,并发出足掌拍地声。如该肌群无力严重（肌力 < 3 级）,则站立相初期缺乏足跟着地动作,而以前足着地;在摆动期中则出现患足足趾拖曳,并伴过度屈髋屈膝,呈现为拖曳步态或跨槛步态。

（郭铁成）

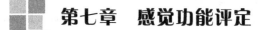

第七章　感觉功能评定

感觉(sensation)是指人脑对直接作用于感觉器官的客观事物个别属性的反映,个别属性包括大小、颜色、形状、硬度、气味、声音和味道等。感觉的产生是由感受器或感觉器官、神经传导通路和皮层中枢(包括部分皮层下结构)三部分的整体活动来完成的:①感受器或感觉器官,直接接受体内外刺激的作用;②神经传导通路(传入神经),负责将感觉传导冲动传向高级中枢;③大脑皮下和皮层中枢,接受信息并负责解释,产生相应的感觉。

第一节　感觉与感觉传导通路

周围感受器接受机体内外环境的各种刺激,并将其转变成神经冲动,沿着传入神经传递至中枢神经系统各个部位,最后至大脑皮质高级中枢,产生感觉。这一把外周信息传入中枢的通路即为感觉传导通路。

一、感　受　器

感受器(receptor)是指分布在人和动物的体表或组织内部的专门感受机体内、外环境变化所形成的刺激的结构和装置。机体的感受器种类繁多,有不同的分类方法。

根据感受器分布部位的不同,可分为内感受器和外感受器。内感受器感受机体内部的环境变化,可再分为平衡感受器、本体感受器和内脏感受器。外感受器则感受外界的环境变化,外感受器还可进一步分为距离感受器(如视觉、听觉和嗅觉)和接触感受器(如触觉、压觉、味觉及温度觉等)。

根据感受器所接受的刺激的性质,将感受器分为以下五类：①机械感受器，对感受器部位或邻近组织的机械变形敏感；②温度感受器，对温度的变化敏感，有些感受器对温热刺激敏感，另一些感受器对冷刺激敏感；③伤害性感受器，对组织的伤害性刺激敏感；④电磁感受器，对视网膜上的光刺激敏感；⑤化学感受器，对某些特殊的化学物质敏感，如对食物的味道、气体的气味、动脉血中氧和二氧化碳的分压、体液的渗透压敏感等。这些感受器连同它们的附属结构，构成各种复杂的感觉器官如眼（视觉）、耳（听觉）、前庭（平衡感觉）、嗅上皮（嗅觉）、味蕾（味觉）等。

二、感觉的分类

通常将感觉分为特殊感觉、躯体感觉和内脏感觉。

1. 特殊感觉：包括视觉、听觉、嗅觉、味觉。

2. 躯体感觉：亦称一般感觉，包括浅感觉、深感觉和复合感觉。

（1）浅感觉：包括痛觉、温度觉和触压觉，是皮肤和黏膜的感觉。

（2）深感觉：包括位置觉、运动觉、振动觉，是肌肉、肌腱、关节和韧带等深部结构的本体感觉，即肌肉是处于收缩或舒张状态；肌腱和韧带是否被牵拉以及关节是处于屈曲还是伸直的状态等的感觉。

（3）复合感觉：包括皮肤定位觉、两点辨别觉、实体辨别觉和体表图形觉和重量觉等，是大脑对各种感觉综合、分析、判断的结果，故也称皮质感觉。

三、感觉传导通路

感觉传导通路可分为浅感觉传导通路、本体感觉传导通路、视觉传导通路、听觉传导通路、平衡觉传导通路、嗅觉和味觉传导通路等。

1. 浅感觉传导通路：浅感觉是指皮肤与黏膜的痛、温、触、压等感觉而言，由于它们的感受器位置较浅，因此由这些感受器上行的感觉传导系统称为浅感觉传导通路。躯体浅感觉的传导通路具有下列共同特点:①一般有三个神经元(第一级位于脊神经节内或脑神经节内;第二级位于脊髓后角或脑干内;第三级位于丘脑内)。②各种感觉传导通路的第二级神经元发出的纤维,一般交叉到对侧,经过丘脑和内囊,最后投射到大脑皮层相应的区域。

(1) 躯干、四肢的痛、温、触觉传导通路:第一级感觉神经元位于脊神经节内,其树突构成脊神经中的感觉纤维,分布在皮肤内,其轴突形成脊神经后根。后根进入脊髓后,在脊髓灰质后角更换神经元(第二级神级元),其纤维立即斜越到对边,痛觉与温觉在脊髓侧索上行,触觉和压觉在脊髓前索上行,两者共同组成脊髓丘脑束,上行至丘脑。在丘脑外侧核的腹后部再次更换神经元(第三级神经元),换元后发出纤维参与组成丘脑皮质束再上行经内囊,投射至大脑皮层中央后回的上 2/3 躯干和下肢的感觉区。

脊髓丘脑束内的纤维安排有明确的定位,即自外向内、由浅入深,依次排列着来自骶、腰、胸、颈部的纤维。当髓内肿瘤压迫一侧脊髓丘脑束时,痛、温度觉障碍首先出现在身体对侧上半部,随着瘤体的生长才逐渐波及下半身。若为一侧髓外肿瘤压迫,则情况相反,痛、温度觉障碍自对侧下半身起,逐渐向上扩延。如后索未损坏,则触觉无严重障碍。

(2) 头面部痛、温、触觉传导通路:头面部的浅感觉是经三叉神经传入的,第一级感觉神经元位于三叉神经半月节内,其树突构成三叉神经内的感觉纤维,分布至头面部皮肤感觉;轴突经三叉神经根进入脑桥后,其中传导触觉的纤维止于三叉神经感觉主核,而传导痛、温觉的纤维止于三叉神经脊束核,两者均为第二级神经元,换元后的纤维交叉至对边上行,组成三叉丘系,经脑干各部止于背侧丘脑腹后内侧核(第三级神经元),更换神经元后的纤维参与组成丘脑皮质束经内囊投射至中央后回下 1/3 的感觉区。

在此通路中,若三叉丘系或以上的部分受损时,患者表现为对侧头面部的痛觉、温度觉和触觉障碍。若损伤三叉神经脊束,则感觉障碍在同侧。

2. 本体感觉传导通路:本体感觉是指来自肌肉、肌腱、关节等运动器官本身在不同状态(运动或静止)时产生的位置觉、运动觉和震动觉。因位置较深,又称深部感觉。此外,在本体感觉传导通路中除传导深部感觉外,还传导皮肤的精细触觉(如辨别两点距离和物体的纹理粗细等)。头面部的本体感觉传导通路还不太清楚。躯干和四肢的本体感觉传导通路有两条:一条是传至大脑皮质,引起意识性感觉,称意识性本体感觉传导通路;另一条是传至小脑,不产生意识性感觉,而是反射性调节躯干和四肢的肌张力和协调运动,以维持身体的姿势和平衡,称为非意识性本体感觉传导通路。

(1) 意识性本体感觉传导通路:由三级神经元组成。第一级神经元为脊神经节细胞,其周围突分布于肌肉、肌腱、关节等处本体觉感受器和皮肤的精细触觉感受器,中枢突经脊神经后根的内侧部进入脊髓后索,分为长的升支和短的降支。其中来自 T_4 以下的升支走在后索的内侧部,形成薄束;来自 T_4 以上的升支行于后索的外侧部,形成楔束。两束上行,分别止于延髓的薄束核和楔束核。第二级神经元的胞体在薄、楔束核内,由此两核发出的纤维向前绕过中央灰质的腹侧,在中线上与对侧的交叉,称内侧丘系交叉,交叉后的纤维呈前后排列行于延髓中线两侧、锥体束的背方,再转折向上,称内侧丘系。内侧丘系在脑桥居被盖的前缘,在中脑被盖则居红核的外侧,最后止于背侧丘脑的腹后外侧核。第三级神经元的胞体在腹后外侧核,发出纤维经内囊后肢主要投射至中央后回的中、上部和中央旁小叶后部,部分纤维投射至中央前回。

此通路若在不同部位(脊髓或脑干)损伤,则患者在闭眼时不能确定相应部位各关节的位置和运动方向以及两点间的距离。

(2) 非意识性本体感觉传导通路:非意识性本体感觉传导通路实际上是反射通路的上行部分,为传入小脑的本体感觉,由两级神经元组成。第一级神经元为脊神经节细胞,其周围突分布于肌、腱、关节的本体感受器,中枢突经脊神经后根的内侧部进入脊髓,终止于 $C_8 \sim L_2$ 的胸核和腰骶膨大第 V ～ Ⅶ层外侧部。由胸核发出的二级纤维在同侧侧索组成脊髓小脑后束,向上经小脑下脚进入旧小脑皮质;由腰骶膨大第 V ～ Ⅶ层外侧部发出的第二级纤维组成对侧和同侧的脊髓小脑前束,经小脑上脚止于旧小脑皮质。以上第二级神经元传导躯干(除颈部外)和下肢的本体感觉,传导上肢和颈部的本体感觉的第二级神经元胞体在颈膨大部第 Ⅵ、Ⅶ层和延髓的楔束副核,这两处神经元发出的第二级纤维也经小脑下脚进入旧小脑皮质。

3. 视觉传导通路:视觉传导通路由三级神经元组成。第一级神经元为视网膜的双极细胞,其周围支与形成视觉感受器的视锥细胞和视杆细胞形成突触,中枢支与节细胞形成突触。第二级神经元是节细胞,其轴突在视神经盘(乳头)处集合向后穿巩膜形成视神经。视神经向后经视神经管入颅腔,形成视交叉后,延为视束。在视交叉中,只有一部分纤维交叉,即来自两眼视网膜鼻侧半的纤维交叉,走在对侧视束中;颞侧半的不交叉,走在同侧视束中。因此,左侧视束含有来自两眼视网膜左侧半的纤维,右侧视束含有来自两眼视网膜右侧半的纤维。视束行向后外,绕大脑脚,多数纤维止于外侧膝状体。第三级神经元的胞体在外侧膝状体内,它们发出的轴突组成视辐射,经内囊后肢,终止于大脑距状沟周围的枕叶皮质(视区)产生视觉,还有少数纤维经上丘臂终止于上丘和顶盖前区,顶盖前区与瞳孔对光反射通路有关。

当视觉传导通路的不同部位受损时,可引起不同的视野缺损。

4. 听觉传导通路:听觉传导的第一级神经元为蜗神经节内的双极细胞,其周围突分布于内耳毛细胞,中枢突构成听神经(蜗神经)。蜗神经入脑后,终止于蜗神经腹核和背核。蜗神经腹核和背核内含第二级神经元,它们发出的纤维大部分在脑桥内形成斜方体并交叉至对侧,在上橄榄核外侧折向上行,称为外侧丘系。外侧丘系的纤维大部分终止于下丘。下丘内第三级神经元发出纤维从下丘臂到达内侧膝状体,第四级神经元在内侧膝状体，它们发出纤维组成听辐射，经内囊到达同侧的大脑颞叶颞横回，即听皮质。听皮质接受听觉信息，经分析综合，产生听觉意识。

部分蜗神经腹、背核发出的纤维不交叉，进入同侧外侧丘系；也有部分外侧丘系纤维直接止于内侧膝状体；还有一些蜗神经核发出的纤维到达上橄榄核，后者发出的纤维加入同侧的外侧丘系；另外，下丘核的神经细胞也互有纤维联系。因此，听神经的冲动是双侧传导的。

5. 平衡觉传导通路：传导平衡觉的第一级神经元是前庭神经节内的双极细胞，其周围突分布于内耳半规管的壶腹嵴、球囊斑和椭圆囊斑；中枢突组成前庭神经，与蜗神经一道入脑桥，止于前庭神经核群。由前庭神经核群发出纤维至中线两侧组成内侧纵束，其中，上升的纤维止于动眼、滑车和展神经核，完成眼肌前庭反射（如眼球震颤）；下降的纤维至副神经脊髓核和上段颈髓前角细胞，完成转眼、转头的协调运动。此外，由前庭外侧核发出纤维组成前庭脊髓束，完成躯干、四肢的姿势反射（伸肌兴奋、屈肌抑制）。由前庭神经核群还发出纤维与部分由前庭神经直接来的纤维，共同经小脑下脚（绳状体）进入小脑，参与平衡调节。前庭神经核还发出纤维与脑干网状结构、迷走神经背核及疑核联系，故当平衡觉传导通路或前庭器受刺激时，可引起眩晕、呕吐、恶心等症状。由前庭神经核群发出的第二级纤维向大脑皮质的投射径路不明，可能是在背侧丘脑的腹后核换神经元，再投射到颞上回前方的大脑皮质。

四、体表感觉的节段性分布

在种系和个体的发育中，一般感觉纤维在脊髓中仍保留节段性纤维支配。每个脊神经及其周围突支配的皮肤区域称为一个皮节，其中枢突组成脊神经后根进入脊髓后终于后角细胞，一个神经节段支配相应的皮节。脊髓节段性感觉支配及其体表检查部位见表2-7-1。

表 2-7-1 脊髓节段性感觉支配及其体表检查部位

节段性感觉支配	检查部位	节段性感觉支配	检查部位
C_2	枕外隆凸	T_8	第 8 肋间
C_3	锁骨上窝	T_9	第 9 肋间
C_4	肩锁关节的顶部	T_{10}	第 10 肋间(脐水平)
C_5	肘前窝的桡侧面	T_{11}	第 11 肋间
C_6	拇指	T_{12}	腹股沟韧带中部
C_7	中指	L_1	T_{12} 与 L_2 之间上 1/3 处
C_8	小指	L_2	大腿前中部
T_1	肘前窝的尺侧面	L_3	股骨内上髁
T_2	腋窝	L_4	内踝
T_3	第 3 肋间	L_5	足背第 3 跖趾关节
T_4	第 4 肋间(乳头线)	S_1	足跟外侧
T_5	第 5 肋间	S_2	腘窝中点
T_6	第 6 肋间(剑突水平)	S_3	坐骨结节
T_7	第 7 肋间	$S_{4\sim5}$	肛门周围

第二节 感觉障碍的分类和分型

一、感觉障碍的分类

感觉障碍依其病变性质可分为刺激性症状和抑制性症状两类。

1. 刺激性症状:感觉通路刺激性病变可引起感觉过敏(量变),也可引起感觉障碍如感觉倒错、感觉过度、感觉异常及疼痛等(质变)。

(1)感觉过敏系感觉敏感度增高,感觉刺激阈值降低,轻微刺激引起强烈感觉,大多由于外界的刺激(如检查时的刺激)

和传导通路的兴奋性病变所产生的刺激总和引起。如痛觉过敏即对痛的敏感性增强,一个轻微的痛刺激可引起较强的痛觉体验。

(2)感觉倒错指对刺激的认识完全倒错,如非疼痛性刺激(如触觉)却诱发疼痛感觉,将冷觉刺激误为热觉刺激等。

(3)感觉过度多发生在感觉障碍的基础上,由于刺激阈值增高和反应时间延长(不立即产生疼痛,潜伏期可长达30秒),在刺激后达到阈值时可产生感到强烈的、定位不明确的不适感,并感到刺激向周围扩散,持续一段时间才消失。

(4)感觉异常是在没有明显的外界刺激情况下出现异常自发性感觉,如烧灼感、麻木感、肿胀感、沉重感、痒感、蚁走感、针刺感、电击感、束带感和冷热感等,通常与神经分布的方向有关。

(5)感觉错位指刺激一侧肢体时,产生对侧肢体相应部位刺激感受,本侧刺激部位无感觉,常见于右侧壳核及颈髓前外侧索损害,为该侧脊髓丘脑束未交叉到对侧所致。

(6)疼痛是一种不愉快的感觉和对实际或潜在的组织损伤刺激所引起的情绪反应。从感受器到中枢的整个感觉传导通路的任何病灶刺激都可引发疼痛。没有外界刺激而感觉到疼痛者,称为自发性疼痛。

2. 抑制性症状:感觉通路受破坏时出现的感觉减退或缺失。

(1)感觉缺失是患者在意识清楚情况下对刺激不能感知。根据感受器种类的不同又分为痛觉丧失、触觉丧失、温度觉丧失和深感觉丧失等。同一部位各种感觉均缺失称为完全性感觉缺失;同一个部位仅某种感觉缺失而其他感觉保存称为分离性感觉障碍。

(2)感觉减退是神经兴奋阈值高,对较强刺激才能感知,感受到刺激的性质不变。

二、感觉障碍的临床分型及特点

感觉障碍临床表现多样,可因病变部位不同而有很大差异。

1. 周围神经型感觉障碍:可表现某一周围神经支配区感觉障碍,如尺神经损伤累及前臂尺侧及 4、5 指;如一肢体多数周围神经各种感觉障碍,为神经干或神经丛损伤。

(1) 末梢型:出现对称性四肢远端的各种感觉障碍,越向远端越重,呈"手套"、"袜子"样分布,常伴相应区运动及自主神经功能障碍,为周围神经末梢受损害所致,常见于多发性神经炎。

(2) 神经干型:周围神经某一神经干受损害时,其支配区域的各种感觉障碍,该神经所支配的肌肉出现萎缩和瘫痪,自主神经功能也发生障碍。常见的有臀上皮神经炎、股外侧皮神经炎、腓骨颈骨折引起的腓总神经损害、肱骨中段骨折引起的桡神经损害。

(3) 后根型:某一脊神经后根或后根神经节受损害时,在其支配的节段范围皮肤出现带状分布的各种感觉减退或消失,并常伴有放射性疼痛,即神经根痛。如颈椎间盘突出或腰椎间盘突出所致的神经根受压,髓外肿瘤压迫脊神经根等。

2. 脊髓型感觉障碍:脊髓不同部位及不同程度的损害可产生不同的感觉障碍。

(1) 脊髓横贯性损害:因损害了上升的脊髓丘脑束和后索,产生受损节段平面以下的各种感觉缺失或减退,如横贯性脊髓外伤、急性脊髓炎、脊髓压迫症后期。

(2) 脊髓半切综合征(Brown-Sequard syndrome):脊髓半侧损害时,受损平面以下同侧深感觉障碍,对侧痛、温度觉障碍,如髓外肿瘤早期、脊髓外伤。

(3) 后角型:后角损害时可出现分离性感觉障碍,即节段性分布的痛觉、温度觉障碍,深感觉和触觉存在,如脊髓空洞症。

3. 脑干型感觉障碍:属传导束型感觉障碍,发生的症状依据受损部位而异。

(1) 分离性感觉障碍:脊髓丘脑束在延髓内位于接近边缘的外侧部,内侧丘系则近中线。因此延髓旁正中部病变损伤内侧丘系,发生对侧肢体的深感觉障碍和感觉性共济失调,而无痛觉、温度觉感觉障碍。

(2) 交叉性感觉障碍:延髓外侧部病变,损害脊髓丘脑束及三叉神经脊束核,发生病变对侧肢体的痛觉、温度觉障碍和病灶同侧的面部感觉障碍。

(3) 偏身感觉障碍:脑桥和中脑的内侧丘系、脊髓丘脑束和颅神经的感觉纤维已合并在一起,故损害时产生对侧偏身和面部的各种感觉缺失。但是一般都有病变同侧颅神经运动障碍,可与其他部位病变导致的偏身感觉缺失相鉴别。

4. 丘脑型感觉障碍:丘脑是各种感觉的汇合之处,受损时出现以下表现。

(1) 偏身感觉障碍:血管病变累及腹后外侧核(VPL)和腹后内侧核(VPM),导致对侧偏身所有形式感觉的减退或缺失。以肢体重于躯干,上肢重于下肢,肢体远端重于近端,深感觉受累重于浅感觉为特征。

(2) 丘脑痛:在感觉的部分恢复过程中,出现对侧偏身自发的、难以忍受的剧痛,以定位不准、性质难以形容为特征。通常疼痛阈值提高,较强的疼痛刺激方可引出痛觉。

(3) 感觉过敏或倒错。

(4) 非感觉症状:丘脑病变时,常累及其邻近结构而发生其他症状,侵及外侧膝状体或视放射时,可产生对侧同向偏盲;累及内囊后肢时,出现对侧不完全性偏瘫;丘脑至纹状体及苍白球纤维受损可发生偏身不自主运动等。

5. 内囊型感觉障碍:丘脑皮质束通过内囊后肢后 1/3,损伤时出现对侧偏身感觉障碍,特点为肢体重于躯干、肢体远端重于近端、深感觉受累重于痛、温觉。另外,常合并运动、视纤维的受累,表现为"三偏",即偏瘫、偏身感觉障碍和偏盲。

6. 皮质型感觉障碍:皮质型感觉障碍的特点是精细的、复杂的感觉损害严重,而痛觉、温度觉、触觉等浅感觉障碍较轻或保持不变。深感觉、定位觉、两点辨别觉和实体觉则发生明显障碍,其中后三者是大脑皮质所特有的复合感觉,但是这种复合感觉必须在浅感觉保持完整的基础上,因此只有浅感觉正常而出现复合感觉障碍时,方能表示有大脑皮质感觉区的病变。

(1) 局限性感觉性癫痫:大脑皮质中央后回感觉中枢的刺激性病变所致,表现为病灶对侧皮肤的相应部位发生阵发性感觉异常,并可向邻近区域扩散,也可扩散至皮质运动区而引起运动性癫痫发作。

(2) 偏身感觉障碍:大脑皮质感觉中枢的破坏性病变,产生对侧偏身感觉障碍。由于皮质感觉区分布较为广泛,所以感觉障碍往往只累及对侧身体的某一部分,称为单肢感觉障碍。该型感觉障碍上肢比下肢重,远端重于近端部位,上肢的尺侧和下肢的外侧常较明显。

(3) 感觉忽略:两侧肢体对称部位给予触觉或痛觉刺激,患者只能感知健侧肢体的刺激,或者同时触觉刺激患侧面部和手、足,患者只能感知面部的刺激。

第三节　感觉障碍的检查和评定

感觉检查的主观性强,容易产生误差,检查者必须熟知感觉系统解剖知识,结合病史及其神经系统体征,有的放矢进行检查,这样才容易较快获得满意的结果。

躯体感觉检查包括:浅感觉检查、深感觉检查和复合感觉(皮质感觉)检查。对感觉的检查,通常患者的反应有:①正常,患者反应快而准确;②消失,无反应;③减低或减退,迟钝的反应,回答的结果与所受的刺激不相符合;④感觉过敏。

一、感觉检查和评定需要准备的物件

通常包括以下物件:

1. 大头钉若干个(一端尖、一端钝)。

2. 两支测试管及试管架。

3. 一些棉花、纸巾或软刷。

4. 4~5件常见物:钥匙、钱币、铅笔、汤勺等。

5. 感觉丧失测量器,或心电图测径器头、纸夹和尺子。

6. 一套形状、大小、重量相同的物件。

7. 几块不同质地的布。

8. 音叉(256Hz)、耳机或耳塞。

二、感觉检查和评定的适应证和禁忌证

1. 适应证

(1) 中枢神经系统病变:如脑血管病变、脊髓损伤或病变等。

(2) 周围神经病变:如臂丛神经麻痹、坐骨神经损害等。

(3) 外伤:如切割伤、撕裂伤、烧伤等。

(4) 缺血或营养代谢障碍:糖尿病、雷诺现象(雷诺病)、多发性神经炎等。

2. 禁忌证:意识丧失者。

三、感觉的检查和评定方法

不论是检查浅感觉、深感觉,还是皮质感觉,都应弄清以下几方面情况:①受影响的感觉类型;②所涉及的肢体部位;③感觉受损的范围;④所受影响的程度。

1. 浅感觉检查

(1) 触觉:嘱患者闭目。评定者用棉签或软毛笔轻触患者的皮肤,让患者回答有无一种轻痒的感觉或让患者数所触次数。每次给予的刺激强度应一致,但刺激的速度不能有一定规律,以免患者未受刺激而顺口回答。检查四肢时,刺激的走向应与长轴平行;检查胸腹部时刺激的走向应与肋骨平行。检查顺序为面部、颈部、上肢、躯干、下肢。

(2) 痛觉:嘱患者闭目。评定者先用圆头针针尖在患者正常皮肤区域用针尖刺激数下,让患者感受正常刺激的感觉。然后再进行正式的检查,以均匀的力量用针尖轻刺患者需要检查部位的皮肤,嘱患者回答"痛"或"不痛",同时与健侧比较,并让患者指出受刺激部位。对痛觉麻木的患者检查要从障碍部位向正常部位逐渐移行,而对痛觉过敏的患者要从正常部位向障碍部位逐渐移行。为避免患者主观的不正确回答,间或可用

圆头针针冒钝端触之，或将针尖提起而用手指尖触之，以判断患者回答是否正确。痛觉障碍有痛觉缺失、痛觉减退和痛觉过敏等。

（3）温度觉：包括温觉及冷觉。嘱患者闭目，用分别盛有冷水或热水的试管两支，交替、随意地接触皮肤，试管与皮肤的接触时间为 2～3 秒，嘱患者说出"冷"或"热"的感觉。选用的试管直径要小，管底面积与皮肤接触面不要过大，测定冷觉的试管温度在 5～10℃，测定温觉的试管温度在 40～45℃，如低于 5℃ 或高于 50℃，则在刺激时引起痛觉反应。

（4）压觉：嘱患者闭目。检查者用大拇指用劲地去挤压肌肉或肌腱，请患者指出感觉。压力大小应足以使皮肤下陷以刺激深感受器。对瘫痪的患者压觉检查常从有障碍的部位开始直到正常的部位。

2. 深感觉检查

（1）运动觉：嘱患者闭目。检查者轻轻握住患者手指或足趾的两侧，上下移动 5°左右，让患者辨别移动的方向，如感觉不明确可加大运动幅度或测试较大关节，以了解其减退的程度。

（2）位置觉：嘱患者闭目。将其肢体放一定的位置，然后让患者说出所放的位置；或嘱患者用其正常肢体做与病侧肢体相同的位置，正常人能正确说出或做出正确位置。测定共济运动的指鼻试验、跟膝胫试验、站立、行走步态等，如在闭眼后进行，亦为测定位置觉的方法。

（3）振动觉：嘱患者闭眼。检查者将每秒震动 256 次的音叉放置于患者身体的骨骼突出部位，如手指、尺骨茎突、鹰嘴、桡骨小头、内外踝、髂嵴、棘突、锁骨等，询问患者有无振动感和持续时间，也可利用音叉的开和关，来测试患者感觉到震动与否。检查时应注意身体上、下、左、右对比。振动觉可随年老而进行性丧失，在较年老者可完全丧失。振动觉和运动觉、位置觉的障碍可不一致。

3. 复合感觉（皮质感觉）检查：由于复合感觉是大脑皮质（顶叶）对各种感觉刺激整合的结果，因此必须在深、浅感觉均正常时，复合觉检查才有意义。

（1）皮肤定位觉：检查时嘱患者闭目，一般常用棉花签、手指等轻触患者皮肤后，由患者用手指指出刺激的部位。正常误差手部<3.5mm，躯干部<1cm。

（2）两点辨别觉：区别一点还是两点刺激的感觉称为两点辨别觉。嘱患者闭眼。检查时用两脚规、叩诊锤的两尖端或针尖同时轻触皮肤，距离由大到小，测定能区别两点的最小距离。两点须同时刺激，用力相等。正常人以舌尖的距离最小，为1mm，指尖为3~5mm，指背为4~6mm，手掌为8~15mm，手背为20~30mm，前胸40mm，背部为40~50mm，上臂及大腿部的距离最大约75mm。

（3）实体觉：用手抚摸物体后确定该物体名称的能力称为实体觉。检查时嘱患者闭目，将一熟悉的物件（如笔、钥匙、火柴盒、硬币等）放于患者手中，嘱其抚摸以后，说出该物的属性与名称。先试患侧，再试健侧。

（4）图形觉：图形觉是指辨认写于皮肤上的字或图形的能力。检查时患者闭目，用手指或其他东西（如笔杆）在患者皮肤上划一几何图形（三角形、圆形或正方形）或数字（1~9），由患者说出所写的图形或数字。

（5）重量觉：重量觉是检查分辨重量的能力。检查者将形状、大小相同，但重量逐渐增加的物品逐一放在患者手上；或双手同时分别放置不同重量的上述检查物品。要求患者将手中重量与前一重量比较或双手进行比较后说出谁比谁轻或重。

（6）材质识辨觉：材质识别觉是检查区别不同材质的能力。将棉花、羊毛、丝绸等一一放在患者手中，让其触摸。要求回答材料的名称（如羊毛）或质地（如软和硬，光滑和粗糙）的感觉。

触觉正常而两点分辨觉障碍见于额叶疾患；图形觉功能障碍见于大脑皮质病变；实体觉功能障碍提示丘脑水平以上的病变。脑血管意外后偏瘫和神经炎患者常有复合感觉障碍。

4. 特殊感觉检查法：特殊感觉（听觉、视觉、嗅觉等）的检查技术要求较高，实施起来较为困难，需请有关方面的专家，如眼科、五官科医师进行。

四、感觉检查和评定的注意事项

1. 进行躯体感觉检查时,应在安静的环境下进行,患者宜闭目,必须意识清晰和高度合作。如患者意识欠佳又必须检查时,则只粗略地观察患者对刺激引起的反应,以估计患者感觉功能的状态,如呻吟、面部出现痛苦表情或回缩受刺激的肢体。

2. 检查者需耐心细致,避免任何暗示性问话。检查前要向患者说明目的和检查方法以充分取得患者合作,使患者了解检查方法并充分配合,注意调整患者的注意力。

3. 检查时患者体位合适,检查部位应松弛并充分暴露,以提高检查准确性。注意两侧对称部位进行比较。先检查正常的一侧,使患者知道什么是"正常"。然后请患者闭上眼,或用东西遮上,再检查患侧。在两个测试之间,请患者睁眼,再告诉新的指令。

4. 先检查浅感觉,然后检查深感觉和皮质感觉,一旦浅感觉受到影响,深感觉和皮质感觉也会受到影响。根据感觉神经与其所支配和分布的皮区去检查。

5. 采取左右、远近端对比的原则,先全身粗查一遍,如发现有感觉障碍,应注意感觉障碍的程度、性质。

6. 将检查的结果按感觉的种类、障碍的程度和范围,分别记录在身体感觉分布图上。从该感觉分布图中,可以推断病变的部位,并可用于以后随访比较。

(刘雅丽)

第八章　日常生活活动功能评定

日常生活活动(activities of daily living, ADL)是人在独立生活中反复进行的、最必要的基本活动。ADL评定完全从实用的角度来进行,要求全面了解患者在生活和工作方面能做多少活动以及活动的方式,是对患者综合能力的测试。其结果受患者过去的生活习惯、文化修养、工作性质、所处的社会和家庭环境、评定时的环境和患者的心理状态的影响。公认的ADL能力评定包括床上活动、个人卫生、衣着、餐饮、使用厕所、大小便控制、步行或转移等几项内容。目前常用的ADL能力评定方法有Katz指数分级法、Barthel指数分级法和PULSES ADL功能评定量表等。

ADL能力评定对确定患者的自理能力、制定和修订训练计划、评定训练效果、安排返家后的训练或就业都是很重要的。

ADL评价中要充分考虑患者的实际生活环境和条件,如假肢、矫形器、生活用具及家庭、社会情况。对有精神、视力、听力、言语等障碍而不具有运动功能障碍的人,根据各自特点,设计不同的评价方法。实施评价时,采用直接观察法,观察患者实际生活中的动作完成情况,对于大小便控制等难以直接观察的项目,可采用询问患者或家属的方式进行,以取得较准确的结果。

第一节　Barthel 指数分级法

Barthel指数分级法(Barthel index of ADL)于1965年由美国的Bathel和Mahoney发表,它是美国康复医疗机构常用的方法。Barthel指数评定方法简单,可信度、灵敏度高,应用广泛、持久,对估计预后有一定的实用价值。有人认为,脑血管意外和其他脑脊髓疾病的患者,Barthel 指数在 40～60,康复治疗效果最好。

目前常用 Barthel 指数分三级十项评分法(表 2-8-1)。

表 2-8-1　ADL 的 Barthel 指数分级法

项目	分类和评分	项目	分类和评分
排便	0＝失禁		10＝需少量帮助(1 人)或指导
	5＝偶尔失禁		
	10＝能控制		15＝自理
排尿	0＝失禁	活动	0＝不能动
	5＝偶尔失禁	(步行)	5＝在轮椅上独立行动
	10＝控制		10＝需 1 人帮助步行(体力或语言指导)
修饰	0＝需帮助		
	5＝独立洗脸、梳头、刷牙、剃须		15＝独自步行(可用辅助器)
用厕	0＝依赖别人	穿衣	0＝依赖
	5＝需部分帮助		5＝需一半帮助
	10＝自理		10＝自理(系、开纽扣,关、开拉锁和穿鞋等)
吃饭	0＝依赖		
	5＝需部分帮助(切面包、抹黄油)*		
		上楼梯	0＝不能
	10＝全面自理		5＝需帮助(体力或语言指导)
	15＝自理		
转移	0＝完全依赖别人,不能坐		10＝自理
		洗澡	0＝依赖
	5＝需大量帮助(2 人),能坐		5＝自理

＊相当于夹菜、盛饭。

Barthel 指数记分法将 ADL 能力分三级:大于 60 分者为良;41~60 分为中,有功能障碍,稍依赖;小于 40 分者为差,依赖明显或完全依赖。评定时的分级标准见表 2-8-2。

表 2-8-2 Barthel 指数评定 ADL 的分级标准

项目	分级标准
排便	偶尔失禁=每周少于 1 次
排尿	偶尔失禁=每 24 小时少于 1 次;每周多于 1 次 导尿患者划为尿失禁。如无需帮助自行导尿,视为能控制
修饰	能处理个人卫生,如洁齿(包括固定假牙)、梳头、洗脸等
用厕	能去厕所或便桶处,无助手能解衣或处理卫生
进食	能吃任何正常食物,但不能取饭、做饭
转移(从床上到椅子上并返回)	完全依赖:需 2 人以上帮助或用提升机,不能坐起 大帮助:需 2 个人或 1 个强壮且动作娴熟的人帮助 小帮助:为保安全需 1 人搀扶或语言指导
步行	指在家中或病房周围活动,不是走远路
能力	步行可用任何辅助器 如坐轮椅无需帮助并能拐弯 任何帮助都应由未经特殊训练者提供
穿衣	在无人指导情况下能穿好全部适合身体的衣服 检查患者能否系扣、开关拉锁、穿拖鞋及乳罩
上楼梯	必须携带任何有效的辅助器才能上楼梯者,仍视为能独自进行
洗澡	无需指导能进出浴池并自理

注:指数应记录"患者确能做什么",而不是可能或应达到什么程度。主要目的是确定在有无任何体力或智力帮助的情况下所获得的自理程度。因此,如需提供任何帮助则表明患者不能自理。患者自理的程度应通过护士、亲属或本人提供的最好信息和通过与患者交谈来确定。应记录患者 24 小时内所完成的情况,虽周期较长,但为说明问题是需要的。尽管无失禁,昏迷者也应积分为 0。中度指患者能提供所需力量的一半。只要患者无需人的帮助,虽用辅助器也可划入自理类。

1. Barthel 指数的不足：在常用的几种 ADL 评定中，BI 被认为是最好的量表并且被广泛使用和接受，但是 BI 设定的评定等级比较少，大部分项目分为完全独立、需要帮助、完全依赖三个等级，如进食、穿衣、控制大便、控制小便、用厕、上下楼梯六个项目完全独立为 10 分，需要帮助为 5 分，完全依赖为 0 分；有的项目只有独立和依赖两个等级，如进食、洗澡项目完全独立为 5 分，完全依赖为 0 分，其中需要帮助不能完全独立者都评为 0 分；有的项目虽有四个等级，但是需要帮助的程度分类粗糙，如床/椅转移、行走两个项目完全独立为 15 分，10 和 5 分为需要帮助，0 分为完全依赖，都不能很好地反映出患者需要帮助的程度及治疗效果的变化。另外相邻等级之间设置的分值差距较大（5 分），易造成两极分化，不能敏感地反映出等级之间的变化，这些都使 BI 的敏感度受到影响。在评定项目不变的前提下，根据患者需要帮助的程度进行有意义的分级将有可能提高其敏感度。

2. 改良 Barthel 指数：1989 年，加拿大学者 Shah 和 Vanchay 等针对 BI 评定等级少、分类粗糙、敏感度低的缺陷，在评定内容不变的基础上对 BI 的等级进行加权，将 10 个评定项目都细分为 15 级，即完全依赖、最大帮助、中等帮助、最小帮助和完全独立 5 个等级，且每一项每一级的分数有所不同，其中修饰、洗澡项目分数为 0、1、2、3、4、5 分；进食、穿衣、控制大便、控制小便、用厕、上下楼梯 6 个项目的分数为 0、2、5、8、10 分；床/椅转移、平地行走 2 个项目的分数为 0、3、8、12、15 分。10 个项目总分为 100 分，独立能力与得分呈正相关。并根据需要帮助的程度制定了详细的评分细则（表 2-8-3）。

表 2-8-3　改良 Barthel 指数评定量表（MBI）

ADL 项目	完全依赖 1 级	最大帮助 2 级	中等帮助 3 级	最小帮助 4 级	完全独立 5 级
修饰	0	1	3	4	5
洗澡	0	1	3	4	5

续表

ADL 项目	完全依赖 1 级	最大帮助 2 级	中等帮助 3 级	最小帮助 4 级	完全独立 5 级
进食	0	2	5	8	10
如厕	0	2	5	8	10
穿衣	0	2	5	8	10
大便控制	0	2	5	8	10
小便控制	0	2	5	8	10
上下楼梯	0	2	5	8	10
床椅转移	0	3	8	12	15
平地行走	0	3	8	12	15
坐轮椅*	0	1	3	4	5

＊仅在不能行走时才评定此项。

评定结果：100 分，正常。≥60 分，生活基本自理。41～59 分，中度功能障碍，生活需要帮助。21～40 分，重度功能障碍，生活依赖明显。≤20 分，生活完全依赖。

3. 改良 Barthel 指数评分标准（简体中文版）：基本的评级标准为每个活动的评级可分 5 级（5 分），不同的级别代表了不同程度的独立能力，最低的是 1 级，而最高是 5 级。级数越高，代表独立能力越高。

（1）完全依赖别人完成整项活动。

（2）某种程度上能参与，但在整个活动过程需要别人提供协助才能完成。

注："整个活动过程"是指有超过一半的活动过程。

（3）能参与大部份的活动，但在某些过程中仍需要别人提供协助才能完成整项活动。

注："某些过程"是指一半或以下的工作。

（4）除了在准备或收拾时需要协助，患者可以独立完成整项活动；或进行活动时需要别人从旁监督或提示，以策安全。

注:"准备或收拾"是指一些可在测试前后去处理的非紧急活动过程。

(5) 可以独立完成整项活动而无需别人在旁监督、提示或协助。

每一项活动的个别评分标准:

1) 进食:进食的定义是用合适的餐具将食物由容器送到口中。整个过程包括咀嚼及吞咽。

评级标准:

0 分:完全依赖别人帮助进食。

2 分:某种程度上能运用餐具,通常是勺子或筷子,但在进食的整个过程中需要别人提供协助。

5 分:能使用餐具,通常是勺子或筷子,但在进食的某些过程仍需要别人提供协助。

8 分:除了在准备或收拾时需要协助,患者可以自行进食;或进食过程中需有人从旁监督或提示,以策安全。

10 分:可自行进食,而无需别人在场监督、提示或协助。

先决条件:患者有合适的座椅或有靠背支撑,食物准备好后放置于患者能伸手可及的桌子上。

进食方式:嘴进食或使用胃管进食。

准备或收拾活动:如戴上及取下进食辅助器具。

考虑因素:患者进食中如有吞咽困难、呛咳,则应被降级;不需考患者在进食时身体是否能保持平衡,但如安全受到影响,则应被降级;胃管进食的过程不需考虑插入及取出胃管。

2) 洗澡:洗澡包括清洁、冲洗及擦干由颈至脚的部位。

评级标准:

0 分:完全依赖别人协助洗澡。

1 分:某种程度上能参与,但在整个活动的过程中需要别人提供协助才能完成。

3 分:能参与大部分的活动,但在某些过程中仍需要别人提供协助才能完成整项活动。

4 分:除了在准备或收拾时需要协助,患者可以自行洗澡;或过程中需别人从旁监督或提示,以策安全。

5分:患者可用任何适当的方法自行洗澡,而无需别人在场监督、提示或协助。

先决条件:患者在洗澡的地方内进行测试,所有用具都须放于洗澡地方的范围内。

洗澡方法:盆浴(浴缸)、淋浴(花洒)、抹身、用桶或盆、冲凉椅或浴床。

准备或收拾活动:如在洗澡前后准备或更换清水,开启或关闭热水器。

考虑因素:包括在浴室内的体位转移或步行表现,但不需考虑进出浴室的步行表现,不包括洗头、携带衣物和应用物品进出浴室及洗澡前后穿脱衣物。

3) 个人卫生:个人卫生包括洗脸、洗手、梳头、保持口腔清洁(包括假牙齿)、剃须(适用于男性)及化妆(适用于有需要的女性)。

评级标准:

0分:完全依赖别人处理个人卫生。

1分:某种程度上能参与,但在整个活动的过程中需要别人提供协助才能完成。

3分:能参与大部分的活动,但在某些过程中仍需要别人提供协助才能完成整项活动。

4分:除了在准备或收拾时需要协助,患者可以自行处理个人卫生;或过程中需别人从旁监督或提示,以策安全。

5分:患者可自行处理个人卫生,不需别人在场监督、提示或协助。男性患者可自行剃须,而女性患者可自行化妆及整理头发。

先决条件:患者在设备齐全的环境下进行测试,所有用具都须伸手可及,如电动剃须刀已通电,并插好刀片。

活动场所:床边、洗漱盆旁边或洗手间内。

准备或收拾活动:如事前将一盆水放在床边或过程中更换清水;事先用轮椅将患者推到洗漱盆旁边;准备或清理洗漱的地方;戴上或取下辅助器具。

考虑因素:不需考虑进出洗手间的步行表现;化妆只适用

于平日需要化妆的女士;梳洗不包括设计发型及编结发辫。

4) 穿衣:穿衣包括穿上、脱下及扣好衣物;有需要时也包括佩带腰围、假肢及矫形器。

评级标准:

0 分:完全依赖别人协助穿衣。

2 分:某种程度上能参与,但在整个活动的过程中需要别人提供协助才能完成。

5 分:能参与大部分的活动,但在某些过程中仍需要别人提供协助才能完成整项活动。

8 分:除了在准备或收拾时需要协助,患者可以自行穿衣;或过程中需有人从旁监督或提示,以策安全。

10 分:自行穿衣而无需别人监督、提示或协助。

先决条件:所有衣物必须放在伸手可及的范围内。

衣物的种类:衣、裤、鞋、袜及有需要时包括腰围、假肢及矫形器;可接受改良过的衣服,如鞋带换上魔术贴;不包括穿脱帽子、胸围、皮带、领带及手套。

准备或收拾活动:如穿衣后将纽扣扣上或拉链拉上,穿鞋后把鞋带系好。

考虑因素:到衣柜或抽屉拿取衣物将不作评级考虑之列。

5) 肛门控制(大便控制):肛门(大便)控制是指能完全地控制肛门或有意识地防止大便失禁。

评级标准:

0 分:完全大便失禁。

2 分:在摆放适当的姿势和诱发大肠活动的技巧方面需要协助,并经常出现大便失禁。

5 分:患者能采取适当的姿势,但不能运用诱发大肠活动的技巧;或在清洁身体及更换纸尿片方面需要协助,并间中出现大便失禁。

8 分:偶尔出现大便失禁,患者在使用栓剂或灌肠器时需要监督;或需要定时有人从旁提示,以防失禁。

10 分:没有大便失禁,在需要时患者可自行使用栓剂或灌肠器。

其他方法:肛门造瘘口或使用纸尿片。

考虑因素:"经常大便失禁"是指有每个月中有超过一半的时间出现失禁,"间中大便失禁"是指每个月中有一半或以下的时间出现失禁,"偶尔大便失禁"是指每个月有不多于一次的大便失禁。评级包括保持身体清洁及有需要时能使用栓剂或灌肠器,把衣服和附近环境弄脏将不作评级考虑之列,若患者长期便秘而需要别人定时帮助放便,其情况应视作大便失禁。患者如能自行处理造瘘口或使用纸尿片,应视作完全没有大便失禁。若造瘘口或尿片发出异味而患者未能及时替换,其表现应被降级。

6)膀胱控制(小便控制):膀胱(小便)控制是指能完全地控制膀胱或有意识地防止小便失禁。

评级标准:

0分:完全小便失禁。

2分:患者是经常小便失禁。

5分:患者通常在日间能保持干爽但晚上小便失禁,并在使用内用或外用辅助器具时需要协助。

8分:患者通常能整天保持干爽但间中出现失禁;或在使用内用或外用辅助器具时需要监督;或需要定时有人从旁提示,以防失禁。

10分:没有小便失禁或在需要时患者亦可自行使用内用或外用辅助工具。

其他方法:内置尿管、尿套或使用纸尿片。

7)如厕:如厕包括在厕盆上坐下及站起,脱下及穿上裤子,防止弄脏衣物及附近环境,使用厕纸和用后冲厕。

评级标准:

0分:完全依赖别人协助如厕。

2分:某种程度上能参与,但在整个活动的过程中需要别人提供协助才能完成。

5分:能参与大部分的活动,但在某些过程中仍需要别人提供协助才能完成整项活动。

8分:除了在准备或收拾时需要协助,患者可以自行如厕;

或过程中需有人从旁监督或提示,以策安全。

10分:患者可用任何适当的方法自行如厕,而无需别人在场监督、提示或协助。如有需要,患者亦可在晚间使用便盆、便椅或尿壶。然而,此类方法需包括将排泄物倒出并把器皿清洗干净。

先决条件:患者在设备齐全的厕所内进行测试,厕纸须伸手可及。

如厕设备:尿壶、便盆、便椅、尿管、尿片、痰盂、坐厕或蹲厕。

准备或收拾活动:如如厕前后准备、清理或清洗如厕设备。

考虑因素:包括在厕所内的体位转移或步行表现,但不需考虑进出厕所的步行表现。可接受使用辅助器具,例如助行器及扶手。不需考虑患者是否能表达如厕需要,但如果患者把洗脸盆、漱口盆误作如厕的设备,其表现应被降级。

8)床椅转移:患者将轮椅移至床边,把煞掣锁紧及拉起脚踏,然后将身体转移到床上并躺下。再坐回床边(在有需要时可移动轮椅的位置),并将身体转移坐回轮椅上。

评级标准:

0分:完全依赖或需要两人从旁协助或要使用机械装置来帮助转移。

3分:某种程度上能参与,但在整个活动的过程中需要别人提供协助才能完成。

8分:能参与大部分的活动,但在某些过程中仍需要别人提供协助才能完成整项活动。

12分:除了在准备或收拾时需要协助,患者可以自行转移;或过程中需有人从旁监督或提示,以策安全。

15分:自行转移来回于床椅之间,并无需别人从旁监督、提示或协助。

其他转移方法:由便椅转移到床上,由坐椅转移到床上。

准备或收拾活动:如测试前将椅子的位置移好至某个角度。

考虑因素:包括移动椅子到适当的位置,可利用辅助器具,例如床栏,椅背而不被降级。

9）行走:平地步行;行走从患者站立开始,在平地步行50m。患者在有需要时可戴上及除下矫形器或假肢,并能适当地使用助行器。

评级标准:

0分:完全不能步行。

3分:某种程度上能参与,但在整个活动的过程中需要别人提供协助才能完成。

8分:能参与大部分的活动,但在某些过程中仍需要别人提供协助才能完成整项活动。

12分:可自行步行一段距离,但不能完成50m;或过程中需有人从旁监督或提示,以策安全。

15分:可自行步行50m,并无需其他人从旁监督、提示或协助。

考虑因素:需要时可用助行器而不被降级,评级包括要摆放助行器在适当的位置。

10）轮椅操作(代替步行):轮椅操控包括在平地上推动轮椅、转弯及操控轮椅至桌边、床边或洗手间等,患者需操控轮椅并移动至少五十米。

评级标准:

0分:完全不能操控轮椅。

1分:可在平地上自行推动轮椅并移动短距离,但在整个活动的过程中需要别人提供协助才能完成。

3分:能参与大部分的轮椅活动,但在某些过程中仍需要别人提供协助才能完成整项活动。

4分:可驱动轮椅前进、后退、转弯及移至桌边、床边或洗手间等,但在准备及收拾时仍需协助;或过程中需有人从旁监督或提示,以策安全。

5分:可完全自行操控轮椅并移动至少50m,并无需其他人从旁监督、提示或协助。

先决条件:此项目只适用于在第9项中被评“完全不能步行”的患者,而此类患者必须曾接受轮椅操控训练。

准备或收拾活动:例如在狭窄的转角处移走障碍物。

11) 上下楼梯:上下楼梯是指可安全地在两段分别有八级的楼梯来回上下行走。

评级标准:

0 分:完全依赖别人协助上下楼梯。

2 分:某种程度上能参与,但在整个活动的过程中需要别人提供协助才能完成。

5 分:能参与大部分的活动,但在某些过程中仍需要别人提供协助才能完成整项活动。

8 分:患者基本上不需要别人协助,但在准备及收拾时仍需协助;或过程中需有人从旁监督或提示,以策安全。

10 分:患者可在没有监督、提示或协助下,安全地在两段楼梯上下。有需要时,可使用扶手和(或)助行器。

先决条件:患者可步行。

准备或收拾活动:如将助行器摆放在适当的位置。

考虑因素:可接受使用扶手和助行器而无需被降级。

(尤春景　楼伟伟)

第二节　功能独立性评定

功能独立性评定(functional independence measure,FIM)量表是由美国康复医学会和美国物理医学与康复学会于1983年倡导成立的医学康复统一数据系统(Uniform Data System for Medical Rehabilitation,UDSMR)特别开发小组作为该数据系统的主体而设计的,其目的是用以评定和记载患者的残疾程度及其医疗康复处理的结局情况。自1984年开始试点研究至今,已对FIM进行了多方面的临床研究与应用,使其得到了普遍认可。目前,除美国外,澳大利亚、加拿大、法国、德国、意大利、日本、葡萄牙和瑞典等国亦已先后引进并在医学康复住院机构使用FIM,使用FIM所评定的患者种类亦多达数十个大的类别。我国亦有部分康复机构开始试用本量表。

一、FIM 量表的评定内容及评分标准

（一）评定内容（表2-8-4）

FIM 的评定内容共 18 个项目，分别评定患者六方面的能力。

表 2-8-4　FIM 量表评定内容

项目	评分
自我照料	
1. 进食	
2. 修饰	
3. 洗澡	
4. 上身穿着	
5. 下身穿着	
6. 如厕	
括约肌控制	
7. 大便管理	
8. 小便管理	
转移	
9. 床-椅转移	
10. 进出厕所	
11. 进出浴盆和淋浴间	
行走	
12. 步行/轮椅行	
13. 上、下楼梯	
交流	
14. 理解（听觉和视觉理解）	
15. 表达（言语表达和非言语表达）	
社会认知	
16. 社会交往	
17. 解决问题	
18. 记忆	

（二）评定标准

根据患者是否需他人帮助等情况，将患者的功能分为独立和依赖两大类，各包括两个和五个功能级别，共计七个等级。其总的评分标准如下：

1. 独立：无需他人帮助即可完成活动。其包括两个功能等级，评分情况如下：

7 分：能在合理的时间内规范、安全地完成活动，无需对活动进行修改或使用辅助器具。

6 分：有条件的独立，即在活动中有一个或一个以上的下述情况：①需用辅助器具。②需时较正常长。③有安全方面的顾虑。

2. 依赖：需他人实施监护或给予身体上的帮助，否则就不能进行该项活动。其又可分为五个功能等级，每级得分及评分标准如下：

5 分：需监护或准备。需有人在一旁监护、提示或哄劝，无需身体上的接触，或者需帮助者协助准备必需的用品或帮助穿上矫形器。

4 分：最小量的接触身体的辅助，所需帮助仅限于轻轻接触，能自己完成整个活动的 75% 或以上。

3 分：中等帮助，所需帮助多于轻轻接触，能独自完成整个活动的 50% ~ 75%。

2 分：需最大量的帮助，患者仅能完成整个活动的 25% ~ 50%。

1 分：完全依赖他人，即仅能自行完成整个活动的 25% 以下。

每一项在上述总的标准下，也有其具体的评分标准与方法，实际评定中应严格参照执行，此处不详述，请参阅有关的材料。

二、FIM 应用中的有关问题

1. 研究表明 FIM 量表实际上评定了患者的两个大的方面的能力，即运动能力与认知能力。前者包括第 1 ~ 13 项，后者包括第 14～18 项,两者的评分不宜累加,而应分别计算,这样可获得更为准确而客观的评定结果。

2. 该量表的信度与效度已得到了大量研究证实,故具有相当的可靠性。

3. 该量表评定的是患者的残疾情况,而非其损伤或残障方面的情况,因此不能反映患者在心理、职业等方面所受到的影响。

4. 从统计学角度而言,FIM 的评定得分是一种序数资料而非等距值,即各相邻的评分级别间并不表示同等意义的差距。如进食项,虽然评定得分从 5 分进步为 6 分和从 6 分进步为 7 分均为提高了 1 分,但其所代表的功能上的变化幅度却是不一样的。因此,在解释时应予以注意。

5. 根据目前的文献资料,FIM 量表已在以下几个方面得到了应用:

(1) 评定患者的残疾程度。

(2) 确定患者的康复需求。

(3) 预测患者的康复结局。

(4) 对康复工作的效果进行横向与纵向的总体比较。

(5) 对康复工作进行费用-效益分析。

(郭铁成)

第九章　疼痛评定

第一节　概　　述

疼痛的评定对于疼痛的处理及结果判定有十分重要的意义。疼痛难于定性、定量，但只有在评定过程中设法将其量化，方能客观地进行判断与对比。

评定过程中，必须针对疼痛的发展过程、强烈程度和定位，记录发病前的患者功能状态和对诊断与治疗的反应，这有利于对未来治疗效果的预测。还须了解有无因不适当和非必要的治疗造成的医源性问题，有否考虑诉诸法律，有无药物滥用或成瘾行为等问题，患者与家庭、友人、同事关系如何，何种情况会使疼痛加剧，何种措施可以使疼痛减轻。过去和现在所用药物的反应也须加以记录。

第二节　常用的几种疼痛测定法

在临床康复诊疗工作中，各单位可能使用不同的疼痛测量与评定方法，但常规推荐使用以下三类：

一、压力测痛计的使用

迄今为止，压痛检查依然是临床体检中可靠的诊断方法之一。压痛检查是基于加外力以激发疼痛，观察和听取受检者反应以判断疼痛的性质与程度。压力测痛计是应用特制的仪器，将所给出的压力进行定量。其原理是将弹簧或液压的力通过表或数字定量。定量以牛顿（N）或 kg/cm^2 为单位。外力达到一定强度（数字），患者出现疼痛反应，此时定为痛阈。继续加力至不可耐受时，定出其耐痛阈。治疗后重复检查得出治疗后的痛阈与耐痛阈,以判断康复治疗效果。阈值上升表明有效果,上升数值的大小代表效果的高低。表头式也可改为液晶数字显示,便于识读。测痛时,先以手指按压以找准痛点,将压力测痛计测痛头平稳地对准痛点,逐渐加力下压,直至引起疼痛,记下指针所指刻度,定为痛阈。继续加压,记下受试者不能耐受的压力刻度,定为耐痛阈。同时,应记录所测痛区的体表定位,以便对比。应定期(数日至数周)复查,记录读数。测痛时应注意防止用压痛头的边缘测试。

压力测痛特别适用于肌肉疼痛的测评。

使用时应注意:①患者体位必须合适,使检查部位松弛,以提高检查准确性。②测痛器的圆形头须平稳地放在待测部位。③必须密切注意指针移动情况,记下测定时日与引起疼痛反应的读数。

二、目测类比评分测痛法的使用

目测类比评分测痛法(VAS)是目前广泛使用的临床测痛方法,已经过大量临床验证,简便可靠。可以用纸笔方式检查,也可制成评分尺供检查使用。在纸上或尺上画 10cm 长的直线,按毫米(mm)画格,直线左端表示无痛,右端表示极痛。让患者目测后在直线上用手指、笔画以表示其疼痛程度或移动评分尺上的游标,在尺上直线定出某一点,表示其疼痛程度,以 0～100 的数字表示,便于治疗前、后对比。用 VAS 评判时,首先应向受检者说明检查方法与线段含义,举例示范,教会正确使用方法。对于文化程度低的人或儿童,可在线段上(下)方以自小至大的箭头方式图示,或附有笑哭的图示,便于受检者领会和做出正确选择。在 VAS 评判时应防止检查人员诱导或代替评定,一定要受检者理解与掌握方法后,自己确定线段上的某一点,以表示其疼痛程度,方具有一定的客观、可靠性。VAS尽管是由患者主观评定,但是经过系列对比,确实具有客观性。

也可将横线改为竖线,仿温度计形式,下端为无痛,顶端为剧痛。这种方式有些受检者易于领会使用。

注意事项:①显示清楚。②教会患者。③记录保存。

三、麦吉尔疼痛问卷及简式麦吉尔疼痛问卷使用常规

麦吉尔疼痛问卷(McGill pain questionnaire,MPQ)(表2-9-1)是加拿大麦吉尔大学教授、国际知名的疼痛学者 Melzack 等人所设计并经验证的评痛方法,得到世界各国引用,译成各国词语应用,成为公认可靠的检查手段。问卷表有四大部分:第一部分(A)为疼痛定级指数,为主体,内含感觉类(sensory,S)、情感类(affective,A)、评估类(evaluative,E)、杂类(miscellaneous,M)四大类,每类有1~10个不等的项,每项有3~6个表达疼痛的词,按轻重程度排为1~6级供定分选用,未选为0。四类共含20项,计78个表达疼痛的词。20项中逐项询问可选词也可不选。在第一部分结束时有一小计,经过受检者在各项选词后加权,得出四大类 S、A、E、M 各类的分数及总分 T。

表2-9-1 McGill 疼痛问卷(MPQ)

A. 疼痛定级指数(pain rating index,PRI),共78个词

1. 第1~10项为感觉类(sensory,S),42个词

(1)时间性(temporal),6个词,加权:0.69

(级分)20项中的每项级分×加权分=该项实得分数

flickering	闪动性
quivering	颤动性
pulsing	脉动性
throbbing	搏击性
beating	打击性
pounding	猛击性

(2)空间性(spatial),3个词,加权:1.38

jumping	跳动性
flashing	闪过性
shooting	射穿性

(3)穿压性(punctuate pressure),5个词,加权:0.93

| pricking | 刺穿样 |
| boring | 钻孔样 |

drilling	钻通样
stabbing	戳穿样
lancinating	刀铰样

(4) 切压性(incisive pressure),3 个词,加权:1.59

sharp	尖锐的
cutting	切割样
lacerating	撕裂样

(5) 压缩性(constrictive pressure),5 个词,加权:0.81

pinching	挟捏样
pressing	压束样
gnawing	咬样
cramping	箍紧样
crushing	压碎样

(6) 牵压性(traction pressure),3 个词,加权:0.81

tugging	拉扯样
pulling	拖拉样
wrenching	猛扭样

(7) 温热性(thermal),4 个词,加权:1.28

hot	热性
burning	烧灼性
scalding	滚烫性
searing	烧焦性

(8) 鲜明性(brightness),4 个词,加权:0.70

tingling	刺样
itching	痒性
smarting	裂样
stinging	蜇痛样

(9) 钝性(dullness),5 个词,加权:0.72

dull	钝性痛
sore	悲伤痛
hurting	伤害痛
aching	酸痛
heavy	沉重痛

(10)感觉类杂项(sensory miscellaneous),4 个词,加权:0. 95

tender	触痛
taut	紧束样
rasping	锉痛
splitting	劈开样

2. 第 11～15 项为情感类(affective,A),14 个词

(11)紧张性(tension),2 个词,加权:1. 74

tiring	疲倦样
exhausting	疲惫样

(12)自主神经性(autonomic),2 个词,加权:2. 22

sickening	病困样
suffocating	窒息样

(13)恐惧性(fear),3 个词,加权:1. 87

fearful	惧怕样
frightful	惊骇样
terrifying	恐怖样

(14)惩罚性(punishment),5 个词,加权:1. 32

punishing	惩罚样
grueling	严惩样
cruel	残酷性
vicious	邪恶的
killing	残害性

(15)情感类杂项(affective miscellaneous),2 个词,加权:2. 33

wretched	困恼样
blinding	昏眩样

3. 第 16 项为评价类(evaluative,E),5 个词

(16)评价性(evaluative),5 个词,加权:1. 01

annoying	心烦的
troublesome	苦恼的
miserable	悲惨的
intense	强烈的
unbearable	难忍的

4. 第17～20项为杂类(miscellaneous,M),共17个词。其中第17～19项属感觉类;第20项属情感、评判类

(17)扩散性,4个词,加权:1.22

spreading	扩散样
radiating	放射样
penetrating	穿透样
piercing	刻骨样

(18)拉压性,5个词,加权:0.82

tight	紧缩的
numb	麻木的
drawing	拉扯样
sqeezing	挤压样
tearing	撕碎样

(19)冷冻性,3个词,加权:1.0

cool	凉的
cold	冷的
freezing	冷冻的

(20)厌烦性,5个词,加权:1.15

nagging	心烦的
nauseating	恶心的
agonizing	极痛苦
dreadful	恐惧的
torturing	折磨人的

PRI 包括5个数字(指标):

PRI S:_____;A:_____;E:_____;M:_____;

PRI T(总分):_____(总分在0～50)

B. 现在疼痛强度(present pain intensity,PPI),6个词

1. no pain	无痛
2. mild	轻微痛
3. discomforting	不适的痛
4. distressing	困苦的痛
5. horrible	可怕的痛
6. excruciating	极痛

续表

C. 选词数(number of words chosen,NWC)

NWC:_____

D. 疼痛时间性描述(temporal),3 类 9 个词中选定

1. brief	短暂的
momentary	瞬时的
transient	片刻的
2. rhythmic	节律性的
periodic	周期性的
intermittent	间隙性的
3. continuous	持续的
steady	恒定的
constant	经常的

问卷第二部分为现在疼痛强度 PPI,列有 6 个词供选定。第三部分为选词总数 NWC,从另一侧面反映受检者对疼痛的表现。第四部分为疼痛情况和持续时间的选词,计 3 项 9 个词。四大部分构成整体,以体现受检查时的疼痛及对疼痛的态度。虽为主观选词,却客观地反映了患者的实际情况,所以为国际上所通用。

使用举例:

有一位受检者在第一大部分第 1 项选脉动性以表达其疼痛,该词序数为 3,该项的加权为 0.69,则选该项该词的得分为 2.07。在第 2 项未选词,为 0,加权 1.38,得 0。第 3 项选戳穿样的,该词级序号为 4,加权 0.93,得 3.72。如表 2-9-2 得出 PRI,S=20,18.16;A=10,17.05;E=4,4.04;M=2,1.64;T=36,40.89。加权后的得分一般在 50 以下。有如下参考数字,意外事故:截指后 42 分上下,挫伤 22 分上下,骨折 19 分上下,撕裂伤 18 分上下,掾伤 15 分上下。临床疼痛综合征:灼性痛 43 分上下,慢性背痛 28 分上下,癌肿疼痛 27 分上下,幻肢痛 26 分上下,带状疱疹后神经痛 23 分上下,牙痛 19 分上下,关节炎 18 分上下。产痛类:未经训练的初产 32 分上下,经过训练的初

产28分上下,经产29分上下。

表2-9-2 MPQ 使用举例

MPQ	所选词		选词级分	加权后得分
(1)0.69	pulsing	脉动性	3	2.07
(2)1.38	-		0	0.00
(3)0.93	stabbing	戳穿样	4	3.72
(4)1.59	sharp	锐痛	1	1.59
(5)0.81	-		0	0.00
(6)1.19	wrenching	猛扭样	3	3.57
(7)1.28	hot	热痛	1	1.28
(8)0.70	smarting	裂开样	3	2.10
(9)0.72	aching	酸痛	4	2.88
(10)0.95	tender	触痛	1	0.95
			PRI-S=20	18.16
(11)1.74	exhausting	疲惫样	2	3.48
(12)2.22	sickening	病困样	1	2.22
(13)1.87	frightful	惊骇样	2	3.74
(14)1.32	vicious	邪恶的	4	5.28
(15)2.33	wretched	困恼样	1	2.33
			PRI-A=10	17.05
(16)1.01	intense	强烈	4	4.04
			PRI-E=4	4.04
(17)1.22	-		0	0.00
(18)0.82	numb	麻木的	2	1.64
			PRI-M=2	1.64

MPQ虽可全面反映疼痛状况,但过于繁琐,检查费力、费

时。为此,Melzack又改制出简式MPQ(SFMPQ)。将原问卷20项78个词精简成2项,即感觉类(S)与情感类(A),分别取11个词与4个词,合计15个词。以无痛记0分,轻痛计1分,中等痛计2分,极痛计3分,成为4个等级,选某一词,某一等级得分,分别得S类分与A类分,两者相加得疼痛总分(S+A)。并保留选词数与现在疼痛度PPI,计为0~5分。

简式问卷还将VAS加进其中,得出VAS分数。

简式问卷检查结果就得出S分、A分、T分、VAS分和PPI分,分数越低表示疼痛越轻,分数高者疼痛强烈,这使得难于定量的疼痛可以用数字表示,有利于对比。简式问卷及举例见表2-9-3、表2-9-4。

表2-9-3 简式麦吉尔疼痛问卷表(SFMPQ)

(一)疼痛分级指数(PRI)

患者姓名:_____ 诊断:_____ 日期:_____

A. 得分数:_____

	无痛	轻痛	中等	极痛
1. throbbing 跳痛	0	1	2	3
2. shooting 射穿样痛	0	1	2	3
3. stabbing 戳穿样痛	0	1	2	3
4. sharp 锐痛	0	1	2	3
5. cramping 箍紧样痛	0	1	2	3
6. gnawing 咬痛	0	1	2	3
7. hot-burning 烧灼痛	0	1	2	3
8. aching 酸痛	0	1	2	3
9. heavy 沉重痛	0	1	2	3
10. tender 触痛	0	1	2	3
11. splitting 劈开样痛	0	1	2	3

以上11项相加,得疼痛感觉方面总分(S)_____

续表

12. tiring-exhausting 耗竭样	0	1	2	3
13. sicking 受病困样	0	1	2	3
14. fearful 害怕样	0	1	2	3
15. punishing-cruel 受惩罚样	0	1	2	3

以上4项相加,得疼痛情感方面总分(A) _____

以上两项相加(S+A)得疼痛总分(T) _____

(第1~11项为疼痛的感觉方面;第12~15项为疼痛的情感方面)

B. 选词数(NWC)

选词数 NWC: _____

(二)目测类比疼痛评分(VAS)

长100mm,定某一点,得1~100中的某一分

0(无痛)_____100(极痛)

(三)现在疼痛状况(PPI)

0 no pain　　　　无痛

1 mild　　　　轻痛

2 discomforting　　难受

3 distressing　　苦难

4 horrible　　　可怕

5 excruciating　　极痛

从表2-9-3中(一)、(二)、(三)三项总计分为:

S:____;A:____;T:____;VAS:____;PPI:____。

表2-9-4　SFMPQ使用举例

(一)疼痛分级指数(PRI)

患者姓名:____　诊断:____　腰背痛:____　日期:11/4/2003

A. 得分数

续表

	无痛	轻痛	中等	极痛
1. throbbing 跳痛	0	1	2√	3
2. shooting 射穿样痛	0	1√	2	3
3. stabbing 戳穿样痛	0√	1	2	3
4. sharp 锐痛	0	1	2	3√
5. cramping 箍紧样痛	0	1	2	3√
6. gnawing 咬痛	0√	1	2	3
7. hot-burning 烧灼痛	0	1√	2	3
8. aching 酸痛	0	1√	2√	3
9. heavy 沉重痛	0	1	2√	3
10. tender 触痛	0	1	2	3
11. splitting 劈开样痛	0	1√	2	3

以上 11 项相加,得疼痛感觉方面总分(S): __16__

	无痛	轻痛	中等	极痛
12. tiring-exhausting 耗竭样	0	1√	2	3
13. sicking 受病困样	0	1	2√	3
14. fearful 害怕样	0	1√	2	3
15. punishing-cruel 受惩罚样	0	1	2√	3

以上 4 项相加,得疼痛情感方面总分(A): __6__

以上两项相加(S+A)得疼痛总分(T): __22__

(第 1~11 项为疼痛的感觉方面;第 12~15 项为疼痛的情感方面)

B. 选词数 NWC

选词数(NWC): __13__

(二)目测类比疼痛评分法(VAS)

长 100mm,定某一点,得 1~100 中的某一分

0(无痛) _____ ×_____ 100(极痛)

续表

（三）现在疼痛状况（PPI）

0 no pain	无痛
1 mild	轻痛
2 discomforting	难受 √
3 distressign	苦难
4 horrible	可怕
5 excruciating	极痛

从表2-9-4中（一）、（二）、（三）三项总计分为：

S：__16__；A：__6__；T：__22__；VAS：__22__；PPI：__2__。

四、使用 MPQ 与简式 MPQ 注意事项

1. 使用者必须反复学习与练习，以熟练掌握问卷使用方法和计分方法。

2. 必须向受检者解释清楚问卷意义，选词必须与本人疼痛症状相切合。

3. 检查者只有解释的义务，没有代选的权利，尽量由受检者自动完成。

4. 问卷要记录清楚，切勿漏项并注意保存。

5. 工作中必须耐心，不能催促，以免造成慌乱应付而影响结果的客观性、准确性。

（南登崑）

第十章　言语与吞咽功能评定

第一节　言语语言功能概述

一、语言和言语的概念

语言是人类独有的复杂认知心理活动,人类区别于其他动物的本质是能使用语言进行交流来表达思想。"语言"和"言语"这两个名词在汉语里经常混用,但实际上"语言"和"言语"是有区别的。语言是运用符号进行交流的能力,符号不仅包括口头符号(口语)和书面符号(文字),即听、说、读、写这四种基本交流方式,还包括姿势语言、手势表情等多种交往形式,而言语则仅指口语表达。

二、正常语言的形成

正常语言形成有三个环节,按其先后次序分为输入、综合和输出。

(一)输入

输入是指通过视觉、听觉传入通路将相关信息传入中枢。

(二)综合

中枢对传入信息进行综合、分析和整合处理。言语功能受一侧大脑半球支配,称为优势半球。除少数人外,绝大多数人的优势半球位于左侧大脑半球。语言中枢在接受传入信息后在听觉或视觉中枢进行信息处理、组合,之后输入感觉性语言中枢或阅读中枢对信息进行解释、分析、交换或回忆,然后形成或产生相关语言概念(要说的话,要写的字或要做的手势),再将这些产生的语言信息转变成语言运动命令传送到运动性语言中枢、书写中枢或运动皮质等,以支配相应效应器官。

（三）输出

输出是通过发音器官或手部肌肉或表情肌的运动（收缩或松弛）而构成言语或写出文字，或以手势和表情，最终达到表达思想、感情、意见和需要的目的。

三、正常言语的产生过程

正常言语的产生由呼吸系统、振动系统、共鸣系统、构音系统完成。由气管、支气管、肺、胸廓及有关呼吸肌组成的呼吸系统，能主动或被动改变肺容量，是发音振动的来源；振动系统包括喉和声带，是呼出气流振动发声的部位，喉内外肌和呼吸肌需要协调的活动，而声带随气流有节律的振动活动则是形成声波的基础；共鸣系统包括全部发音系统的空腔，有胸腔、喉、咽、口、鼻腔和鼻窦，这些共振腔随着语音的需要是可变的，能选择性地放大声源；构音系统包括口腔、舌、软腭、唇和下颌，由于它们高度灵活和密切配合的动作，从而产生不同的元音和辅音。

四、语言言语障碍的种类

语言言语障碍按语言言语的形成过程初步可划分为发声障碍、构音障碍、语言理解和（或）表达障碍以及流畅度异常四方面。发声障碍包括音质、音量、音调等方面异常；构音障碍是因构音器官的肌力、肌张力异常而造成的言语表达问题，可表现为吐字不清、鼻音过重、节奏异常等改变；语言理解和（或）表达障碍包括词汇、语法和逻辑组织等方面的异常；流畅度异常则指口吃、重语症等。

五、言语功能评定的定义和目的

言语功能评定是通过与患者交谈、让患者阅读、书写或采用通用的量表，按照一定的标准进行检查和评分的过程。目的是为了了解被评定者有无语言言语功能障碍，鉴别语言言语障碍的类型、性质及原因等，评价其严重程度，推测其预后，以制定语言矫治方案。

第二节 康复医疗临床常见语言言语功能障碍

一、失 语 症

（一）概念

失语症是正常地获得语言能力后，因某种原因使得语言区域及其相关区域受到损伤而产生的后天性语言功能障碍。失语患者可以在所有的语言形式上（包括说、听、读、写和手势表达）的能力都减弱。最常见的失语病因是脑血管意外，其他常见原因为颅脑外伤、脑肿瘤、脑动静脉畸形等。

有几种语言功能障碍的情况不属于失语症：语言未获建立时的语言功能障碍；意识障碍及精神症状的语言障碍；感觉或运动系统障碍导致的语言障碍。失语症也不包括知觉、学习和记忆的障碍。

（二）评定内容

进行失语症评定时一般包括以下几个方面：

1. 听理解：是指给患者口头指令，判断患者词、句子、语段理解和执行指令的能力。听理解障碍有如下几种表现：

（1）语音辨识障碍：表现为患者虽然有正常的听力，但对所听到的语音不能辨别接收。

（2）语义理解障碍：患者能正确辨识语音，但不明词义。

（3）听语记忆广度障碍：患者对听觉痕迹的保持能力减弱，表现为对多个连续问题的理解困难。

2. 自发语言：通过谈话了解患者说话时的语量情况、是否费力、语调和发音情况以及有无错语等。一般可将失语症患者的自发语言分为流利型和非流利型。流利型言语表现为语量多，说话不费力，语调正常，但是内容空洞，错语较多；非流利型言语表现为语量显著减少，说话费力，语调异常。

3. 复述：要求患者重复检查者所说的字、词和句子，如果不能完全准确地重复检查者所说的内容，有漏词、变音、变意则说明有复述障碍。有些患者尽管自发谈话和口语理解有障碍,但复述功能正常。有些会不断重复检查者说的话,称为强迫模仿。有些患者不但可以复述而且还要继续不停地说下去,如检查者数"1、2、3",患者会说"1、2、3、4、5……"这种现象被称为语言补完。

4. 命名:要求患者说出图片或实物的名称。命名障碍包括以下三种类型:

(1) 表达性命名障碍:以构音的启动障碍为特征,患者接受语音提示后可正确命名。

(2) 选词性命名障碍:患者不能正确命名,但可通过描述物品形状、颜色或用途等来说明物品,不接受语音提示,但能从检查者列举的名称中选择正确名称。

(3) 词义性命名障碍:是由于不能在同一范畴的词中进行区分而造成的命名障碍,既不接受语音提示,又不能从检查者列举的名称中选择正确名称。

5. 阅读:让患者阅读文字,观察其能否理解及执行指令。因大脑病变导致阅读能力受损称失读症,包括阅读理解障碍和朗读障碍,这两者可出现分离现象。

6. 书写:检查患者自发性书写、系列书写、描述书写、听写和抄写情况。因大脑病变导致书写能力受损或丧失称失写症,有以下几种类型:

(1) 完全性书写障碍:无字形、抄写不能。

(2) 构字障碍:有字形,但笔画错误。

(3) 书写过多:书写中混杂一些无关字、词或造字。

(4) 惰性书写:书写刻板重复,与持续性言语相似。

(5) 象形书写:以画图代替写字。

(6) 句法异常:书写句子时出现语法错误。

(7) 镜像书写:写出来的字如镜中所见,笔画正确,但方向相反,多见于因右侧偏瘫用左手书写者。

7. 其他

(1) 利手:询问十种动作(如写字、持筷、刷牙等)时患者的利手,确定为右利、左利或双利。

（2）有关的神经心理学检查：包括注意、记忆、视空间、运用、计算等。

（三）分类及特征

因原发疾病损伤大脑的部位及水平不同，患者表现出各种不同类型的缺陷。表2-10-1显示了几种主要失语症的特征及病灶部位。除表2-10-1所列之外，还有皮层下失语（包括丘脑性失语和基底节性失语），是属于非典型的失语症类型。其病变部位多在内囊前肢、豆状核等，自发语言极少，表现为发音严重损害，低音调，低声调，音量小，因找词困难而语量少，有较明显的命名障碍，对较复杂言语信息理解困难，阅读和书写均有不同程度的损害。交叉性失语也属于非典型失语症，它是指右利患者在右侧大脑半球损伤时出现的失语症，无固定的症状特征，有研究报道，其失语法现象较明显，有错语、复述障碍等特征，还可有轻度听理解障碍、命名障碍，常伴有书写问题。另外还有一些临床少见失语类型，包括失读症、失写症、纯词聋、纯词哑，都为仅仅是听、说、读、写四方面中某单一方面受损，失读症主要为阅读理解障碍，可伴有或不伴有朗读障碍，失写症主要为书写功能的受损或丧失，纯词聋主要为听理解障碍，纯词哑主要为言语表达功能障碍。

（四）检查与评价方法

患者初次就诊，语言治疗师可按图2-10-1得出失语类型的大概印象。

失语症的评估国内外有很多不同的方法，目前常用的评价方法有以下几种：

1. 波士顿失语诊断测验（Boston Diagnostic Aphasia Examination, BDAE），Goodglass 和 Kaplan 1972 年发表了此检查方法，1983 年出版了修订版，是目前英语国家普遍采用的标准失语症检查，设计全面，使用广泛。它包括语言和非语言功能两方面的检查，共 5 个大项 26 个分项，能全面测出语言功能，对语言特征进行定量分析；并可确定失语症分类和失语程度，但检查时间较长。

表 2-10-1　几种典型失语症类型症状特点

类型	病灶部位	自发语言	听理解	口语复述	命名	阅读	书写
Broca 失语	优势侧额下回后部皮质及皮质下	非流畅、费力、电报式	正常或轻度障碍	重度障碍	重度障碍	重度障碍	重度障碍
Wernicke 失语	优势侧颞上回后 1/3 区域及其周围部分	流畅，错语	重度障碍	重度障碍	重度障碍	重度障碍	重度障碍
传导性失语	优势侧缘上回、岛叶皮质下的弓状束和联络纤维	流畅，有错语及语音错语	正常或轻度障碍	重度障碍	中重度障碍	中度障碍	中度障碍
命名性失语	优势侧颞枕、顶结合区	流畅，内容空洞	正常或轻度障碍	正常或轻度障碍	重度障碍	中重度障碍	轻度障碍
经皮质运动性失语	优势侧额叶内侧面运动辅助区或额叶弥散性损害	非流畅	正常或轻度障碍	正常或轻度障碍	正常或轻度障碍	轻度障碍	重度障碍
经皮质感觉性失语	优势侧颞顶分水岭区主要累及角回和颞叶后下部	流畅，错语，模仿语	重度障碍	中度障碍	轻度障碍	中度障碍	中重度障碍
经皮质混合性失语	优势侧分水岭区大片	极少	重度障碍	中度障碍	轻度障碍	重度障碍	重度障碍
完全性失语	颈内动脉或大脑中动脉分布区	极少	重度障碍	重度障碍	重度障碍	重度障碍	重度障碍

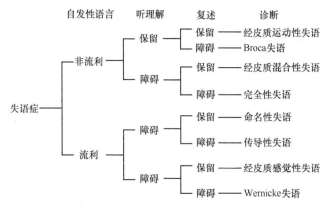

图 2-10-1　各类失语的诊断流程图
此流程图适用于右利的成年人

2. 西方失语成套测验（Western Aphasia Battery，WAB）：此测验为 BDAE 的缩简版，1982 年发表，包括有口头语言项目及阅读、书写、运算、绘图、拼积木、计算等，它克服了 BDAE 比较冗长的缺点，比较省时，可评定语言和大脑的非语言功能，并可以从检查结果中计算出失语指数，操作性指数，大脑皮质指数。

3. 汉语失语检查法（Aphasia battery of Chinese，ABC）：北京高素荣等的汉语失语检查法主要参考 BDAE 和 WAB，结合汉语的特点编制的，1988 年开始试用，已经规范化、标准化，包括口语表达、听理解、阅读、书写、其他神经心理学检查和利手六大项。

4. 中国康复研究中心失语症检查（Chinese Rehabilitation Research Center Aphasia Examination，CRRCAE）：此检查是参考了日本失语症研究会设计完成的日本标准失语症检查和国内成年人测试而制成，包括听、复述、说、出声读、阅读理解、抄写、描写、听写和计算九个大项目，在患者的反应时间和提示方法上均有严格的要求，还设计了终止标准。

5. 其他检查方法

（1）失语症筛查：检查时间较短，可初步了解患者语言功能,国内有中国康复研究中心附属医院失语症筛查表和北京医科大学第一医院神经科简短语言检查表等。标记测验(The Token Test)也属于失语症的筛选性测验,测验方法是向受试者出示一系列难度渐增的指令,要求按指令指出、触摸或挑出不同颜色、形状和大小的标志物。

(2)双语和多语失语检查:具有双语或多语能力的人出现失语后其评测和治疗方法与单语失语不同,主要通过听、说、读、写四种形式对每一语言表现形式从语言水平、语言任务和语言单位三个方面进行调查,此外还包括两种语言的转换能力。国内目前已有普通话-英语双语检测法和粤语-英语双语检测法。

(3)实用交流功能评价:主要采用实际的生活用品进行刺激,在言语治疗师和患者相互自然交流中观察实用性传递功能的有无和水平,国际常用方法有日常生活交流能力测验(Communication Ability in Daily Living, CADL)、Porch 交流能力指数等。

(4)汉语失语症心理语言评价(Psycholinguistic Assessment in Chinese Aphasia,PACA):随着认知心理学的迅速发展,认知心理学的理论被应用到失语症研究领域。语言病理学家根据语言加工模型试图解释正常和异常语言现象。语言障碍的各种表现被解释为语言加工系统的缺陷。汉语失语症心理语言评价是以语言加工模型为基础,根据患者的临床表现,推测或假设患者可能存在的语言加工障碍,通过检查证实或推翻这种假设。

(五)失语症严重程度评定

一般采用波士顿诊断性失语检查法(BDAE)中的失语症严重程度分级,具体标准如下:

0级:无有意义的言语或听觉理解能力。

1级:言语交流中有不连续的言语表达,但大部分需要听者去推测、询问和猜测,可交流的信息范围有限,听者在言语交流中感到困难。

2级:在听者的帮助下,可能进行熟悉话题的交谈,但对陌生话题常常不能表达出自己的思想,使患者与检查者都感到进行言语交流有困难。

3级:在仅需少量帮助下或无帮助下,患者可以讨论几乎所有的日常问题,但由于言语和(或)理解能力减弱,使某些谈话出现困难或不大可能。

4级:言语流利,但可观察到有理解障碍,但思想和言语表达尚无明显限制。

5级:有极少的可分辨得出的言语障碍,患者主观上可能感到有点困难,但听者不一定能明显觉察到。

二、构 音 障 碍

(一) 构音和构音障碍的概念

构音是指将语言中枢已经组成的词转变成声音的过程。构音障碍是指由于发音器官神经肌肉病变、结构性异常或其他因素而引起发音构音器官的肌肉无力、肌张力异常以及运动不协调等,产生发声、发音、共鸣、韵律等言语运动控制障碍。

(二) 常见病因

凡能影响到发音器官正常发挥功能的疾病均能引起构音障碍,最常见病因是脑血管疾病、急性感染性多发性神经根炎、肿瘤、脑膜炎、脑外伤、脑性瘫痪、遗传性共济失调、多发性硬化、运动神经元性疾病重症肌无力以及唇腭裂等。

(三) 分类

1. 运动性构音障碍:是由于参与构音的器官的肌肉系统和(或)神经系统疾病所致运动功能障碍。一般分为6种类型,即弛缓型构音障碍、痉挛型构音障碍、运动失调型构音障碍、运动过少型构音障碍、运动过多型构音障碍以及混合型构音障碍。各型病变特征见表2-10-2。

2. 器质性构音障碍:是由于构音器官的形态构造异常导致的构音障碍。器质性构音障碍的代表性疾病是腭裂。

3. 功能性构音障碍:是指当语言发育已达4岁以上水平儿童出现固定化的错误构音,但排除构音器官形态结构异常、神经肌肉功能异常以及听力异常等引起构音障碍的常见病因。大多数功能性构音障碍病例通过构音训练可以完全治愈。

表 2-10-2 运动性构音障碍的病变特征

类型	常见原因	神经肌肉病变	言语特征
弛缓型	球麻痹（低位脑干卒中、脑干型小儿麻痹症、延髓空洞症）、重症肌无力、面神经麻痹	弛缓性瘫痪无力、肌张力低下、肌肉萎缩、舌肌震颤	伴有呼吸音、鼻音过重、辅音不准确、单音调音量降低、空气由鼻孔逸出而语句短促
痉挛型	痉挛型脑性瘫痪脑卒中、假性球麻痹（脑炎、外伤、肿瘤）	痉挛性瘫痪无力、活动范围受限、运动缓慢	辅音不准确、单音调、刺耳音、紧张窒息样声音、鼻音过重、偶尔音调中断、言语缓慢无力、音调低、语句短
共济失调型	脑卒中、肿瘤、外伤、共济失调型脑性瘫痪、感染、中毒、多发性硬化、Friedrich 共济失调	不协调运动、运动缓慢、肌张力低下	不规则的言语中断、不规则、不准确、发元音变音、刺耳音、所有音节发同样的重音、加重字和音节的重音、音节与字之间的间隔延长
运动减少型	帕金森病、药物中毒、基底节受累	运动缓慢、活动范围局限受限、活动贫乏、强直、丧失自主活动	单音调、重音减弱、辅音不准确、不恰当的沉默、刺耳音、呼吸音、语音短促、速率缓慢音量小

类型	常见原因	神经肌肉病变	言语特征
运动过多型运动快速 运动缓慢	舞蹈症,手足徐动症	迅速不自主运动,肌张力 异常扭转或扭曲运动, 运动缓慢,不自主运动, 肌张力亢进	语音不准确,异常拖长,说话时快时 慢,刺耳音,辅音不准确,元音延长, 变调,刺耳音,语音不规则中断,音 量变化过度和声音终止
混合型(痉挛型与 弛缓型;痉挛型、 弛缓型与共济失 调型)	肌萎缩性侧索硬化,脑外伤 多发性硬化	无力,运动缓慢,活动范围 受限 多样化(无力,肌张力球 高),反射亢进,假性球 麻痹征	速率缓慢,低音调,刺耳音,鼻音 过重,气体由鼻孔逸出 音量控制障碍,刺耳音,鼻音过重,不 适当的音调和呼吸音,重音改变

（四）评定内容

1. 反射：通过观察患者的咳嗽反射、吞咽动作和流涎情况来判断。

2. 发音器官：观察患者呼吸情况，口唇、颌、软腭、喉和舌在静止状态的位置和发音以及说话时的动作是否异常。

3. 言语：通过读字、读句以及会话评定发音、语速和口腔动作是否异常。

（五）评定方法

1. 器官和言语状况功能性评价：常用 Frenchay 构音障碍评价法，包括言语发声器官 8 个项目 26 个分测验，分别为反射、呼吸、唇、颌、软腭、喉、舌和言语检查，每个项目均分 5 个等级说明功能异常的性质和程度，并为诊断和疗效提供客观动态的指标。

2. 实验室检查：包括频谱分析、肌电图检查、光纤腭咽喉内镜检查、电视荧光放射照相术、气体动力学检查等。频谱分析可对言语的音频进行研究，肌电图检查能提供构音肌群肌电活动信息，光纤腭咽喉内镜检查通过光纤维镜直接观察腭、咽、喉部结构和功能状况，电视荧光放射照相术是通过放射学手段来观察休息状态和发声时口、腭、咽的结构状态，并可同时观察言语生理和声学特征。这些仪器检查方法与功能性评价相结合，可为临床诊断和治疗提供更多有价值的信息。

三、言语失用症

（一）概念及言语特征

言语失用症是指构音器官本身没有肌肉麻痹、肌张力异常、失调、不随意运动等症状，患者在语言表达时，随意说话的能力由于言语运动器官的位置摆放及按顺序进行发音的运动出现障碍而受到影响。它是因中枢运动神经元损伤导致机能完整的言语肌肉系统不能进行随意的、有目的的活动而产生的。其也是一种言语运动性疾患。其语音错误包括语音的省略、替代、遗漏、变音、增加和重复，患者大多能意识到自己的发音错误,似乎总在摸索正确的发音位置及顺序。检查时患者有意识有目的地说话不一定正确,自己无意识地说话反而正确,所以不特意加以检查,言语失用容易被忽略。与言语失用症有关的损伤部位与 Broca 失语区重叠,所以常伴随 Broca 失语,也可能和构音障碍同时存在。

(二)言语失用症与构音障碍的鉴别

言语失用症应注意与构音障碍相鉴别,具体见表 2-10-3。

表 2-10-3　言语失用与构音障碍言语特征的鉴别

项目	构音障碍	言语失用
病变部位	双侧皮质下损伤均可以	多为优势半球 Broca 区周围
发声、构音肌麻痹	有	无
构音错误的种类		
歪曲	有	无
省略	有	无
置换	无	有
添加	无	有
构音错误的稳定性	有	无
启动困难、延迟、反复	无	有
发音摸索动作	无	有
共鸣障碍	有	无

(三)言语失用症的评定

在国内尚无公认的评定标准,一般可从以下 3 个方面进行评定:

1. 言语可理解程度:通常选择一定数量的单词和句子进行评分,评定句子可理解程度比单词更接近于普通说话的要求,而且可同时评定说话速率。

2. 说话速率:可以采用节拍器或录音带。

3. 韵律:即说话的自然程度,可通过对重音、音调、速率等的主观判断和客观地声学分析两方面进行评定。

四、语言发育迟缓

(一)概念

语言发育迟缓是指在发育过程中的儿童其语言发育没达到与其年龄相应的水平,但是不包括由听力障碍或构音障碍等引起的语言障碍类型。

(二)主要病因

智力发育迟缓(精神发育迟缓)、儿童自闭症、语言环境脱离等是引起语言发育迟缓的主要病因。

(三)主要表现

语言发育迟缓可有多方面表现,包括迟迟不会说话或说话很晚;开始说话后,比同龄孩子发展慢或出现停滞;语言应用包括词汇和语法应用均低于同龄儿童;交流技能低;回答问题反应差;语言理解和遵循指令困难等。

(四)汉语儿童语言发育迟缓评价法(S-S 法)

1. 适应证:各种原因所引起的语言发育迟缓,原则上适合1 岁半至 6 岁半的语言发育迟缓儿童。有些儿童的年龄已超出此年龄段,但其语言发展的现状如不超出此年龄段水平,也可应用。

2. 主要构成:检查内容包括符号形式与指示内容关系、基础性过程、交流态度三个方面。

(1)言语符号与指示内容的关系:此为核心检查内容,分为 5 个阶段。

1)第 1 阶段:事物、事物状态理解困难阶段。此阶段语言尚未获得,并且对事物、事物状态的概念尚未形成,对外界的认识尚处于未分化阶段。此阶段对物品的抓握、舔咬、摇动、敲打等一般为无目的性。

2)第 2 阶段:事物的基本概念阶段。此阶段虽然也是语言未获得阶段,但是能够根据常用物品的用途大致进行操作,对于事物的状况也能够理解,对事物开始概念化。在此阶段设定了 3 个亚项,阶段 2-1:事物功能性操作;阶段 2-2:匹配;阶段 2-3:选择。

3)第 3 阶段:事物的符号阶段,此阶段为符号形式与指示内容关系开始分化。阶段 3-1 为手势符号,开始学习用手势符号来理解与表现事物;阶段 3-2 言语符号为幼儿语。

4)第 4 阶段:词句阶段。本阶段能将某事物、事态用 2 ~ 3 个词组连成句子。此阶段中又将两词句和三词句分成 4-1 和 4-2 两个阶段。

5)第 5 阶段:词句、语法规则阶段。此阶段中要求能理解事情与语法规则的关系。5-1 为主动语序,5-2 为被动语态。

(2)基础性过程检查:主要为操作性课题检查,根据年龄选择性检查镶嵌图形、搭积木、描画、投小球等活动,另外还有言语和手势模仿、听语记忆广度检查等。

(3)交流态度:根据对他人行动的注视、视线交流、对他人指示、问候、招呼的反应、向他人表达意愿、感情起伏的表现、提问-回答的关系、特征性言语等评价交流态度。

3. 评价总结:S-S 法检查的阶段要与实际年龄语言水平阶段进行比较,包括符号形式与指示内容关系和基础性过程检查两方面与正常年龄可通过阶段进行对比,如低于相应水平,可诊断为语言发育迟缓,并可根据检查结果分类。

(1)按照交流态度分类:Ⅰ群,交流态度良好;Ⅱ群,交流态度不良。

(2)按照言语符号与指示内容的关系分类:A 群,符号形式与指示内容在 3-1 阶段以下,A 群 a,操作性课题 = 言语符号与指示内容相关检查,A 群 b,操作性课题>言语符号与指示内容相关检查;B 群,4 岁以上儿童,符号形式与指示内容关系在 4-1 阶段以上,可用数词表达,言语模仿不可或有波动性,以上症状持续 1 年以上,无明显构音器官运动功能障碍;C 群,符号形式与指示内容在 3-2 阶段以上,C 群 a,操作性课题 = 言语符号理解 = 表达,C 群 b,操作性课题>言语符号理解 = 表达,C 群 c,操作性课题 = 言语符号理解>表达,C 群 d,言语符号表达可,理解差,此亚群多见于孤独症或有孤独症倾向的儿童。

第三节　吞咽功能评定

一、正常人吞咽过程

(一)口腔前期

通过视觉和嗅觉感知食物,用餐具或手将食物送至口中。

(二)口腔准备期

充分张口接受食物,在口腔感知食物,软腭位于舌后部阻止食物流入咽部。

(三)口腔期

预备好的食团经口腔向咽推动。

(四)咽期

产生吞咽反应,防止误吸和喉渗透,咽蠕动挤压食团下移向环咽肌,环咽肌放松时食团可通过,进入食管。

(五)食管期

开始于食团通过环咽肌,继而顺序蠕动推动食团通过食管至胃。

二、吞咽障碍的概念、主要表现和临床分类

(一)吞咽障碍的概念和主要表现

吞咽障碍是指食物经口转移到胃的生理功能发生障碍。吞咽障碍的主要表现为食物无法下咽;吞咽时呛咳;吞咽后感到食物停顿在食管或胸口;进食后口腔食物残留或反流;言语交流时嗓音带“湿声”;经常清嗓子,尤其在进食后;反复发生不明原因的肺炎等。吸入性肺炎、营养不良和脱水是吞咽障碍最易导致的不良后果。

(二)吞咽障碍的临床分类

1. 器质性吞咽障碍:吞咽通道结构出现病理改变所导致的吞咽障碍,如食管肿瘤、气管插管所致吞咽障碍。

2. 神经源性吞咽障碍:因神经系统疾病引起的与吞咽功

能有关肌肉的无力、不协调等造成的吞咽障碍,中枢神经系统、周围神经系统、肌肉系统病变可造成此类吞咽障碍。

3. 精神性吞咽障碍:又称为功能性吞咽障碍,患者无器质性病变,主要表现为害怕吞咽或拒绝吃东西的临床症状,必须排除器质性疾病方能作出诊断。

三、吞咽障碍的评定内容和方法

(一)临床功能检查

1. 病史询问:详细了解患者主诉,包括吞咽障碍的主要症状、持续时间、频度、加重或缓解因素、既往肺炎史、神经系统病史以及其他特殊病史。

2. 意识状态和脑高级功能评定:了解患者是否意识清醒,并做认知、语言、注意力等方面检查。

3. 营养状态:通过检查体重、上臂围、腹部脂肪厚度、血清蛋白浓度等判断营养状态。

(二)摄食-吞咽功能评价

1. 口腔功能的观察:仔细观察口部开合、口唇闭锁、舌部运动、有无流涎、软腭上抬、吞咽反射、呕吐反射、牙齿状态、口腔卫生、构音、发声、口腔内知觉、味觉等。

2. 吞咽功能的观察:在床边便可进行的测试,初步判断患者的吞咽功能。

(1)洼田饮水试验:嘱患者喝下 30ml 温开水,观察所需时间及呛咳等情况,据此将吞咽功能分为 5 级。具体标准为:Ⅰ级,将水 1 次顺利饮完,无呛咳,5 秒内喝完为正常,超过 5 秒,为可疑吞咽障碍;Ⅱ级,将水分 2 次饮完,无呛咳,可疑吞咽障碍;Ⅲ级,将水 1 次喝完,有呛咳,确定有吞咽障碍;Ⅳ级,将水分 2 次以上饮完,有呛咳,确定有吞咽障碍;Ⅴ级,屡屡呛咳,难以全部喝完。确定有吞咽障碍。

(2)反复唾液吞咽测试:让患者尽量快速反复吞咽,检查者将手指放在患者喉结和舌骨处确定患者吞咽完成情况,观察在 30 秒内患者吞咽的次数和动度。健康成人至少能完成 5~8 次,如果少于3次/30秒,那就提示需要进一步检查。

（三）摄食过程评价

1. 口腔前期:观察和评价意识状态、有无高级脑功能障碍影响食速、食欲等。

2. 口腔准备期:评价内容包括开口、闭唇、摄食、食物从口中洒落、舌部运动、下颌运动、咀嚼运动、进食方式变化等方面。

3. 口腔期:包括吞送(量、方式、所需时间)、口腔内残留情况。

4. 咽期:观察和评价喉部运动、噎食、咽部不适感、咽部残留感、声音变化、痰量有无增加等内容。

5. 食管期:有无胸口憋闷、吞入食物逆流等。

此外,有必要留意食物内容、吞咽困难的食物性状、进食所需时间、一次摄食量、进食的体位、帮助方法、残留物去除法的有效性以及疲劳、环境、帮助者的问题等。

（四）辅助检查

1. 电视荧光吞咽功能检查(videofluoroscopic swallowing study, VFSS):VFSS是目前公认最全面、可靠、有价值的吞咽功能检查方法,吞咽功能障碍诊断"金标准"。检查时让患者吞咽一定量的含有造影剂的流质、半流质、固体食物,在X线透视下观察侧位和正位成像时吞咽的动态过程,包括食物的残留、渗透和误吸等异常表现,以了解患者吞咽不同形状食物的情况。

2. 电视内镜吞咽功能检查(videoendoscopy swallowing study, VESS):VESS是使用喉镜在直视下观察咽及喉部的解剖和功能状况,也可让患者在吞咽食物时观察各器官吞咽情况。

（五）吞咽功能障碍结局评测

常用才藤7级评价法进行评价。

7级:为正常,摄食咽下没有困难,没有康复医学治疗的必要。

6级:为轻度问题,摄食咽下有轻度问题,摄食时有必要改变食物的形态,如因咀嚼不充分需要吃软食,但是口腔残留的很少,不误咽。

5级:为口腔问题,主要是吞咽口腔期中度或重度障碍,需要改善咀嚼的形态,吃饭的时间延长,口腔内残留食物增多,吞咽时需要他人的提示或者监视,没有误咽。

4级:为机会误咽,用一般的方法摄食吞咽有误咽,但经过调整姿势或一口量的变化和咽下代偿后可以充分地防止误咽。

3级:为水的误咽,会发生水的误咽,使用误咽防止法也不能控制,改变食物形态有一定的效果,吃饭只能咽下食物,但摄取的能量不充分。

2级:为食物误咽,改变食物的形态没有效果,水和营养基本上由静脉供给。

1级:为唾液误咽,不能进食、饮水。

(陆　敏)

第十一章 心理与认知功能评定

第一节 心理测验

心理测验是借助于标准化评定量表来了解人的心理特点的过程。心理测验法属于心理功能评定的主要方法，它主要是运用标准化工具，由经专门训练的人员严格按照测试规范，对要评定的对象进行测量和评定，对象主要是残疾人与一些心身疾病患者，并在此基础上对所获资料做出科学的、客观的分析解释。心理测验可应用于康复的各个时期，为制定康复计划、判断康复效果及预后、及时修改康复计划提供依据，为全面康复提出建议，如为职业咨询等提供资料。按测验功能，心理测验主要可分为智力测验、神经心理学测验、个性测验和情绪测验。

要做好心理测验，必须注意如下事项：测验者必须经过严格的心理测量学的训练，具备普通心理学的基本知识，要有选择测验、实施测验和解释测验结果的能力；要保护测验的具体内容，否则将导致测验失败；测验者要遵守起码的道德，为患者的隐私保密；测验者指导语应清晰，如需讲解，应使用中性的、不带任何暗示或偏向的语言，有些自评量表要求不能漏评或重复评定，以免影响分析的准确性。

一、智力测验

智力也称智能，它表示人的认识事物方面的各种能力，即观察力、注意力、记忆力、思维能力和想象能力的综合，是人们认识客观事物和改造客观事物的多种能力的综合表现，其中思维能力是智力的核心，而创造性思维能力和创造性解决问题的能力尤其是衡量智力的重要标志。智力测验是通过测验的方式衡量个体智力水平高低的一种科学方法,但绝不是把智力和智力测验结果等同起来。

智力测验方法有多种,简单实用的筛查方法有上海修订的简明精神状态检查量表(MMSE),具体内容详见认知功能评定,而标准化测试量表则以韦氏智力量表为代表。自从Wechsler(韦克斯勒,韦氏)在20世纪30年代提出一系列智力测验的方法以来,韦克斯勒智力量表仍是当今国际公认的较好的系列量表,由韦氏成人智力量表(WAIS)、适用于6~16岁儿童的韦氏儿童智力量表(WISC)和适用于4~6岁幼儿的韦氏幼儿智力量表(WPPSI)三个量表组成,三个量表在20世纪80年代和90年代由龚耀先等修订成中国修订韦氏成人智力量表(WAIS-RC)、中国韦氏儿童智力量表(WISC-CR)和中国韦氏幼儿智力量表(C-WYCSI)。韦氏的三套量表有一共同特点,都包括言语测验和操作测验两部分,但测试内容根据所测试的年龄层次的不同而有所变化。测验结果可同时提供三个智商分数,即总智商分数、言语智商分数和操作智商分数,以及十个分测验分数,能较好地反映智力的整体和各个侧面,不但能够评价一个人一般智力的高低,而且还能了解他在不同能力方面的差异,这是它的独到之处。

二、神经心理学测验

神经心理学是近二三十年生理心理学中的一个新的学科分支,它的研究对象是大脑结构和心理现象的相关关系,即脑-行为的关系。该学科利用多种心理学测验方法来测定脑损伤患者的思维、记忆、注意、言语、感觉、运动技能、个性等多方面的心理能力,为脑部病变提供定位诊断的症状学依据,为治疗提供疗效判定标准,提出预后评定根据,为高级神经功能的神经康复治疗计划提供心理学依据。在这些心理测验的基础上延伸内容、加以变式,也可成为康复训练的内容。神经心理学测验可分为单项测验和成套测验,单项测验重点突出、简捷,成套测验测试范围广泛,全面反映脑功能状况。

（一）Halstead-Reitan成套神经心理学测验（简称HR）

此套测验是1974年美国心理学家Halstead以脑行为研究为基础制定的一套综合性能力测验，1955年经Reitan修订。它包括用于不同年龄组的成人式（15岁以上）、少年式（9~14岁）和儿童式（5~8岁），由以下分测验组成：言语和非言语的智力测验、概念形成测验、表达和接受性言语测验、听知觉测验、时间知觉测验、记忆测验、知觉运动速度测验、触觉操作测验、空间关系测验、手指测验、成对的同时刺激等项测验。由于它包括了从简单的感觉运动测验到复杂的抽象思维测验，较为全面地测评了各方面的心理能力，因此，对大脑损伤侧定位诊断敏感、可靠，加之测验已经标准化，记分客观，能定量，有正常值作对照，目前已成为一个被比较广泛接受和使用的神经心理学测验量表。经龚耀先等在。20世纪80年代修订后建立了国内的常模（HR-RC）。

1. 侧性优势测验：由测定利手、利足、利眼、利肩等项测验组成。

2. 失语检查：包括由言语接受和表达能力的几项测验所组成的一项言语能力的鉴别性测验。

3. 握力测验：用握力计客观测量，比较利手与非利手握力。

4. 范畴测验：是测定概念形成能力的一组测验，对一些包括不同属性（如大小、形状、颜色等）的对象进行分类。

5. 手指敲击测验：检查双手精细运动，用一种机械装置客观记录单位时间内左右食指敲击动作的速率。

6. 言语声音知觉测验：简称语声测验，它是测查持久注意力以及听视联系能力的测验，令受试者听取从磁带中放送的刺激单字后，从9个字（词）卡中选出与刺激字音相匹配的字词。

7. 连线测验：纸上有随意画的25个小圆圈，随机标上数字或字母，要求按数字顺序或数字字母交替顺序画连接线，反映知觉运动速率和概念、注意转移的能力。

8. 触觉操作测验：蒙住受试者的眼睛，要求分别用利手、非利手将各木块放入槽板中，然后要求回忆各木块形状和位置，它是测验触觉、运动觉、上肢运动协调能力、手部技巧动作以及空间结构能力和触觉定位能力的一项测验。

9. 音乐节律测验:30 对音律相同和不同的声音逐对出现,要求分辨节拍的异同,以测验非词语性听觉功能及注意力的集中和保持。感知觉障碍测验,分触、听、视知觉,还包括手指辨认、指尖认字、手指触形辨认等。除这十个项目外,HR-RC 还包括修订的 Wechsler 成人智力量表(WAIS-RC)和 Wechsler 记忆量表(WMS)。此套测验费时较长,需 5~10 小时才能完成。

(二)记忆测验

1. 韦氏记忆量表:韦氏记忆量表(WMS)是应用较广的成套记忆测验,也是神经心理测验之一。中国的标准化量表已由龚耀先等再次修订,可用于 7 岁以上的儿童和成人,它包括 7 个分测验:①个人的和当前的常识,被试者的出生年月,国家的总理是谁等。②定向,包括时间和地点的定向能力;③精神控制能力,从 20 倒数到 1,朗读 26 个字母等。④逻辑记忆,立即回忆检查者朗读的两段故事。⑤数字广度,顺背数字和倒背数字。⑥视觉记忆,每张图片呈现 10 秒后,用纸笔立即回忆再现简单的刺激图案。⑦成对联想学习,其中包含意义关联强的词对。

龚耀先等已对 WMS 进行了修订。修订的 WMS 增加了 3 个分测验,即:①记图,记忆实物图片后立即回忆。②再认,识记实物图形后立即再认。③触摸,手摸行板后立即回忆起形状和位置。连同上述 7 项测验,合计 10 项分测验,本量表是临床上有用的客观检查方法,有助于鉴别器质性和功能性记忆障碍。

2. 临床记忆量表:由许淑莲等根据国外单项测验编制的成套记忆量表,用于成人,有甲乙两套。由于临床所见记忆障碍以近事记忆障碍或学习新事物困难为多见,故该量表各个分测验都是检查持续数分钟的一次性记忆或学习能力。它包括 5 项分测验,即指向记忆、联想学习、图像自由回忆、无意义图形再认、人像特点回忆。

(三)认知障碍的成套测验

洛文斯顿作业疗法认知评定成套测验(Loewenstein occupational therapy cognition assessment battery,LOTCA battery)是以色列希伯来大学和洛文斯顿康复中心的专家们于 1989 年提出的一种认知评定方法,最先用于脑损伤患者认知能力的评定,该方法与其他方法比较,有效果肯定、项目简单、费时少的优点,信度和效度均很好。

三、个性测验

个性(personality)是近代西方心理测试领域中的一个概念,也可译成人格,指包括人的品德、能力、性格、价值观、需要、兴趣等在内的,使一个人区别于其他人的稳定的心理特征。在心理测量学中特指不同于人的认知能力的情感、动机、态度、性格、兴趣、品德、价值观等概念。个性测验是心理学家设计来鉴别个性差异的工具,这些测验只鉴别个性差异,而不评定人格高低。受试者表现出来的行为特点多不够稳定,常随情境的改变而改变,往往不根据自己实际情况而根据社会舆论的评价来回答问卷,降低了测验的可信度。因此,个性测验在心理测验领域中尚处于不成熟阶段,对其结果更应注重综合分析。众多的个性测验大概可分为两大类:一为结构不明确的投射测验;二为结构明确的问卷(量表)法测验。投射测验以意义不明确的各种图形或墨迹为刺激,让受试者在不受限制的情境下,自由地做出他的反应,从分析反应结果来推断他的个性,比较有代表性的有 Rorschach 墨迹测验和主题统觉测验(TAT)。问卷法测验要求受试者对问卷中的一系列问题做出适合自己情况的回答,此法应用较广,简便易行,种类繁多,国际上应用较为广泛的并经国内试用有意义的有明尼苏达多项个性测验表(Minnesota multiphase personality inventory,MMPI)、艾森克人格问卷(Eysenck personality questionnaire,EPQ)、加州心理测验表(California psychological inventory,CPI)、卡特尔 16 种个性因素测验(sixteen personality factor questionnaire,16PF)等。下面主要介绍一下艾森克人格测试(EPQ)。

艾森克人格测试(EPQ)问卷是由英国心理学家 Eysenck 研究神经症时编成的,有成人版(适用于 16 岁以上成人)和儿童版(适用于 7~15 岁儿童)两种形式,共 88 个问题,分为 4 个分量表,要求受试者看到问题后按照最初的想法回答"是"或"否"。评分方法为用套板或计算机计算出各量表的粗分,查表将粗分换算成量表分,将各量表分与该年龄组平均数相比,还可绘出量表剖面图及 E 和 N 的关系图,由此可说明受试者的人格特征。

EPQ 由内向与外向(E),神经质或情绪的稳定性(N),精神质(P)和测谎分值(L)4 个维度组成。

E 量表(内向与外向):

高分:外向性格。爱交际,易兴奋,喜欢活动和冒险。

低分:内向性格。安静离群,不喜欢冒险,很少进攻。

N 量表(神经质):

高分:焦虑,紧张,也常抑郁,有强烈情绪反映。

低分:稳重,性情温和,情绪反应缓慢且轻微,很容易恢复平静,善于自我控制。

P 量表(精神质):

高分:倾向于独身,不关心他人,难以适应环境,对人施敌意。

低分:易于接近,善于与他人相处,适应性较强。

L 量表(测谎分):

高分:有掩饰或较老练、成熟。

低分:反应较为诚实可信。

四、情绪测验

情绪是人对客观事物是否符合人的需要产生的一种反应,情绪状态有消极和积极之分。临床上常见的消极情绪主要有焦虑和抑郁。焦虑情绪涉及情感的主观体验、认知、行为表现等各个侧面,其测试方法也各有侧重,汉密尔顿焦虑量表是临床较常用的焦虑测试方法。抑郁既可表现为一组临床综合征,又可根据特定诊断标准诊断为一种精神障碍,常用量表有汉密尔顿抑郁量表、抑郁状态问卷和自评抑郁量表等。

1. 汉密尔顿焦虑量表(Hamilton anxiety scale,HAMA):包

括焦虑心境、紧张、恐怖、睡眠障碍、认知功能、躯体症状、自主神经症状、交谈行为等 14 个项目,每项按轻重程度评为 0～4 分。总分<7 分为无焦虑,>7 分为可能有焦虑,>14 分为肯定有焦虑,>21 分为有明显焦虑,>29 分为可能有严重焦虑。还可根据各项目得分进一步做因子结构分析,由此分析出受试者的焦虑特点。

2. 汉密尔顿抑郁量表(Hamilton depression scale, HAMD):包括抑郁情绪心境、罪恶感、自杀、睡眠障碍、工作和兴趣、迟钝、焦虑、躯体症状、疑病、体重减轻、自知力、人格解体、偏执、强迫、绝望、自卑等 24 个项目,每项按轻重程度评为 0～4 分,少数项目评为 0～2 分。总分<8 分为无抑郁,>20 分为可能有轻或中度抑郁,>35 分为可能有严重抑郁,总分最高可达 74 分。还可根据各项目得分进一步做因子结构分析,由此分析出受试者的抑郁特点。

3. 抑郁状态问卷(depression status inventory, DSI)和自评抑郁量表(self-rating depression scale, SDS):以 Zung 抑郁量表为原形,操作方便,容易掌握,能直观地反映抑郁状态的有关症状及严重程度。DSI 和 SDS 分别由 20 个陈述句和相应问题条目组成,每一条目相当于一个有关症状,按 1～4 级评分。20 个条目反映抑郁状态精神性、情感症状、躯体性障碍、精神运动性障碍和心理障碍四组特异性症状。最高总分为 80 分,分数越高,抑郁程度越重,正常人一般在 40～50 分或以下。

最后要说明的是,任何心理测验都是基于某些主观假设之上的,如进行智力测量时,我们假设智力只是一种不受其他因素影响的单一的心理特点,而且我们只能通过对人的行为测量来推测人的心理,但人的行为不总是等同于心理。心理测试仅是借助数学工具来弥补经验的不足,测验是基于统计规律之上的,而基于统计规律的测验不一定能对每个人进行评价和预测。因此在实践中,应综合全面地对待评定的结果,对测验做出合理的解释。

(丁新华)

第二节 认知功能评定

一、概 述

认知(cognition)是人从周围世界获得知识及使用知识的过程,是大脑加工、处理和操作信息的能力。认知包括对事物的知觉、注意、识别、记忆、理解、推力、判断等方面的能力。认知功能障碍是大脑信息处理的功能在生理方面和生物化学方面受到限制,导致上述过程功能的受损或效率的降低,在日常生活中表现为可感觉、可测量的障碍。它根据大脑皮质不同病变部位可有不同的表现,如额叶病变可引起记忆、注意和智能方面的障碍,顶叶病变可引起空间辨别障碍、失用症、躯体失认、忽略症和体象障碍,枕叶病变往往引起视觉失认和皮质盲,颞叶病变可引起听觉理解和近事记忆障碍等。广泛的大脑皮质损伤则可出现全面的智能减退并容易成为痴呆。

常见引起认知障碍的疾病有脑血管意外、脑外伤、脑性瘫痪、脑发育迟缓、药物或酒精中毒、阿尔茨海默病、原发性情感障碍等。

认知评定内容一般包括感知力、定向力、注意力、记忆力、综合思维能力、解决问题能力等方面,对其中的每一项障碍都有具体的检测方法。认知功能评定的方法很多,从检查形式上看,有直接测查患者的评定方法和间接询问家属和护理人员的观察评定法;从检查项目看,有成套的综合性测验和检测单项功能的高度特异性测验;从检查方法看,有言语性检查法和操作性检查法;从检查目的看,有用于诊断的较全面的方法和用于筛查的较简单的量表。在进行认知功能评定时,首先应从询问病史及临床观察开始,然后再选择评定量表。下面对常用的成套认知功能评定量表和主要单项认知功能评定方法做一介绍。语言能力也是认知评定的内容之一,但因其有较为独立的解剖、生理学基础和分类,故另有章节专述。

二、认知功能筛查与成套评定量表

(一) 认知功能筛选量表

1. 精神状态简易速检表(mini mental state examination, MMSE):MMSE 是目前临床使用较多的痴呆筛查量表,它由 M Folstein 于 1975 年编制,译成中文时对一些项目做了符合中国文化的修正。此表适用于老年人认知能力障碍的简便筛选,也是临床上建立认知功能损害的诊断依据。MMSE 总计 30 项问题,包括了定向、短时记忆、即刻记忆、注意、计算、语言和操作等诸项认知功能,具有简便有效、快速易行、实用、有助于标准化等特点,但也存在受教育程度的影响较大、对轻度认知功能障碍不敏感、整个测验非语言项目偏少等不足。此检查无需专业人员操作,一次检查耗时 5 ~ 8 分钟。评分方法为每答对 1 题给 1 分,回答错误或答不知道者为 0 分,总分范围为 0 ~ 30 分。正常总分:文盲为 17 分;教育年限 ≤6 年为 20 分;教育年限>6 年为 24 分。具体项目见表 2-11-1。

表 2-11-1　简易精神状态速检表(MMSE)

问题	答对	答错
1. 今年的月份	1	0
2. 现在是什么季节	1	0
3. 今天是几号	1	0
4. 今天是周几	1	0
5. 现在是几月份	1	0
6. 这是什么省(或市)	1	0
7. 这是什么区(或县)	1	0
8. 这是什么街(或乡、镇)	1	0
9. 现在我们在几楼	1	0
10. 这里是什么地方	1	0

问题	答对	答错
11. 复述:皮球	1	0
12. 复述:国旗	1	0
13. 复述:树木	1	0
14. 100-7(93)	1	0
15. 93-7(86)	1	0
16. 86-7(79)	1	0
17. 79-7(72)	1	0
18. 72-7(65)	1	0
19. 回忆刚才复述过的第一个内容(皮球)	1	0
20. 回忆刚才复述过的第二个内容(国旗)	1	0
21. 回忆刚才复述过的第三个内容(树木)	1	0
22. 辨认:手表	1	0
23. 辨认:铅笔	1	0
24. 复述:四十四只石狮子	1	0
25. 阅读并执行写在卡片上的"闭上眼睛"的指令	1	0
26. 用右手拿纸	1	0
27. 将纸对折	1	0
28. 将折好的纸放在大腿上	1	0
29. 说一句完整句子(要有主语、谓语和宾语)	1	0
30. 按样作图	1	0

2. 蒙特利尔认知评定(Montreal cognitive assessment, Mo-CA):MoCA 是筛查轻度认知功能障碍(mild cognitive impair-ment, MCI)的一种简便、快捷的筛查工具。与 MMSE 相比有灵敏度高、涵盖的认知领域比较全面等优点,尤其是能帮助早期发现 MMSE 测试结果为正常的 MCI 患者,对于其早期干

预、预防或延缓发展成为痴呆起着重要的作用。2004 年加拿大学者 Nasreddine 等根据临床经验并参考 MMSE 的认知项目设置和评分标准而制定了 MoCA 英文最终版本并正式投入临床应用,近年来该量表在世界范围内得到了广泛的应用,到目前为止陆续被翻译及修订成法文、阿拉伯文、中文(北京版、广东版、香港版等)等 20 种语言 24 种版本。它从不同的认知领域进行评估,包括注意力和集中、执行功能、记忆力、语言能力、视空间、抽象思维、计算以及定向力。每份 MoCA 表限制在 10 分钟内完成。共 30 个单项,每项回答或者操作正确记 1 分,总分为 30 分,≥26 分为正常。

3. 神经行为认知状态检查表(neurobehavioral cognitive status exam,NCSE):NCSE 是近年来发展起来的第二代认知功能筛选量表,其设计者 Kierman 的初衷是将此量表用于器质性脑损伤患者的认知功能状态的筛查,在国外已得到广泛应用。NCSE 评估以下八个项目:意识情况、定向能力、注意力、语言能力(包括理解、复述和命名能力)、空间结构能力、记忆力、计算能力及推理判断能力(包括类似性、判断能力)。前三项反映患者的一般状况,后五项则反映认知功能状况。除意识情况、定向能力和记忆能力外,其余项目分别设有筛选题(识别试)和测试题(等级试),评估时先给患者做筛选题,它是对该项测验中所必须具备的技巧进行的一项测试,许多筛选项目同时需要维持注意力。在正常的人群中大约有 20% 的人不能通过筛选测试,因此,在筛选试验中失败不能说明存在异常,但如果患者通过了筛选试验,就认为他所具备的能力是正常的,无需做本项目中的其他测试。倘若不能通过筛选,检查者再用一系列逐渐增加难度的测试题目对患者进行测量。用这样的方法,可以简单测试一下患者功能完好的方面,而对其残缺的方面进行更仔细的研究,根据测量中的表现来判定患者的能力是否有缺损及其缺损的程度。每项测试的评分标准不完全一致,根据回答的准确程度评为 0 ~ 2 分,少数项目评为 0 ~ 1 分或 0 ~ 3 分。评定结束后将各项目得分标记在测量图上,用来描述患者能力和残疾的综合模式。按照各项目得分高低可分为正常、轻微障碍、中度障碍和严重障碍四个等级,故通过测量图可较直观地反映出患者各个测试项目的功能状况。另外,NCSE 评定量表为每项测定内容规定了特定的指示用语,为了精确地评估,有必要正确地运用这些指令,而且还需在实施每项测试前要确保患者完全理解每项要求。

(二) 成套认知能力评定

1. Loewenstein 作业治疗用认知评估(Loewenstein occupational therapy cognitive assessment,LOTCA):这是以色列耶路撒冷希伯来大学 Katz 博士和 Loewenstein 康复医院 Rahmani 心理学博士提出的,此法简易、实用、可靠,评定目的更重视对以后的治疗进行指导。需时 30 ~ 40 分钟,也可分数次完成。第二版 LOTCA 共 26 个分测验,包括定向、视知觉、空间知觉、动作运用、视运动组织和思维运作六大领域范围。

2. HRB 神经心理学成套测验:见本章第一节心理测验。

3. 韦氏智力测验:见本章第一节心理测验。

三、记 忆 测 验

(一) 记忆的基本过程

一般认为记忆过程包括识记、保存及回忆三个基本过程。识记是事物通过感知在脑中留下痕迹;保存是痕迹的储存免于消失;回忆是原事物刺激不在时,痕迹的重新出现。此外,还包括再认过程,是原刺激再呈现时,能认识它是过去已感知过的事物。记忆的生理机制是暂时性条件联系的形成和巩固。

(二) 记忆的三个阶段

记忆可分为瞬时回忆、近期记忆和远期记忆三个阶段。

1. 瞬时回忆:是指在短时间内能完全准确重现刚接受的信息。实际上瞬时回忆是注意力,此功能只能立即回忆,是记忆的第一步。可让被检查者复述一个 7 ~ 8 位数字的电话号码,如果能准确流利地复述,则其瞬时记忆无障碍。

2. 近期记忆:是记住新材料的能力,即将信息储存于记忆。此是记忆有效的一步,又称近记忆力。近期记忆的时间长度定义较为模糊,泛指持续数分钟至数小时或更长一些时间的记忆。检查时,可给予被试者 3~5 条信息(如常用物件、颜色或地名等),确认瞬间记忆无障碍后,进行干预试验,转移其注意力 3~5 分钟,再次对所提供的信息进行确认,若准确无误,则被测试者近期记忆无障碍,如有遗忘或错误,表明近期记忆有障碍。

3. 远期记忆:是回忆已识记信息的能力,指能回忆过去识记的信息,又称远忆记忆力。一般可采用较早的社会事件、影视节目或个人的生活事件作为评价指标。

(三)记忆测验

测验记忆的量表有单项记忆测验,也有成套记忆测验,下面介绍韦氏记忆量表、临床记忆量表、Rivermead 行为记忆能力测验三个成套记忆测验和单项记忆测验。

1. 韦氏记忆量表(Wechsler memory scale,WMS):此测验有助于临床需鉴别的定性和功能性记忆障碍,它包括 10 个分测验。

(1)个人的和当前的常识:例如,你是哪年生的? 国家主席是谁?

(2)定向:即时间和地点的定向能力,例如现在是几月份? 这是什么地方?

(3)精神控制能力:从 20 倒数到 1,朗读 26 个字母,从 1 开始连续加 3 直到 40。

(4)逻辑记忆:立即回忆检查者朗读的两段故事。

(5)数字广度:顺背数字和倒背数字。

(6)视觉记忆:每张图片呈现 10 秒后,用纸笔立即回忆再现简单的刺激图案。

(7)成对联想学习:其中包括意义关联强的词对(如婴儿和啼哭),以及无意义关联、难以记忆的词对(如服从和英寸),要求受试者先学习,随后做即时回忆,学习、测试回忆三遍,根据正确回忆数记分。

(8)记图:记忆实物图片后立即回忆。

(9)再认:识记实物图形后立即再认。

（10）触摸：采用 Halstead Reitan（HR）成套神经心理测验中的形板材料，手摸形板后立即回忆其形状和位置。

2. 临床记忆量表：由中国科学院心理研究所等单位编制，主要用于成年人，年龄范围为 20～90 岁。这个量表备有有文化和无文化两部分正常值；同时编出两套量表，可用于治疗前后或其他对照之用；有老年组正常值，可供老年医学或记忆的老年化研究之用；兼具心理测验和实验心理方法的特点，便于科研工作应用。此量表包括五项分测验：指向记忆、联想学习、图像自由回忆、无意义图形再认和人像特点联系回忆。前两项为听觉回忆，指导语和刺激词均录制在磁带上，由录音机放送；中间两项为视觉记忆，由检查者按规定时间呈现图片刺激；最后一项为听觉和视觉结合的记忆，检查者在呈现图片刺激的同时，说出图片的特点。此测验可用来衡量记忆的等量水平，鉴别不同类型的记忆障碍。

3. Rivermead 行为记忆能力测验（Rivermead behavioral memory test, RBMT）：是英国牛津 Rivermead 康复中心于 1987 年编制的，可以对记忆障碍做出全面的筛查，共分 17 个测试步骤，具体包括记忆姓名、被藏物品、约会、图片和照片再认、故事的即时和延时忆述、路线的即时和延时处理、时空定向等项目。RBMT 有四套平衡版本，简便、易用，每次评估需 20～30 分钟。与以往常用的临床记忆量表相比，RBMT 除包含定向力、故事回忆等传统记忆测试项目外，还设计了一些与日常生活关系密切的项目，如路线、约会项目等，这些项目比较符合正常人生活所必须记住的记忆类型，能够发现日常生活中记忆功能的残障，并在治疗记忆困难时能够监测其变化。

4. 单项记忆测验

（1）语文记忆测验：在语文记忆测验中有数字广度的记忆、词的记忆、词语学习测验、故事的记忆等多种单项测验量表可以选择，其测验方法与成套测验中的相关测验类似，评分也较简单。

（2）非语文记忆测验：有本顿视觉保持测验（BVRT）、木块叩敲测验、Rey 复杂图形测验等可供临床选择应用。

四、注意力的评定

注意力是指人的心理活动指向并集中于某一对象或活动，是对事物的一种选择性反映，根据参与器官的不同可以分为视觉注意、听觉注意等，可根据临床需要选用相应的评定方法。

（一）视跟踪

要求受试者目光跟随光源做左、右、上、下移动，每一方向记 1 分，正常为 4 分。

（二）划消测验

有不同类型的划消测验，如数字划消、字母划消、符号划消等。字母划消是在每行有 52 个英文字母，共 6 行，每行有 18 个要划消的字母随机分布，要求受试者尽可能快地把目标字母划掉，根据速度、错误数和漏划数评分。

（三）听认字母

在 60 秒内以每秒一个字的速度念无规则排列的字母给受试者听，其中有 10 个为指定的同一字母，要求听到此字母时举手，举手 10 次为正常。

（四）听跟踪

在闭目受试者的左、右、前、后及头上方摇铃，要求指出摇铃的位置，每个位置记 1 分，少于 5 分为不正常。

（五）声识认

向受试者播放一段有嗡嗡声、电话铃声、钟表声和号角声的录音，要求听到号角声时举手，号角声出现 5 次，举手少于 5 次为不正常。

（六）连线测验

有两种类型：A 型，一张纸印有 25 个小圆圈，标上数字 1～25，要求受试者按数字顺序尽快连接 25 个圆圈；B 型，一张纸印有 25 个小圆圈，其中 13 个标上数字 1～13，另外 12 个标上字母 A～L，要求受试者按照数字、字母间隔形式顺序连接圆圈，即 1-A-2-B-3-C……12-L-13，以完成时间评分。

五、定向力的评定

定向力是有关自我和我们与处境之间关系的知识,分为时间定向力、地点定向力和人物定向力。定向力障碍患者可出现对时间、地方、人物的认识障碍,表现为没有时间概念,不知所处地方,不知道自己及家庭成员身份和名字。评定时可通过询问患者当前的年代、月份、周几、日期、所在城市、区域、具体地点以及自己和家人的身份等问题来判断其定向力是否正常。

六、计算能力评定

失算是指对数字的认识障碍和(或)算术运算的障碍。有三种类型的失算:对数字的失读与失写、空间型失算(是数字的空间结构障碍)和计算不能。计算能力评定时可检查患者对数字和运算符号的认识以及进行计算测试。

七、思维能力评定

大脑皮层的损伤,特别是额叶的病灶,常会导致患者在思维活动中出现障碍。此时患者的思维过程十分僵化,尽管是对很简单的问题,如果以前没有接触过,患者也难以选择合适的策略去解决,行为无规划,对事物的判断能力也明显降低。在评定中,常常用类似性、谚语解释、解决问题等能力,检查患者分析、应用、抽象、概括知识能力的测验,可以从回答的性质和正确性来判断思维能力是否基本完整。

推理是思维的基本形式之一,也是实践中最常用的思维能力评估指标。目前在实践中应用较为广泛的当属瑞文标准推理测验(Raven's standard progressive Matrices)。由于思维是智力的核心成分,所以人们经常也将瑞文标准推理测验看作智力测验的一种。瑞文标准推理测验是英国心理学家瑞文(J. C. Raven)1938 年设计的非文字测验,我国学者张厚粲、王晓平等人 1985 年对该测验进行了修订并制订了常模(张厚粲等,1989)。瑞文测验按其原名可以译为渐进性矩阵图,整个测验一共由 60 个题目组成,按逐步增加难度的顺序分成 A、B、C、D、E 五组,每一组包含有 12 个题目,也按逐渐增加难度的方式排列,分别编号为 A_1、A_2……A_n, B_1、B_2……B_n 等。每个题目由一幅缺少一小部分的主题图案和作为选项的 6~8 个小图案组成(A 组和 B 组有 6 个,C 组以后有 8 个),小图案分别标号为 1,2……8。测验要求受试者根据主题图案内图形间的某种关系去思考、去发现,看哪一个小图案添入主题图案中缺失的部分最合适,使整个图案形成一个合理完整的整体。只有当被试者归纳出该主题图案系列变化的总原则和一定的内在规律时,才能做出正确的选择。该测验适用于 5 岁以上的人群,测验对象不受文化、种族与语言的限制,可个别施测也可团体施测。测验一般在 40 分钟内完成,被试者答对题目数即为测验所得分数。这是测验结果的原始分,将其换算成标准分,标准分以百分等级表示,可以通过专门的换算表查表获得,然后根据常模资料确定受试者的智力等级或者换算成受试者的智商值。一般而言,测验标准分等于或超过同龄常模组的 95% 为高水平智力,测验标准分在 75%~95% 为智力水平良好,测验标准分在 25%~75% 为中等智力水平,测验标准分在 5%~25% 为智力水平中下,如果测验标准分低于 5% 则属于智力缺陷。

（陆　敏）

第三节　知觉功能评定

一、概　述

（一）知觉的形成

知觉是人脑对当前作用于感觉器官的客观事物的各种个别属性进行的整体反映,属于大脑皮质的高级活动。知觉以感觉为基础,不是感觉的简单相加,而是对各种感觉刺激分析和综合的结果。知觉的形成是当前感觉刺激与以往经验和知识整合的结果。知觉障碍是指在感觉输入系统完整的情况下,大脑皮质特定区域对感觉刺激的认识和整合障碍,可见于各种原因所致的局灶性或弥漫性脑损害患者。

(二)知觉的种类

根据知觉对象的不同,可以分为物体知觉和社会知觉两大类。

1. 物体知觉:是指对事和物的知觉,包括空间知觉、时间知觉和运动知觉。

(1)空间知觉:是物体的空间属性在人脑中的整体反映,例如,物体的形状、大小、距离和方位,是多种分析器(即视、听、运动、平衡等知觉)协同作用的结果。

(2)时间知觉:是对客观现象延续性和顺序性的感知。量度时间的媒介有外在标尺和内在标尺两种,它们都可为人们提供关于时间的信息。外在标尺包括计时工具,如时钟、日历等;也包括宇宙环境的周期性变化,如太阳的升落、月亮的盈亏、昼夜的交替、季节的重复等。内部标尺是机体内部的一些有节奏的生理过程和心理活动,如心跳、呼吸、消化及记忆表象的衰退等,神经细胞的某种状态也可成为时间信号。

(3)运动知觉:是事物的空间位移及其速度,运动总是在一定的空间和时间内进行的,因此,空间、时间、运动知觉密切相关。

2. 社会知觉:主要包括个人知觉、人际关系知觉和自我知觉。个人知觉是指通过个人的外表及其行为来了解其心理活动;人际关系知觉是指人与人之间的关系;自我知觉是通过对自己言行的观察来认识自己。

(三)知觉的特性

1. 整体性:知觉是在感觉的基础上由许多部分或属性组成,但不是感觉的简单组合,而是根据指示的经验来补充当前的感觉。

2. 理解性:人在知觉过程中总是用过去所获得的有关知识和经验对感知的事物进行加工处理,知识经验越丰富对知觉的理解就越深刻、越正确。

3. 选择性:是指知觉对象能迅速地从背景中被选择出来,

知觉对象与背景可以相互转换。

4. 持续性：是指当知觉的条件在一定范围内发生变化，个体对物体的影像仍然保持不变。持续性主要是由于过去参与的结果，使个体在不同的条件下都能按照事物真实面目去知觉事物。

（四）感觉与知觉的关系

感觉是知觉的基础，没有感觉就没有知觉；知觉不仅受个体生理因素的影响，而且依赖于个体的经验、知识、受个体的各种心理特点制约；知觉需要各种感觉的联合活动而产生，但是高于感觉。

（五）知觉与复杂运动技能

掌握一种新的复杂运动任务包括以下几个步骤：①等待和促进必要的知觉成分和身体成分的发展；②发展具体的知觉技能和动机；③尝试知觉运动协调的"试验"阶段；④反复练习阶段，直至掌握技能，知觉成分减少到最低程度（判断、言语表达和指导）。运动技能的发展依赖于运用和综合来自不同感觉通道信息的能力。这样，知觉运动技能就从有意识的认知控制阶段向更自动的或无意识的运用阶段逐步过渡。

二、知觉功能评定的内容

（一）躯体构图障碍

躯体构图障碍是对人体各部分之间相互关系以及人体与环境关系的认识障碍，包括左右分辨障碍、躯体失认、手指失认、疾病失认、单侧忽略等。

1. 左右分辨障碍：左右分辨障碍是指患者不能命名或指出自身或对面方身体的左、右侧。左右分辨障碍可因任何一侧顶叶损伤所引起。患者不能区分左右，不能执行带有"左"或"右"的指令，难以模仿他人的动作。评定时可直接给相应指令，回答不正确者为阳性。

2. 躯体失认：躯体失认是识别自己和他人身体各部位的能力障碍，患者可能对自己身体的感知产生歪曲变形而将身体或身体某一部位看得比实际大或比实际小。躯体失认的患者也会出现穿衣障碍。损伤部位常见于优势半球顶叶或颞叶后部。评定方法为要求被检查者按照指令指出或回答自己、检查者或人体画身体部位的名称,或要求其画人体图。

3. 手指失认:手指失认是指不能识别自己或他人的手指,包括不能命名手指、不能指出被触及的手指。手指失认会严重影响患者手指的灵巧度,进而影响与手指灵巧性密切相关的活动能力,如系纽扣、鞋带,打字等。损伤部位可见于任意一侧半球顶叶角回或缘上回。手指失认同时合并左右分辨障碍、失写、失算时称为 Gerstmann 综合征。评定时要求被检查者根据检查者命名的手指名称,分别从自己、检查者的手或手指图上进行指认,也可让其模仿手指动作,回答或模仿不正确者为阳性。

4. 疾病失认:疾病失认患者意识不到自己所患疾病及其程度,因而拒绝对疾病承担责任,对自己不关心、淡漠、反应迟钝。病灶部位多为顶叶,好发于右侧。通过交谈或临床观察进行评定。

5. 单侧空间忽略:又称半侧空间失认,指患者对大脑损害部位对侧的一半空间内物体不能辨别,即不能意识到对患侧身体及其环境的刺激,不会自觉地转动头部观察患侧事物。评定方法如下:

(1) 平分直线法:在一张白纸上画一条横线,让患者用一垂直竖线将横线平分成左右两段。如患者所画的垂直线明显偏向一侧,即为阳性。

(2) 字母删除试验:将一组数字或字母展示在患者面前,让他用笔删去指定的数字或字母,如仅删去一侧的,即为阳性。

(3) 画图测验:让患者临摹花、房子、钟表等图画,若明显遗漏一侧为阳性。

(二) 空间关系综合征

空间关系综合征包括多种障碍,其共同之处在于观察两者之间或自己与两个或两个以上物体之间的位置关系和距离上表现出障碍。由于右顶叶与空间知觉密切相关,故空间关系综合征最常见于右侧脑损伤的患者。

1. 图形背景分辨：是指患者由于不能忽略无关的视觉刺激和选择必要的对象，故不能从背景中区分出隐含在其中的图形的症状。让患者辨认重叠图形或在房间里找东西，不能完成为阳性。

2. 空间关系障碍：是指对两个或两个以上的物体之间以及它们与人体之间的相互位置关系的认识障碍。评定时可用图片或实物进行检查，也可给出与空间位置有关的指令，不能做或回答不正确者为阳性。

3. 地形定向障碍：是指不能理解和记住两地之间的关系。可将一张所在城市的交通地图展开放在患者面前，治疗师指出当前所在地点，嘱患者从该点出发并找出其回家的路线，找不出者为异常。

4. 物体恒常性识别障碍：是指不能观察或注意到物体的结构和形状上的细微差异。患者不能鉴别形状相似的物体，或者不能识别放置于非常规角度的物品。将形状相似、大小不同的几样东西混放在一起，若患者无法识别为阳性。

5. 距离与深度知觉障碍：是指对于物体的距离及深度的判断上存在障碍，令患者将摆放在桌子上的一件物品拿起来，或将物品悬吊在患者面前让其抓取，有距离知觉障碍的患者可表现为伸手过近或过远而未抓到。令患者倒一杯水，深度知觉障碍者在杯子里的水倒满时仍然继续倒。

（三）失认症

失认症是指对视觉、听觉、触觉等感觉途径获得的信息缺乏正确的分析和识别能力，因而造成对感知对象的认识障碍。其病变部位在顶叶、颞叶、枕叶的交界区。

1. 颜色失认：患者病前分辨颜色无异常，病后对颜色不能分辨。评定时可向患者出示一套彩色铅笔，让他说明各支的颜色，不能正确回答者为阳性。

2. 颜面失认：指患者病后不能靠面容认识原先认识的人。评定时可向患者出示家人照片，不能辨认者为阳性。

3. 听失认：患者能听到有无声音存在，但不能辨别是什么声音。评定时可让患者闭目分辨摇铃、电话铃、汽车喇叭声,不能者为阳性。

4. 触觉失认:患者尽管触觉、本体觉和冷热觉正常,但不能通过触摸辨认物体。评定时让患者闭目用手触摸分辨粗砂纸、布料、绸缎、呢绒,不能分辨者为阳性。

(四)失用症

失用症是指由于大脑皮质损害而造成有目的的行为障碍,患者不能正确地计划和执行某些有意识的行为和动作。病变部位在大脑前运动区。失用可表现为结构性失用、意念运动性失用、意念性失用、运动性失用、穿衣失用、步行失用、言语失用等。在具体检查中,患者不能按指令完成以前所能完成的有目的的动作。

1. 结构性失用:是以空间关系分析为基础的障碍,患者缺乏对某些活动进行概念化的能力,导致患者不能描绘简单的图形,不能将不同的物件正确的空间关系组合起来,不能完成二维和三维空间的拼搭。评定方法如下:

(1)画空心十字试验:给患者纸和笔,让他照着一个“十”字画一个空心十字的图形。不成空心、边缘歪曲、形状畸形均为阳性。

(2)用火柴棒拼图试验:由检查者用火柴棒拼成各种图形,让患者仿制,不能完成者为阳性。

(3)砌积木试验:检查者用积木搭成几种简单的图形,让患者仿制。不能完成者为阳性。

2. 意念运动性失用:是意念中枢与运动中枢的联系中断,运动意念不能传达到运动中枢。表现为有意识的运动不能,无意识行为却能进行,即患者能自动地进行习惯性的活动并能讲述活动如何去做,却不能按他人指令完成此活动。评定方法如下:

(1)模仿动作:检查者向患者示范一种动作,如举起一手,伸食指、环指和小指,将中指和拇指对掌;或伸中指、环指、小指,将食指和拇指对掌,让患者模仿。凡不能完成者为阳性。

(2)按口头命令动作:让患者执行检查者的口头动作指

令。不能执行者为阳性。

3. 意念性失用:是运动活动观念部分的障碍,不能完成一系列本已习得的运用动作,不能成功地制订动作计划,是高层次的运动计划的障碍。既不能自主又不能按指令完成有目的的活动,甚至做出与指令活动无关的动作。模仿动作一般无障碍。这类患者常伴有智力障碍。评定以活动逻辑试验为主,即给出刷牙、贴信封、倒茶水等指令及相应实物,如患者动作顺序错乱,即为阳性。

4. 运动性失用:是最简单的失用症,常见于上肢或舌。患者能理解某项活动的概念和目的,但不能付之行动,有时能做一些粗大运动但动作笨拙,不能完成精细动作。评定时让患者做如倒水、用钥匙开门、洗脸、刷牙等动作,不能完成者即为阳性。

5. 穿衣失用:是体象失认和空间关系障碍所致,患者不能认识衣服各个部位及其相互关系,穿衣时将衣服上下倒置或内外反穿、前后反穿,或将双腿穿进一只裤筒内,将纽扣扣错位等。评定时让患者给玩具娃娃穿衣或给自己穿衣,不能完成者为阳性。

(陆 敏 丁新华)

第十二章　电诊断学评定

所谓电诊断(electrodiagnosis)，就是应用各种不同的神经生理学技术以诊断各种累及神经肌肉系统的疾病。具体说来，即是指记录和分析神经与肌肉对电刺激的反应情况，检测并确定肌肉与神经组织内各种电位(包括插入电位、自发电位、非自主和自主性动作电位)的活动特点，并据以诊断疾病的一整套方法学。电诊断是物理医学与康复的有机组成部分，是康复医师必备的技能之一。

第一节　概　　述

一、电诊断的神经生理学基础

神经系统是机体的主要机能调节系统，全面调节着体内各个器官及各种生理过程，以使机体适应其内、外环境的变化，维持生命活动的正常进行。神经系统可分为中枢神经和周围神经，前者包括大脑和脊髓，由神经元和神经胶质及各种传导通路组成；后者则由许多粗细不等的有髓和无髓神经纤维组成。

神经系统的调节机能通过反射活动的方式来实现，其有赖于神经系统各个组成部分及有关神经元的协同活动来完成，即通过感受器感受机体内、外的各种变化(即刺激)，并把刺激转换为神经冲动，经传入神经传至中枢神经系统，经中枢的分析整合作用，再将信息传至效应器，产生相应的反应。各种神经传导检查(如 MCV、SCV、F 波、H 反射等)和诱发电位(如 SEP、BAEP 和 VEP 等)无不是通过刺激相应的感觉器，然后在其传导通路的相应部位记录并分析其电活动。

人类运动系统的最小功能单元是运动单位(motor unit, MU)，其由一个运动神经元和其发出的轴突支配的所有肌纤维组成。每个运动单位中肌纤维数与轴突数的比值,称为神经支配比。在不同肌肉中,该比值是不同的。例如,负责精细运动的肌肉中,该比值较小,而司职粗大运动的肌肉的神经支配比值则较大。另外,较大的运动神经元支配的肌纤维数较多,支配比较大,所有这些,构成了运动单位特有的解剖与生理特性。而在疾病过程中,由于失神经支配与再支配及肌纤维的萎缩、肥大等,可使运动单位的构造产生特征性的变化,除可在形态学方面产生变化外,在电生理活动方面,也会产生相应的改变。这就是通过肌电检查,可对疾病进行诊断的根本所在。

二、常用的电诊断学评定方法

随着电诊断医学的发展,已开发和建立了为数众多的评定方法,许多新的方法还在不断地被开发应用。根据 Aminoff 的意见,结合现有的文献,可将常用的电诊断学方法分为以下几类:

1. 肌电图检查(electromyography,EMG):指对针电极插入肌肉时、肌肉放松时和肌肉自主收缩时肌肉的电活动进行记录和研究。

2. 周围神经传导检查(nerve conduction studies,NCS)

(1) 运动神经传导研究。

(2) 感觉神经传导研究。

(3) H 反射检查。

(4) F 波检查。

(5) 眨眼反射检查。

(6) 重复电刺激检查法。

3. 肌肉的电刺激检查:即传统的电刺激式电诊断,如直流-感应电诊断,时间-强度曲线检查。

4. 诱发电位检查:包括体感诱发电位(SEP)、脑干听觉诱发电位(BAEP)、视觉诱发电位(VEP)、运动诱发电位(MEP)、事件相关电位(ERP)等检查方法。

本章将就肌电图和周围神经传导检查及诱发电位进行介绍。

三、电诊断学诊断仪器

现代电诊断学仪器一般具备多项检测功能，只要配备相应的计算机软件和检查用配件，即可进行各种电诊断学评定。一般而言，其由以下基本部位组成：电极、放大器、示波器、扬声器、刺激器和资料存贮器。

1. 电极：有表面电极和针电极两大类别，可分别用于记录和刺激之用。常用的针电极有 4 种：①同芯针电极；②单极针电极；③单纤维针电极；④多极针电极。各种电极特性与用途各不相同，适用范围也不同。

2. 放大器：由前置放大器和放大器两部分组成，对检拾到的生物电信号进行放大。在电诊断学评定中，需给予充分考虑的放大器的重要特性：①频率响应范围；②差分放大与共模抑制比；③输入阻抗；④噪声水平。

3. 示波器：用于显示电信号，以便检查者肉眼观察电位的形态，并测量其波幅和时限。

4. 扬声器：可以声音的形式显示所检测的生物电信号。在肌电检查中，正常的运动单位电位及各种异常电位均呈现为特征性的声音，因而十分易于鉴别。

5. 刺激器：用于产生各种刺激，作用于人体的不同部位，使之产生相应的反应和电活动。在肌电图与神经传导研究中，通常使用的是电刺激，而在 BAEP 和 VEP 检查时，则需分别使用声音和视觉刺激。

6. 资料存贮器：以往采用磁带记录和贮存，现已普遍为计算机所替代。

四、电诊断学工作者应具备的条件

电诊断学评定已成为神经、肌肉疾病诊断与处理中一项十分重要的评定手段。必须注意的是，该项检查只是临床上各种检查的一种延伸和补充，必须与病史和体检相结合方可得出正确的结论。也正因为如此，一个好的电诊断学工作者必须至少

具备以下几个基本条件:

1. 熟知影响神经肌肉系统的各种疾病,并胜任神经肌肉系统的临床检查,这对于界定电诊断学评定所需弄清的问题具有决定性意义,同时也是选用合适的电生理学评定方法的必备条件。

2. 熟知神经系统的大体解剖,包括感觉与运动的神经支配模式,神经的走行和肌肉的表面解剖与动作。

3. 熟悉各种电诊断学评定方法并有足够的实际工作经验,熟悉各种技术的应用范围,局限性和可能有的误差。

4. 能利用临床检查和电生理学检查资料对疾病进行分析,以便确定疾病诊断及其具体的病因。

5. 对使用的仪器及与之相关的知识有足够的了解。

五、电诊断学评定在康复中的应用

1. 协助疾病的诊断与鉴别诊断:例如,通过肌电图检查,可以帮助判断患者无力是肌源性的还是神经源性的,因为两者的肌电活动是具有特征性区别的。而对于神经源性疾患,结合周围神经刺激技术,可以帮助确定是轴索变性还是髓鞘变性所致;确定病变是在周围神经,还是在神经丛或神经根;是局限性的,还是多发性的。因此,其既有定性诊断的价值,又有定位诊断价值。

2. 用于判断预后:根据电生理变化的情况,可以确定病情轻重,判断疾病恢复的可能性。如在周围性面神经瘫痪患者,面肌肌电图检查呈现有失神经征者预后比未出现此症者差,面神经传导无明显变化者,预示其在2个月内将可完全恢复。近来的研究表明,经颅磁刺激运动诱发电位的异常程度与CVA患者的运动功能有密切关系。

3. 了解病情演变情况和判断疗效:EMG和神经传导检查可用于监测周围神经的再生情况。如在原先完全失神经的肌肉中检测到了运动单位电位,则表明已发生了神经再支配,这常比临床上肉眼可见的运动恢复早许多。最近有人对急性期中应用露醇的CVA患者进行了MEP检查,发现在治疗后

MEP 的各项参数均有明显的改善,从而证实了甘露醇的治疗效果。

第二节　肌电图检查

所谓肌电图检查,就是指对肌肉电活动进行研究的一种电诊断学方法。

在行 EMG 检查前,应先简短询问病史和进行必要的体格检查,以便确定患者的问题及所要进行的检查及检查的部位。接下来应向患者解释检查过程,取得患者的充分合作,然后让其舒适地躺下,开始正式检查。通常应首先检查无力的肌肉,以便确定具体的问题之所在。插入针电极后,可令患者收缩受检肌肉,以确保电极在受检肌肉内。对每一块受检肌肉,应在其近端、中间部位和远端三个部位分别插针探查。

一、肌电检查的步骤

人体全身共有 434 块骨骼肌,因此,肌电图检查应有计划性,这有赖于检查者良好的素质和周密的安排。

世界 EMG 权威 E. W. Johnson 将肌电图检查分为下述 5 个步骤:①肌肉静息状态观察;②插入活动观察;③最小肌肉收缩活动观察;④最大肌肉收缩活动观察;⑤诊断性肌电检查。他指出,对刚入此道者,最初 2000 ~ 3000 个病例的 EMG 检查应严格按照这五个步骤依次进行,否则有可能导致信息收集的不全。

第一步:肌肉静息状态的观察

仪器条件:增益 50 μV/cm,扫描速度 5 ~ 100ms/cm,滤波范围 20Hz ~ 10kHz。

在患者放松状态下插入针电极,然后观察肌肉在静息状态下的自发电活动。正常情况下应呈电静息。若有纤颤电位、正锋波、束颤电位和肌纤维抽搐放电出现,则为异常。

第二步:插入活动观察

仪器条件:增益 50 ~ 100 μV/cm,扫描速度 10ms/cm,滤波

范围 20Hz ~ 10kHz。

针极插入肌肉或在肌肉内快速提插时,正常情况下可诱发出一阵短促的电活动,但在电极停止移动时,电活动应立即消失。有人提出,该活动正常的持续时间小于 300ms。但 Johnson 等人认为,以其持续时间的长短来进行判断是不适宜的,因为这与操作者动作的快慢有关,快者仅 75 ~ 100ms,而慢者可达 300 ~ 400ms。

异常的插入活动包括复合性重复放电(complex repetitive discharges)等。

第三步:最小用力收缩活动观察

仪器条件:增益 100 ~ 200 μV/cm,扫描速度 5 ~ 10ms/cm。

让患者开始收缩肌肉,兴奋阈值最低的运动单位将首先被激活,随着用力程度升高,这些运动单位的放电频率将增快,随之出现其他阈值较高些的运动单位参与收缩。在第二个运动单位参与收缩前,第一个运动单位电位连续放电的间隔期,即称之为募集间期(recruitment interval, RI)(图 2-12-1),此 RI 实际上为肌无力的一个敏感的诊断学指标,在神经源性疾病时,RI 缩短,而在肌源性疾病时,RI 延长。

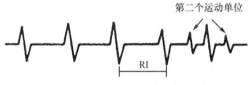

图 2-12-1 运动单位募集间期(RI)

此步骤中要对 MUP 的各项参数进行测量和分析,包括波幅、波宽、相数等。

第四步:最大用力收缩活动观察

嘱患者以最大力量收缩受检肌肉,观察其肌电活动。此时可将针退至较表浅处,以减轻疼痛,确保患者能最大程度地用力。此期应观察肌电募集形式及波幅。正常应为干扰型,最高波幅 2 ~ 5mV。

第五步:诊断性肌电检查

在发现异常肌电活动后,应进一步了解其分布情况,据此确定病变是全身性的还是局限性的,病变的解剖学定位等。这需要有良好的解剖知识作为基础。

正常的运动单位动作电位(motor unit action potential,MUAP):所谓的运动单位电位,实际上只是隶属于某一运动单位的靠近针电极附近的肌纤维的动作电位的总和,因而需在不同的部位检查取样方能反映 MU 的全貌。在正常情况下,同心针电极所记录到的单个运动单位电位的峰-峰波幅可为 0.3~5mV,波宽为 3~16ms,相位数为 1~3 相,超过 4 相则为多相波。多相波所占比例一般少于 10%。最大用力收缩时,因参与的 MU 多,MU 的放电频率增快,MUAP 将相互重叠而不再能区分开,呈现为所谓的干扰型肌电图,此时其最大波幅一般为 2~5mV。

二、异常的肌电活动

进行针极 EMG 检查时,常在三种情况下进行观察:①提插针极时的插入活动;②肌肉完全放松、针电极不动时的自发活动;③肌肉收缩时的肌电活动。

(一)异常的插入活动

当针极插入肌肉时,因其损伤肌细胞膜,可导致短暂的突发性肌电活动,其持续时间取决于检查者的手法,通常为 75~300ms。异常的插入活动有:

1. 正锋波:为针尖移动且处于肌纤维去极化区内时记录到的单根肌纤维的除极化电活动(图 2-12-2A)。若与纤颤电位相伴出现,且两者发放节律与频率一致时,为异常。若仅在终板区可见,且频率和节律与终板电位相似,则为正常所见。

2. 复合性重复放电:可由针电极移动或拍打肌肉而引发,为一连串以 5~150Hz 频率有规律地发放的电位。波形复杂,但各波波形较为一致。其突然出现和中止,声音似摩托艇(图 2-12-2B)。

3. 插入活动增高或减低:若移动针电极时暴发出现正锋波和纤颤电位,或是导致单根肌纤维以不规则的频率和波幅成串放电,即可描述为插入活动增高。在肌肉发生纤维化时,针电极插入时电活动减低。

(二)自发活动

正常时,松弛肌应呈现为电静息状态。异常情况下,可见到下列自发电活动:

1. 束颤电位:是运动单位自发的非自主放电而产生的肌电表现,其特征为发放频率慢(<5Hz)且无规律,波形和大小变异范围大。可为双相、三相,也可为多相,系由于组成单个运动单位的肌纤维兴奋所致,但与运动单位电位不是相同的(图2-12-2C)。

2. 纤颤电位与正锋波:纤颤电位为针电极在肌细胞外时记录到的单根肌纤维的自发电活动。发放频率为2~20Hz,2~3相,起始相为正相,波幅50~400μV,波宽0.5~1.5ms。当针尖位于肌细胞内时,则记录到的自发电活动为正锋波。见于各种原因所致的肌纤维失神经支配(图2-12-2A、D)。

纤颤电位的分级可按其在受检肌中分布的情况或在该肌肉中出现的多寡来进行。

按分布情况分级:1级,在1/4的检查部位中可见;2级,在2/4的部位中可见;3级,在3/4的部位中可见;4级,在受检肌的所有检查部位均可见纤颤电位。

按出现的多寡分级:1级,仅在移动针极或扣击肌肉时可见;2级,针极不移动时可见;3级,介于2级和4级之间;4级,在扫描速度为10ms/cm时,纤颤电位充斥整个屏幕。

正锋波系因移动针极而出现,简单地用偶发、少量和许多来表示其多少即可。

3. 肌纤维抽搐放电:是束颤电位的一个特殊表现形式,是运动单位电位的同时或成群出现所致(图2-12-2E)。

(三)异常的运动单位电位

可在两种情况下分别予以观察:

1. 轻度用力收缩时:异常的MUAP有两大类。包括:①波

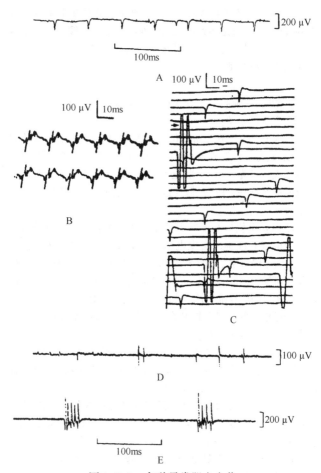

图 2-12-2　各种异常肌电电位

A.正锋波;B.复合性重复放电;C.束颤电位(箭头所示);
D.纤颤电位;E.肌纤维抽搐放电

幅低、时限短的 MUAP,见于肌源性疾病,同时有多相波增多;
②波幅增高,时限增宽,见于神经源性疾病,也可有多相波增

多。在周围神经损伤后发生再生的早期,MUAP 则为低波幅,长时限的多相波(图 2-12-3)。

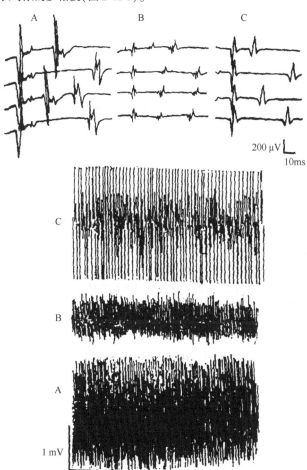

图 2-12-3　正常和异常运动单位电位与募集型式

A.正常;B.肌源性疾病;C.神经源性疾病

2. 最大用力收缩时：表现为病理性募集型。肌病时表现为过度干扰型，即用力未达最大时，MUAP 即已呈完全干扰型，且波幅低于正常。神经源性疾病时，MUAP 数量减少，呈混合型或单纯型，波幅可大于正常。

三、肌电图检查的注意事项

1. 必须由医师操作。国际肌电图权威 Aminoff 和 Johnson 均认为，肌电图检查只应由受过专门训练的临床医师进行。主要原因为：①合理的肌电图检查必须以详细的病史询问和体格检查为前提；②肌电图检查不同于一般的实验室检查，不可能遵循事先确定的固定程序进行，而是应根据检查发现的情况，随时调整所应用的检查方法和检查部位。而这些，均非一般技术人员所能达到的。

2. 要注意可能发生的误差。有很多因素可导致检查误差的产生，如针电极插入部位不当、电位活动识别与判断不准、患者合作程度不够等，均应尽力避免。

3. 肌电图检查只是病史询问和临床检查的一个延伸，而不是它们的替代。决不可仅凭肌电图检查的结果就作出疾病诊断，而应与病史和临床检查及其他相关检查结合考虑，方可作出合理的判断。

第三节　周围神经传导检查

一、概　　述

所谓周围神经传导检查(nerve conduction studies，NCS)，是指通过刺激周围神经并对其所产生的动作电位进行记录和分析，从而客观地评定周围神经肌肉系统功能状况的一种电生理学方法。其与诱发电位的区别，在于它只记录和分析周围神经系统的反应，而诱发电位检查则对周围和中枢神经系统的反应均进行记录和分析。

周围神经传导检查的根本所在，是周围神经受到刺激后，其将发生相应的反应,且该反应可经由适当的电极检测到。周围神经的刺激一般以电刺激的形式提供,而对其反应的记录则有直接记录和间接记录两种方式。前者指的是直接记录周围神经在受刺激后产生的动作电位,用于感觉神经和混合神经传导检查;后者则用于运动神经传导检查,指记录相应肌肉的动作电位而反映运动神经的传导情况。同时,由于神经在受刺激后,其兴奋可同时向近、远端两个方向传播,故可作顺向传导和逆向传导检查。所谓顺向传导,是指与生理学传导方向一致的传导,即感觉以朝向脊髓的方向传导,运动则朝远离脊髓的方向传导,而逆向传导则相反。在运动神经传导检查中,一般仅用顺向法;而感觉神经传导检查中,两种方法均可使用。

二、方　　法

(一)仪器及其工作条件

一般的肌电图仪均可用于神经传导检查。在进行感觉神经传导检查时,仪器需配有平均器。检查中使用的仪器的工作条件可从以下方面进行考虑:

1. 滤波条件:应保证仪器对所要记录的电位有良好的响应并能不失真地记录下来。一般而言,进行运动神经传导检查时,滤波范围定为 10 ~ 10 000Hz,作感觉神经传导检查时,滤波范围定为 20 ~ 2000Hz。

2. 扫描速度:在扫描速度分别为 2 ~ 5ms/cm 和 1 ~ 2ms/cm 时,可保证运动和感觉神经传导检查中电位的良好显示和记录。注意,在一次检查中作重复测量时,该扫描速度应保持不变。

3. 灵敏度:在作运动神经传导速度和感觉神经传导速度检查时,分别为 1 ~ 5mV/cm 和 5 ~ 10 μV/cm,但应根据检查中所获电位波幅的大小而上下调节。

4. 电刺激:在进行神经传导检查时,不同的检查项目所需的刺激条件是不同的,应相应予以调整,包括刺激电流的强度、脉冲的波宽、刺激频率等。

(二)患者体位

一般取舒适、放松的体位,坐、卧均可。

（三）电极及其置放

神经传导检查中使用的电极按其作用可分为三种。

1. 刺激电极：一般使用表面电极，在做深部神经检查时，也可用针电极。检查中置于相应神经节段的适宜的解剖部位。阴、阳极的置放以阴极距记录电极较近，阳极距记录电极较远为原则，但在作 H 反射和 F 波检查时，则以阴极位于阳极的近体端为准（图2-12-4）。

2. 记录电极：包括一个主电极和一个参考电极。在运动神经传导检查中，主电极置于肌肉的肌腹（运动点）上，参考电极则置于该肌远端的肌腱上。在感觉神经传导检查中，两者均置于受检神经干的表面（图2-12-4）。记录电极一般使用表面电极，但从深部肌肉（如股二头肌）进行记录或采用近神经记录法时，则使用针电极。

3. 接地电极：使用表面电极，置于刺激电极与记录电极之间，距记录电极较近些（图2-12-4）。

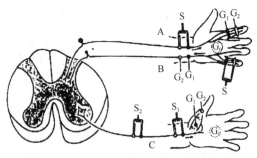

图 2-12-4　神经传导检查中的电极置放

S 为刺激电极，S_1 和 S_2 分别为远、近端刺激电极；G_1 为记录主电极，G_2 为记录辅助电极，G_0 为接地电极

（四）神经传导检查中电位的分析

在神经传导检查中，通过电极记录到的供分析的电位有两类：感觉神经动作电位（sensory nerve action potential, SNAP）和复合性肌肉动作电位（compound muscle action potential,

CMAP）。前者通过直接记录法在感觉神经体表记录到，后者经由间接记录法在运动神经支配的肌肉中记录而得。根据检查技术和来源的不同，CMAP 包括 M 波、F 波、H 波（或 H 反射）、T 波（或 T 反射）、A 波、R_1 波和 R_2 波（或眨眼反射）。

1. 电位的形状：当采用标准的检查方法时，SNAP 和 CMAP 呈现典型的形状。在感觉传导检查中，当使用顺向法测定时，获取的 SNAP 为一典型的正-负-正三相波（图 2-12-5）。逆向法测定时，SNAP 一般为一先负后正的双相波，也可为与顺向法测定时形状相同的三相波（图 2-12-5）。

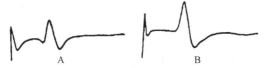

图 2-12-5　正常的感觉神经动作电位

A. 顺向法；B. 逆向法

在运动传导检查中，典型的 M 波应为一先负后正的双相波（图 2-12-6）。

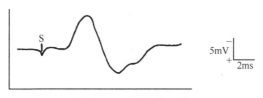

图 2-12-6　正常的 M 波

2. 神经传导检查的分析参数：可从 4 个方面进行分析。①潜伏期，是从刺激开始处至反应出现时所经过的时间。②波幅，可为峰-峰值，也可仅测量负的波幅，其反映被兴奋的神经纤维的数量及其传导的同步性。波幅的变异范围较大，不如潜伏期可靠。③波宽，也反映产生动作电位的神经纤维的数量和传导的同步性，当同步性较差时，将会出现波幅下降和波宽增大，且有波形失真。④传导速度，是所测量的神经节段的长度除以潜伏时所得到的计算值。

通过对所获取电位的上述参数的测量与计算,结合对电位形状的观察,即可了解所测神经的传导功能状况。

三、神经传导检查的临床应用

美国学者 Weber 指出,通过神经传导检查而确立诊断的频度,要高于任何其他电诊断学技术。因为其能十分敏感地检测出神经传导减慢和传导阻滞,而这又是临床上最为常见的神经嵌压或周围神经病的早期指征。

根据 Liveson 和 Ma 的意见,神经传导研究在临床上可用于以下几方面:

1. 诊断弥漫性多神经病:本病表现为对称性、弥漫性的多条神经的传导障碍。这与复合性单神经炎(mononeuritis complex)是不同的,后者神经传导异常为斑块状的、非对称性的,由此可对两者进行鉴别。

同时,根据神经传导速度减慢的程度,有时尚可推知病变是脱髓鞘所致,还是轴索变性所致。在脱髓鞘时,常有严重的神经传导减慢,而轻度减慢常不具特异性。而波幅的下降则通常为轴索病变所致,但也可发生于髓鞘变性时,因而其特异性较差。

2. 准确定位局灶性神经损伤(即嵌压性周围神经损伤):典型的局灶性神经损伤如腕管综合征等,多以局部的脱髓鞘病变为主,因而受损段的神经传导检查可显示出明显的电位形态、波幅和传导潜伏期与速度的变化。而其近端段传导可完全正常,其远端段则视损伤的严重程度可表现为传导正常或异常。

3. 确定神经损伤的程度并追踪病变进展情况,指导治疗和判断预后。当神经传导检查提示神经损伤为完全性时,则需考虑行手术探查和修复,且提示预后较差。

四、神经传导检查中应予以考虑的事项

(一)影响神经传导的生理学因素

1. 温度:温度下降时,神经传导速度将减慢。有研究表明,

体表温度每下降1℃,神经传导速度下降2.4m/s,同时,温度下降还可使动作电位的潜伏期、波宽和波幅均增大。

2. 年龄:新生儿的神经传导速度约为成人的50%,4岁时达成人值,然后相对稳定直至60岁,此后以大约每10年1.5%的速率下降。感觉神经传导下降的幅度要比相应的运动神经传导下降快。

3. 身高:身高与神经传导速度呈负相关。身高较高的受试者,其末端传导在一定范围内的减慢属正常的现象。

(二)影响神经传导测量值的方法学因素

1. 检查方法的标准化:所使用的方法要保持一致,否则得出的结果就不具备可比性,且易产生误差。

2. 神经的电刺激:①注意刺激电极的极性,因阴、阳极的倒错可导致潜伏期0.5ms的误差。②刺激应是超强刺激,即增强至记录到的动作电位波幅达最大值后,再将刺激强度增加25%。既不要太弱,也不要太强。太弱时,不足以兴奋快速传导纤维,太强则会导致刺激的扩散。

3. 神经电位的记录:当使用的记录电极不同时,所获得的电位的参数也会有很大的不同,应予以注意。

4. 距离的测量:测量方法应标准化,如测量时肢体的体位等,因在有关节屈曲和伸展时,所测得的距离是可以相差甚远的。

5. 仪器的工作条件:放大器放大倍数和滤波范围应保持一致,示波器的扫描速度也应恒定。

(三)神经传导检查中的统计学问题

1. 正常值的建立:每个实验室均应建立自己的正常值。在建立正常值时,要注意正常受试者的界定标准应合适,样本量应足够大,样本的代表性要好,受试者应按不同的变量(如年龄、性别、职业、身高等)进行分层,以便建立不同群体的正常参考值。

2. 检测结果的解释与报告:在对测得结果进行解释时,应严格与相对应的正常值进行比较。要排除年龄、身高、职业等的差异所带来的影响,同时还应考虑检测结果与患者的病史、体检结果是否一致,多项电诊断检查的异常表现是否一致。这样方可保证结果的解释与报告的准确性,避免误诊。

五、神经传导检查的内容

(一)感觉神经传导

由于许多周围性神经疾患以感觉异常为首发症状或是以感觉异常表现为著,故感觉神经传导检查常具有重要的诊断价值。

感觉神经传导检查与运动神经传导检查的不同之处在于其不涉及神经-肌肉接头和肌肉,因而只需在神经的某一点给予刺激,而在另一点进行记录即可。采用顺向或逆向法进行测量均可。前者是在指或趾端或皮肤进行刺激,在相应的神经干记录;后者则相反。研究表明,顺向与逆向感觉传导速度无显著差异,因此两者所测得值相似。

在检查中需考虑的方法学因素有:①要使用超强刺激。②记录主电极与参考电极间要相距 3~4cm,且前者距刺激电极阴极距离应为 10~15cm。距离过大会使 SNAP 的离散度增大,使本来就较小的 SNAP 的波幅更小,而距离过小则会增加测量的误差。③SNAP 一般较小,较难记录,故在采用信号平均技术的同时,还应注意操作中的一些细节问题,如让患者放松以避免肌肉活动的干扰,关闭日光灯和拔掉不需要的导线以消除电噪声干扰等。

在感觉传导检查的各个分析参数中,一般认为潜伏期和传导速度最有临床应用价值,也有人强调 SNAP 波幅的意义,但其变异范围较前两者大,不如它们稳定。

(二)运动神经传导

运动神经传导检查是通过在运动神经干给予刺激,在其支配的相应的肌肉上记录而进行的,此时记录的 CMAP 称为 M 波。由于冲动在传导的过程中要经由神经-肌肉接头和肌纤维才能到达记录电极,所以仅以一点刺激获得的潜伏时来计算运动神经传导速度是不恰当的,而应在神经干的两点进行刺激,获得两个潜伏时，再量出这两点的距离并除以两个潜伏时的差值，即可计算得出两个刺激点间的这一段运动神经的传导速度。

对 M 波的测量分析参数有潜伏期、波幅、波宽和波形以及运动传导速度。

检查中的注意事项：①刺激强度必须是超强的，以确保所有的神经纤维均被兴奋。②记录主电极必须准确地置放于肌腹的运动点上，参考电极置于该肌肌腱上，此时记录的 M 波呈典型的先负后正双相波。如记录的 M 波呈先正后负形态或虽先负后正，但负相波波峰处有一凹陷，则说明记录主电极位置不准确，须进行调整。③放大器的放大倍数要恰当，在低放大倍数时，因 M 波的偏转不锐，常难于准确确定其起始处，影响潜伏期的确定。

（三）F 波

运动神经纤维在受到刺激产生兴奋时，其冲动会向近、远端双向传导。冲动沿神经顺向传至肌肉，直接使之兴奋产生动作电位，是为 M 波；冲动逆向传至脊髓前角运动神经元使之兴奋，该兴奋性冲动再顺向传导至肌肉，使之再次兴奋而产生一个所谓的迟发性反应，此即 F 波（图 2-12-7）。由此可以看出：①F 波的潜伏期包括激发的动作电位逆向传至脊髓前角细胞

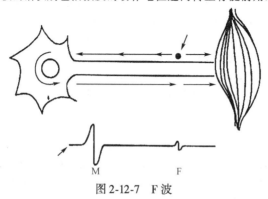

图 2-12-7　F 波

所需的时间和在前角细胞中的延迟时间(约为1ms)以及在此引发的动作电位由前角细胞顺向传至肌纤维所需的时间;②刺激强度必须足够大,否则逆向冲动不能激活前角运动神经元,引不出 F 波;③随着刺激电极朝向近心端移动,F 波的潜伏期将缩短。正常时,在重复刺激时,F 波的潜伏期、构型和波幅会有一定程度的变化。

对 F 波的分析指标主要有以下几个:

1. 潜伏期:包括最短潜伏期、最长潜伏期和平均潜伏期。最短潜伏期反映最快速传导纤维的传导情况,其与最长潜伏期的差值称为时间离散度,正常时为几个毫秒。平均潜伏期为测量的 10 个或更多的 F 波潜伏期的平均值。潜伏期延长表明传导阻滞。

2. 波幅:正常时为 M 波波幅的 1% ~ 5%,其临床意义尚不肯定。近来有人报道,慢性痉挛性偏瘫患者患侧的 F 波减幅较健侧高。

3. F 波出现率:通常为 90% ~ 100%,出现率下降可以是神经病变的早期征象。

另外,F 波的传导速度也是一个应用较广的指标,但由于在距离测量中的误差可使 F 波速度的计算产生明显误差,因此,应用时应予以慎重考虑。

4. 波宽:近年才见有对该参数的研究报道,结果表明,单痉挛性瘫痪的患者患侧 F 波波宽大于健侧。

F 波的检查可作为常规神经传导检查的一个补充,用于评估近端运动神经的传导功能。在神经根、神经丛及周围神经近端病变的诊断中具有重要的临床价值。近来也有人用于对上运动神元损伤的患者进行评定,但临床意义尚有待进一步确定。

(四) H 反射

H 反射是一种单突触性节段性反射,因其最先由 Hoffman 于 1918 年描述,故名。其是在以低于 M 波的阈值的强度刺激混合神经干时,在该神经支配的肌肉上引出的一个迟发性 CMAP。H 波在引出后,其振幅将随刺激强度的上升而上升,在刺激强度接近 M 波阈强度时,波幅达最大,然后,随着刺激强度的增大和 M 波振幅的上升而下降(图 2-12-8)。

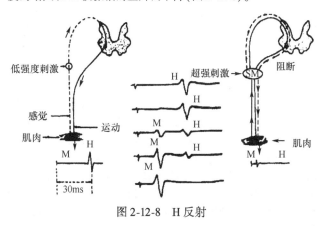

图 2-12-8　H 反射

　　虽然 H 反射的潜伏期与 F 波相似,但两者却有着本质的区别。下述各点有助于两者的鉴别:①H 反射的阈刺激强度小于 M 波,而 F 波则需大于 M 波阈刺激的强度方可引出。②刺激强度不变时,H 反射的潜伏期与波形保持恒定,而 F 波则否。③在低强度刺激时,H 波波幅通常大于 M 波,其平均波幅为 M 波波幅的 50% ~ 100% 。F 波波幅恒小于 M 波,仅为 M 波波幅的 1% ~ 5% 。④在正常成人中,若不采用易化方法,H 反射仅可在比目鱼肌和桡侧腕伸肌中引出,而 F 波则可在全身肌肉中引出。

　　H 反射的检查方法:记录主电极于胫骨内侧置于比目鱼肌体表,参考电极置于跟腱,接地电极置于记录电极与刺激电极之间,刺激电极置于腘窝横纹中点的胫神经体表,阴极位于阳极的近体端,用波宽为 0.5 ~ 1.0ms 的电脉冲以 0.5 ~ 1Hz 的频率进行刺激,刺激强度应由小到大缓慢调节至恰大于 M 波阈强度,且引出的 H 波波幅达最大为止。

　　H 反射的临床应用:已有研究表明 H 反射潜伏期是最可靠的指标,因而目前在临床上应用最多。单侧 H 反射潜伏期延长或消失见于单侧坐骨神经、胫神经或 S_1 神经根受损；双侧 H 反射异常则是多发性周围神经病的敏感指征，但需与双侧 S_1 神经根病变相鉴别，这可结合腓肠神经传导检查而达到。桡侧腕屈肌 H 反射的延迟或缺如见于 C_6 和 C_7 神经根病变。在有上运动神经元受损时，正常情况下引不出 H 反射的肌肉中可出现H 反射。

（五）眨眼反射

在眶上切迹处刺激三叉神经眶上支时，在双侧的眼轮匝肌上可记录到 CMAP，此即眨眼反射。正常的眨眼反射包括两个独立的电位成分：较早出期的 R_1 波和较晚出现的 R_2 波。前者仅在刺激侧的眼轮匝肌上可记录到，反映三叉神经主感觉核和同侧面神经间双突触通路的传导情况，潜伏期较稳定；后者则两侧均有，起源于三叉神经脊髓核与两侧面神经核之间的多突角联系，潜伏期变动较大（图 2-12-9）。该反射的传入弧是三叉神经的感觉支，传出弧为面神经。

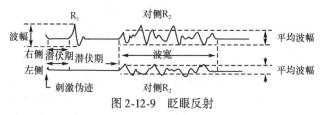

图 2-12-9 眨眼反射

眨眼反射的临床用途：①诊断三叉神经损伤，在刺激病变侧时，表现为双侧 R_1 和 R_2 波潜伏期延长甚至缺如，但特发性三叉神经病患者的眨眼反射可无异常；②面神经受损，表现为患侧 R_1、R_2 波潜伏期延长或缺如，由于其全面反映面神经近端和远端段的传导情况，因而比面神经干的直接刺激检查要敏感些；③筛查可疑性小脑桥脑角肿瘤（如听神经瘤），由于肿瘤可累及该反射的传入与传出弧，因此可使其产生异常。据报道，85% 的此类患者会在该项检查中出现阳性反应。表 2-12-1 为眨眼反射的正常参考值。

表 2-12-1　眨眼反射正常参考值

	潜伏时(ms)* $\bar{x}\pm s$	二侧差值(ms)* $\bar{x}\pm s$
R_1 波	10.45 ±0.84(<13)	0.3 ±0.9(<1.2)
R_2 波(同侧)	30.5 ±3.4(<41)	1.0 ±1.2(<5)
R_2 波(对侧)	30.5 ±4.4(<44)	1.6 ±1.7(<7)

*括号内为正常上限($\bar{x}\pm 3s$)。

(六) 重复神经刺激

重复神经刺激(repetitive nerve stimulation)是一种对神经进行重复的超强刺激,同时对该神经支配的肌肉的 CMAP 进行记录和分析的方法。通过对所获得的一连串 CMAP 的波幅的变化进行分析,可了解神经-肌肉间传递情况,为神经-肌肉接头疾患提供客观的诊断依据。

该检查中电极的置放方法与作运动神经传导检查时相同,检查可按以下步骤进行:

1. 衰减试验:以 2Hz 或 3Hz 的频率,用波宽为 0.1~0.2ms 的电脉冲超强刺激神经 6~9 次,比较第 4 或 5 次刺激时的肌电电位振幅与第 1 次刺激时的振幅,若振幅衰减 10% 以上,且该结果具有可重复性,则为阳性。衰减是重症肌无力的特征性表现,也可见于肌无力综合征、神经再支配及某些原发性肌病,但衰减试验阴性并不能排除重症肌无力的存在。

2. 激活试验:让受试者强力等长收缩受检肌 10~20 秒或是以 20~50Hz 的电脉冲使受检肌强直收缩 10 秒,然后进行测试,观察有无激活后易化或激活后衰减现象产生。

激活后易化:在激活后 10 秒内给予 2~3Hz 的超强刺激,若肌电电位波幅增高,则为激活后易化,此为肌无力综合征的特征性表现。

激活后衰竭:在激活后 2 分钟和 4 分钟,分别给予 2~3Hz 的超强刺激。若呈现明显的波幅下降,即为激活后衰竭,其在重症肌无力和肌无力综合征中均可出现。

重复神经电刺激的注意事项:①刺激和记录电极以及受试

肢体均应良好固定,以预防出现人为的变异;②刺激应为超强刺激;③每次测试之间应至少休息30秒;④受试者局部皮肤温度应保持在33~35℃,因温度较低时,神经-肌肉接头传导会改善,使测试出现假阴性;⑤检查前应停用抗胆碱酯酶药物。

第四节　诱发电位检查

诱发电位(evoked potential,EP)是中枢神经系统在感受内在或外在刺激过程中产生的生物电活动。按其反应特点可分为非特异性和特异性两类:非特异性诱发电位指不同刺激均能引发的相同的生物电活动,具有普遍性和暂时性的特点;特异性的诱发电位是指机体的感觉器官接受刺激(声、光、电)时,通过有关传导通路,在脑皮层相关区产生的电位变化。

特异性的诱发电位具有下列特点:①反应形式固定;②有一定的空间分布;③与刺激有固定的锁时关系。特异性诱发电位的波幅微小(2.5~5μV),常淹没在波幅高(50~100μV)的自发脑电波中,肉眼无法识别与分析。采用计算机技术通过电位叠加和平均,可使得与刺激有固定锁时关系的诱发电位信号按叠加次数成正比逐渐增大,而与刺激无固定关系的电位活动却在多次刺激过程中相互消减,这样诱发电位曲线就能清晰地显示出来。由于其波形较稳定,重复性好,为临床测定各特定感觉或运动通路的传导功能提供了可靠的评定手段。

目前,诱发电位尚无公认的统一分类及命名法。目前惯用的某些分类和名称是依据诱发电位的性质和属性而定的,包括:①刺激形式;②潜伏期长短;③记录电极与神经发生源的距离;④诱发电位的神经发生源;⑤刺激速率;⑥刺激的内源性和外源性。

本节将简要介绍体感诱发电位、运动诱发电位。

一、躯体感觉诱发电位

躯体感觉诱发电位(somatosensory evoked potential,SEP)是指刺激外周躯体感觉神经所诱发的从外周、脊髓到大脑皮层的一系列的电位变化。按潜伏期的长短不同可分为短潜伏期体感诱发电位(上肢刺激正中神经,<25ms;下肢刺激胫后神经,<45ms)、中潜伏期体感诱发电位(25~120ms)和长潜伏期体感诱发电位(120~500ms)。中、长潜伏期 SEP 易受意识状态影响,限制了它的临床应用,而短潜伏期体感诱发电位(SLSEP)则几乎不受睡眠、昏迷及全身麻醉剂的影响,且各成分的神经发生源相对明确,因此在临床上得到了广泛应用。

(一)检测方法

采用低频方波脉冲电流刺激上肢正中、尺、桡神经点,下肢腓总、胫神经点。刺激电极多选用表面电极,刺激强度以能引起拇指或小指(趾)肌刚好出现收缩,且不引起疼痛为限,约为感觉阈值的 3 倍。按国际 10-20 系统法,采用针电极或盘状表面电极进行记录。

记录电极安放部位:上肢可选肘、Erb 点、C_7、C_2、C_3、C_4(C_z 后 2cm,向受检神经的对侧各旁开 7cm);下肢选用腘窝、L_2、T_{10}、C_z'(C_z 正中后 2cm 处)。参考电极:Fpz、Fz、A1、A2,非头参考导联可选用对侧手背(Hc)、对侧髂嵴(Icc)、对侧膝部(Kc)、对侧肩部(CLc)。

(二)正常 SEP 及生理意义

正常人刺激上、下肢神经时,将在该肢体大脑皮层投射区体表的头皮上引导出一组复合电位,按潜伏期可分为皮层早成分(腕正中神经 SEP<50ms;踝胫后神经 SEP<100ms)和晚成分(图 2-12-10)。晚成分不稳定,潜伏期长,容易受功能状态的影响,目前多采用早成分的研究。

皮层电位早成分:以头部参考点(Fz、Fpz),刺激上肢正中神经,在 50ms 内表现为 P-N-P-N-P 串波,第一个 P 波为皮层下电位(P15),重点观察的是第一个 N 波(一般称为 N20)。刺激下肢踝部神经时,在 100ms 内可记录到 N-P-N-P-N 串波,第一个 N 波为皮层下电位(N15),重点观察的是第一个 P 波,因其潜伏期为 40ms 左右,故一般称之为 P40。上述各波在正常人检查中均可见到,是临床 SEP 阅读与分析的重要成分。通常主要测量各波峰潜伏期、峰间潜伏期及双侧相应波的侧间潜伏期

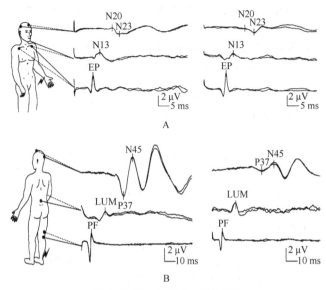

图 2-12-10 双侧上、下肢 SEP

A. 上肢 SEP；B. 下肢 SEP

差值；其次，波形和波幅也是体感通路病损早期较敏感的指标。

体感诱发电位有个体差异，女性潜伏期短于男性，同时年龄、肢体长短、室温等因素对潜伏期也有影响。

（三）临床意义

1. 确定有无周围神经损害：通过观察分析上肢 Erb 点和下肢腘窝处记录到的电位变化，可以协助确定受检神经有无发生病变或损害。

2. 了解有无中枢性传导通路损害。

3. 术中监测：可在脊髓手术过程中用于监测有无神经损害，一旦手术导致 SEP 波幅或潜伏期发生变化，应立即停止手术并寻找和消除有关原因，实施补救措施，避免医源性损害的发生。

4. 监测病情变化。

二、运动诱发电位

运动诱发电位(motor evoked potential, MEP)是以短暂电流或可变动的磁场刺激头颅或周围神经,在肢体远端接收肌肉动作电位,测定中枢或周围运动传导时间或传导速度的新技术,是继感觉诱发电位后,为进一步检查运动神经系统功能而设计的一项神经生理学检查方法。

(一) 刺激与记录技术

以往采用电刺激,但可致疼痛,随着经颅磁刺激的发展,现已少用电刺激,多用磁刺激。故以磁刺激为例介绍。

1. 刺激参数:磁刺激器是一个扁平的、直径为 90mm 左右的螺旋线圈,当单脉冲、大电流通过线圈时,产生磁场,该磁场通过头皮和颅骨,在颅内产生一诱发刺激电流,线圈内最大电流可达 5000A,磁场强度为 2～4Tesla,诱发电流的作用时间最大可达 80μs,电场最大半径为 45mm。线圈内电流方向决定哪一侧半球受刺激,从上视顺时针时兴奋左半球,反之兴奋右半球。

2. 方法:记录大鱼际肌群,线圈放于头顶中央点;记录胫前肌,线圈放于中线顶部后 5～6cm 处。左、右侧别的选择,只需反转一下线圈的方向即可。但所有个体并不都是一致的,在脑组织内诱发血流的强度和方向是不同的,此与脑组织是一种多向性传递介质有关。

3. 注意事项:对颅脑内有金属异物(如动脉瘤夹)者,磁刺激可能使之移位而造成危害;对安装心脏起搏器者及癫痫患者应禁用。

(二) 分析内容及相关因素

典型的 MEP 图形见图 2-12-11。目前分析 MEP 的主要指标有起始潜伏期、中枢运动传导时间(central motor conduction time, CMCT)、波幅、波形以及刺激阈值等。理论上讲,影响运动传导通路完整性的病变均可影响 MEP。主要表现为潜伏期和 CMCT 的延长,波幅降低以及刺激阈值的增高等。

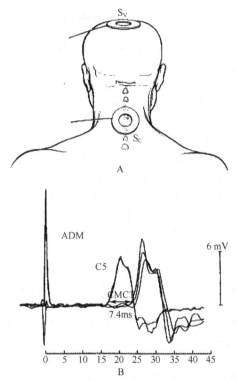

图 2-12-11 运动诱发电位刺激部位及正常 MEP

A. 刺激部位；B. 正常 MEP

　　磁刺激诱发的 MEP 受刺激线圈形状、线圈的位置与角度、刺激强度的影响，应予以注意。一般认为，CMCT 与年龄、身高无关，但也有不同的报道。潜伏期时间的长短则与身高有显著的相关性，特别是在下肢。主动收缩靶肌能够提高 MEP 的波幅，同时缩短起始潜伏期，并且使刺激阈值降低。而刺激阈值的升高与 CMCT 的延长呈现出显著的相关性。所有这些，均需在进行结果分析的时候考虑在内。

三、体感和运动诱发电位的临床应用

1. 协助诊断:可用于协助判断中枢性神经通路是否正常,大致确定病变部位以及病变性质,如轴突病变主要表现为波幅下降,髓鞘脱失主要表现为潜伏期延长。

2. 协助判断预后:诱发电位缺失或者严重异常往往表明神经通路受损严重,提示预后不良,反之提示预后良好。

3. 作为监测手段:在手术或用药过程中,诱发电位可以动态观察神经系统功能变化,避免医源性损害的发生。

4. 监测病情变化和协助疗效评估:诱发电位具有相对恒定的潜伏期,其变化与临床和病理变化相平行,因此可用于评估患者病情变化和治疗性干预后疗效的判断。

(郭铁成)

第三篇

康复治疗技术/方法

 # 第十三章　物理治疗

第一节　概　　述

一、定义、范围、分类

从古至今,物理治疗的定义、范围,也在不断充实与扩展,其在康复医学中的地位,则越来越显得重要。

(一)定义

物理治疗(physical therapy,PT)是使用物理因子与物理方法,如热、冷、水、电流、光线、体操、牵引、按摩、手法以及器械等进行治疗(Eisenberg MG.1995.康复词典)。

世界物理治疗联盟所下的定义为:物理治疗是使用治疗训练、热、冷、水、按摩与电进行治疗的科学艺术。治疗的目的是减轻疼痛、预防与矫正功能障碍以及最大限度地恢复肌力、活动能力和协调能力。物理治疗需进行对功能障碍的整体评定,以便做出综合全面的治疗计划。

美国物理治疗学会对物理治疗学科的论述是:物理治疗是一种医疗专业,其主要目标是促进人体的健康与功能,通过运用科学原则,以预防、确证、评定、矫正或减轻急、慢性运动的功能障碍。物理治疗是从古希腊人与罗马人使用的按摩水疗等发展而来。今天物理治疗的实践,则更为广泛而复杂,形成四大类:治疗训练、电疗、水疗和按摩。物理治疗综合使用以上各类方法,使患者能恢复到最高的功能水平。

(二)范围

物理治疗的范围可以分为两个方面:一是按工作方向;一是按工作方式。这两方均已随着医学、科学技术的进步,而不断改变与扩大。这种变化在近50年来尤其显著。

1. 工作方向

(1)随着人们对卫生模式的新认识,物理治疗人员也从单纯治疗疾病、改变病理变化,到逐渐着重于改善功能。

(2)物理治疗已从单纯从事治疗,到逐渐加强对患者功能的评定。

(3)因而物理治疗也从单一的专业逐步形成为多工种、多学科协作团队的康复医学的主要组成部分。

2. 工作方式:由于工作范围的转变和当代医学与科学技术的热点,物理治疗专业工作中所使用的方法,也因而在某一时期有所偏重。

(1)早期人们多使用水疗与按摩,随着电的发现与应用,20世纪初在物理治疗工作中人们逐步采用各种电疗,从直流电流到低频电流,其后使用各种高频电流。超声发现后不久,也被引入医疗之中,一度形成热点。

(2)当人们对疾病与外伤治疗后功能恢复加以重视,力学因子的应用成为工作的主体,运动治疗及一些物理因子(超声、激光、水疗)就逐渐被深入研究而应用于各种功能障碍和疾病的治疗之中。

(3)全面的医学模式是生物-心理-社会模式,但疾病的生物因素仍然必需加以重视。所以,治疗中使用一些物理因子以改变病理进程,是有利于患者的,也有利于改变功能。引用一些现代科技(激光、毫米波……)于治疗,就成为人们研究的热点。

(4)近年来,人们对物理因子在改变病理和功能方面的深入研究,拓宽了物理治疗在解决临床难题的范围。例如,以高场强脉冲磁刺激作用于脊背部,解决排尿、排便功能,解决咳嗽功能、改善胃排空功能;以超声用于溶栓等。

(三) 分类

按照不同的目的可以有几种分类:

1. 按所使用物理因子分类:电、光、声、磁、力(体操训练、牵引、按摩、压力等)、水等。

(1) 力学的应用:①运动治疗,增强肌力、耐力和力量的训练、增强灵活性的训练、增强平衡能力与协调性的训练、增强心肺功能的训练、神经系统的训练再训练、等速训练以及各种新疗法等;②手法治疗,包括按摩推拿治疗,中国传统按摩、西方按摩、自我按摩等;③牵引治疗,躯干牵引、肢体牵引、持续牵引、间歇牵引等;④压力治疗,整个肢体使用正压或负压或正、负压交替,肢体分段向心加压等;⑤水中运动,利用水的浮力使肢体易于活动,兼有水疗的温度作用等。

(2) 电的应用:①直流电疗,单纯直流电治疗、药物直流电疗;②低频电疗,感应电与新感应电疗、间动电疗、超刺激电疗、Hufschmidt 疗法等;③中频电疗,等幅中频电疗、调制中频电疗、干扰电疗(常规干扰电疗、立体干扰电疗等);④高频电疗,共鸣火花疗法、中波电疗、短波电疗(持续与脉冲式)、超短波电疗(持续与脉冲式)、微波电疗(分米波、厘米波、毫米波)等。

(3) 光的应用:①红外线治疗,近、远红外线治疗;②可见光治疗,红光治疗、蓝光治疗、紫光治疗、热光灯(浴)治疗等;③紫外线治疗,全身紫外线治疗,局部紫外线治疗,体腔紫外线治疗,A 段、B 段、C 段紫外线治疗,冷光紫外线治疗;④激光治疗,红外激光治疗、红激光治疗、紫激光治疗、紫外激光治疗、多频段激光治疗、低能量血管内照射等。

(4) 超声波的应用:高频超声波治疗、低频超声波治疗、超声透药、超声雾化、超声与低频中频电流联合治疗。

(5) 磁场的应用:恒定磁治疗、脉动磁治疗、交变磁治疗、脉冲强磁场、磁电联合治疗。

(6) 冷热的应用:①冷疗法,局部冷喷法、冷敷法、冷包裹治疗等;②热治疗,热包裹、热敷治疗(电热敷治疗)、石蜡疗法、矿泥疗、火山泥疗、砂疗、热蒸汽治疗等;③冷热交替治疗。

（7）水疗：①水浴，各种温度水浴、各种药物水浴、漩涡浴；②喷射；③水中运动。

2. 按治疗中患者的参与情况分类

（1）主动物理治疗：治疗活动是在治疗师指导下进行，包括各种形式的治疗性锻炼、步态训练以及轮椅的使用训练。

（2）被动物理治疗：治疗要求患者参与较少，如各种被动运动、按摩、牵引和各种物理因子的治疗。

主动、被动的分类，仅有利于学习时了解，在对患者教育与引导时，鼓励患者更多地主动参与。所有物理治疗的主动、被动，并不互相排斥，均应在整个治疗过程中综合、协调地应用，以便最终提高治疗成果。

3. 按物理因子的来源分类：大多数物理治疗均应用人工产生的物理因子，但在自然界存在着许多可用以治疗的因子。这些特殊地区所具有的治疗条件，构成特定的疗养地区。利用当地的气候、矿泉以及海滨、森林所具有的疗养条件等，可对特定疾病产生良好的治疗作用。

4. 按使用方向分类：根据各个年龄段患者的特点以及各种临床科室的特点，物理治疗专业已经逐渐形成特种治疗组别，如儿科物理治疗、老年物理治疗、肺科物理治疗、心血管物理治疗、骨科物理治疗等。

二、适应证与禁忌证

（一）适应证

1. 各种运动功能障碍：各种原因造成各种性质的肢体运动功能障碍、排便排尿功能障碍。

2. 各种急慢性疼痛：肌肉、关节、神经、内脏等部位的疼痛。

3. 各种急慢性炎症：各种部位、各种层次组织的感染性、非特异性的炎症。

4. 各种血液循环障碍。

5. 各种外伤与疾病产生的问题：肿胀、伤口感染与愈合不良、骨质愈合迟缓、神经生长不良、瘢痕、压疮、粘连、肌萎缩等。

6. 其他适用病症。

（二）禁忌证

全身衰竭状态、心肺功能衰竭、出血疾病与出血倾向者、活动性肺结核、植有心脏起搏器者局部禁用电疗、孕妇腹部、对某些物理因子过敏者。

（南登崑）

第二节　运动疗法

运动疗法（kinesiotherapy）是指利用器械、徒手或患者自身力量进行运动训练，以治疗伤、病、残患者，使患者恢复或改善功能障碍的方法（主要利用物理学中的力学因素），是物理疗法的主要部分，已成为康复治疗的核心治疗手段，属于物理疗法（physical therapy，PT）两大组成部分之一（另一组成部分为物理因子疗法）。

一、基本作用

运动疗法主要通过神经反射、神经体液因素和生物力学作用等途径，对人体全身和局部产生影响和作用。其基本作用如下：

（一）提高中枢神经系统和自主神经系统的调节能力

运动和体力活动是重要的生理刺激，它可维持中枢神经系统的正常功能，发挥其对全身脏器的调节作用。长期坚持锻炼，能起到"锻炼与加强"大脑皮质活动能力的作用。中枢神经系统损伤后，适当的运动可以促进大脑的可塑性。因为所有运动都是一系列生理性条件反射的综合表现，随着运动强度加大和活动难度提高，需要形成更多、更复杂的条件反射以适应，从而使神经系统的兴奋性、灵活性和反应性都大为改善，也强化对全身各脏器功能活动的调整和协调作用。经常锻炼还能使迷走神经兴奋性增强，相应提高了对脏器活动的自控能力。

（二）提高代谢能力，改善心肺功能

运动时肌肉收缩做功，大量消耗体内能源底物，使新陈代谢水平相应急剧升高，可达静息水平的几倍至十多倍；循环和呼吸系统功能活动也相应变化，表现为心跳加快，心肌收缩加强，收缩末期容量减少，每搏量增多，心排血量可增多数倍，回心血量也相应增加。同时，血液发生明显的重新分布，骨骼肌的血液供应从安静时的 15% ~ 20% 可增多至占总血液供应量的 80% 。运动时为了摄取更多的氧与及时排出二氧化碳，呼吸相应加深加快，胸廓和横膈活动幅度明显增大，潮气量增多，每分钟通气量和耗氧量均增加数倍至一二十倍。因此，长期坚持锻炼，人体代谢能力和心肺功能均会提高。

（三）维持与恢复运动器官的形态和功能

人体器官的形态与功能相互依存。功能活动是维护运动器官正常形态所必需的因素，功能活动缺乏或不足，逐渐引起运动器官形态结构上的退行性改变，包括肌肉废用性萎缩和关节挛缩僵硬等。如果因伤病破坏了运动器官的形态结构，不仅直接限制了功能，而且由于功能减退或丧失，又会促使形态进一步恶化。要改变这种状况，就要恢复必需的和可能的功能活动，以促使形态和功能向好的方向发展。运动能加快血液循环，增加关节滑液分泌，改善软骨营养；可牵伸各种软组织，促使挛缩组织延伸，使粘连得以松解，恢复或改善关节活动范围；可使肌纤维增粗，萎缩肌肉逐渐肥大，使肌力和耐力得到增强和恢复，从而改善主动运动能力；有利于维持骨代谢平衡，减轻骨组织脱钙，使骨皮质增厚，从而增强骨的支撑和承重能力。总之，合理的和系统的功能锻炼对于改善和恢复运动功能并且促进形态恢复是至关重要的。

（四）促进代偿机制的形成与发展

对于因伤病丧失或损害一定解剖结构无法恢复原有功能的患者，如截肢、截瘫、神经损伤、肺气肿、肺切除术后等，可以通过合适的反复训练，发挥未受损器官或肢体的代偿作用或受损器官的储备能力，或者促使形成新的条件反射和运动模式,掌握新的动作技巧,使有关功能得到最大限度的改善和代偿。

二、基本类型

运动疗法的方式方法很多,按肌肉收缩的形式和主动用力的程度可分为几个基本类型。

（一）按肌肉收缩形式的分类

肌肉收缩有等张与等长收缩两种形式,因此,可将运动分为等张训练与等长训练两大类。

1. 等张训练:等张收缩是肌肉收缩时肌张力基本不变,但肌长度发生变化,产生关节运动。采用等张收缩进行的练习为等张训练。如收缩时肌肉起止点之间的距离缩短,称为等张缩短或向心性收缩,此类收缩应用最多,是大多数操练方法的基本形式。如动作进行时,肌肉起止点之间的距离逐渐延长,称为等张延伸或离心性收缩,其作用主要是使动作的快慢或肢体落下的速度得到控制。

2. 等长训练:等长收缩又称静力性收缩,是肌肉收缩时肌肉起止点的距离无变化,其肌纤维长度虽稍有缩短,但肌腱部分稍被拉长,因而肌肉长度基本不变,也不发生关节运动,但肌张力明显增高。采用等长收缩进行的练习为等长训练。在日常生活和工作中,等长收缩常用于维持特定体位和姿势。在运动疗法中,等长练习是增强肌力的有效方法。此外,在关节不能或不宜运动时,如关节被石膏管型或夹板固定,或关节有创伤、炎症和肿胀等情况,也采用等长练习进行静力性收缩,以延缓和减轻肌肉废用性萎缩。

（二）按主动用力程度的分类

可分为被动运动、主动运动、助力运动和抗阻运动四类。因后三者均有主动用力成分,故也可合并,而只分为被动运动与主动运动两大类。主动性运动功能训练是恢复和提高患者功能和活动能力的最重要的部分。

1. 被动运动:是指患者完全不用力,全靠外力来完成的运动或动作。外力可来自人力或器械,前者通常由医务人员施行,也可由患者健肢帮助进行。

(1)目的:增强瘫痪肢体本体感觉,刺激屈伸反射,放松痉挛肌肉,促发主动运动;同时牵伸挛缩肌腱和韧带,防止或消除肢体肿胀,恢复或维持关节活动范围;为进行主动运动做准备。

(2)应用:常用于各种原因引起的肢体运动障碍,包括瘫痪、关节功能障碍及需要保持关节活动范围但又不能或不宜进行主动运动的情况。

(3)基本要求:①患者处于舒适或自然体位,肢体充分放松。②确定被动运动顺序,从近端到远端利于瘫痪肌的恢复,常用于瘫痪患者,而从远端到近端利于促进肢体血液淋巴回流,改善血液循环。③对要活动的关节,应固定其近端,远端由操作者支持,使活动充分自由。活动过程中对关节稍加牵拉,活动最后应对关节稍加挤压。④动作应缓慢、柔和、平稳、有节律地进行,活动范围逐渐加大,避免冲击性运动,切忌暴力。⑤操作应在无痛范围内进行,范围从小到大,以避免造成损伤。用于增大关节活动范围的被动运动,进行时可能出现酸痛或轻微的疼痛,但以患者能从容耐受、不引起肌肉反射性痉挛或治疗后持续疼痛为限。

2.助力运动:是指在外力的辅助下,通过患者主动收缩肌肉来完成的运动或动作。助力可由医务人员或患者健肢提供,也可利用器械、引力或水的浮力帮助完成动作。

(1)目的:逐步增强肌力,建立起协调的动作模式。

(2)应用:常用于肌力较弱尚不能独立主动完成运动,或因身体虚弱或疼痛而不宜进行主动运动等情况。

(3)基本要求:①使患者明确要以主动用力为主,要做出最大努力来参与运动,任何时间都只应给予完成动作所必需的最小助力,尽量避免以助力代替主动用力。②助力常加于活动的始末部分,并应随病情的好转逐步减少助力成分。

3.主动运动:是指完全由患者主动用力收缩肌肉来完成的运动。运动时既不需要助力,也不用克服外来阻力。在运动疗法中应用最广泛。

（1）目的：改善与恢复肌肉、关节和神经系统的功能。

（2）应用：肌力有相当的恢复（3级）时，应鼓励患者进行主动运动。

（3）基本要求：①根据情况可进行单关节或双关节、单方向或多方向、不同的幅度或速度的运动。②根据病情选择体位、肌肉收缩的形式与运动强度。

4. 抗阻运动：是指在运动过程中，须克服外来阻力才能完成的运动。阻力可由人力施加，也可用重物或器械提供。

（1）目的：同主动运动，更有效地增强肌力，消除局部脂肪积聚。

（2）作用：适用于肌力达3级以上的患者，主要用于创伤、瘫痪后恢复肌肉力量。

（3）基本要求：①阻力应从小到大，关节活动范围的起始与终末部分施加小的阻力，中间部分施加的阻力最大。②阻力应加在受累关节的远端。③人力施加阻力，可便于调节阻力的大小，并在动作进行过程中做到使阻力合理地逐渐增加或减少。如肌力达4级以上时，阻力常用重物或器械提供，如沙袋、哑铃、弹簧装置、拉力器等。

三、应 用 原 则

应用运动疗法时，必须考虑到疾病或损伤的特点，同时要遵守科学的锻炼原则，要求做到以下几点：

1. 持之以恒：锻炼要做到经常性、系统性；掌握操作内容，要符合巩固性。通过长期锻炼，逐步积累效果。

2. 循序渐进：锻炼的目的是要提高患者的适应能力，从而改善功能。因此，所采用的负荷应略高于患者现有能力水平，使患者通过努力才能完成。为使锻炼既有效又安全，必须做到：一方面，所采用的运动量要由小到大，动作和内容要由易到难，使身体能逐步适应；另一方面，随着病情好转，也要不断加大负荷和难度，对患者提出更高的要求，以增强其适应能力，使功能得到更大程度的改善。

3. 个别对待：制定运动疗法方案时，必须根据疾病或损伤特点和患者的具体情况,充分考虑到个体差异。

4. 密切观察:要经常了解锻炼情况和反应,定期复查,并向患者交待注意事项和自我观察的方法,取得患者合作。

四、临床应用

(一) 适应证

运动疗法的适应证较广,对下列病损的疗效较好:

1. 运动系统伤病:四肢骨折与关节脱位、脊柱骨折、截肢后、关节术后、类风湿关节炎、脊柱畸形、颈椎病、肩周炎、腰腿痛、软组织损伤与烧伤后等。

2. 神经系统伤病:偏瘫、脑性瘫痪、截瘫、脊髓灰质炎后遗症、周围神经病损等。

3. 内脏器官疾病:慢性支气管炎、哮喘、肺气肿、肺结核、冠心病、高血压、内脏下垂、溃疡病、各种心肺和腹腔手术后等。

4. 代谢疾病:肥胖、血脂过高症、糖尿病等。

5. 其他:慢性盆腔炎、子宫位置异常、神经官能症、肿瘤切除后恢复期。

(二) 禁忌证

严重衰弱、脏器功能失代偿期、发热、疾病的急性期、剧烈疼痛、有大出血倾向、运动中可能发生严重并发症者。

五、常用设备

为进行运动疗法工作,须在治疗室内配置一些必需的和实用的设备,通常包括以下几类物品:

1. 普通装备:检查床、治疗床、治疗桌、治疗椅、壁镜等。

2. 一般训练器械:体操垫、体操凳、肋木、体操棒、棒锤、哑铃、沙袋、弹力带、医疗球(实心球)、大小球类、弹簧拉力器等。

3. 站立、行走和移动训练器械:斜板或斜台、平行杠、小台阶或小楼梯、步行架、各种拐和杖、轮椅等。

4. 肌肉和关节训练器械:墙拉力器、绳索滑轮装置、悬挂练习装置、划船器、固定自行车、各种关节活动器、各种重力摆动器、各种手部功能训练器具和用品。

5. 牵引设备:颈椎牵引器、腰椎牵引床、关节功能牵引器。

六、几种常用的运动疗法

运动疗法的方法甚多,下面仅介绍几种常用的方法:

(一) 关节活动范围练习

关节活动范围是指关节活动时所通过的运动弧。其中作用关节的肌肉随意收缩使关节运动时所通过的运动弧为主动关节活动范围;作用于关节的肌肉随意收缩,外加一定助力使关节运动所通过的运动弧为主动-助力关节活动范围;完全由外力使关节活动所通过的运动弧为被动关节活动范围。用以维持和恢复关节活动范围的练习称关节活动范围练习。

1. 治疗作用

(1) 被动关节活动范围的练习:①减轻挛缩。②维持肌肉弹性。③促进血液循环。④增加滑膜关节面软骨的营养。⑤促进关节积液的吸收。⑥缓解疼痛。⑦增加患者对活动的意识。⑧预防制动的合并症。⑨用其来说明所设计的主动关节活动范围练习。

(2) 主动和主动-助力关节活动范围的练习,除具有与被动关节活动范围相同的作用外,还具有以下作用:①保持肌肉的收缩性。②给予收缩肌肉感觉反馈。③刺激骨组织形成。④加快血液循环,防止血栓形成。⑤发展协调性和功能性的运动技巧。

2. 活动方式

(1) 按解剖方向进行活动练习:如屈曲、伸展、内收、外展等。

(2) 按组合方向进行活动练习:应用本体感觉神经肌肉促通技术(proprioceptive neuromuscular facilitation, PNF),以斜向的螺旋形动作组合为特征,达到有效改善 ROM 的目的。如以肩关节伸展、外展和内旋以及前臂旋前为起始位,在使患者肩屈曲的同时,也产生肩关节内收、外旋以及前臂旋后。

（3）持续性被动活动（continuous passive motion,CPM）:应用器械被动活动肢体关节,不需要患者用力。CPM 可有效减少因关节制动疾患如关节炎、关节内骨折等所致的负性影响;减少术后并发症;防止关节周围组织粘连、挛缩;减轻术后疼痛;通过持续性"泵"的作用改善循环,提高患肢的营养状况;促进关节滑液的润滑作用,保持关节软骨的营养;减少关节渗出和伤口肿胀,促进伤口愈合。根据患者反应、伤病或手术情况确定关节活动范围、活动速度、持续时间等,使关节活动在无痛范围内进行。具体应用:①术后立即开始,如果伤口肿胀而影响早期活动时,可于术后 3 天内开始。②术后先从小的活动范围（20°~30°）开始,每天或间隔一定时间后增加至患者能耐受的活动范围。③活动速度通常为每分钟或每 2 分钟一次。④持续时间,可每天持续活动 24 小时,或每天 3 次,每次活动 1 小时,因为是被动运动,不会产生肌肉疲劳。⑤CPM 至少连续应用 7 天以上或患者已达到满意的活动范围时即可停用。

3. 应用原则与注意事项

（1）确定患者的功能水平和训练目标。

（2）选择被动、主动或主动-助力锻炼。

（3）患者应处于舒适体位。

（4）脱去紧身（影响活动的）衣服,如果允许的话,将夹板等固定物拆除。

（5）缓慢、有节律地在非受限的关节活动范围内活动。

（6）注意患者的疼痛反应。

（7）避免牵拉已过度活动的关节。

（8）每次活动可重复 5~10 次,但重复次数并无特别限定,主要取决于练习的目的、患者的情况和对治疗的反应。

（9）教会患者如何以及何时自己进行关节活动范围练习。

（10）心血管状态不稳定时,不宜行主动关节活动范围练习。

4. 局限性

（1）被动关节活动范围练习并不能像主动练习那样预防

肌肉萎缩、增强肌力与耐力、增加血液循环。

（2）主动关节活动范围练习（非阻力性的）如果不采取特殊方式，既不能增强肌力，也不能发展技巧或协调性。

5. 临床应用：关节活动范围练习常用以防止挛缩和粘连形成，恢复与改善关节功能，广泛用于能导致关节功能障碍的病损，如骨折固定后、关节脱位复位后、关节炎、肢体瘫痪等。

6. 具体方法：当患者主动活动有困难时，应采取被动活动；若患者能自主活动应以主动锻炼为主。方法有各种徒手体操和下垂摆动练习、悬挂练习、多种器械练习、重力摆动机练习、持续关节功能牵引等。锻炼中应包括该关节所有轴位的全范围活动；多用中等力量，较长时间，一日多次反复进行；活动时要对障碍关节的上端适当固定并放松障碍关节周围的肌群；禁用暴力。

（二）肌力训练

肌力是指骨骼肌肌肉收缩时产生的力量。根据 Lovett 徒手检测法将其分为六级，即 0、1、2、3、4 和 5 级。5 级为正常肌力，其他各级都属肌力减弱，需进行增强肌力的训练，以改善运动功能。瞬时肌力称为肌力，较长时间保持的肌力称为肌肉耐力。肌力是耐力的基础，肌力增强，肌肉耐力也提高。

1. 治疗作用

（1）提高神经系统在运动时募集更多运动单位的能力，同时减少肌肉的中枢抑制作用。

（2）增大肌肉容积。

（3）ⅡB 型肌纤维向ⅡA 型肌纤维转变，适应机体快速产生力量的需要。

（4）适应能量代谢，使无氧供能和有氧供能系统的酶活性都增高。

（5）增加肌肉毛细血管数目。

（6）强健肌腱、韧带。

2. 练习方式：在肌肉收缩时给予阻力负荷可提高受训练肌肉的肌张力，是增强肌力的基本训练方式，也称抗阻练习法。抗阻练习是一种主动运动，运动过程中，肌肉抵抗外加阻力进行静力性或动力性收缩。它是发展肌力与耐力、改善身体功能的常用而有效的方法,可分为手法抗阻练习与器械抗阻练习。

（1）手法抗阻练习的原则:①评测需训练肌肉的肌力,当肌力尚弱(4级以下)时,可采用此种练习方法。②向患者解释训练计划与程序,患者取舒适体位及在训练中要最大用力。③确定施加阻力的部位与阻力方向,确定动作的重复次数。④在运动的关节近端提供固定,随时纠正不当的阻力部位、阻力方向及阻力量。

（2）器械抗阻练习的基本方法

1）渐进抗阻练习:这是一种较有效的抗阻训练法。训练前,先测定受训肌群能连续做10次等张运动的最大负荷量,该值称为10RM。然后每天练习一次,先后用10RM的1/2、3/4和全量各做10次动作,即共做3组练习,各组间休息1分钟。以后每周重测一次10RM值,并相应调整负荷量,照上法重复,至肌力完全恢复。

2）短促等长练习:一种利用抗阻等长收缩来增强肌力的训练方法。具体做法是,使受训练的肌群在承受能耐受的最大负荷下做等长收缩,持续6秒,重复20次,各次间隔20秒,每天训练一组。

3）短促最大负荷练习:是一种等张练习与等长练习联合应用的肌力训练方法,即在最大负荷下以等张收缩完成关节运动,并在完成时接着做等长收缩若干秒(通常为5~6秒),每天训练只做1次动作,并在可能的情况下每天稍增大负荷量(如0.25kg或0.5kg)。

4）等速训练:是以恒定的速度进行肌力训练的方法。速度根据需要而定,且用一定阻力予以保证,用力大时阻力相应增大,使速度恒定,而只能使肌肉张力增加,肌肉收缩兼有等张与等长的特点,既能缩短,又能增加张力,使肌肉得到较有效的训练,且不易引起肌肉酸痛和损伤。这种锻炼需要专门设备,常用的有单一的训练器Orthotron和带计算机的Cybex。

3. 注意事项

（1）心血管状态:告诫患者训练时不要憋气,收缩时呼气。

（2）疲劳:抗阻练习后需有充分的间歇期,以消除肌肉疲劳。间歇过长,练习无效,过短则易加重肌肉疲劳,甚至劳损。抗阻练习一般每日或隔日进行。

（3）替代运动:如施于受训练的肌肉的阻力过大,其他肌肉将会尽量承担这种训练而出现替代运动,所以施于受训练肌的阻力须适当,并须固定受训练肌附着的近端。

（4）骨质疏松症:这种患者如需进行肌力与耐力训练,阻力须逐渐增加,以免引起病理性骨折。

（5）肌肉疼痛:可训练后即刻出现,或训练后 24～48 小时出现。运动量应以训练后第二天不感到疲劳和疼痛为宜,准备活动和放松活动可以预防严重的疼痛发生。

（6）关节疼痛:对抗较大阻力完成的肌肉等张收缩,可导致运动关节的挤压伤。

4. 禁忌证

（1）肌肉或关节有炎症或肿胀。

（2）抗阻练习中或练习后 24 小时出现严重的关节或肌肉疼痛。

（3）新近骨折、心肌梗死和其他一些急症。

（三）软组织牵伸练习

牵伸练习是拉长挛缩或短缩软组织的治疗方法。

1. 基本类型

（1）被动牵伸:被动牵伸是利用外界力量如治疗者、器械或患者自身健侧肢体力量来牵伸的一种方法。根据是否使用器械又分为手法被动牵伸和机械被动牵伸两种。

1）手法被动牵伸:治疗者对发生紧张或挛缩的组织或活动受限的关节,通过手力牵伸,并通过控制牵伸方向、速度和持续时间,来增加挛缩组织的长度和关节活动范围。手法被动牵伸是最常用的牵伸技术。它与关节的被动活动不同,软组织的被动牵伸是使活动受限的关节活动范围增大,而关节的被动活动是维持关节现有的活动范围,无明显增加关节活动范围的作用。与机械被动牵伸相比,手法被动牵伸是一种短时间的牵伸,一般每次牵伸持续 15～30 秒,重复 4～6 次。

2）机械被动牵伸：是指借助机械装置,增加小强度的外部力量,较长时间作用于缩短组织的一种牵伸方法。其牵伸力量通过重量牵引、滑轮系统或系列夹板而发生作用。牵伸时间至少要 20~30 分钟,甚至数小时。

（2）主动抑制：主动抑制是指在牵伸肌肉之前,患者有意识地放松该肌肉,使肌肉收缩机制受到人为的抑制,此时进行牵伸阻力最小。主动抑制技术只能放松肌肉组织中具有收缩性的结构,而对结缔组织则无影响。这种牵伸主要用于肌肉神经支配完整,患者能自主控制的情况下,而对那些由于神经肌肉障碍引起的肌无力、痉挛或瘫痪,则无太大作用。临床上常用的主动抑制方法有:收缩-放松、收缩-放松-收缩。

（3）自我牵伸：自我牵伸是患者自己完成的一种牵伸练习,可利用其自身重量作为牵伸力量,牵伸强度和持续时间与被动牵伸相同。

2. 目的

（1）改善与恢复关节活动范围及关节周围软组织的伸展性,降低肌张力。

（2）预防组织挛缩。

（3）增加力量练习前的柔韧性,防止或减少肌肉、肌腱损伤。

3. 临床应用

（1）适应证：挛缩、粘连、瘢痕组织形成等使肌肉、结缔组织及皮肤缩短;挛缩影响日常功能活动;肌肉无力而其拮抗侧组织紧张;关节活动受限可导致结构畸形。

（2）禁忌证：关节内或关节周围组织有炎症,如结核、感染,特别是在急性期;新近发生的骨折;新近发生的肌肉、韧带损伤,组织内有血肿或有其他创伤体征存在;神经损伤或神经吻合术后 1 个月;关节活动或肌肉被拉长时剧痛;严重的骨质疏松。

4. 注意事项

（1）牵伸练习前,应先进行低强度的训练或热疗,以使组织适应。

（2）先活动关节，再牵伸肌肉。

（3）对跨关节肌，先牵伸一个关节，再同时牵伸两个关节。

（4）不超过关节的正常活动范围。

（5）避免强力牵伸长期制动的肌肉与结缔组织，避免牵伸水肿组织，避免过度牵伸无力肌肉。

（6）如牵伸后关节与肌肉痛超过 24 小时，则牵伸力量过大。

（7）牵伸动作应缓慢、轻柔、循序渐进，避免暴力或冲击力。

（四）平衡练习

平衡练习系指操作时着重要求维持人体平衡的各种练习。通过这种训练，能激发姿势反射，加强前庭器官的稳定性，从而改善平衡功能。主要适用于因神经系统或前庭器官病变引起的平衡功能障碍的患者。

平衡练习的基本原则，主要是从最稳定体位通过训练逐步进展至最不稳定的体位，从静态平衡进展至动态平衡，以逐步加大平衡难度。方法要领包括：逐步缩减人体支撑面积和提高身体重心；在保持稳定性的前提下逐步增加头颈和躯干运动；从睁眼下训练逐步过渡到闭眼下训练。

为提高平衡能力，需要进行由易到难的系统训练。在训练过程中，还要有意识地从各方向推动患者以扰乱平衡来激发姿势反射，从而提高患者恢复平衡的能力。

进行平衡训练前，要求患者学会放松，减少紧张或恐惧心理，如有肌肉痉挛，要先设法缓解。训练时，要注意保护患者，确保安全。

（五）协调练习

协调是以适当的速度、距离、方向、节奏和肌力产生平滑、准确、有控制的运动的能力。不协调是笨拙的、不平衡和不准确的紊乱运动。协调性障碍见于各种原因所致深部感觉障碍、中枢神经系统损伤后的运动及协调障碍、帕金森病等不随意运动所致的协调运动障碍等。平衡与协调之间有非常密切的联系。

1. 练习方法

(1) 患者用手指自己的鼻子,由指自己鼻子到指训练者的手指。

(2) 前臂旋前/旋后快速变换。

(3) 双手交替拍打双腿,双脚交替拍打地面。

(4) 直线行走、倒走、在一圆圈内行走,变速行走。

(5) 全身协调性练习:如功率自行车练习、太极拳等。

2. 注意事项

(1) 安全性问题:练习时注意保护,防止跌倒及关节损伤。

(2) 活动要有一定的趣味性。

(六) 步态训练

正常步态是通过骨盆、髋、膝、踝和足趾进行的一系列活动,而躯干则基本保持在两足之间的支撑点上。正常步行是平稳、协调、有节律、两腿交替进行,步行是经学习而获得的,因此,具有个体特性。正常步行是由步行周期构成的,详见第二篇第六章第五节。

1. 异常步态的原因

(1) 肌肉骨骼和周围神经系统疾患:①疼痛。②关节、肌肉或软组织挛缩。③本体感觉或精细触觉损伤。

(2) 中枢神经系统疾患如上所述,还包括:①缺乏运动控制能力,如僵硬、痉挛、软瘫、震颤、共济失调、手足徐动症。②大脑皮质感觉整合作用紊乱。③视觉系统、前庭系统、小脑系统功能障碍。

(3) 活动能力丧失:慢性衰竭、全身性肌无力、心血管功能和肺功能衰竭等。

2. 步态训练

(1) 行走前的训练:①应用各种活动和技术增加肌力、ROM、协调性,通过平衡练习、重复等方法促进本体反馈。②采用侧卧、桥式运动、跪式、坐位、半跪等方法增加姿势稳定性。③应用不同难度的活动(如滚动、仰卧起坐、从坐到站等)发展活动的控制能力。④发展动态平衡的控制活动及技能。

(2) 平行杠内训练:训练从坐到站、从站到坐、站立平衡及重心转移等各项活动:①重心向侧方、前后方转移。②改变手的位置、前后变化、左右手交替和两手离开平行杠,肩前屈外展、上肢摆过中线等。③必要时练习高抬腿。④向前迈步、向后迈步,向前行走、侧向行走,转身。

（3）室内活动:使用助行器在平地行走,侧向行走,上下楼梯等。

（4）室外活动:在平地行走,在不平整的地面及斜坡上行走,上下台阶、斜坡,横穿马路,乘公共汽车等交通工具。

3. 注意事项

（1）已具备了相应的行走条件;独立坐（无支持）,独立从坐位站起,站立稳,平衡能力好,必要时可以使用行走支具（要求上肢肌力能承受体重并使用支具）。治疗师的责任是给患者一定的支助及预防摔倒。

（2）选择适合患者的最安全的步态,第一次行走不要期望太高。

（3）注意重要的生命体征变化,如脉搏、呼吸、血压。

（4）患者应穿合脚的鞋。

（5）预防患者摔倒:患者通常向患侧摔倒,治疗师应站在患侧,稍后于患者。

（七）关节松动术

关节松动术是指治疗者用手法使组成关节的骨端能在关节囊和韧带等软组织的弹性所限范围内发生移动的操作技术,属被动运动范畴。应用时常选择关节的生理运动和附属运动。关节的生理运动系指关节在生理范围内完成的运动,可主动或被动完成,如屈曲、伸展、内收、外展、旋转等;关节的附属运动系指关节在自身及其周围组织允许的范围内完成的运动,是维持关节正常活动不可缺少的一种运动,一般不能主动完成,需他人或本人对侧肢体帮助才能完成。

1. 治疗作用

（1）生理效应:关节松动术的生理效应主要通过力学与神经作用而达到。①可以促进关节液的流动,改善关节软骨和软骨盘无血管区的营养;缓解疼痛,防止关节退变。②可以抑制脊髓和脑干致痛物质的释放,提高痛阈。

（2）保持软组织的伸展性:关节松动术直接牵拉关节周围的软组织,可保持或改善其伸展性,改善关节活动范围。

（3）增加本体感觉反馈:关节松动术可刺激位于关节、关节囊与肌腱内的本体感受器,传入神经将感受器接受的冲动传入中枢神经,增加位置觉与运动觉。

2. **基本手法**

（1）摆动:关节的摆动包括屈曲、伸展、内收、外展及旋转,即通常所说的生理运动。摆动时要固定关节近端,关节远端做往返运动。摆动须在关节活动范围达到正常的60% 时才可应用,如未达这一范围,应先用附属运动的手法来改善。

（2）滚动:当一块骨在另一块骨表面发生滚动时,两块骨的表面形态必然不一致,接触点同时变化,所发生的运动为成角运动。不论关节表面凹凸程度如何,滚动的方向总是朝向成角骨运动的方向。关节功能正常时,滚动并不单独发生,一般都伴随着关节的滑动和旋转。

（3）滑动:当一块骨在另一块骨上滑动时,如为单纯滑动,两骨表面形态必须一致,或是平面,或是曲面。如果是曲面,两骨表面的凹凸程度必须相等。滑动时,一侧骨表面的同一个点接触对侧骨表面的不同点。滑动方向取决于运动骨关节面的凹凸形状。运动骨关节面凸出,滑动方向与成角骨运动方向相反;运动骨关节面凹陷,滑动方向与成角骨运动方向相同。关节表面形状越接近,运动时一块骨在另一块骨表面的滑动就越多,形状越不一致,滚动就越多。临床应用时,由于滑动可缓解疼痛,合并牵拉可以松解关节囊,使关节放松,改善关节活动范围,因此用得较多。而滚动手法可以挤压关节,容易引起损伤,单独用得较少。

（4）旋转:旋转是指移动骨在静止骨表面绕旋转轴转动。旋转时,移动骨表面的同一点做圆周运动。旋转常与滑动和滚动同时发生,很少单独作用。不同关节旋转轴的位置不同,例如,盂肱关节的旋转轴经肱骨头中心并垂直于关节盂,这种旋转与生理运动的旋转不同,生理运动的旋转是肱骨围绕自身长轴转动。同样,髋关节的旋转是股骨头绕着经过股骨头中心并垂直于髋臼的旋转轴转动。而前臂联合关节的旋转与生理运动中的旋转相同,都是桡骨围绕尺骨转动。

(谢凌锋　黄晓琳)

（八）康复机器人

康复机器人是康复医学与机器人技术的完美结合,是国际机器人前沿领域的研究热点,其研制和开发涉及计算机科学、机器人学、康复医学、生物力学、机械学、电子学、材料学等诸多学科。目前,康复机器人领域的研究、开发主要集中在康复机械手、医院机器人系统、智能轮椅、假肢和康复治疗机器人等几个方面。

1. 智能轮椅:轮椅是脊髓损伤、失去行走能力患者的主要交通工具,现已由过去单纯依靠人力操作发展到智能轮椅。各类传感器、高效的信息处理及控制技术在轮椅上的应用使得轮椅成为了高度自动化的智能移动机器人。日本是最先实现机器人辅助患者实现行走功能的国家,最具创造性的研究是法国研究者开发的 Active Orthosis 系统,该系统通过在患者下肢肌肉中植入电极,增加患者自然状态行走时的生理模式刺激,以实现行走障碍者自然行走的梦想。目前,欧洲正开发具有部分自主行为的轮椅,一家意大利的公司生产了一种结合轮椅与小车结构的智能轮椅,它不仅能在规则的地形下行走,而且可以上下楼梯。美国费城 Pennsylvania 大学设计的智能轮椅代表了最新发展方向。在该设计中,移动的轮椅还包含了两个可以作为手和臂工作的机械手。

2. 康复机械手:利用机器人手臂完成残疾人的手臂功能是康复机械手的主要功能。机械手必须有足够的自由度,可满足不同用户的需求。康复机械手通常具有以下 3 种结构:彻底结构化的控制平台,类似于桌面工作站,将机械手安装在固定的控制平台上,完成在固定工作空间内的操作;将机械手安装在轮椅上,这样就可以在任何地域使用;将机械手安装在自主或半自主车辆上。1987 年,一家英国公司研制成一种低价的康复机器人系统——Handy 1 型康复机器人样机,其是第一台获得巨大商业成功的康复机器人。Handy 1 型机器人由 5 自由度机器人手臂和新型控制器组成,它有语音合成、话音识别、传感器输入手柄控制以及步进电机控制能力,能完成吃饭、喝水、洗脸、刮脸、刷牙等,还可根据用户的不同要求增减调节,适应不同使用者身体残疾的情况。

3. 医院服务机器人:医院服务机器人能代替人类承担部分繁重的工作,如抬起患者去厕所或为失禁患者更换床单等。近年来,已经在上述工作、辅助护士完成食物、药品投递等方面得到了进展。美国研发的"Help Mate"机器人可以全天候在医院里完成运送食物和药品的工作,与工厂使用的自动输送车不同的是,该器人不沿着固定的轨道网络行走,而是基于传感器和运动规划算法实现自主行走,适合于部分结构化的环境,系统也能处理传感器噪声、误差和定位错误,发现并避开障碍物。

4. 智能控制界面:设计者要充分考虑患者在其环境里应用机器人控制界面的可能性,以及用户失去或肢体功能不断下降时系统可操作性。即便包含了先进的传感器和动力系统,用户也有可能对外界信息无法做出反应,因此功能全面的控制界面,有效的控制策略,以及家庭和单位之间的交互设备也是康复机器人的研究重点。美国斯坦福大学开发的 ProVAR 系统主要是为不能活动,但可与外界沟通,具有正常感知能力的残疾人的独立日常生活而设计。该系统可以用语音、头部轨迹跟踪系统控制,非专业人士也可通过人机交互界面操作。该系统可以完成吃饭、喝水、看报、操作计算机多媒体、打电话、发传真等工作。

5. 下肢康复训练机器人:下肢康复训练机器人可精确重复正常生理步态模式,强化外周深、浅感觉输入,重建正常的步行控制过程,为使用者的下肢提供安全的持续指导。目前,下肢康复训练机器人已应用于脑卒中偏瘫、脊髓损伤、帕金森病、多发性硬化等疾病。医师根据患者运动能力调节训练参数,使患者在精确控制的情况下最大限度发挥自主运动能力。另外,下肢康复训练机器人内置的生物反馈系统也能及时对患者的步行能力进行动态评估,通过连续的重复训练有效改善患者的步行能力,提高日常生活活动能力及生活质量。

(九)虚拟现实技术

虚拟现实(virtual reality, VR)是近年来出现的高新技术。利用计算机系统、感觉反馈装置和建模技术,虚拟现实技术产生可直接施加于使用者的视觉、听觉和触觉感受,在专业装备辅助下,刺激人体对虚拟的环境或物体进行交互观察与控制。不同于传统康复设备,虚拟现实系统具有"3I"特征,即沉浸性(immersion)、交互性(interaction)和构想性(imagination)。强调人在虚拟现实系统中的主导作用,使信息处理系统适合人体的需要,并与人的主观感觉相一致。虚拟现实技术主要有3部分技术:三维计算机图形技术;高清晰度及高更新速度的显示技术;采用多功能传感器的交互式接口技术。虚拟现实技术借助这些特殊的呈现技术及输入装置可以让使用者产生身临其境的感受。

VR技术在康复医学中的应用具有重要的现实意义。虚拟现实技术可提供实用的任务性训练与精确的感觉回馈,可以确保受试者真实而安全的训练环境,并包含重复练习、成绩反馈和动机维持3个关键的训练构成。虚拟现实技术可以根据患者的心理状态和病情需要,选择相应的康复训练场景和任务取向式康复作业,以多种反馈形式激发和维持患者重复练习的主动性,达到现实训练中无法实现的康复效果。这种接近真实而又更安全的康复训练方式需要调动更多的注意力及思维能力,可以反映患者在执行复杂工作时可能出现的问题,缓解其恐惧紧张的心理,刺激并训练患者的适应能力,使其更容易回归现实生活。大量研究表明,患者能在虚拟环境中学会运动技能,并且能将其运用到现实世界的真实环境中。虚拟现实技术还可以设置虚拟的家庭化的日常生活环境,患者可如身临其境一样进行活动,即使在作业中出现失误,也不会对患者的身体造成损伤。虚拟现实技术提供的测评功能可实现康复训练前后及训练过程中对患者功能的量化评定,准确掌握患者的障碍现状、残存功能和潜在能力,有利于康复计划和康复目标的制订,从而保证康复训练的有效性。虚拟现实能为患者提供两种反馈:每次练习结果的实时反馈和一组练习结束后的成绩反馈,及时进行功能测评可根据功能的改善情况实时调整训练计划和训练强度,进而加强医疗人员和患者对治疗效果的把握。与传统康复训练方式相较,虚拟现实康复技术更接近最新的康复治疗观念,不仅提供与真实世界相似的训练环境和有意义的任务需求,还能在康复训练前后对患者的功能状态进行量化评估,同时能减轻医疗人员的工作强度。

虚拟现实技术在康复医学领域有着广阔的应用前景。虚拟现实训练通过在现实环境中难以控制和量化的刺激干预和任务取向性训练,评估并增强脑卒中后患者的认知和运动康复效果,是虚拟现实技术在康复领域重要的应用方向。脑卒中后患者在沉浸式虚拟现实中接受跨越障碍物训练后,步速、步长、走路耐力以及跨越障碍物的能力都有显著进步。慢性脑卒中患者上肢功能进行虚拟现实康复训练后,患者手指的关节活动度、抓握力量、精细动作及动作控制均有改善,治疗效果可以维持20周。通过虚拟小区环境配合肌力训练与仅接受肌力训练的效果相比较,脑卒中患者在步行、平衡和心理状态方面都进步明显。步态和认知功能异常是帕金森病患者常见的临床表现,在完成复杂或多重任务时更为严重。VR结合动作学习理论,可重现常见的居家活动环境,提供复杂环境中有意义的任务需求。通过对有跌倒风险的帕金森病患者进行加强型活动平板训练联合跨越障碍的虚拟现实训练,发现训练后患者步速增加,认知功能评分增加,提示该训练可改善患者的反应能力、步态及认知功能。VR还有用于平衡功能康复与跌倒预防。康复治疗注重平衡训练中的感觉运动整合,尤其适用于感觉和认知功能受损造成的老年人平衡功能障碍。研究证实虚拟现实平衡训练能提供更真实的本体感觉和视觉输入,并能有效改善患者的反应时间、姿势稳定性、平衡和行走功能。此外,新近研发的虚拟登山场景已应用于脊髓损伤患者康复,该系统既可训练患者的运动功能,又增强患者的信心,取得了较好的疗效。

（十）强制性运动疗法

强制性运动疗法（constraint-induced movement therapy，CIMT 或 CIT）是 20 世纪 80 年代开始在美国兴起的康复治疗方法。CIMT 以神经可塑性和行为的交互作用为基础理论，通过限制健侧上肢达到强制使用和强化训练患肢的目的。自 20 世纪 80 年代以来，CIMT 已广泛应用于康复治疗，并取得显著疗效。

1. 背景：人类很早就发现动物的一侧运动皮层受损后会出现偏瘫，经治疗后患肢的功能可以逐渐恢复，然而即使患肢功能完全恢复，动物仍然倾向于使用健肢。1980 年 Taub 首先提出了"习得性废用（learned nonuse）"概念，指出限制未受损的肢体 3 天后，这种废用是可以逆转的；持续限制 1～2 周后，这种逆转能持续较长的时间，这是通过对动物实验得出的对强制性运动的初步解释。随后，大量的研究探讨了将此方法应用于人类的可行性。Ostendorf 和 Wolf 首先将此方法应用于治疗脑卒中和脑外伤发病超过 1 年的患者。Taub 等在此基础上增加了每天 6 小时的集中强化训练患侧上肢，取得了更为显著的疗效。

2. 作用机制：习得性废用理论是 CIMT 的理论基础，其理论依据源于神经科学和行为心理学。单侧去神经支配肢体的习得性废用是一种包括条件性运动抑制的学习现象。用外科手段在脊髓水平去除了前肢的感觉后，试图立刻使用去神经支配的肢体，但不成功，持续的努力试图使用去神经支配肢体经常会导致疼痛和相反的结果，这些恶果成为一种惩罚并导致功能的抑制，这种反应的趋势持续，结果猴子在手术后几个月里，变得有能力使用肢体但从不学习使用。该现象的发生实质上是一种运动压抑现象。大脑或脊髓的损伤会造成一种"休克样现象"，对脊髓进行传入神经阻滞手术可使其兴奋性、反应性降低；运动神经元的阈值明显升高，运动也就不能发动。猴子的脊髓休克时间是 2～6 个月，猴子开始会尝试使用受损的肢体，与此同时，猴子渐渐在实验室环境中适应了 3 个肢体的活动，而后逐渐加强，巩固了这种行为模式，这种反射不断加强，术后几个月,猴子已经学会很好的使用3个肢体活动了,同时也"学会"不再使用受损的肢体,这样就形成了"习得性废用"。习得性废用本质上是行为的,理论上应该独立于损伤的原因和性质之外,各种损伤后早期都存在废用强化的可能性。

脑的可塑性和功能重组是现代康复的理论基础,涉及CIT的研究之一是研究神经可塑性与行为的交互作用。Nudo等使用皮质内微电极刺激的方法在成年松鼠猴体内研究了脑损伤后皮质重组的情况,结果发现患侧前肢训练后导致明显的皮质功能重组。Levy等应用功能性磁共振(fMRI)研究了强制性治疗后脑功能重组情况。患手作对指运动,治疗前仅在患者病变侧半球内出现散在的激活点。治疗后,在病变的边缘可见大量的激活区,而且在同侧感觉运动区、辅运动区、运动前区,甚至病变对侧都可见到广泛的激活区,提示强制性治疗能明显促进脑损伤后的功能重组。

在分子机制方面,目前的研究提示CIMT可通过降低Nogo-A蛋白表达,下调Rho激酶表达水平、提高DNA甲基化水平、上调SDF-1表达等,促进皮质脊髓束再生和神经功能恢复。

3. 临床应用:脑卒中后上肢功能的恢复一般较下肢差,传统观点认为,上肢功能恢复的最佳时间应该是发病11周内,超过11周,上肢功能几乎不能再恢复。临床研究发现,在卒中后运动功能恢复的平台期(6~12个月)后进行强制性治疗,仍能显著提高卒中患者上肢的运动功能。Taub等使用塑形理论对下肢功能障碍患者实施强制性治疗,每天训练7小时,包括步行器训练、地上步行、上楼梯、起坐训练、减重步行训练等,连续两周,结果患者步态明显改善。

CIMT原则已应用于儿科康复,对脑瘫、脑外伤等引起的不对称性上肢功能障碍进行了干预,取得了明显的成功。儿科强制性治疗要考虑到儿童的兴趣和活动方式,主要包括在一特定的时间内,使用和上肢等长的玻璃纤维手套限制受损较轻的上肢;利用适用于孩子不同阶段的训练任务来训练较弱的上肢,使患儿获得实用性的运动技巧;每天6小时,连续21天的强化训练,以产生最佳的运动和脑的可塑性改变。

　　CIMT 应用于局部手肌张力障碍的治疗。局部手肌张力障碍是由于手指大量过度使用后出现的手指协调障碍,迄今没有很有效的治疗方法。脑 fMRI 显示患者原始运动支配区有明显的使用依赖性重叠或涂抹现象,动物实验也发现相似的现象。Candia 等对 10 例长期存在局部手肌张力障碍的小提琴手和吉他手实施了强制性治疗,治疗体现了强制性运动的理念:强制、集中强化和动作塑形。治疗后所有患者都取得了显著的进步,曲线明显变得平滑,波幅增高,半数患者手功能恢复并能继续演奏音乐。

　　CIMT 应用于治疗幻肢痛。截肢患者常常出现幻肢痛、非疼痛性的患肢感觉异常,这种现象与传入信号减少导致的皮质重组有关,还没有一种有效的方法能缓解幻肢痛。研究发现上肢截肢患者使用功能性假肢后,显著扩大了残肢的使用范围,与使用装饰性假肢相比,明显降低幻肢痛。该方法虽然不涉及克服习得性废用,但同样具有强制使用残肢的特点,通过功能依赖性皮质重组而产生治疗效果。

　　CIMT 可用于治疗慢性失语症。脑卒中后的另一表现失语症常常包含重要的运动成分。慢性卒中患者运动功能可以缓解的事实表明,通过适当的强制性治疗,慢性失语症有可能得到较充分的恢复。

　　作为一种新的康复治疗方法,CIMT 的实际疗效还取决于病情的严重程度,对上肢功能较差的患者,CIMT 虽然能提高患肢的功能,但不能很好的将治疗效果有效地转移到日常生活中去。实施强制性治疗的最佳时间、习得性废用的诊断标准等问题还需进一步的研究。

(方征宇)

七、运 动 处 方

　　运动处方,是由专科医师对准备接受运动治疗或参加运动锻炼的患者,通过必要的临床检查和功能评定后,根据所获得的资料和患者的健康情况,为患者选择一定的运动治疗项目,规定适宜的运动量,并注明注意事项。一个完整的运动处方应包括运动治疗项目、运动治疗量以及运动治疗的注意事项三方面内容。

(一)运动治疗项目

根据运动治疗的目的分为以下几类:

1. 耐力性项目:以健身,改善心脏和代谢功能,防治冠心病、糖尿病、肥胖病等为目的,又称为有氧训练项目。耐力是人体持续工作抵抗疲劳的能力,包括肌肉耐力和心血管耐力。肌肉耐力是一组肌群持续重复收缩的能力;心血管耐力是以身体大肌群参与的动力性活动能力,如医疗行走、慢跑、骑自行车、游泳、登山,也可以做原地跑、跳绳、上下楼梯等。耐力性项目一般属于周期性、节律性的运动。在运动强度和运动时间相同的前提下,这些运动项目对提高心脏耐力的效果大致相同。此外,乒乓球、篮球、网球、羽毛球等运动项目对改善心血管的功能也有良好的作用。

2. 力量性项目:以训练肌肉力量和消除局部脂肪为目的,如各种持器械医疗体操,抗阻力训练(沙袋、实心球、哑铃、拉力器等),一般适合于骨骼肌和外周神经损伤引起的肌肉力量减弱。

3. 放松性项目:以放松肌肉和调节神经为主要目的,如医疗步行、医疗体操、保健按摩、太极拳、气功等,多适用于心血管和呼吸系统疾患的患者、老年人及体弱者。

4. 矫正性项目:以纠正躯体解剖结构或生理功能异常为目的,如脊柱畸形、扁平足的矫正体操;增强肺功能的呼吸体操,治疗内脏下垂的腹肌锻炼体操;骨折后的功能锻炼等。

(二)运动治疗量

运动治疗中的总负荷量,取决于运动治疗的强度、频度和治疗的总时间,其中,运动治疗的强度是运动处方中量化的核心。

1. 运动治疗强度:直接影响运动治疗效果和治疗中的安全性。一般采用下列指标来确定运动强度的大小:

(1)心率:心率是确定运动治疗强度的可靠指标。在制定运动治疗处方时,应注明运动治疗中允许达到的最高心率和应该达到的适宜心率即靶心率。根据运动治疗中选择的最高心率,可以将运动治疗量分为大、中、小三种。大运动量相当于最高心率的 80% 以上,中运动量相当于最高心率的 70% ,小运动量相当于最高心率的 60% 。

有条件时最好通过运动试验来确定靶心率,常用自行车功能仪或活动平板,也可以通过计算得出运动治疗中的心率指标。

$$极量(最大)心率=210-年龄$$
$$亚极量心率=195-年龄$$
$$最大心率=休息时心率+(同年龄组预计的最大心率-$$
$$休息时心率)×60\%$$

(2)机体耗氧量:以运动时耗氧量占机体最大耗氧量的百分数为指标。大强度运动耗氧量约为最大耗氧量的 70% ,中等强度的运动量为 50% ~60% ,小强度运动约为 40% 。运动治疗的耗氧量一般占最大耗氧量的 40% ~60% 。

(3)代谢当量(metabolic equivalent,MET):MET 是衡量人体在任何运动时耗氧能力的测量单位,以安静时每分钟每千克体重消耗 3.5ml 氧作为 1MET,适用于不同性别、不同年龄和不同国籍的人群。一般步行速度为 1.6km/h 时耗氧能力为 1 ~2MET,3.2km/h 时 2 ~3MET。又如跑步 1.6km,用 12 分钟跑完为 8 ~9MET,11 分钟为 9 ~10MET,9 分钟为 10 ~11MET。

(4)主观感觉:运动治疗中的主观感觉是患者身体对运动治疗量的反映。适宜的运动强度是治疗中患者感觉舒适或稍有气喘,但呼吸节律不紊乱。

2. 治疗频度:为每周参与或接受治疗的次数。小运动量每日一次;大运动量隔日一次,如果间隔时间超过 3 天,运动治疗效果的蓄积作用就会消失。

3. 治疗时间:取决于运动治疗的强度。对耐力性或力量性运动治疗项目,一次运动治疗时间可以分为准备、练习、结束三个部分。准备部分通常采用小强度的活动使心肺功能、肌肉韧带以及血压逐渐适应练习部分的运动治疗,包括肌肉牵伸治疗、热身训练等。避免在突然强大的运动后,发生内脏器官的不适应和肌肉韧带的损伤。训练部分是一次治疗的主要部分，至少维持20~30分钟。结束部分主要做一些放松活动，防止在运动治疗完成后由于血液聚集于肢体，回心血量减少而出现的一些心血管症状。

（三）注意事项

在实施运动治疗时，需要注意以下几个方面：

1. 掌握好适应证：运动治疗的效果与适应证是否适当有关。对不同的疾病应选择不同的运动治疗方法，例如，心脏病和高血压的患者应以主动运动为主，如有氧训练、医疗体操；肺部疾病（如慢性支气管炎、支气管哮喘、肺气肿）应该以呼吸体操为主；慢性颈肩腰腿痛的患者在手法治疗后，常常需要参加一些医疗体操以巩固疗效，预防复发；肢体瘫痪性疾病如偏瘫、截瘫、儿童脑瘫、四肢瘫，除了主动运动之外，大多需要给予“一对一”的治疗，如神经发育疗法、运动再学习技术等。

2. 循序渐进：运动治疗的目的是要改善患者的躯体功能，提高适应能力。因此，在实施运动处方时，内容应该由少至多，程度由易至难，运动量由小至大，使患者逐渐适应。

3. 持之以恒：与其他治疗方法（如手术、药物等）不同，大部分的运动疗法项目需要经过一定的时间才能显示出疗效，尤其是对年老体弱患者或神经系统损伤患者，因此，在确定了运动治疗方案后，要坚持经常性才能积累治疗效果，切忌操之过急或中途停止。

4. 个别对待：虽然运动治疗的适应范围很广，但具体运用时，仍需要根据不同的病种不同的对象，如性别、年龄、文化水平、生活习惯等，制定出具体的治疗方案，即因人而异，因病而异，这样，才能取得理想的治疗效果。

5. 及时调整：运动处方实施后，还要根据患者的实施情况，定时评定，了解运动处方是否合适。根据评定的结果，及时调整治疗方案，如此循环，直至治疗方案结束。一个良好的治疗方案应该将评定贯穿于治疗方案之中，既以评定开始，又以评定结束。

（谢凌锋　方征宇　黄晓琳）

第三节　物理因子治疗

一、直流电及直流电药物离子导入疗法

(一) 直流电疗法

这是利用小强度、低电压平稳的直流电流治疗疾病的方法,也是最早应用的电疗之一。直流电疗时,正、负极间存在电位差,使人体组织内的各种离子沿一定方向移动,引起组织间体液内离子浓度比例变化,从而产生组织内理化反应的改变,这是直流电治疗作用的基础。

1. 生理作用

(1) 扩张局部血管,改善血液循环直流电治疗会引起局部血管扩张,皮肤发红,血液循环增强,也可以通过节段反射加强深部脏器的血液循环。

(2) 改善细胞代谢:在直流电阴极作用下细胞膜的通透性增加,有利于细胞内外的物质交换,加上丰富的血液循环,细胞的代谢加强,组织再生和愈合能力增强。

(3) 对组织水分的影响:在直流电作用下,由于水的电渗,水向阴极移动,使阴极下组织含水量增加,而阳极下组织水分减少,皮肤干燥。

(4) 组织兴奋性的变化:神经肌肉的兴奋性需要体液中各电子离子维持一定的比例,对组织生理效应影响明显的钾、钠、钙、镁四种离子中,钾、钠离子浓度与神经兴奋性成正比,而钙、镁离子浓度与神经兴奋性成反比。在直流电作用下发生离子定向移动,导致电极下各种离子浓度发生改变,而在直流电作用下,由于钾、钠离子的移动速度比钙、镁离子快,通电一段时间后,则阴极钾、钠离子相对较多,阳极则钙、镁离子较多,故阴极的兴奋性增高,阳极的兴奋性下降。

(5) 对中枢神经的影响:直流电阴、阳极兴奋性的改变,在中枢神经系统内也可出现。下行直流电(阳极置于脊髓上端,阴极置于骶尾)有抑制作用,可使舞蹈症患者的抽搐及无意识

的运动迅速消失;上行直流电(阳极置于骶尾部)则可使抽搐再现。上行直流电有降低血压、升高肌张力等作用;下行直流电则有升高血压、降低肌张力等作用。

(6) 直流电还对感觉神经、神经再生、骨折愈合等方面产生影响,可加速神经再生,促进骨折的愈合。

2. 治疗作用

(1) 镇静和兴奋作用:下行直流电以阳极为主电极可产生催眠、镇静、镇痛和缓解痉挛的治疗效果。如前额阳极、后枕阴极治疗神经衰弱和失眠;脊柱下行电流治疗脑出血后痉挛性麻痹。上行电流或阴极为主电极时,可治疗器官功能低下、知觉障碍等疾病。

(2) 消炎作用:直流电有明显的改善局部血液循环的作用,能促进炎性产物的排除。有明显的水肿可用阳极,有慢性炎症的溃疡可用阴极。可用于治疗关节、神经、肌肉、脉管和五官科等方面的炎症。

(3) 调整自主神经:应用直流电对有关反射区进行通电。领区通过反射途径影响中枢神经、头颈部及胸腔器官的功能状态;乳腺区通过反射作用对内分泌系统功能进行调节,治疗盆腔炎及功能性子宫生血等症;腰区反射疗法治疗肾上腺疾病;鼻黏膜反射疗法影响胃的分泌和运动功能。

(4) 其他作用:直流电阴极有软化瘢痕、促进骨折愈合的作用。直流电对运动神经和肌肉也有刺激作用,可用于电诊断。

3. 治疗技术

(1) 设备与电极:直流电疗机结构简单,经过变压器将电源电压降至 100V 左右,利用二极管将交流电整流为定向带有脉动性质的直流电流,再经过扼流线圈及电容器的滤波作用,使之成为稳定的直流电。电极采用可塑性好的铅板,利用厚为 1cm 的吸水性好的纯棉纱布作衬垫,防止电极下电解产物对皮肤的损害,每次用完后常规清洗和煮沸消毒。

(2) 电极放置方法:最常用的是体表衬垫治疗,因面积的不同而产生不同的作用。电极面积小电流密度大,引起的反应强而称为主极,反之称为副极。电极放置一般分为:①对置法,一个电极置于患部的一侧,另一个电极置于其对侧,适用于局部和位置较深的病灶。②并置法,两极均置于身体的同一侧,这样电流作用范围较大但作用浅,适用于治疗周围神经、血管、肌肉等病变,也可用水当电极进行电水浴疗法。

(3) 操作方法:①认真阅读处方,确定治疗部位和方法。观察治疗区皮肤情况,看有无破损和感觉障碍,若有抓伤、擦伤局部可涂凡士林。②选择适当的电极。③衬垫紧密接触皮肤,放上电极板,接通导线,并盖以胶布,加以固定。④检查电疗机的各种指针和输出旋钮,导线的连接无误,然后开启电疗机。⑤逐渐增加电流量,以不引起疼痛为宜。也可以电流密度作为电流刺激强度的指标。成人电流密度为 0.03 ~ 0.1mA/cm² 。治疗 20 ~ 30 分钟,结束治疗时要缓慢调低电流强度。每天一次,10 ~ 15 次为一疗程。⑥治疗中随时巡视,主动询问患者的感觉,并观察仪器的输出。治疗后衬垫应清洗煮沸消毒。

4. 直流电灼伤的发生和防治:在直流电疗的过程中,阳极下产生的酸性电解产物和阴极下产生的碱性电解产物浓度达到一定程度时,就会引起组织损伤。阳极灼伤是酸的作用,而阴极灼伤是碱的作用。发生灼伤时患者有明显的灼痛感,应立即停止治疗。若继续治疗疼痛感消失,则皮肤出现灼伤,轻者不留瘢痕,重者愈合较慢,可留微凹的瘢痕。若有灼伤发生,立即外涂烫伤膏或加用超短波以减轻其症状。

正确操作,直流电灼伤是可以避免的。治疗前一定要告诉患者正常感觉和异常情况,一有异常情况应停止治疗,仔细检查。

注意以下几点:电极板或导线直接与皮肤接触;衬垫太薄,或衬垫放反以至薄于 1cm 的衬垫不能吸收电解产物;局部电流密度过大,如局部衬垫与皮肤接触不均或皮肤有破损等;治疗区皮肤感觉障碍。

5. 临床应用

(1) 适应证:深浅静脉血栓、营养不良性溃疡、冠心病、骨折不连接和延迟连接、癌症等。其他疾病见直流电药物离子导入疗法。

（2）禁忌证：湿疹、心衰、有出血倾向及对直流电过敏等。

（二）直流电药物离子导入疗法

利用直流电场的作用，使药物离子经过皮肤或黏膜进入人体，达到治疗疾病的目的，称为直流电离子导入疗法。离子导入是利用直流电场作用和电荷同性相斥、异性相吸的特性，使无机化合物或有机化合物药物离子、带电胶体微粒进入人体。药物离子通过汗腺、皮脂腺的开口，进入人体后在皮肤内形成离子堆，以后逐渐进入血流或淋巴流，然后被血流或淋巴流带到全身。离子导入的优点是药物在局部组织浓度较高，作用持续时间长，且导入的是药物有效成分，同时兼有直流电和药物的综合作用。

目前临床多采用直流电药物离子导入疗法，其治疗作用除直流电作用外，还有药物离子的作用。

1. 治疗技术：与直流电疗法基本相同，滤纸或纱布浸药物溶剂后置衬垫上。治疗方法有衬垫法、电水浴法、体腔法以及创面、穴位导入法等。

2. 临床应用

（1）适应证很广泛，是直流电和所导入药物的适应证的相加，主要有神经炎、神经损伤、慢性溃疡、伤口和窦道、瘢痕粘连、角膜混浊、虹膜睫状体炎、高血压、冠心病等。

（2）禁忌证：急性湿疹、对直流电过敏、心衰、出血倾向等。

二、低频脉冲电疗法

应用频率在1000Hz以下的脉冲电流治疗疾病的方法称为低频脉冲电疗法。低频脉冲电流使机体内离子和带电胶粒沿电场方向冲击式移动，对运动、感觉神经和自主神经有强烈的刺激作用。脉冲电流形态多样，常用的有方波、三角波、指数曲线波、锯齿波、正弦波、梯形波等，脉冲波形还有单向、双向、连续与调制之分。根据电流的生理特征，1~10Hz可引起肌肉的单个收缩,20~30Hz 可引起肌肉的不完全强直收缩,50Hz 可引起完全强直收缩。对于感觉神经,100Hz 可产生镇痛和镇静中枢神经的作用。1~10Hz 可兴奋交感神经,20~40Hz 可兴奋迷走神经。

常用的低频脉冲电疗法有神经肌肉电刺激疗法、感应电疗法、间动电疗法、经皮神经电刺激疗法、功能性电刺激疗法、痉挛肌电刺激疗法等。

（一）神经肌肉电刺激疗法

应用低频脉冲电流刺激失神经支配的肌肉以恢复其功能的方法称为神经肌肉电刺激疗法（nerve muscle stimulating current therapy,NES）或称电体操疗法、低频电针疗法。

1. 失神经肌电刺激疗法:当运动神经变性和死亡后,肌肉失去了神经冲动出现瘫痪,失去神经营养肌肉出现萎缩,特别是在损伤后第一个月内萎缩最快。选用神经肌肉电刺激的三角波形,刺激失神经支配的肌肉,使其产生节律性收缩,刺激波宽根据失神经的轻重情况而定,轻度失神经征 10~50ms,中度失神经征 50~150ms,重度失神经征 150~300ms。神经肌肉电刺激有利于周围神经损伤的神经再支配。

（1）治疗作用:神经肌肉电刺激治疗能延缓肌肉萎缩。电刺激引起肌肉的节律收缩,促进肌肉的血液循环,保证肌肉中的正常代谢,故延缓了萎缩。肌肉的节律性收缩,防止肌肉失水和发生电解质、酶和收缩物质的破坏,同时能抑制肌肉纤维化,防止其硬化和挛缩,此外还有利于神经的再生和神经传导功能的恢复。

（2）治疗技术:①电刺激的时机,宜早进行,失神经数月后仍有必要进行这种治疗,疗程根据神经损伤程度而定,轻者 3 个月,重者 1 年。②刺激法,根据失神经的情况可分表面电极刺激法和针电极刺激法。表面电极刺激,优点是无创伤,但有严重神经损伤者,刺激引不出运动。针电极又称低频电针,优点是能使所有失神经肌肉产生节律性收缩,缺点是反复刺入肌肉,易导致肌肉纤维化。③操作要点,对于较大的肌肉采用双极刺激运动点法,阴极放置于被刺激肌的远端;小肌肉则选用单极,以阴极刺激小肌肉的运动点;低频电针则针刺肌腹。电流强度以能引起病肌的明显收缩为准。每日一次,每次20分钟,直至出现主动运动。

（3）适应证:各种原因所致的周围性瘫痪。

2. 痉挛肌及其拮抗肌的交替电刺激疗法:应用两组频率（0.66~1Hz）和波宽（0.2~0.5ms）相同,但出现时间有先后（相隔0.1~1.5秒）的方波分别刺激痉挛肌的肌腱和拮抗肌的肌腹,以达到缓解肌肉痉挛的目的。

（1）治疗作用:利用牵张反射和交互抑制的原理,电刺激痉挛肌的肌腱,兴奋了肌腱中的高尔基氏腱器,反射性地抑制痉挛肌。另一组刺激拮抗肌的肌腹,通过脊髓交互抑制机制抑制肌肉痉挛,两组电流交替释放,使痉挛肌在治疗中始终处于抑制状态,从而达到降低痉挛的目的,同时促进了肢体血液循环和功能的恢复。

（2）治疗技术:采用双极法,一组电极放在痉挛肌的肌腱处,另一组电极放在拮抗肌的肌腹上,两组刺激间隔0.1~1.5秒,电流强度为运动阈上,每次20分钟,每天一次。

（3）临床应用:①适应证为各种痉挛性瘫痪,如偏瘫、截瘫和脑瘫等。②禁忌证为肌萎缩侧索硬化症,多发性硬化进展期。

（二）感应电疗法

利用电磁感应原理产生一种双相、不对称的低频脉冲电流进行治疗疾病的方法,称为感应电疗法。其频率为60~80Hz。而现代晶体管仪器中,产生出频率50~100Hz、波宽1ms的锯齿波的电流称为新感应电流。由于其脉冲是双相不对称的,故感应电流的电解作用不明显。

1. 治疗作用

（1）防止废用性肌肉萎缩:感应电与许多低频电一样,具有兴奋神经肌肉的能力,当脉冲电流频率大于20Hz时,肌肉发生不完全强直收缩,频率为60~80Hz时,可引起正常肌肉完全强直收缩。术后制动的肌肉萎缩等,神经肌肉本身正常,感应电刺激产生肌肉节律性收缩,防止肌肉与周围组织粘连,促进肢体的静脉和淋巴回流,可防止萎缩的发生。

(2)兴奋感觉神经:刺激感觉神经末稍可降低其兴奋性,帮助恢复知觉。小剂量的感应电流,可降低感觉神经的兴奋性,解除表皮的神经性疼痛。

(3)兴奋平滑肌:感应电流可兴奋自主神经,提高周围血管的紧张度,可使平滑肌收缩,提高其张力。

2. 治疗技术:感应电电极放置方法分单极法、双极法和滚动法。应用滚动法时,滚动电极置于治疗部位滚动,辅助电极置于相应颈部或腰骶部。治疗剂量除感觉阈、运动阈外,应用滚动法治疗,以引起局部肌群部分强直性收缩为度。

3. 临床应用

(1)适应证:癔病性瘫痪、癔病性失语、产后尿潴留、软组织损伤劳损、废用性肌肉萎缩、股外侧皮神经炎、轻度周围神经经损伤等。

(2)禁忌证:痉挛性麻痹、严重心功能衰竭、心脏安放起搏器者。

(三)间动电疗法

应用间动电流作用于人体以治疗疾病的方法称为间动电疗法。间动电流是将50Hz正弦交流电整流以后叠加在直流电上而构成的一种低频脉冲电流。间动电流常有六种波型:疏波、密波、疏密波、间升波、断续波、起伏波。每种电流的频率、波形和波宽均固定。各种波型有各自的特点:疏波有止痛作用;密波有止痛、促进局部血液循环、抑制交感神经的作用;疏密波有止痛、促进渗出物的吸收、降低肌张力的作用;间升波有止痛作用;断续波和起伏波有使正常肌肉强直性收缩的作用。

1. 治疗作用

(1)止痛:间动电流止痛作用明显,治疗后皮肤对2ms的方波电刺激的痛阈明显提高,作用最为显著的是间升波,其次为疏密波,再次为密波和疏波。

(2)促进周围血液循环:有实验证实阴极放在颈段,阳极部在腰骶部,治疗后腓肠肌的血液循环增加37%,电极极性对调后,供血增加更显著,可达80%。以间动电作用于颈交感神经节上时,上肢的供血也增加 40% 。

(3)锻炼肌肉:主要是断续波和起伏波,可促进肌肉节律性收缩。

2. 治疗技术

(1)常用电极有直径 1.6 ~ 2.0cm 的小圆电极,直径 4 ~ 6cm 的大圆电极和 50 ~ 100cm^2 的方形电极。根据不同的治疗,电极的放置也有所区别。①痛点:以小圆电极连接阴极放在痛点上,阳极放在痛点近端距阴极 2 ~ 3cm 处。②神经根:沿脊柱旁相应节段横并置,用大圆电极或 50cm^2 的电极。③周围血管:上肢用圆电极阴极作用于后侧的交感神经节,即一极放在锁骨内 1/3 上方,另一极放在胸锁乳突肌前缘下中 1/3 交点附近。下肢用大圆电极或 50cm^2 方形电极于脊柱背侧作下行通电。

(2)治疗剂量与时间:直流电小电极 1 ~ 2mA,大电极 2 ~ 3mA;脉冲电流以耐受为限。通电时间每个部分每个波形 5 分钟,每日一次,10 ~ 15 次为一疗程。

3. 临床应用

(1)适应证:各种软组织损伤劳损所引起的疼痛,如关节扭挫伤、网球肘、肩周炎、腰扭伤,坐骨神经痛,雷诺病,废用性肌萎缩等。

(2)禁忌证:与其他低频电疗法相同。

(四)经皮神经电刺激疗法

应用特定的低频脉冲电流经皮肤作用于人体,来控制疼痛的一种无创性镇痛的电疗方法,称为经皮神经电刺激疗法(transcutaneous electrical nerve stimulation,TENS)。刺激的频率多达 100 ~ 150Hz,波宽在 40 ~ 500 μs。电流形态常用单向或双向不对称方波和被单向方波调制的中频电流等。其突出特点是:①对于各种急慢性疼痛具有无副作用的镇痛效果;②采用电池供电,仪器体积小,便于携带,且操作简单,使用安全。

1. 治疗作用:止痛是 TENS 的主要治疗作用,治疗时主要是刺激感觉纤维,刺激时患者有舒适感,不出现肌肉收缩的阈下强度。外周神经和急性疼痛所要求的电流频率较高,中枢性和慢性疼痛所要求的频率低。止痛的机制仍多以闸门控制学说和内源性吗啡样物质释放学说解释。另外同样兼有低频电疗的其他治疗作用。

2. 治疗技术：国外 TENS 仪器种类多。常用的有：通用型 TENS,频率 75～100Hz,脉宽<0.2ms,最适宜缓解疼痛；针刺型 TENS,频率 1～4Hz,脉宽 0.2～0.3ms,强刺激,镇痛时间长；暂时强烈 TENS,频率 150Hz,脉宽>0.3ms,具有短暂而深度的镇痛。电极置于痛区,治疗以缓解疼痛为标准,每次 30～60 分钟,每日一至数次。电极放置：单通道机可选并置或对置,双通道机则四个电极交叉放置,使两组的电力线在痛点上交叉。

目前国内市场上有多种低频止痛治疗仪,均属 TENS 范畴。患者多自购仪器回家治疗,对于不同的疼痛,TENS 止痛频率也有区别,如慢性背痛 14～60Hz,术后痛 50～150Hz,疱疹后痛 15～180Hz,周围神经损伤痛 30～120Hz,不同原因的慢性痛 20～60Hz。

3. 临床应用

(1) 适应证：各种急慢性疼痛,如偏头痛、颈肩痛、肩周炎、神经痛、慢性关节痛、腰背痛等。

(2) 禁忌证：装有心脏起搏器者,妊娠,颈动脉窦部位。

(五) 功能性电刺激疗法

功能性电刺激疗法(functional electrical stimulation,FES)是指用低频电流刺激丧失功能的肢体或器官,以其产生即时效应来代替或纠正肢体和器官的功能的一种方法。目前 FES 已广泛应用于脑卒中、脊髓损伤后患者的肢体运动功能恢复和重建康复治疗中。

1. 治疗作用：功能性电刺激是一种神经肌肉电刺激,利用预先设定程序的电刺激作用于支配肌肉的神经,诱发肌肉产生收缩,模拟正常自主运动以达到增加肢体功能活动能力和恢复被刺激肌肉或肌群功能的目的。FES 也可以作用于功能异常的器官以恢复其正常功能。FES 的治疗对象是有完整周围神经支配,由于中枢神经损伤导致神经下传冲动减少或丧失而致所支配的肌肉不能完成其原有收缩功能的部位。当 FES 作用于该神经所支配的肌肉时,即可诱发肌肉收缩从而产生功能性的活动,如刺激脑卒中后患者偏瘫的伸腕肌时立即出现伸腕动作,这是 FES 与其他电刺激的主要区别。NMES 是可引起肌肉收缩的一种电刺激方式,NMES 的作用有:诱发肌肉活动;刺激失神经肌肉;减少肌肉萎缩;维持及增加关节活动度;缓解肌肉痉挛;增加肌力和肌肉耐力。

临床上常采用 FES 改善肢体活动能力、缓解肌肉痉挛、改善肩关节脱位等。除了通过诱导患者主动活动,促进功能恢复外,FES 也可以起到一定治疗作用。当刺激电流产生,电流兴奋运动神经元,并通过 Ia 纤维产生传入冲动,调节协同肌和拮抗肌之间的活动,保持伸肌群与屈肌群之间张力的平衡,增加关节活动范围,促进肢体功能恢复。一方面,受损后中枢神经系统本身的恢复可以促进肢体功能的恢复;另一方面,肢体功能的恢复也可以促进中枢神经系统的恢复。由于中枢神经系统所具有的可塑性,通过这种反复刺激,产生使用依赖性和可塑性。FES 通过增加关节和肌肉的信息传入,提供更好的运动视觉反馈和对神经元直接刺激后肌肉收缩能力,改善肢体功能。FES 还可影响体感诱发电位(somatosensory evoked potential,SEP)。SEP 是刺激躯体神经时在中枢记录到的神经电位,可作为相应神经通道功能是否正常,中枢部分是否正常的诊断手段和中枢损伤后预后依据。上肢功能障碍是造成脑卒中患者残疾的主要因素,FES 可以作为提高脑卒中患者上肢功能的治疗方法之一。将 FES 运用于日常功能性活动,发现患者的 FES 训练可以在日常功能性活动中得到运动、本体感觉和认知的输入,感觉的综合输入会提高患者的自主性活动和使用患手进行功能性活动的能力。传入纤维感觉成分的激活、本体感觉的输入和知觉感觉注意增加都可以促进自发运动和功能的提高。FES 对脑卒中后肩关节脱位也有积极的治疗作用。早期 FES 刺激脑卒中患者半脱位的肩关节处可以改善肩关节脱位现象,但对于脱位时间达 1 年以上的患者,FES 的作用有限。FES 还用于改善脑卒中后的肩关节疼痛。

FES 改善脑卒中后患者上肢功能的作用显著。联合 FES、任务导向性训练可以改善慢性、急性或亚急性脑卒中患者上肢活动能力,使其上肢的运动控制和功能性活动能力得到提高。由于 FES 可控性强,可以设定精确的刺激顺序和刺激强度来激活瘫痪的肌肉,常应用于脊髓损伤患者的运动功能康复。Liberson 等将 FES 作为电生理支具,表面电极贴于胫前肌肌腹处,刺激腓神经,使偏瘫患者产生足背伸和外翻动作,改善患者足下垂和内翻等不良模式。FES 还可以通过改善局部肌肉的痉挛状态来改善患者运动能力。FES 联合脚踏车训练可以明显增强肌肉的强度和耐力,提高脊髓损伤患者的生活质量。FES 通过对股四头肌、臀肌和腘绳肌中两组或全部的有序刺激,控制膝关节和踝关节,进而实现下肢周期性运动。

2. 治疗技术:最常用的是偏瘫患者的垂足刺激器,采用 0.3~0.6ms 的方波,可用表面电极或植入电极,刺激器系在患者腰部,电极放在腓神经处,触发开关在鞋底,在步行时产生刺激作用,而矫正足下垂。

3. 临床应用

(1) 适应证:用于偏瘫、脑性瘫痪和截瘫时的下肢运动障碍,马尾或其他脊髓损伤引起的排尿功能障碍、呼吸功能障碍、特发性脊柱侧凸等。

(2) 禁忌证:带有心脏起搏器者。

三、中频电疗法

在医学上,应用频率为 1~100kHz 的电流治疗疾病的方法称为中频电疗法。中频电流的皮肤阻抗低于低频电流,由于治疗时皮肤电阻下降,可以用较大的电流强度达到较大的深度,又因为采用交流电,没有电解作用,避免电极灼伤,使用更为安全。中频电流同样具有低频电流的兴奋神经肌肉组织、镇痛、改善血液循环等作用。

由于中频电流的频率明显高于低频电流,其作用于人体时又有如下特点:①总和效应。中频交流电流单个脉冲是不能引起一次神经肌肉的兴奋,因神经肌肉的绝对不应期为 1ms,中频电流必须利用总和效应综合多个脉冲的连续作用,方能引起一次能够传播的兴奋,此外还需经历一定的时间和刺激强度。中频电流也能兴奋失神经支配的肌肉,尤其是能兴奋感应电不能兴奋的失神经肌,故中频电流可应用于电诊断。②感觉运动分离。中频电流因其频率高,进入人体深处,而不致引起皮肤的强烈刺激,当强电流引起强烈的肌肉收缩时,只有针刺感,比低频电流引起的主观感觉要舒适得多,即轻微的感觉可产生明显的运动。③无极性区别。中频电流脉冲呈正负交替出现的,且频率很快,治疗中无正负极之分,电极下也不会发生电解所产生的酸碱反应。④有明显的镇痛和促进局部血液循环作用。

常用的中频电疗法有正弦调制中频电疗法、干扰电疗法和音频电疗法。但目前市场生产的电脑中频电疗仪,其内有不同的治疗处方,基本成分均为低中频电流,并配有各种处方,使用也十分方便。

(一)正弦调制中频电疗法

正弦调制中频电疗法使用的是一种低频调制的中频电流,其频率为2000~5000Hz,调制频率为10~150Hz,调制幅度为0~100%。正弦调制中频电流有四种类型,分别是连续调制、断续调制、等幅调制、变频调制。除全波调制外,还可以用正半波、负半波调制,通过组合,共有十二种变化。各波的调制幅度有25%、50%、75%、100%等数种,其频率幅度不断变化以减少人体对中频电流的适应,并达到治疗作用。

1. 治疗作用

(1)镇痛是调制中频电疗的主要治疗作用,剧烈疼痛采用100Hz,调幅50%的连调波,有良好的即时镇痛作用。

(2)促进局部血液循环和淋巴回流:频率为100Hz,调制幅度100%,通断比为1∶2的断续调制型正弦中频电流,有明显的促进血液循环的作用。等调与变调有促进淋巴回流的作用。

(3)锻炼肌肉:正弦调制电流中10~150Hz的低频部分,能引起正常或失神经肌肉收缩,如废用性肌萎缩,用通断1∶1、频率50Hz、调幅为100%的断续波;失神经肌肉可用通断1∶(2~5)、频率10~20Hz、调幅为100%的断调波,均可产生肌肉节律性收缩,有防止肌萎缩的作用。这种电流作用深,对皮肤刺激小,锻炼肌肉的疗效比低频电好。

2. 治疗技术:因中频电流无电解作用,电极可大为简化,但在采用半波整流时,有直流成分,衬垫要厚些。采用两极,可并置也可对置,电流量以耐受量为准,每次 20 分钟,每日 1 次,10 次为一疗程。

3. 临床应用:适用于关节周围组织的劳损、挫伤、神经痛、颈椎病、腰椎间盘突出、肩周炎、关节痛、周围神经麻痹、肌肉萎缩、内脏平滑肌张力低下等。

(二)干扰电疗法

将两组频率相差 0～100Hz 的中频正弦交流电交叉地输入人体,在电力线交叉处形成干扰场并产生差频变化为 0～100Hz 的低频调制的中频电流,利用这种电流来治疗疾病的方法称干扰电疗法。由于干扰的方式不同,可分为静态干扰电疗法、动态干扰电疗法和立体动态干扰电疗法。

干扰电疗法中所用正弦交流电频率在 4000Hz 左右,因其频率高,皮肤阻抗下降,作用深度增大。治疗时以四个电极交叉作用于人体,在交叉深处产生低频脉冲电流,为了克服机体对这种电流的适应性,两组电流中一组固定 4000Hz,另一组则在 0～100Hz 每 15 秒变换一次,以满足不同的治疗需求。

1. 治疗作用

(1)镇痛:干扰电流的镇痛作用明显,用干扰电固频 100Hz,变频 0～100Hz 治疗 20 分钟后,皮肤痛阈明显升高,临床也用 50～100Hz、90～100Hz 的差频电流治疗疼痛。

(2)改善局部血液循环:干扰电流改善局部血液循环的作用相当明显,局部治疗后皮肤温度平均升高 2℃,也可以使下肢皮肤温度升高。临床常用 20～40Hz 或 50～100Hz 的差频电流。

(3)对内脏平滑肌的作用:干扰电作用深达内脏器官,在治疗内脏疾病方面比低频电疗有利。干扰电流能提高内脏平滑肌的张力,改善其血液循环,调整支配内脏的自主神经。常用频率为 0～10Hz,此外干扰电流有兴奋骨骼肌和调整自主神经的作用。

2. 治疗技术：干扰电的电极有四联，一般是交叉地作用于治疗部位，电极有固定放置、抽吸和移动法。固定放置选用一般金属电极和一层绒布制成的电极套组成。移动法和抽吸法有特制电极，如手套电极，治疗师戴在手上，在肢体上移动手套电极，促进肌肉节律收缩，改善肢体血液循环，也可作痛点的移动治疗。抽吸法以每分钟 16~18 次的频率抽吸，负压大的接触好，频率自动下降，负压小的频率自动上升，这样的压力变化呈规律性波动，也有负压按摩，促进局部血液循环、淋巴循环和促进渗出的吸收。电流强度以耐受限为准，每次 20 分钟，每天一次，12~15 次为一疗程。

3. 临床应用

（1）适应证：痉挛期的闭塞性动脉内膜炎、雷诺病、关节和软组织损伤、颈椎病、腰椎间盘突出症、肩周炎、周围神经麻痹、肌肉萎缩、胃下垂、习惯性便秘、产后尿潴留等。

（2）禁忌证：急性炎症、出血倾向、局部有金属、严重心脏病等。

（三）等幅中频正弦电疗法

等幅中频正弦电疗法是应用频率在音频范围内的中频正弦交流电进行治疗疾病的方法，又称音频电疗法。等幅正弦波电流频率 1000~5000Hz。

1. 治疗作用：等幅中频正弦电疗法与其他中频电疗一样有着共同的特点，如止痛和改善血液循环作用。但其止痛作用次于调制中频、干扰电和间动电疗，其促进血液循环作用有助于镇痛、消炎、消肿。而软化瘢痕、松解粘连是等幅中频正弦电疗的主要作用，可使瘢痕颜色变淡、质地变软，并使粘连松解，对肠粘连也有良好的松解作用。

2. 治疗技术：电极由金属电极板和绒布组成，治疗时多采用双极，病灶区并置或对置法，电流强度以耐受限为准，每次 20 分钟，每日一次，10~30 次为一疗程。

3. 临床应用

（1）适应证：瘢痕粘连、瘢痕增生、肌腱粘连、关节僵硬、肠粘连等。

（2）禁忌证：同干扰电疗法。

四、高频电疗法

应用频率大于 100kHz 的高频电流治疗疾病的方法称为高频电疗法。根据波长将高频电流分为长波、中波、短波、超短波、微波等五个波段，近来临床上广泛应用的仅短波、超短波和微波。

高频电流的频率明显高于低、中频电流，对人体的作用也明显不同。由于其频率大于 100kHz，每个周期的时间将小于 0.01ms，故对神经肌肉无兴奋作用。采用高频交流电治疗时无电解作用，其电流也可畅通地通过电极、空气与皮肤三者形成的电容，故治疗时电极可以离开皮肤。

高频电流通过人体时，由于电流的频率很高，方向变化很快，机体中的离子和带电胶体粒子在电极之间产生一种急剧的沿电力线方向的来回移动或振动，以传导电流的形势通过组织。机体中的电介质分子在高频电场中无极分子产生电子移位极化（形成偶极子），有极分子产生取向极化，即偶极子排列更加整齐，所以交变电流能够通过电介质导电，以移位电流形式通过组织。随着频率的增高，传导电流所占比例逐渐减少，而移位电流所占比例逐渐增加。当高频电流通过机体时传导电流引起的导电耗损，移位电流引起机体的介质耗损，因而在不同的组织中产生不同的热效应。

高频电作用人体时主要产生热效应与非热效应，其热的作用深，可控制并恒定不变。热效应有下列治疗作用：①镇痛，高频热可降低感觉神经的兴奋性，干扰痛冲动传导而达到镇痛目的，也可通过加热后使支配肌肉的梭内 γ 纤维传导活动减弱，缓解肌肉痉挛性疼痛。加热使血液循环增强，静脉和淋巴回流加强，渗出物被清除，组织张力下降，同时致痛物质清除加速，疼痛减轻。②改善周围血液循环，高频电流可使局部血管扩张，血流加速，血液循环改善。血液循环的改善可以通过轴突反射，热对血管壁神经末梢的刺激和增强代谢等协同作用而完成的。③消炎，温热作用通过血液循环增强，免疫功能增强等促进慢性炎症的消散,但对急性炎症,温热会促进肿胀和渗出增加,只能用无热量。④治癌作用,大剂量高频电流所产生的高热有治癌作用。肿瘤组织生长旺盛,血流低于正常组织,加热后热量不易散发,当局部温度大于42℃时,抑制细胞呼吸、代射,细胞自溶而死亡,大剂量高频电流可恒定地控制局部温度在46~48℃,达到治癌作用。⑤其他作用,中等剂量高频电流的温热作用还有加速组织生长修复,提高机体免疫力,降低肌肉张力等作用。

小剂量高频电作用于人体,局部无温热感,但有明显的生物学效应,如使急性炎症消散,神经组织与肉芽组织再生加速,这些不是通过加热而达到的,称为非热效应。非热效应主要用于控制急性炎症,促进伤口愈合。

康复治疗中,如应用高频电疗法,在操作时应注意下列事项:治疗时患者和操作者不得接触接地的金属物,如水管、暖气管等;治疗部位应保持干燥,汗水应及时擦干,有湿敷料时应予撤换,昏迷或截瘫者治疗时应防止尿液流至治疗部位。贴身的尼龙、化纤衣物应更换或脱去,也应去除局部所贴膏药;电缆不能交叉、打圈,接触人体处需用织物隔开;治疗部位的金属物品应去除,体内有金属物的部位应慎用高频电疗;治疗时患者不得入睡或随意挪动身体,操作者应随时询问患者感觉,必要时可随时调整。患者有感觉障碍或血液循环障碍时,不宜以患者的感觉作为调整剂量的依据,应细心操作和观察;佩带心脏起搏器者不得进行高频电疗,也不得接近高频电疗机;头部一般不宜进行大功率(200~300W)的高频电疗;每次治疗必须调节谐振钮,调谐也是调节电容器或电感,使输出电路的振荡频率与治疗机的振荡电路振荡频率一致发生谐振,此时电流表指示最大,用氖灯在电极上测试亮度也最大,而在失谐振状态下,仪器产生的能量不能充分输入人体,相当部分消耗在仪器内部,影响仪器的寿命。若谐振良好而患者感觉热量超出剂量时,可加大间隙;若谐振良好而患者感觉热量不到规定剂量级,可加大输出,但每次变动输出或改变间隙后,需再调谐一次,认为不需要调谐的观点是十分错误的,但是最近进口的高频电疗仪是不需要进行调谐的。

（一）短波疗法

频率为 3～30MHz，波长为 100～10m 的电流为短波电流。应用短波电流治疗疾病的方法称为短波电疗法。短波电疗法通常采用频率为 13.56MHz、27.12MHz，波长为 22.12m、11.26m 的电流。

短波电疗法有的是以感应场法（又称电缆法）进行治疗，多采用27.12MHz 的电流，治疗时将电缆盘绕于人体体表或肢体周围，当高频电流通过导体时，周围即产生高频交变磁场，在其作用下产生感应电动势而引起感应电流，又称涡流。组织电阻小，涡流就越大，生热会越多，频率越高，生热也越多。电缆法目前在临床上应用明显减少，而目前使用较多的是电容场法。电容场法是利用电容器电极间的高频电场对人体组织的作用，当机体处于短波电场中，通过机体的移位电流占重要地位，但不同的组织和不同的波长产热也有所不同，如波长为20m 的短波电流对脂肪和内脏产热较大，而对液体产热较少。电容场法多采用 13.56MHz 的电流，其生物学效应与超短波相似。

短波有连续短波和脉冲短波之分，前者主要产生温热效应，后者因通电时间短，断电时间长，热量不易积累，故其温热效应不明显，主要产生非热效应。

1. 治疗作用：短波疗法具有高频电疗法共有的生物学效应和治疗作用。短波疗法的温热作用比较明显，改善血液循环、镇痛、缓解肌肉痉挛等作用比较突出。大功率短波有治癌作用。

2. 操作技术：短波电疗机的功率一般为 200～300W，大功率的为 1000～2000W。

（1）感应电场法：①电缆法，采用高压绝缘电缆，电缆的长度最好为波长的 1/2、1/4 或 3/4。治疗时可将电缆绕成不同形状，如饼形、螺旋形和栅形等置于治疗部位。②涡流电极法，常为单电极，用于头、颈和小关节的治疗，这种电极是用硬的金属管绕成线圈状，并在其两端连一电容器，整个电极装于一个塑料鼓形盒中，治疗时通过感应加热。电缆或电极与皮肤的间隙为 1~2cm,间隙小作用表浅,间隙大作用较深。

(2)电容场法:电容电极放置的方法有对置法、并置法和单极法。并置时两电极间的距离不得小于两电极与皮肤距离之和,否则电力线将不通过组织而从空中通过。

(3)治疗剂量:高频电疗的治疗剂量是根据患者的主观感觉程度来分级,而仪器上电流或电压表的指示并不能反应患者实际吸收的高频能量。剂量分为四级,即无热量、微热量、温热量和热量,前者治疗时无热的感觉,后者有明显的热感,但能耐受,而一般的短波治疗常选用温热量,即刚好感到温热的剂量。治疗时间为每次 20 分钟,每天一次,15~30 次为一疗程。

3. 临床应用

(1)适应证:关节炎、肩周炎、颈椎病、坐骨神经痛、扭伤、腰背筋膜炎、胃炎、肺炎,也可用于急性肾功能衰竭,恶性肿瘤(大剂量时)。

(2)禁忌证:恶性肿瘤(小剂量时)、妊娠、出血倾向、心肺功能衰竭、带有心脏起搏器与金属异物者。

(二)超短波疗法

将频率为 30~300MHz,波长为 10~1m 的高频电流称为超短波电流,临床应用超短波疗法通常采用频率 40.68MHz,波长为 7.37m 的电流。超短波疗法主要用电容场法来治疗,主要是超高频电场的作用,又称超高频电场疗法。在高频电场的作用下人体内电介质的无极分子极化成双极分子,而人体组成的细胞和体液中的分子大部分是有极分子,由于分子运动,它们是极其混乱的,在高频电场的作用下,按电场的方向排列,并随之产生高速旋转,产生移位电流。机体中的电介质在电场中电离成为离子,产生传导电流。移位电流与传导电流的能量耗损,均可产生热能。但超短波的频率高于短波,非热效应比短波明显,脉冲超短波主要产生非热效应。

1. 治疗作用:超短波的治疗作用主要是利用高频电流的非热效应,如控制急性炎症、提高免疫力、镇痛、促进组织再生,也可以利用其温热效应。

2. 操作技术:超短波治疗机有 50W、200~300W、1~2kW

(治癌用)三类,前者为五官超短波,电极为圆形(橡皮板或玻璃罩式),适用于眼、耳、鼻、喉和较小病灶的治疗。200～300W多为落地型或台式超短波,电极为矩形(橡皮板式),适用于大而深部的病灶。治疗时根据病灶情况选用适当的电极,电极稍大于病灶,并与皮肤平行,保持一定间隙,根据作用深浅调节间隙大小。

超短波的治疗剂量,到目前为止仍以患者的感觉作为主要依据,与短波一样也分无热量、微热量、温热量和热量四种。超短波多用无热量和微热量。治疗方法采用对置法、并置法和单极法。对置法用于深部病灶,单极法用于小而浅的病灶。超短波疗法每次治疗10～15分钟,急性炎症5～10分钟,急性肾功能衰竭30～60分钟,每日一次,10～15次为一疗程。恶性肿瘤必须与化疗放疗综合应用,每次治疗30～60分钟,每周两次,5～15次为一疗程,与放疗、化疗同步。

3. 临床应用

(1)适应证:皮肤皮下软组织、骨关节、胸腔、腹腔、盆腔内脏器官和五官的各种急性感染,超短波疗法是首先的物理疗法之一,对关节软组织扭挫伤、神经炎、神经痛也有良好的疗效,也可用于治疗急性肾功能衰竭和恶性肿瘤。

(2)禁忌证:与短波疗法相同。

(三)微波疗法

将频率为300～300 000MHz,波长为1m～1mm的高频电流称为微波电流,微波又分为分米波(波长1m～30cm)、厘米波(波长30cm～1cm)、毫米波(波长1cm～1mm)等三个波段。目前用得最多的是波长为12.24cm、频率为2450MHz的厘米波和波长为33cm、69cm,频率为915MHz、433MHz的分米波。

微波在电磁波谱中的位置介于超短波与光波之间,因此微波兼具无线电波与光波的物理特性,在空间沿直线方向传播,并能反射、折射和聚焦。但微波的产生、传输及测量均不同于光波,也不同于无线电波。

由于微波的振荡速度快,一般电子管难以产生微波,目前在微波治疗机中采用多极磁控管,磁控管中有8个称为谐振腔的小型振荡电路,微波在磁控管中振荡产生,用偶合环将微波从谐振腔中引出,经同轴电缆将磁控管与微波辐射器连接起来,再经反射罩束集,经空间作用于人体。

微波克服了短波和超短波共有的皮下脂肪过热的缺点,微波能使较深的肌层有显著的热作用,且剂量能准确控制。但其作用浅,仅达3~5cm,作用也多限于单极,不能完全用微波来代替其他高频电疗。

1. 治疗作用:微波具有高频电疗法共有的生物学效应和治疗作用。由于微波的频率特别高,因此非热效应明显,尤其是毫米波对生物体的作用主要是非热效应,具有提高免疫力、消散炎症、镇痛、促进组织再生等作用。而分米波疗法温热效应比厘米波强,改善血液循环,消散炎症作用比较突出。

2. 操作技术:分米波、厘米波治疗机一般为200W,治癌机为500~700W。治疗时微波电流由同轴电缆传送到辐射器内的天线上进行辐射,借反射罩集合成束辐射于治疗部位。微波的辐射器根据是否接触人体分为:非接触式辐射器和触式辐射器。前者包括圆形、长形、马鞍形,以适应不同的治疗部分。圆形多用于脊柱、肢体的治疗,而马鞍形是一种大形辐射器,用以治疗腰、双膝、背、髋、臀、胸、腹等面积广阔的部位。接触性辐射器包括耳辐射器和体腔辐射器,这种辐射器小,作用功率不超过10W,用于耳道、阴道、直肠等部位的专用辐射。也因为反射消耗少,接触性辐射器只需要相当于圆形或长形辐射器所需功率的10%~15%。

微波的治疗剂量与短波、超短波相仿,可根据患者的主观感觉分为无热量、微热量、温热量、热量等四级,也可根据仪器的输出功率定,如非接触性辐射器,在距离10cm左右时,根据输出功率分为三级:20~50W为小剂量,包括无热量和微热量;50~100W为中剂量;100~200W为大剂量。但接触性辐射器功率小,可在上述范围中,根据输出功率的数值来估算剂量的大小。小剂量常用于急性病,每次10分钟,每天1次,6~10天为一疗程。中等剂量用于慢性病,每次15~20分钟,每天

1 次,10~20 次为一疗程。恶性肿瘤治疗与短波疗法相同。

3. 临床应用

(1) 适应证:小剂量的微波可用于急性炎症、感染、损伤;中等剂量的微波常用于慢性疼痛,软组织损伤劳损,如颈椎病、肩周炎、腰椎间盘突出症、关节炎等;大剂量微波用于恶性肿瘤的治疗。

(2) 禁忌证:与短波、超短波疗法相同。

4. 微波治疗时应注意的事项

(1) 治疗区及邻近部位不应有金属物品。

(2) 治疗时无需脱去衣服,但浸湿、不吸汗的内衣必须脱换,局部的油膏性药物或湿敷料应除去。

(3) 头面部治疗应戴防护镜,以防止散射微波对眼睛的伤害。如无专用镜,可用 0.07~0.14mm 的铜丝制成每 1cm^2 有 186~560 孔的铜丝网掩盖眼部。治疗眼部时,距离 5cm,剂量不宜大于 15W,时间不宜长于 10 分钟。

(4) 局部有血液循环障碍者应谨慎,一般以小剂量开始,逐渐增加剂量。

(5) 要避免辐射睾丸部位,靠近睾丸部位治疗时,应用铅橡皮加以防护。

(6) 微波能破坏骨骼,对成长中的骨组织有损害,因此,成长中的骨骼及骨折后骨痂未形成前,不宜在该局部辐射。

(黄　杰　尤春景)

五、光　疗　法

以人工光源或日光辐射能量治疗疾病的方法称为光疗法。光疗法所采用的人工光源有红外线、可见光、紫外线、激光四种。

光谱是电磁波谱的一部分,光波的频率比无线电波的频率更高。光的实质是一种带能量的粒子流,这种粒子流既具有波动性又具有微粒性,分为可见光谱和不可见光谱,可见光谱由红、橙、黄、绿、青、蓝、紫七种颜色组成,不可见光谱同红外线和紫外线组成。

光疗法因所用的光线波长不同分为红外线疗法、可见光疗法、紫外线疗法;依光的相干性可分为非相干光和相干光疗法(激光疗法)。

(一)红外线疗法

红外线在光谱中所占的范围最大,为 0.4mm ~ 760nm。以 1.5μm 为界,红外线可分为两部分,>1.5μm 者为长波红外线(远红外线),<1.5μm 者为短波红外线(近红外线)。长波红外线穿透能力小,约为 5mm,大部分被表皮吸收,短波红外线穿透比较深,可达 50 ~ 80mm。应用红外线治疗疾病的方法称为红外线疗法。

1. 治疗作用:红外线主要的生物学作用是热作用,不同组织吸收红外线的能力不同,其产生的热效应也不同。

(1)热可加速化学反应,导致局部组织血管扩张,血液加速,从而局部血液循环得到明显改善。

(2)热加速代谢过程,有利于代谢产物和病理产物的清除,促进局部渗出物的吸收,具有消肿、消炎作用。

(3)热可以增加吞噬细胞的活力,增强血管壁的通透性,改善肌体的免疫功能。

(4)热可降低感觉神经的兴奋性,使肌张力下降,肌肉松弛,故有镇痛作用。热使平滑肌松弛,胃肠蠕动减弱。

(5)热能促进肉芽组织和上皮细胞的生长,加速伤口愈合,松解粘连,减轻瘢痕挛缩。

2. 治疗技术

(1)装置:①太阳灯,这是最简便的红外线光源,多为普通的白炽灯泡,功率为 200 ~ 500W,其发出的光 95% 是红外线,仅有 4.8% 的可见光和 0.1% 的紫外线。太阳灯配有光线反射板和灯罩,以防止辐射能的散失,适应于肩部、手和足部的治疗。②红外线灯,多为石英灯,是将钨丝穿入充气的石英管内形成,有直形管或园形管,功率为 500 ~ 1500W,属短波红外线,适宜于透入较深的病变区域。③红外线碳棒,在碳化硅棒(板)上缠绕或镶嵌电阻丝,通电后产生红外线,功率为 50 ~ 500W,需

15 分钟预热才能达到完满的以长波红外线为主的红外线,适
宜于头面部病症及急性疼痛,尤其是当患者对强光不适时采用
此光源较好。④光浴器,治疗躯干或双上肢、双下肢时,需要增
加辐射面积和功率,常采用弧形的灯箱进行照射,箱内安装数
枚白炽灯泡或碳化硅棒,分别由两只开关控制,当箱内温度过
高时,关掉一组灯泡,必要时再开启,总功率为 500～1500W,有
全身照射和局部照射两种。

(2) 照射距离、剂量、时间:照射区皮肤裸露,灯与所照皮
肤距离一般为 30～50cm,以患者有舒适的温热感为准,每次照
射 20～30 分钟,每日一次,15～20 次为一疗程。

(3) 注意事项:①治疗前应询问和检查照躯区的感觉与皮
肤状况,如有温、痛觉减退,皮肤破损,陈旧性瘢痕时则要特别
仔细,以免引起烫伤。急性瘢痕组织不宜选用红外线照射,以
免其增生。②对急性创伤,需待 24～48 小时后局部渗出或出
血停止后方可行小剂量照射,否则易致肿痛加重。对肢体血液
循环障碍者,不宜在其病变部位及其远端照射。③红外线照射
后 10 分钟左右,照射区出现不均匀红斑,1～2 小时自行消失,
多次照射后局部有网状色素沉着,均属正常。如治疗过量局部
可出现水疱,应及时处理和停止照射,待其治愈后再行红外线
照射。④红外线易致眼部组织损害,严重时可致视网膜损伤和
白内障,故照射时应对眼睛加以保护,避免对眼睛直接照射。
在对颜面部和眼周围进行治疗时,可戴有色防护镜或用浸湿的
纱布遮盖眼睛。

3. 临床应用

(1) 适应证:十分广泛,有各种急性和慢性损伤,如肌肉劳
损、牵拉伤、挫伤、扭伤,各类关节炎与关节病,腱鞘炎、滑囊炎、
肌纤维织炎、神经炎、神经痛、栓塞性静脉炎、慢性淋巴腺炎、胃
炎、肠炎、冻疮、压疮、术后粘连、瘢痕挛缩,注射后硬节等。

(2) 禁忌证:高热、肿瘤、活动性肺结核、有出血倾向及代
偿功能不全的心脏病患者等,温热感觉障碍者慎用。

(二) 可见光疗法

可见光即为普通的照明光源发出的白色光,但严格地讲,

这类光源只有 4.8% 的可见光成分,而短波红外线占 94% ~ 95% ,它的波长为 400 ~760nm。应用可见光治疗疾病的方法称为可见光疗法,有时为了治疗需要,在普通的照明光上增加有色材料。

1. 治疗作用

(1)可见光被组织吸收可产生热效应,红光穿透组织较深,可使深部组织血管扩张,组织充血,血液循环增强;蓝紫光具有镇静与抑制作用。

(2)蓝紫光照射于皮肤黏膜后进入人体,血液中的胆红素能吸收 500 ~400nm 的光,其中对 460 ~420nm 的蓝紫光吸收最强。在蓝紫光与氧的作用下,胆红素分解成无毒的胆绿素及水溶性低分子量化合物,再由尿与粪排出体外,从而降低血清中胆红素的含量。

2. 治疗技术

(1)设置:将 8 支25W 蓝光或白光莹光灯排列成 1 米宽的灯排(如为 20W,可取 8 ~12 支),分为 2 ~4 行,灯管长轴与床的长轴平行,灯排距床面 70cm(如用白光莹光灯距离可缩短到 15 ~30cm),治疗床宽约 50cm,铺上毛毯和床单,治疗时将光源中心对准患者。

(2)剂量与时间:可连续照射和断续照射。总照射时间:蓝紫光为 24 ~48 小时,白光为 24 ~72 小时。如用蓝紫光照射,治疗时间每日一次,每次 15 ~30 分钟,10 ~20 次为一疗程。

(3)注意事项:①蓝紫光源照射时要保护患者及家属眼睛。②距离不宜太近,以免烫伤,照射过程中应经常翻身,保持一定室温。③灯管经长时间照射后会衰老,光线减弱,应定期更换。④照射总时间达 24 小时仍不见胆红素下降,需改变治疗方法。

3. 临床应用

(1)适应证:适用于高胆红素症之外,还可用于其他疾病的治疗,如慢性炎症、神经炎、肌纤维炎、软组织损伤、带状疱疹、神经痛、关节痛、皮肤感觉异常等。

(2)禁忌证:同红外线。

（三）紫外线疗法

紫外线是紫光之外的不可见光线,故有紫外线之称,波长短于紫光。紫外线的波长为 180～400nm,可分为三段:180～280nm 为短波紫外线,280～320nm 为中波紫外线,320～400nm 为长波紫外线。太阳是最强的紫外线光源,这种自然光在通过大气层时,短波紫外线被臭氧层吸收,到达地面的太阳光中仅含有长波和中波紫外线。利用紫外线防治疾病的方法称为紫外线疗法。一般的紫外线疗法以人工紫外线灯作为光源进行治疗,日光疗法利用日光的自然紫外线进行治疗。

1. 生物学作用

（1）红斑反应:①皮肤红斑,皮肤经过一定剂量的紫外线照射之后,经过一段时间在照射区会出现均匀的、外界清晰的红色色斑,称为紫外线红斑。它是紫外线作用于人体后引起的重要反应之一,它的出现要经过一定的潜伏期,其潜伏时间、出现高峰、持续的时间及消退速度依紫外线波长的不同而异,长波紫外线的红斑持续时间长,短波紫外线的红斑持续时间短,以 297nm 的紫外线致红斑作用最为明显。同时,红斑色泽的强弱与照射剂量有密切的关系,在同一波长紫外线照射下,剂量大红斑强,剂量小红斑弱。出现的红斑色泽强,持续时间长,反之,持续时间短。通常情况下,把能引起最弱的可见红斑所照射的时间叫作最小红斑量（MED）,习惯上称之为生物剂量。经过紫外线照射的皮肤,其局部组织发生变化,表现为红斑区的血管扩张、充血,渗出增多,白细胞增多等,出现一种光化学皮炎现象。红斑反应的机制较复杂,目前尚不完全清楚,一般认为,紫外线使表皮棘细胞层原生质变质而形成的产物,如组胺和类组胺等,这类物质致血管扩张、血管通透性增加,血液和淋巴循环增强,组织温度升高,代谢加快等,最后形成红斑。有人认为紫外线照射后,出现生化反应,是激肽、前列腺素等活性物质引起血管扩张,呈现红斑。此外也可能与神经因素有关,当上述物质达到一定水平时,引起复杂的神经血管反应,导致红斑的产生。②黏膜红斑反应,紫外线对黏膜的穿透能力高于皮肤,一般认为黏膜对紫外线的敏感性低于皮肤 1.5～2 倍,黏膜红斑出现快,消失也快。

(2) 色素沉着:色素沉着是紫外线照射后引起的又一种反应。黑色素是一种黑色或黄褐色的色素,存在于黑色细胞中,在酪氨酸酶的作用下由胳氨酸产生。紫外线可使黑色素立即变黑,同时激活黑色素生成。色素沉着对长波紫外线较敏感,出现与消退的时间却很晚,甚至一年也不消失,在340nm波长紫外线照射时,小于1个MED的剂量也能引起色素沉着。对于短波的245nm和297nm紫外线,剂量必须达到阈红斑量,才能引起色素沉着,1日内出现,3~4日达到高峰,254nm波长紫外线色素沉着消退多在2~3周内,而297nm波长紫外线可持续一个月或数月。若多次反复照射,每次虽少于1个MED的剂量,但多种波长也能引起色素沉着。

(3) 对免疫机能的影响:皮肤是机体免疫系统的重要器官和生理屏障,经紫外线照射后,皮肤及皮组织的离子平衡发生改变,蛋白质变性,刺激免疫功能。同时,可使免疫细胞数量增多,单核-巨噬细胞、中性粒细胞吞噬功能增强;凝集素升高,防御机制得到加强。最近研究表明,紫外线照射皮肤之后,上皮细胞释放白细胞介素-1明显增多,该物质通过血液淋巴循环作用于免疫细胞,T细胞和B细胞被激活,提高了吞噬细胞功能和促进抗体生成。

(4) 对细胞的影响:细胞内含有脱氧核糖核酸(DNA)和核糖核酸(RNA),细胞的繁殖、发育、生成等均与DNA密切相关。DNA与RNA对紫外线有强烈的吸收作用,因此紫外线可影响细胞的生命活动。小剂量的紫外线照射可刺激细胞的DNA与RNA,从而促进细胞的生长繁殖。较大剂量的紫外线可促使细胞的DNA与RNA发生变化,使细胞的生长繁殖呈现先抑制后兴奋的过程。

2. 治疗作用

(1) 促进伤口愈合:小剂量紫外线可加深细胞的分裂增殖,促进肉芽组织和上皮的生长,缩短伤口愈合时间。

(2) 改善局部血液循环:红斑反应区血管扩张,血循环加快,组织温度升高,营养与代谢加强,皮脂腺、汗腺分泌增多,有利于局部病理产物及致痛物质的清除,水肿渗出易于吸收,故可用于局部缺血性及炎症性病变。

(3) 镇痛:紫外线照射能提高局部痛阈,降低感觉神经的兴奋性,疼痛得以缓解。

(4) 杀菌:253~260nm 的短波紫外线的杀菌作用最强。短波紫外线照射使细菌代谢、生长、繁殖的能力受到抑制而死亡,故紫外线可用于消毒与治疗软组织表浅感染。

(5) 消炎:除紫外线可改善血液循环、镇痛及杀菌而具有消炎作用外,紫外线还可刺激与加强机体的防御免疫机能。对深部组织脏器的炎性也可通过反射机制发挥其抗炎作用。

(6) 脱敏:多次小剂量紫外线照射后可使组织内形成少量组胺,组胺进入血液后刺激细胞产生组胺酶,而后者可分解过敏时血内过多的组胺,因而具有脱敏作用。

(7) 提高免疫能力:紫外线照射可激活人体细胞免疫功能,使吞噬细胞增多,吞噬能力增强,也可增强人体体液免疫功能,使补体、凝集素、调理素增加,从而加强了机体对疾病的抵抗力。

(8) 促进维生素 D_3 的形成:297~272nm 紫外线照射后,人体皮肤内的7-脱氢胆固醇转化成维生素 D_3,而维生素 D_3 可促进肠道对钙磷的吸收与肾小管对钙磷的再吸收,促使骨内钙的沉着,因而可用以治疗佝偻病与骨软化症。

3. 治疗技术

(1) 常用的紫外线灯有以下几种:①高压水银石英灯是治疗中最常用的一种,主要发射中长波紫外线,少量为短波紫外线,灯管多呈"U"形或直形,功率多为 300~500W,有的为了近距离和体腔照射,在特别的外罩上用流动的水使灯管冷却,称之为水冷式石英灯。②低压水银石英灯是指轻便式杀菌紫外线灯及半导螺旋盘状紫外线灯。由于功率少,灯管温度低,故又称冷光紫外线灯。主要发射短波紫外线,最强辐射为254nm左右。③低压汞荧光灯(黑光灯)发出 300~400nm 的紫外线,最强辐射为 366nm。④日光荧光灯发出 280~370nm 的紫外线,最强辐射为 300~313nm。⑤太阳灯是一种特殊灯泡,发出中长波紫外线。

(2) 照射剂量测定

1) 物理定量法:是测出紫外线照射到单位面积上的剂量。照射剂量等于光强和照射时间的积。这种方法测出的辐射量虽然准确,但并不能表示辐射区内剂量的大小,这是因为由于年龄、肤色、部位及疾病状态等诸多因素都会对紫外线的剂量有影响,同一物理剂量在不同个体和不同部位上引起的反应往往不同。

2) 生物剂量及测定法:①生物剂量,紫外线照射后,经6～8小时皮肤出现最弱红斑反应的紫外线剂量称为生物剂量,它是机体对紫外线敏感性的标志,国际通用符号是 MED,单位是秒,如 MED = 10 秒,即表示引起最弱红斑反应需照射 10 秒。②测定方法,在一块金属或塑料板上平行开出 6 个内孔为 5mm×15mm 的长方形孔,孔间距 10mm,沿着测定板的长辐插进一块可滑动的盖板,可依次遮省各个小孔。测定时,将其放在裸露的腹中线两侧或上臂内侧,周围用毛巾遮盖,然后将紫外线光源置于照射野的上方,灯距 50cm,先照射第一孔,时间为 30 秒,按每 5 秒暴露一个照射孔的速度拉动盖板,使 6 个孔依次递减照射时间,这样第 6 孔时间最短,而第 1 孔照射时间最长。照射后 6～8 小时观察最弱红斑出现在第几孔,该孔的照射时间即为一个生物剂量,如果出现在最后一个孔,即 MED = 5 秒,如果在第 5 孔则为 MED = 10 秒,依次类推。假如 6 个孔均未出现红斑,说明其个体的一个生物剂量大于 30 秒,需加大时间再测定,反之,照射孔均出现明显红斑,说明一个生物剂量小于 5 秒,需缩短时间重新测定。在实际应用中,常在 24 小时观察红斑反应,可以按最弱红斑反应前面一孔的照射时间确定生物剂量,临床上为了工作方便,及时治疗,常采用 15～30 人的生物剂量平均值进行照射,该剂量称为平均生物剂量。影响红斑反应的因素:①强度,剂量小,红斑反应弱,反之则大;②季节,春、冬季紫外线敏感性高,夏、秋季则低;③环境,室内工作者敏感性高,长期露天作业者敏感性低;④年龄,青春期对紫外线最敏感,老人、小儿敏感性低;⑤性别,男性较女性敏感,

妇女月经前期较高,月经后期较低,妊娠期较妊娠后期敏感;
⑥皮肤,经常暴晒,色泽较深者对紫外线反应较弱,反之敏感性
较强;⑦部位,身体各部位的敏感程度是躯干>面颈部>四肢屈
侧>四肢伸侧>手足背部;⑧疾病,肺结核、甲亢、泛发性皮炎、高
血压、烟草酸缺乏症、多形日光疹、白化症等疾病对紫外线敏感
性高,慢性消化性疾病、营养不良、甲状腺功能低下、丹毒、局部
神经性损伤、慢性溃疡等对紫外线敏感性低;⑨药物,磺胺类药
物、氯丙嗪、灰黄霉素、强力霉素、萘啶酸、异丁苯丙酸等可增加
对紫外线的敏感,而某些麻醉剂、钙、溴、胰岛素等药物则降低
皮肤对紫外线的反应;⑩设备,新灯管光线强,反之光线弱;电
压波动10%或电流变化20%时,紫外线强度变化35%左右;照
射部位越近,强度越大,反之则小;光线垂直照射时强度大,如
倾斜度增大,强度逐减。

3)剂量分级:0级红斑(亚红斑量),一般小于1MED,照射
区无红斑反应,每日一次,重复照射时较前次剂量增加10%~
100%的强度。Ⅰ级红斑(弱红斑量),1~3MED,皮肤微红,与
非照射区界限明显,24小时后消褪,隔日照射一次,复照时按前
次剂量的25%~30%增加。Ⅱ级红斑(红斑量),3~7MED,照
射后皮肤呈鲜红色,患者有轻微的烧灼痛,局部有微肿,24~
36小时消褪,可见轻度色素沉着。每隔3~4日照射一次,按前
次剂量的50%增加。Ⅲ级红斑(强红斑量),8~12MED,照射
后2~4小时皮肤呈暗红色,有烧灼痛,皮肤出现水肿,红斑区
高出皮面,4~5日消褪,伴皮肤脱屑,色素沉着明显。每周照射
一次,复照剂量按前次提高75%。Ⅳ级红斑(超红斑量),
10MED以上,照射后皮肤暗红,有剧烈的灼痛、水肿,还可能出
现水疱,5~7日消褪,皮肤大块脱皮,有严重的色素沉着。每隔
两周照射一次,复照剂量较前次提高100%。Ⅴ级红斑,相当于
20个MED,反应更剧烈,常有红斑出血点,重照剂量同Ⅳ级增
加率。

(3)操作方法:①全身照射法,成人分四区照射,患者卧
位,紫外线灯头中心对准双乳头之间,膝前部、背部中央、膝后
上部这四个部位,灯距100cm,首次照射剂量为0级红斑(亚红

斑量),每日一次,逐次增加剂量,10~20次为一个疗程。儿童分身体前后两区照射,灯头中心在胸腹间和腰背部,灯距50cm,由1/2生物剂量开始,每次递增强度,每日或隔日照射,10~20次为一疗程。②局部照射法,一般灯距为25~50cm,光源对准照射野中心,照射部位裸露,不需照射部位用毛巾遮盖。照射剂量为该灯所测生物剂量或平均生物剂量,逐次增加剂量,6~12次为一疗程。③体腔照射法,腔道、窦道照射之前,先将其内的分泌物清洗干净,用纱布擦干经75%乙醇浸泡消毒的光导电极,然后缓慢将其插入腔道内,黏膜的生物剂量应为皮肤生物剂量的1~1.5倍,常以30秒开始,每次递增10~20秒,每日或隔日照射一次,5~10次为一疗程。④多孔照射法,在一条面积为30cm×30cm的布巾上均匀挖出面积为1cm^{2}的小孔150~200个,形成多孔巾,放置于治疗部位,在治疗总面积未超过一般限度地情况下,使红斑作用更加广泛,常用于儿童治疗。

(4)注意事项:①治疗室面积应充足,以便于移动治疗仪;通风良好,以使臭氧味离散。②室温保持在18~22℃,有屏风隔离或单独房间。③患者佩戴墨镜,非治疗区用白布遮好,工作人员治疗时也应佩戴墨镜,并穿长袖工作服。④治疗前灯管要充分预热,待工作稳定后再对准治疗区域,距离以最高部位为准,垂直照射。⑤准备一块马表,以便精确的掌握照射时间。⑥停止照射时,应注意及时用反光灯罩遮盖光源,工作完毕后,关掉电源,若重新启动高压水银灯管须待其冷却后方能再点燃。

4. 临床应用

(1)预防保健:在流感、百日咳、猩红热等流行期照射紫外线,可预防传染,减轻症状,对接触太阳光少的矿井人员、长期卧床的患者照射紫外线,能加强机体抵抗力,防止压疮,预防佝偻病。

(2)治疗应用:①适应证,皮肤皮下急性化脓性感染、急性神经痛、急性关节炎、感染或不愈合的伤口、佝偻病、软骨病等均有特殊疗效,也可用于银屑病、斑秃、白癜风、变态反应性疾病(如支气管哮喘、荨麻疹)等。②禁忌证,恶性肿瘤、心肺肾功能衰竭、活动性结核病、急性湿疹、光敏性疾病(如红斑狼疮、日光性皮炎)、应用光敏药物(光敏治疗除外)等。

(四)激光疗法

处于高能级的电子在外来光的诱发下,回到低能级同时发出光的现象称受激辐射,这种受激辐射光放大所发出的光就是激光。激光具有一般光的反射、折射、干涉等物理特性,又具有发散角小、方向性强、能量密度高、亮度大、光谱纯、单色性好、相干性好等特点。应用激光治疗疾病的方法称为激光疗法。

1. 治疗作用

(1)低能量激光。主要呈现刺激作用:①改善血液循环,影响细胞通透性,减少炎性渗出,因而可消炎;②降低末梢神经兴奋性,提高痛阈,并抑制致痛物质的合成与加快致痛物质的排除,故具有镇痛作用;③增强酶的活性,提高代谢,刺激蛋白质合成和胶原纤维、成纤维细胞的形成,加速线粒体合成ATP,因而可加速伤口、溃疡的修复愈合,促进断离神经再生、骨折愈合、毛发生长;④刺激穴位,向穴位输入能量,有"光针"作用;⑤刺激神经反射区的神经末梢,反射作用于相应节段和全身,有调节神经功能与免疫功能的作用。

(2)中能量激光:可产生温热效应,如同一般红外线等辐射热疗法,可起止痒、镇痛、消炎、消肿、促进伤口愈合的作用。

(3)高能量激光:对机体组织有损害作用,强激光聚集作用时主要产生高热效应,使蛋白质变性凝固,甚至碳化、汽化,因而可切割或分离组织,也可用于组织凝固、烧灼、止血等。

(4)激光光敏:所用的光敏剂为卟啉族染料,血卟啉(HpD)对机体无毒性作用,但在血液中达到一定浓度时聚集于肿瘤细胞内,在一定波长光照射下可被激活,由低能态转为高能态,由高能态返回低能态时发出荧光,用于诊断定位;高能态的HpD与氧结合后发生光动力学反应产生对细胞有毒的单线态氧而损伤肿瘤细胞的线粒体、粗内质网、细胞膜、核膜、溶酶体膜等细胞器和血管上皮细胞,从而杀灭肿瘤细胞。

2. 治疗技术

(1)仪器:目前常用的医用激光器有氦氖激光器(发生波

长 632.8nm 的红光)、氩离子激光器(发生波长 480nm、514.5nm 的蓝青绿光)、二氧化碳激光器(发生波长 10.6 μm 的远红外线)、掺钕钇铝石榴石激光器(即 Nd-YAG 激光器,发生波长 10.6 μm 的近红外线)、红宝石激光器(发生波长 694.3nm 的红光)等。除氦氖激光属于低能量激光外,其余均属于中高能量激光。

(2) 治疗方法:①光束照射,将发射出的光束直接对准治疗部位,也可用于穴位和神经节段照射,物理治疗一般是小功率治疗仪,功率均在数瓦或数十瓦之内,距离 30～100cm,随距离的延长强度随之衰减,每日 1～2 次,每次 10～20 分钟,12 次为一疗程。②散焦照射,利用锗透镜将发射出的激光扩散,使聚集点面积增大,以照射面积稍大的部位,扩散后强度相应减弱,应适当增加剂量,治疗的时间、次数、疗程与光束照射相同。③聚焦照射,通过聚焦装置将发射出的激光聚集成更小的光点,强度随之增加,用于烧灼病变组织,血液凝固,治疗只需 1～2 次即可,照射时间根据治疗需要而确定。④纤维导光管照射,利用柔软的导光纤维管可以将激光照射到一般方法难于达到的体腔内,如口腔、静脉照射等,光线通过光导管时功率有消耗,应加大输出,每次照射 10～20 分钟,每日一次,12 次为一疗程。

(3) 注意事项:①了解激光仪的性能,特别是功率大小,熟悉操作规程。②仪器放置在避光处,有屏风遮挡,治疗区的墙壁、用具以深色为好,有利于反射光的吸收。③注意仪器的散热,未冷却时避免搬动,如需要调节时可示患者改变体位或轻轻操作仪器,尤其应杜绝碰撞和振动灯管。④工作人员及患者在治疗时应佩戴防护眼镜。⑤治疗后要检查患者照射区皮肤有无异常,如发现应及时处理。

3. 临床应用

(1) 低能量激光:多采用氦氖激光原光束或聚集、散焦作局部照射或穴位照射,用以治疗局部炎症、皮肤黏膜溃疡、窦道、瘘管、脱发、变态反应性鼻炎、面肌痉挛、高血压、婴儿腹泻等。

（2）中能量激光：多采用二氧化碳激光散焦照射，用以治疗扭挫伤、关节炎、喉炎、支气管炎、神经痛、压疮、神经性皮炎、皮肤瘙痒症等。

（3）高能量激光：多采用二氧化碳激光，掺钕钇铝石榴石激光、氩离子激光原光束或聚焦照射，用以治疗皮肤赘生物、宫颈糜烂，或用于手术切割、烧灼、止血、切除皮肤焦痂、瘘管等。红宝石激光用于焊接封闭视网膜裂孔、虹膜造孔。氩离子激光及掺钕钇铝石榴石激光还可以通过光导纤维经内镜治疗胃、直肠、支气管、肺、膀胱等部位的肿瘤。

（4）恶性肿瘤的激光光敏诊治：先做 HpD 皮肤划痕过敏试验，结果阴性者由静脉滴入 HpD(2.5～5.0mg/kg)，48～72 小时后照射光滑，多采用氩离子激光或其他大功率 620～640nm 红光激光。进行体表局部直接照射治疗体表恶性肿瘤，或经内镜、光导纤维进行体腔内照射治疗口腔、食管、胃、膀胱等体腔肿瘤。一般只治疗 1 次，如 1 次治疗不能完成，可于一周后再进行第 2 次治疗。光敏治疗的患者于注射药物后 1 个月内均应居住于暗室，严禁日光直晒，以免发生全身性光敏反应。

六、超声波疗法

频率在 20 000Hz 以上的声波属于超声波。应用超声波治疗疾病的方法称为超声波疗法。超声波疗法所采用超声波频率多为 800～1000kHz。

超声波是一种机械弹性振荡波，能引起周围介质如气体、液体、固体的机械振动，声能随介质呈直线传播，同一频率的声波在不同介质的传播速度并不相同，如声波在空气中的速度是 340m/s，水中的速度是 150m/s，人体组织中的传播较快，如在肌肉中的速度是 1400m/s，脂肪约 1580m/s，骨骼约达 3380m/s。

超声波在人体相同组织内呈直线传播，遇到其他组织的界面时，产生反射和折射，反射程度与各种组织的声阻抗及入射角度有很大的关系，声阻抗越大反射程度越高，入射角度越大，能量反射也越多。超声波在机体传播过程中对组织产生机械作用和热作用,在体内引起一系列理化变化,故能改善人体功能,消除病理过程,促进病损组织恢复。一部分被反射。

超声波在机体传播过程中,能量被介质吸收,逐渐消耗衰减。超声波的吸收与介质的密度、黏滞生、导热性、超声波的频率等因素有关。

超声波治疗可以单独使用,也可以同其他物理因子同时应用或配合应用,还可使药物经皮肤渗入人体或将药液雾化经呼吸道吸入。

超声波对人体组织的作用原理为:

(1)机械作用:这是超声波对人体的主要作用,由直线传播及行波和入射波与反射波的相互干扰产生的驻波来完成。行波的振动,使组织中的质点有规律地、交替地压缩和伸张,使体内压产生或正或负的双相变化,这种变化改变着细胞的容积和运动,在体内形成细微的按摩作用。驻波可影响介质张力和压力以及质点的巨大加速。这些机械作用可增强细胞的通透性,促进其内外物质交换,改善血液和淋巴循环,增强新陈代谢,有利于渗出物吸收,促进细胞功能的恢复和组织再生。

(2)热作用:超声波通过人体组织时,被介质吸收转化为热能,介质发生交替性变化又可引起局部温度升高,同时,驻波能促使质点、离子相互摩擦生热。影响这种能量转换的因素有超声波的剂量、频率、作用于人体的方式、组织的密度和黏稠度、组织声阻差的大小以及局部循环状况。一般情况下,超声波剂量越大,频率越高,温热作用就越强。同一剂量条件下,神经组织最易生热,肌肉次之,脂肪最少。

(3)理化作用:超声波能提高生物膜的渗透性,增加弥散作用;可使高分子化合物聚合与分解,激活多种酶的活性,改变局部的代谢状态;使体内的凝胶转化为液胶状态,改善组织脱水,增加其弹性;还可使组织液 pH 升高,有利于病损。

(一)治疗作用

1. 软化和消除瘢痕,松解组织粘连:超声波能使结缔组织胶原纤维束分散,使其黏物分离,抑制其增生。

2. 镇痛与解痉:超声波刺激神经,使其兴奋性降低,传导速度减慢,肌肉组织兴奋性减低,肌张力下降,因而有明显的镇痛与解痉作用。

3. 消炎、消肿:由于超声波的热效应能改善局部血循环,促进渗出吸收,故能消炎、消肿。

4. 促进骨愈合:超声波能使骨、软骨、骨膜、骨髓等骨组织局部升温,骨髓充血,改善其营养,故加速骨折修复过程,促进骨的愈合。

5. 对器官的影响:小剂量能使冠状动脉扩张,改善心肌供血;中小剂量能促进胃肠蠕动与分泌功能。

6. 对恶性肿瘤的作用:大剂量、多声头聚焦可使局部组织产生高温,以杀伤肿瘤细胞。

(二)治疗技术

1. 治疗剂量:决定剂量大小的因素多种,其中以输出强度最为重要。临床应用中,将强度分为三种等级,即弱、中、强。此外,输出方式对剂量影响也较大,在治疗中也应注意,常用的剂量如表 3-13-1。

表 3-13-1　治疗方法与剂量

治疗方法	固定法			移动法		
剂量等级	弱	中	强	弱	中	强
连续输出	0.1~0.22	0.3~0.4	0.5~0.8	0.6~0.8	1.0~1.2	1.5~2
脉冲输出	0.3~0.4	0.5~0.7	0.8~1.0	1.0~1.5	1.5~2	2~2.5

注:输出单位为 W/cm^2。

2. 操作方法

(1)接触法:这是声头与治疗部位直接接触进行治疗的方法,治疗前在声头和皮肤上均匀涂上石蜡油或甘油等耦合剂,保证声头与皮肤间接触良好,减少声能反射。接触治疗分为固定法和移动法两种基本操作。①固定法:此法是工作人员或患者自己手持输出手柄,将声头始终对着某一治疗部位进行治疗,此法可产生较强的热效应,输出功率在 $0.1~0.8W/cm^2$,每次 3~5 分钟,每日一次,10~15 次为一疗程,适应于小的病灶区或穴位、痛点治疗。②移动法:由工作人员或患者将声头在治疗区作缓慢的直线或环形移动,移动时声头与皮肤接触良好,输出功率 0.6~2W/cm^2,每次 8~15 分钟,每日一次,10~15 次为一疗程,适应于治疗较大范围的病变区。

(2) 间接法:此法是声头不直接与皮肤接触的情况下,通过某些介质作用于治疗部位,目前多将水作为传递介质,用于治疗体表凹凸不平的部位。①水下法:将清水煮沸后经冷却倒入容器内,声头与治疗部位均置于水中,间距 2~4cm,相互对准,治疗时,声头固定不动,也可缓慢移动,但声能的作用方向不能偏离治疗区,由于水会吸收部分声能,因此,输出功率相应增大,治疗时间与疗程同直接法。②水囊法:将胶囊内装满经煮沸的冷水,在表面涂上耦合剂后置于声头和治疗区之间,治疗时三者紧密接触,剂量与时间同直接法。③漏斗法:一般作为穴位或痛点治疗,漏斗底部的小口紧贴于穴位或痛点体表处,倒入经煮沸后的温水,再将声头置于漏斗上方的开口处,治疗时,保持声头输出平面与体表的平行,剂量与时间同直接法。

(3) 超声波药物渗入法:将治疗药物拌于耦合剂中,用接触法使药物渗入到体内,此种疗法具有超声波和药物双重治疗的综合作用。

(4) 超声波雾化吸入法:利用超声波的振动使药剂雾化,分散为细微颗粒,经呼吸作用于呼吸道和肺泡,常用于消炎、解痉、消除分泌物。

(5) 其他疗法:为提高对某些疾病的治疗效果,有与其他电疗技术共同作用的治疗方法,如超声波中频电疗法,超声波间动电疗法等。

3. 注意事项

(1) 治疗前要仔细观察治疗区皮肤情况,如有异常暂停治疗。

(2) 患者要处于舒适体位,一般采用卧姿或坐姿。

(3) 治疗前声头置于水中,预热仪器,将治疗区皮肤清洗干净,切忌声头空载情况下开启输出钮使晶体损坏。

（4）治疗中要观察、了解患者和局部组织反应，如有疼痛、烧灼感应及时关机检查。

（5）治疗完毕应清洁治疗区，将声头擦拭干净。

（三）临床应用

1. 适应证：软组织扭挫伤、血肿、神经炎、关节炎、肩周炎、腱鞘炎、瘢痕增生、体表组织粘连、注射后硬结、血栓性静脉炎、冠心病、支气管炎等。

2. 禁忌证：恶性肿瘤、出血倾向、心绞痛、心力衰竭、高热、孕妇下腹部等。

头、眼睛、生殖器等处慎用。

（赵正全）

七、体外冲击波

冲击波（shock wave，SW）是一种在气体或液体某一局限空间内，能量短时间突然释放而产生的机械波。利用液电、电磁效应产生能透入人体组织的机械冲击波，在人体特定部位聚焦，通过聚焦的冲击波对人体组织细胞的一系列作用，从而达到治疗目的。体外冲击波治疗（extracorporeal shock wave therapy，ESWT）是一种非侵入性、安全的治疗技术，在临床上得到广泛应用。康复医学科常用体外冲击疗法治疗一些骨骼和软组织疾病。

（一）物理特性

体外冲击波是一种压强高，周期短，可在三维空间传播，传播速度随压力的增加而加快的机械波。皮肤、脂肪、肌肉等组织同水的声阻抗接近，是传递 ESW 的良好介质。冲击波作用的物理机制有空化效应、压力效应和自由基。空化效应指在液体中由热、声或机械机制所致的气泡形成过程及其活性作用。SW 在体外和体内都能产生空化效应。应力效应指 SW 在不同介质中播散时能产生压应力和张应力梯度，在物体内部产生剪切力，从而导致物体破坏。自由基具有很强的脂质氧化作用，与细胞的多种成分发生反应,损伤细胞。SW 作用于机体可产生镇痛、激活代谢、成骨等效应。

(二)在康复治疗中的应用

1. 疼痛:ESWT 对骨关节疼痛性疾病有明显的疗效。20 世纪 90 年代初,ESWT 开始应用于治疗跟痛,疗效确切。随后,临床上开始将 ESWT 用于治疗肩关节疼痛,发现 ESWT 能明显减轻肩关节疼痛。网球肘(肱骨外上髁炎)是慢性劳损所致的肘外侧疼痛综合征,国内外大量研究显示冲击波治疗网球肘的有效率达 60% ~ 97% 。ESWT 对肌肉骨关节疾病引起的疼痛也有明显的治疗效果,特别是肌肉骨关节慢性损伤性疾病,如肩周炎、网球肘、跟痛症、骨质增生、肌筋膜软组织炎等引起的疼痛,许多患者在接受第一次治疗后症状就有缓解。ESWT 对压痛点明显的病例疗效最好。对于慢性疼痛患者,冲击波也有一定的疗效。

2. 骨折延迟不愈合、股骨头缺血性坏死:ESW 可用于治疗陈旧性骨折延迟愈合与不愈合。冲击波在软组织和骨组织中传播时,在两者界面产生不同程度的机械应力和空化效应,导致细胞活化增殖、组织松解;引起骨组织内的微小损伤进而诱导新骨生成;促进毛细血管增生、改善微循环。随访接受 ESW 治疗的骨折延迟愈合及骨不连患者 3 ~ 8 个月,发现治愈率为 75.7% ,ESW 简单、安全、易操作且有效,是治疗骨不连的首选方法。用 ESW 治疗长骨骨折、骨不连及假关节均取得较好的效果。对股骨头缺血性坏死的患者进行前瞻性研究,发现尽早合理地使用 SW 可有效治疗成人股骨头缺血性坏死。

3. 肌张力异常:研究者使用 ESWT 降低高肌张力获得了满意的疗效,其机制尚不清楚,可能与 SW 诱导酶性和非酶性 NO 合成,SW 对肌腱部位肌纤维的机械刺激作用有关。

临床上,ESWT 还用于治疗足底筋膜炎、跟腱痛(足跟痛综合征)、膑腱炎、皮肤溃疡等疾病。

(方征宇)

八、磁　疗　法

应用磁场作用于人体以治疗疾病的方法称为磁疗法,简称磁疗。

（一）生理作用

1. 感生微电流:磁场作用于人体时可以改变人体生物电流的大小和方向,并可感应产生微弱的涡电流,影响体内电子运动的方向和细胞内外离子的分布浓度、运动速度,改变细胞膜电位,影响神经的兴奋性。

2. 对细胞膜的影响:磁场改变细胞膜的通透性、细胞内外的物质交换和生物化学过程,影响膜受体和膜蛋白分子的取向。

3. 对体液的影响:磁场可以改善血流,促进致痛物质的迅速清除,激活内分泌素、微量元素的作用。磁场的方向还可以影响体内类脂质、肌浆球蛋白、线粒体等大分子的取向而影响酶的活性和生物化学反应。磁场还具有清除体内自由基的作用。

4. 磁场对神经和经络穴位的刺激:磁场可以通过对神经的刺激反射作用于全身,或作用于人体一定的穴位出现类似针刺穴位样的感传效应。

（二）治疗作用

1. 镇痛:磁场可抑制神经的生物电活动,降低末梢神经的兴奋性,阻滞感觉神经的传导,提高痛阈;可加强血液循环,缓解因缺氧、缺血、水肿和致痛物质积聚所引起的疼痛;提高某些致痛物质水解酶的活性,使致痛物质分解转化而镇痛。

2. 消炎作用:磁场可改善组织的血液循环,使血管通透性增高,促进炎性产物的排除,并能提高机体免疫功能,增强白细胞吞噬功能,改变组织的理化过程,提高组织的 pH,对致病菌有抑制作用,有利于浅层组织炎症的消散。

3. 消肿作用:磁场可改善血液循环,加速红细胞在血管中的运动,解除毛细血管静脉端的瘀滞,促进出血和渗出的吸收,使组织的胶体渗透压正常化,消除水肿。

4. 软化瘢痕与松解粘连的作用:磁场可使瘢痕由硬变软,颜色变浅,并可使粘连松解。

5. 促进骨痂生长:磁场作用于骨折部位可引起机体生物电变化,促进成软骨细胞、软骨细胞与骨细胞释放大量的钙,从而加快了骨折部位的钙沉淀,有利于骨痂的生长。

6. 镇静作用:磁场可加强大脑皮层的抑制过程,改善睡眠,调整自主神经功能,缓解肌肉痉挛。

7. 降压作用:磁场影响大脑皮层的兴奋与抑制过程,加强其对皮质下中枢的调控,并调节血管舒缩功能,使血管扩张,微循环改善,降低血管平滑肌的紧张度,减少外周阻力,从而使血压下降。

8. 对良性肿瘤的作用:磁场疗法对良性肿瘤也有一定的治疗作用,某些良性肿瘤在磁场作用下逐渐缩小或消失。

(三)治疗技术

1. 治疗剂量:按磁场强度将治疗剂量分三级。

弱剂量:磁场强度为 0.1T 以下,用于头、颈、胸部及体弱、年老、年幼者。

中剂量:磁场强度为 0.1～0.3T,适用于四肢、背、腰、腹部。

大剂量:磁场强度为 0.3T 以上,用于肌肉丰满部位及良性肿瘤患者。

2. 治疗方法

(1)静磁场法:磁场强度恒定不变,多采用磁片法。可直接将磁片敷贴于体表病变部位或穴位,一般采用持续贴敷 3～5 天,磁场强度为 0.05～0.3T。治疗时可采用单磁片、双磁片或多磁片。磁片放置可采用并置法或对置法。市售磁疗用品如磁疗帽、磁项链、磁背心、磁疗腹带、腰带、磁护膝及磁疗手表等,都属于间接静磁疗法。

(2)动磁场法:磁场强度与方向随时间的变化而改变。磁场强度为 0.2～0.3T。局部治疗时间为 20～40 分钟,每日 1 次,10～20 次为 1 疗程。

1)旋磁疗法:用微电机带动机头固定板上的 2～6 块磁片

旋转(转速为 1000 ~ 3000 次/分),对局部进行治疗,包括脉动磁场法(磁片的同名电极在同一平面上)和交变磁场法(磁片的异名电极交替在同一平面上)。由于微电机旋转时有震动,对局部有按摩和磁场的双重作用。

2) 电磁疗法:用电流通过感应线圈使铁心产生的磁场进行治疗的方法,常用的有低频交变磁场治疗机、脉动电磁治疗机等。

(3) 磁针疗法:将针与磁疗联合用于治疗。治疗时将耳针或皮内针刺入穴位,然后将磁片贴在针柄上或用两片磁片夹持针柄,每次 20 ~ 30 分钟。

(4) 磁处理水疗法:饮用水经一定强度的磁化器处理后即为磁处理水,患者每日饮 2000 ~ 3000ml。

(四) 临床应用

1. 适应证:软组织急性损伤、皮下或深部血肿、关节炎、腱鞘炎、网球肘、肋骨软骨炎、肌肉劳损、乳腺炎、前列腺炎等;坐骨神经痛、三叉神经痛、神经炎、面神经麻痹、周围神经损伤、神经衰弱、神经性头痛等各种神经性疼痛;胆囊炎、胆石症、胃肠功能紊乱、胃炎、高血压病及风湿性关节炎等;婴幼儿腹泻、注射后硬结等。

2. 禁忌证:高热、出血倾向、孕妇、心力衰竭、极度虚弱、皮肤溃疡、恶性肿瘤晚期、带有心脏起搏器者。

3. 不良反应:磁疗的副作用较少见。少数患者可出现恶心、头昏、无力、失眠、心悸、血压波动等反应,停止治疗后即可消失。

(黄　杰　张世蓉)

九、经颅磁刺激

经颅磁刺激(transcranialmagnetic stimulation, TMS)是现代脑科学 4 大技术之一。英国 Shifield 大学 Anthony Barker 教授于 1985 年在一次实验中偶然发现,将磁刺激线圈放置于健康人运动皮质区相应的头皮上,可以观察到手部肌肉抽动,将表面电极放在小指外展肌,可记录到运动诱发电位(motor evoked potentials, MEP),这就是 TMS 技术。由于具有无痛、无损伤、操作简便、安全可靠等优点,TMS 迅速受到广大医学工作者的密切关注和应用。

法拉第电磁感应定理指出,一个时变磁场在它所通过的空间内产生感应电场。当感生电流超过神经组织的兴奋阈值时,所刺激的神经组织就会被兴奋。经颅磁刺激时,脉冲磁场在皮层中间神经元产生感应电流,作用于脊髓前角运动神经元,产生兴奋性突触后电位,冲动沿轴突下行至支配的相应肌肉,使其产生收缩动作,通过肌电图仪可记录到复合肌肉动作电位。1992 年诞生的重复经颅磁刺激(repetitive transcranial magnetic stimulation, rTMS)是在 TMS 基础上发展而来,rTMS 大大拓展了 TMS 的应用范围。低频 rTMS(<1Hz)降低神经细胞兴奋性,抑制皮质活动;高频 rTMS 则提高神经细胞兴奋性,增强皮质活动。常用的磁刺激方法是通过电容器储存电能,线圈放电,脉冲大电流瞬间通过线圈形成强脉冲磁场,进而产生感生电场。近年来,TMS 在诊断、评定脑卒中,预测患者运动功能恢复潜力,以及脑卒中康复方面的作用日益受到重视,可以说,TMS 既是诊断工具,又是治疗工具。

(一)安全、有效的脑卒中康复治疗技术

rTMS 通过增加皮质脊髓系统的兴奋性,增加患者纹状体多巴胺的释放,改善患者抑郁情绪等,促进脑卒中患者运动功能康复。高频 rTMS 刺激可提高受刺激部位的兴奋性,常用于患侧皮质;低频 rTMS 刺激则降低受刺激结构的兴奋性,用于健侧皮质。rTMS 刺激不仅兴奋受刺激局部的皮质神经元,还通过神经通路传递到远隔区域,不仅作用于受刺激侧半球,还通过胼胝体到达对侧大脑半球。rTMS 刺激部位选择大脑主要皮层区(M1)。脑卒中患者未受损侧的皮层兴奋性增强,如果未受损侧功能受到抑制,则脑半球间的抑制效应减低就会增加受损侧皮层的兴奋性,改善患者运动功能。Takeuehi 首次在临床上证实了上述假设。Talelli 认为当部分皮层受损,其他部位皮层功能增强的能力就被保存起来,当它们重复受到 rTMS 刺激时,就会增强突触间的联系。Khedr 采用随机对照方法进行研究,将因大脑中动脉栓塞引起的偏瘫患者随机分为两组,给予3Hz、10 序列、间歇期 50 秒、连续 10 天真 rTMS 刺激或假 rTMS刺激,期间两组均接受常规康复训练,结果发现真 rTMS 刺激组的患者瘫痪侧手功能明显改善,与假 rTMS 刺激组相比有显著性差异。

(二)预测脑卒中后运动功能恢复情况

运动诱发电位(motor evoked potential,MEP):TMS 刺激运动皮层、脊髓神经根或周围神经,可在相应肌肉上记录到复合动作电位——MEP。脑卒中患者存在 MEP 的异常改变。脑卒中后瘫痪侧 MEP 的异常形式主要有:①皮层 MEP 缺失;②潜伏期和中枢运动传导时间延长;③MEP 的波幅降低或波形异常。早期脑卒中患者的 MEP 改变可在一定程度上反映其预后状况,MEP 表现正常者其神经功能恢复较好,而 MEP 异常者则相反。Rapisarda G 曾研究首次发生脑卒中且手部完全麻痹者,在脑卒中后第 1、14 天分别用 TMS 刺激,记录第一背侧骨间肌 MEP 值,发现 MEP 75% 最大幅值的患者背侧骨间肌肉的功能明显恢复,而无 MEP 值或 MEP 幅值明显降低者的手仍然完全麻痹。发病早期有 MEP 的患者,3 年后其受损侧的手部功能仍然有改善,而开始无 MEP 者,其手部功能继续恶化。提示脑卒中早期,TMS诱发的 MEP 是预测脑卒中后运动功能恢复的重要指标。

中枢运动传导时间(central motor conduction time,CMCT):中枢传导时间是皮层潜伏期与周围潜伏期之差值。CMCT 对脑卒中患者的预后有早期的预测价值。Heald 等对脑卒中患者在发病后 72 小时内进行 CMCT 测定,发现 CMCT 正常或延长者存活率高,运动功能恢复好,而 MEP 无反应者则存活率低,运动功能恢复差。轻度瘫痪时,CMCT 可正常,瘫痪越重,CMCT 越长,缺失 CMCT 并不表示锥体束传导功能完全受损。

(三)在脊髓损伤康复治疗中的应用

成年哺乳动物脊髓损伤后,神经再生、修复非常困难。传统观点认为,神经细胞是体内高度分化的细胞,已经失去了有丝分裂的能力。而神经可塑性理论则认为,脊髓损伤后可能通过损伤轴突残端出芽或残留轴突侧支出芽形式再生,并延伸至相应的靶细胞,恢复或部分恢复对靶细胞的神经支配。近年的研究提示,恰当的磁刺激可在一定程度上减轻脊髓继发性损伤,促进运动功能恢复。TMS 使大脑皮质区产生感应电,作用于上运动神经元,人工诱发动作电位在下行传中传导,通过重复刺激的积累效应促进轴浆运输,促进代谢、生长,激发神经可塑性发挥代偿作用。动物试验发现,SCI 大鼠经 rTMS 后,损伤区 GAP43 呈高表达,表明损伤轴突末端膜结构处于代谢旺盛。磁刺激可通过直接或间接途径激活 5-HT 能细胞,增加递质合成,使突触末端的 5-HT 分泌增加,以旁分泌或(和)突触连接形式作用于脊髓前角运动神经元,部分恢复上位中枢对脊髓远端的调控,改善运动功能。TMS 引发的 MEP 是判断 SCI 后运动传导束功能状态的客观依据。一直以来,SCI 后神经功能的评定一直依靠患者的临床表现及体征。然而,如果仅凭临床症状和体征对截瘫患者进行早期的脊髓损伤的定位诊断容易发生错误。研究发现,大鼠 SCI 后 MEP 的改变与损伤程度相关,脊髓出血坏死面积大小与 MEP 所反映的神经功能丧失程度有一定的相关性。MEP 也广泛应用于术中脊髓功能的监测,一旦脊髓前动脉损伤,位于脊髓前束和外侧束的运动传导束、皮质脊髓前束和皮质脊髓侧束也损伤,因此 MEP 能较好地反映脊髓前动脉损伤后脊髓病变程度。

(四)在抑郁症治疗中的应用

2008 年 10 月,美国 FDA 批准经颅磁刺激用于治疗药物抵抗型抑郁症。全球有十多个研究中心已应用 rTMS 进行治疗性研究。越来越多的研究表明,rTMS 对抑郁症的疗效是肯定的。rTMS 可以调节大脑皮层的生物电活动,增强脑组织的兴奋性,进而产生广泛的生物效应,这是其治疗抑郁症的基本机制。研究发现 rTMS 治疗抑郁症与其降低海马 β_1 和 β_2 肾上腺素受体有关;不同频率 rTMS 刺激影响皮质代谢及局部脑血流,高频刺激可能导致局部代谢水平增高;rTMS 对脑内神经递质及其传递、不同脑区内多种受体及调节神经元兴奋性的基因表达有明显影响,如 rTMS 治疗后,抑郁患者血清中脑源性神经营养因子(BDNF)的含量明显升高等。研究发现,提示 rTMS 引起 BDNF 含量的升高可能也是 rTMS 治疗心理疾病的机制之一。rTMS 治疗抑郁的有效刺激部位是左前额叶背外侧皮质与右前额叶背外侧皮质。刺激强度方面:较多的文献报道 rTMS 强度与抑郁症的疗效呈正相关。Rossini 对 54 例耐药的重型抑郁症患者进行研究,第 1 组 19 例给予单纯 rTMS 治疗,强度为 80% MT,第 2 组 18 例也给予单纯的 rTMS 治疗,强度为 100% MT,第 3 组给予假线圈刺激,以 21 项 HDRS 评分作为评价标准,结果显示刺激组与假线圈刺激组之间有显著统计学差异。

目前,临床上常用的磁刺激是单脉冲瞬间变化的高强磁场,最大磁场强度为 2.3T,刺激频率可以达到 100Hz。TMS 技术比较安全,但仍有潜在风险,临床工作中应注意:高频 rTMS(>10Hz)有可能诱发癫痫;磁刺激头温度升高可烫伤皮肤;受试者和操作者宜戴耳罩保护听力等。

(方征宇)

十、传导热疗法

将各种热源的热量直接传递于人体以治疗疾病的方法称为传导热疗法。其主要在人体内产生温热效应。温热效应可改善血液循环,促进炎症消散,减轻疼痛;增强组织营养,加速组织的修复生长;降低肌肉张力,缓解肌肉痉挛;降低纤维结缔组织张力,增加其弹性,松解粘连,软化瘢痕。

热疗法一般取材方便、设备简单、操作容易、应用方便,临床应用较广泛。常用热源有泥、蜡、砂、蒸气、热空气、坎离砂、化学热敷袋及中药热敷袋等。

下面介绍几种常用热传导疗法:

(一)石蜡疗法

用加温的石蜡作为热导体治疗疾病的方法称石蜡疗法。医用石蜡是一种良好的传热导体,为白色半透明无水的固体,无臭、无味,呈中性反应,比重为 0.9,熔点 50～60℃,沸点 110～120℃,热容量较大,导热系数小,蓄热能量大。

1. 治疗作用

(1)温热作用:石蜡加热后吸收大量热,保温时间长,冷却凝固时缓慢放出大量热,能维持较长时间的温热作用。

(2)机械压迫作用:石蜡有良好的可塑性,较高的吸附能力,能与皮肤紧密接触,随着石蜡冷却、变硬,其体积可缩小 10%～20%,对组织产生机械压迫作用,有利于减少渗出,消散水肿。

(3)滑润作用:石蜡含有油质,对皮肤、瘢痕有润泽作用,可使之柔软、富有弹性。

2. 治疗技术:融解石蜡时不能直接加热,必须隔水间接加热,以免破坏蜡质。石蜡可以反复使用,但必须清除其中的汗水、污秽物和其他杂质,并加热到 100℃ 15 分钟进行消毒。每次重复使用时应加入 15%～25% 新蜡。应用于创面、体腔部位的石蜡必须严格消毒,不得重复使用。

常用的方法有:

(1)浸蜡法:石蜡完全熔化后冷却至 60℃ 左右时,患者将手、足等治疗部位浸入蜡液后立即提出,反复浸提数次。让蜡在手足表面凝成手套样或袜套样膜,再持续浸于蜡液中,适用于手、足部位的治疗。

(2)蜡盘法:又称蜡饼法,石蜡熔解成液体后倒入盘中,厚约 2cm,待其冷凝成块时取出直接贴敷于治疗部位,并包裹保温进行治疗,此法适用于躯干或肢体较平整部位的治疗。

(3)刷蜡法:石蜡完全熔化后冷却至 60℃ 左右时,将蜡液用排笔反复均匀涂刷在治疗部位,使蜡在皮肤表面冷凝成膜,蜡膜厚达 1～2cm 时即行保温治疗,或外加蜡饼后再保温治疗。适用于躯干凹凸不平部位或面部的治疗。

以上三种方法每次治疗 30～40 分钟,每日或隔日一次,20～30 次为一疗程。各种蜡疗法在瘢痕或血液循环障碍、感觉障碍部位施用时,石蜡温度应稍低。

3. 临床应用

(1)适应证:软组织扭挫伤恢复期、肌纤维织炎、坐骨神经痛、慢性关节炎、肩关节周围炎、腱鞘炎、术后或外伤后浸润、骨折或骨关术后关节纤维性挛缩、术后粘连、瘢痕增生、皮肤角质层增厚、皮肤护理等。

（2）禁忌证：高热、化脓、厌氧菌感染、肿瘤、结核病、心功能衰竭、肾功能衰竭、出血倾向、温热感觉障碍等。

（二）泥疗法

以泥类作为介质，加热后涂敷在人体以治疗疾病的方法，称为泥疗法。治疗用泥基本上是由结晶体、胶体部分、泥浆及微生物部分组成,常用的有淤泥、腐植土、泥煤、黏土与人工泥等。泥疗的效果主要取决于治疗用泥的温热性质、可塑性及其黏滞性等物理学特性。

1. 治疗作用

（1）温热作用：温热作用是泥疗的主要治疗作用。治疗泥的热容量小，具有一定的可塑性及其黏滞性，并能影响分子的运动而不显示对流现象，因此其导热性较低、保温能力较大。

（2）机械作用：治疗泥中含有各种微小砂石、黏土颗粒以及大量胶体物质，具有一定的韧性、黏滞度和较大的比重。当与皮肤密切接触时，对机体有一定的压力；泥的分子运动和皮肤之间产生摩擦，对皮肤呈现刺激。这些综合刺激，形成了它的机械性作用。

（3）化学作用：泥中各种盐类、有机物质、胶体物质、挥发性物质、气体、维生素和一些类激素样物质（如垂体前叶素、卵泡素）等能被皮肤吸收进入机体或吸附在皮肤和黏膜的表面上作用于化学感受器形成化学作用。

2. 治疗技术：根据疾病的程度、病变部分和患者的身体情况不同,泥疗可分为两种。

（1）全身泥疗：又分为全身泥浴和全身泥敷两种。泥作用部位应限制在胸部乳头高度,泥浴温度为 34～37℃,泥敷温度为 37～42℃,治疗时间为 15～20 分钟,隔 1～2 天治疗 1 次,每疗程 10～15 次。

（2）局部泥疗：温度为 42～48℃,对虚弱患者宜用 37～42℃,治疗时间为 20～30 分钟,隔日 1 次或连续 2～3 次休息

1天,每疗程15~20次。局部泥疗可分为局部泥敷法、局部泥浴法、局部泥裹包法和间接泥疗法等。局部泥浴是用水将泥调稀,在特制的容器中用以治疗手、前臂、足及小腿等部位。泥裹包法是将热泥装入布袋中,贴敷于患部的方法。间接泥疗法是将泥置于病变附近而不直接放在病变部位上的治疗方法。

3. 临床应用

(1)适应证:风湿性关节炎、脊髓损伤后遗症、脊髓灰质炎后遗症、多发性神经根炎、神经炎、神经痛、周围神经损伤后遗症、骨折愈合不良、慢性肌炎、瘢痕、关节挛缩等。

(2)禁忌证:结核病、心功能衰竭、肿瘤、出血倾向等。

十一、冷 疗 法

利用低温治疗疾病的方法称为低温疗法。低温疗法可分为两类:在0℃以上的低温治疗疾病的方法称为冷疗法;0℃以下的低温治疗方法称为冷冻疗法,其中-100℃以下的治疗为深度冷冻疗法。本节着重介绍冷疗法。冷疗法常用致冷源为冷水、冰块、氯乙烷等,全身降温有时应用95%的乙醇。

(一)治疗作用

1. 局部作用

(1)减轻或防止渗出:冷可使皮肤小血管收缩,血流减少,毛细血管渗透性改变,使局部渗出减少,减轻急性炎症反应,有利于损伤组织的修复。

(2)镇痛:冷可使末梢神经及感受器功能下降,同时使感觉神经纤维传导速度减慢,故有较明显的镇痛效果。

(3)解痉挛:冷可降低肌肉兴奋性,使肌肉吸收能力降低,肌张力减弱,故有止痛解痉挛作用。

(4)降低局部组织代谢:因冷可使局部血循环减弱,神经反应降低及肌肉收缩减弱,故可降低局部组织代谢。

2. 全身反应

(1)对中枢神经的影响:局部短暂较强的冷刺激可使中枢神经兴奋,出现心跳与呼吸加快、精神紧张;而缓慢降温的全身冷浴可使中枢神经兴奋性下降。

（2）对内脏功能的影响：心前区冷刺激可使心脏收缩力增加，血搏出量增多，促进全身血液循环；胸部冷敷可使呼吸加快与加深，有利于气体交换；腹部冷敷降温 4~5℃ 时，可加强胃肠蠕动，促进消化液的分泌。

（3）促进全身代谢，增强免疫功能，故具有增强体质与保健作用。温度降为 10℃ 时，神经传导可完全阻滞。感觉神经与运动神经均可出现这种效应，故冷疗法具有镇痛、止痒、缓解肌痉挛等作用。

（4）对组织代谢的影响：组织变冷时其代谢率和氧的消耗下降，足够长时间的寒冷刺激可使关节内温度下降，阻碍成胶质酵素活性增高，故冷疗法对炎症性或风湿性关节疾病具有良好效果。

（5）对呼吸系统的影响：短时间的寒冷刺激后颈部或胸部可出现呼吸反应，表现为吸气延长，继之短时间呼吸停止，后产生深呼吸运动。呼吸加深有利于肺部换气功能，从而影响血液中 O_2 和 CO_2 的含量。血液温度的变化通过下丘脑体温调节中枢也可续发呼吸反应。

（6）对消化系统的影响：腹部冷敷可引起胃肠道反射性活动增强，同时促进胃液分泌和胃酸的增加，而饮用冷水或使胃内冷却时则反之，可减少胃的血流量，抑制胃酸分泌，减弱胃的活动及延缓胃的排空时间。胃出血时可用胃内冷却法止血。

（二）治疗技术

1. 冷敷法

（1）冰袋冷敷：将碎冰块放入橡胶袋中或使用化学冰袋敷贴于患部，持续 15~20 分钟。

（2）冰水冷敷：毛巾浸透冰水后，拧去多余的水分，敷贴于患部，每 2 分钟更换 1 次，治疗时间为 15~20 分钟。

（3）冰块按摩法：将冰块直接放于患部，轻压并沿一定方向作环形缓慢移动，反复移动按摩，每次 5~7 分钟。

2. 浸浴法

（1）局部浸浴法：容器中盛加有薄冰片或碎冰块的冷水，

温度为 16～17℃。治疗时将肢体浸入 15～20 分钟,其间肢体
应不停地搅动。

（2）全身浸浴:浴盆中盛 20～22℃的冷水,患者坐于浴盆
中,浴水高度以达患者腰部为宜。治疗时间 10～15 分钟,治疗
中经常搅动盆中冷水。

3. 蒸发冷疗法:用氯乙烷、氯氟甲烷等易蒸发致冷物质,
距体表 2cm 喷射于治疗部位,每次喷射 5～20 秒,间隔 0.5～
1 分钟后再喷,重复 5～10 次。皮肤破损时不宜应用,用于面
部时应注意保护眼、鼻及口部。

4. 循环冷却法

（1）体表法:用细而软的导管绕制成盘状或帽状,放置于
病灶体表及颈部,然后于导管中通以循环冷水,以达到局部致
冷的目的。

（2）体腔法:将细软管扦入体腔,然后于导管中通以循环
冷水进行冷却,如闭式胃囊冷却压迫法。

（三）临床应用

1. 适应证:创伤包括运动创伤如扭挫伤、撕拉伤等。矫形
外科手术后,急性关节病、风湿性或类风湿关节炎、肩关节周围
炎、肌肉挛缩、压疮、带状疱疹、瘙痒症、毛囊炎、蜂窝织炎、上消
化道出血、高热降温、中暑等。

2. 禁忌证:血栓性闭塞性脉管炎、雷诺病、动脉硬化、系统
性红斑狼疮、恶性肿瘤、局部血液循环障碍与皮肤感觉障碍、对
冷过敏等。老年人、婴幼儿及恶液质者慎用。

3. 注意事项

（1）冷疗时要注意保护冷疗区周围非治疗区的正常皮肤,
防止受冻。

（2）严格掌握冷疗的温度和时间,患者出现明显冷痛、寒
战、皮肤水肿苍白时应立即中止治疗,防止因过冷而发生冰灼
伤、冷冻伤致使皮肤出现水疱、渗出、皮肤皮下组织坏死。

（3）接受冷刺激后皮肤出现瘙痒、潮红、水肿、荨麻疹等对
冷过敏现象时应立即中止治疗。重者出现心动过速、血压下
降、虚脱,应立即中止治疗,平卧休息,保暖,喝热饮料。

（四）冷冻疗法

冷冻疗法属于冷冻外科治疗。0℃以下的低温冷冻可使组织细胞内外形成冰晶,发生功能紊乱,细胞脱水皱缩,电解质浓度与 pH 改变,细胞膜脂蛋白变性,血流淤滞,微血栓形成,从而破坏组织。

通常使用的冷冻剂为二氧化碳(-78℃)、液氮(-195℃)等。治疗时多将冷冻头直接接触患部,反复冷冻2~3次。病变范围大时可将冷冻剂倾注于预先圈定的病变部位,持续2~3分钟,冷冻后24~48小时组织完全坏死,数天后脱落。

冷冻疗法多用于皮肤科、五官科、外科、妇科的表浅皮肤黏膜恶性肿瘤、良性赘生物、良性病变。禁忌证与冷疗法相同。

十二、水　疗　法

利用水的温度、静压、浮力和所含成分,以不同方式作用于人体来治疗疾病的方法称为水疗法。

水的比热大,热容量大,导热性高,具有明显的温热作用。水具有静压力与浮力,并可通过人工加压的方式使其产生冲击力,有较好的机械作用。水还可以溶解多种物质,发挥其化学作用,水广泛存在于自然界,取用方便。

（一）治疗作用

液态的水可与身体各部分密切接触、传递理化刺激而产生治疗作用。

1. 温度作用:静止的水通过传导传递热,流动的水通过对流传递热,因此水疗的温热作用强。温水浴与热水浴可使血管扩张充血,促进血液循环和新陈代谢,使神经兴奋性降低,肌张力下降,疼痛减轻。热水浴还有发汗作用。不感温水浴有镇静作用。冷水浴与凉水浴可使血管收缩,神经兴奋性升高,肌张力提高,精神充沛。

2. 机械作用:静水压可增强呼吸运动和气体代谢,可压迫体表静脉和淋巴管,促使血液和淋巴液回流,有利于减轻水肿。水的浮力可使浸入水中的身体、肢体受到向上的力的支托而漂浮起来,还可减轻负重关节的负荷,便于活动和进行运动功能的训练。缓慢的水流对皮肤有温和的按摩作用。水射流对人体有较强的机械冲击作用,可引起血管扩张、张力提高、神经兴奋性增高。

3. 化学作用:水是良好的水溶剂,可以溶解许多物质。水中加入某种药物或气体时,对皮肤、呼吸道具有化学刺激作用,可使机体产生相应的反应。

(二)治疗技术

水疗法的种类很多,如冲浴、擦浴、浸浴、淋浴、湿包裹、蒸气浴、漩涡浴、蝶形槽浴、步行浴、水中运动等。因所应用的水温、水的成分以及作用方式、作用压力与作用部位的不同,其治疗作用及适应范围也不相同。

1. 浸浴:患者的全身或一部分浸入水中进行治疗的方法称为浸浴。各种浸浴多为全身浴,也可用于下半身(半身浴),肢体(肢体浴)、会阴部(坐浴)等。患者半卧于浴盆中,头、颈、胸部在水面之上,不同个体对温度的感受与耐受略有差异。

(1)不同温度浸浴的治疗作用与适应证不同

1)温水浴(37~38℃)与不感温水浴(34~36℃):有镇静作用,适用于兴奋过程占优势的神经症、痉挛性瘫痪等。每次10~20分钟,每日1次,10~15次为1个疗程。

2)热水浴(39℃以上):有发汗、镇痛作用,适用于多发性关节炎、肌炎等。每次5~10分钟,治疗时需用冷毛巾冷敷头部,以防过热。每日或隔日1次,10次为1个疗程。

3)凉水浴(26~33℃)与冷水浴(26℃以下):有提高神经兴奋性的作用,适用于抑制过程占优势的神经症。每次3~5分钟,隔日1次,10次为1个疗程。

(2)不同成分的浸浴的治疗作用与适应证不同

1)药物浴:在淡水中加入适量的药物进行浸浴的治疗方法为药物浴。药物浴时药物通过皮肤产生治疗作用,有的药物蒸汽通过呼吸道吸入也产生治疗作用。①盐水浴:将1~2kg海盐溶解过滤后加入温热浴水中,有促进血液循环、镇痛、发汗作用,适用于多发性关节炎、肌炎、神经炎等。②松脂浴:在温浴水或不感温浴水中加入 50 ~ 100g 松脂粉或松脂流浸膏,浴水有清淡芳香味,有镇静作用,适用于兴奋过程占优势的神经症、高血压Ⅰ期等。③苏打浴:在温浴水中加入 75 ~ 100g 碳酸氢钠,有软化角质层作用,适用于银屑病等皮肤病。④中药浴:在浴水中加入一定成分的中药,用于治疗皮肤病、关节炎等。药物浴一般每次治疗 10 ~ 15 分钟,每日或隔日 1 次,15 ~ 20 次为 1 个疗程。

2) 气泡浴:在浴水中通入适量的气泡进行浸浴的治疗方法为气泡浴。多采用温热浴水,以空气压缩机由浴盆底面或四壁向浴水中压入气泡,使浴水中含有直径在 0.2mm 以上大小不等的气泡。浸浴时气泡附着于人体体表,因其导热性小于水而形成温差,加强了温热浴水的改善血液循环作用,气泡破裂时所产生的机械力对体表起微细按摩作用。适用于肢体瘫痪、周围血液循环障碍等。每次治疗 10 ~ 20 分钟,每日或隔日 1 次,15 ~ 20 次为 1 个疗程。

2. 漩涡浴:患者全身或肢体在漩涡水中进行治疗的方法称为漩涡浴,又称涡流浴。漩涡浴槽中装有漩涡(涡流)发生器,可使槽中浴水发生漩涡。多采用温热浴水。

水流和气泡有机械刺激作用和按摩作用,大大加强了温热水的改善血液循环作用。适用于肢体瘫痪、周围血液循环障碍、雷诺病、关节炎、肌炎、神经痛等。

每次治疗 10 ~ 20 分钟,每日或隔日 1 次,15 ~ 20 次为 1 个疗程。

3. 水中运动:在水池中进行运动训练的方法称为水中运动。水中运动池的一端较浅,一端较深,池中可设治疗床(椅)、肋木、双杠等设备及充气橡皮圈、软木、泡沫塑料块等。采用温热水,患者在水中躺(或坐)在治疗床(椅)上,或抓住栏杆进行顺浮力方向或水平面的运动,肢体作屈伸、外展内收训练,或借助漂浮物作逆浮力方向的抗阻运动,进行肢体肌力训练,或借助双杠、栏杆作步行训练、平衡训练、协调训练等。治疗师可在池边或水中指导患者进行运动。由于浮力作用,水中运动比地面运动更轻便,效果会更好。

适用于脑卒中偏瘫、颅脑损伤、脊髓损伤、脑瘫、周围神经损伤等神经系统伤病所致肢体运动功能障碍,类风湿关节炎、骨关节炎、强直性脊柱炎等骨关节伤病,或术后不能进行关节负荷运动的关节活动障碍,心肺病对地面运动耐受不良等。

每次治疗 5~30 分钟,每日或隔日 1 次,15~20 次为 1 个疗程。

（三）临床应用

1. 禁忌证:精神意识紊乱或失定向力、恐水症、传染病、呼吸道感染、心肺肝肾功能不全、严重动脉硬化、癫痫、恶性肿瘤、出血性疾病、发热、炎症感染、皮肤破溃、妊娠、月经期、大小便失禁、过度疲劳。

2. 水疗注意事项

（1）水疗室应光线充足、通风良好、无烟尘、地面防滑,室温 22~25℃,相对湿度在75%以下,浴水的供应和温度应有保障。

（2）水源清洁,无污染。浴器尤其是烧伤患者所用的浴器及浴衣、浴巾等用品使用后应及时消毒。定时对浴水、浴器及各种用品作细菌学检查。

（3）水疗不宜在饥饿或饱餐后 1 小时内进行,水疗前患者应排空大小便。

（4）治疗师应在患者每次水疗前了解患者当天健康状况,在患者水疗过程中应注意对患者尤其是体弱、活动不便、年老、年幼患者进行保护,防止摔倒或淹溺。水疗室应有救护人员和必要的救护设备。

（5）进行水流喷射时,严禁喷射头面部、心前区、脊柱和生殖器部位。

（6）患者水疗结束后应注意保暖穿衣,休息 20~30 分钟,适当喝水。如患者水疗后感觉精神爽朗轻快、皮肤微红热,为良性反应。如患者感觉精神不振、烦躁、发抖、头晕、心悸、无力、皮肤苍白呈鸡皮样,为不良反应,应立即平卧休息,测量心率、血压,注意观察,无不适后方能离去。

（黄　杰　张世蓉）

第十四章　作业治疗

第一节　概　　述

一、定　　义

作业治疗(occupational therapy,OT)是应用有目的的,经过选择的作业活动对病伤残者进行训练与治疗,以增进其适应环境的能力,使其最大限度地恢复、改善躯体、心理和社会活动能力的一种技术和方法。它是康复治疗的主要措施之一。

二、分　　类

目前,作业治疗的分类方法有多种,诸如按身体功能分类,按治疗目的和作用分类,按残疾领域分类,按作业治疗项目分类等,其中应用较多的是后一种。作业治疗项目的分类如下:

（一）日常生活活动

如进食、穿衣、用厕、行走等,是日常生活活动,是人们为了生活自理而必须每天反复进行的活动。如果类风湿关节炎患者手部出现畸形,必然会造成日常生活活动困难,动作的技巧性和生活的独立性下降,对其需进行日常生活活动训练,教会他们如何提高生活自理能力。

（二）生产劳动性活动

这类活动包含多项功能的综合训练,既有体能的又有心理方面的,并按一定程序进行。治疗性活动根据患者的功能缺陷,选择与之相适应的训练器进行练习。例如对上肢运动障碍的偏瘫患者,可选用上肢训练器来训练其抓握、上举、旋转等活动,以改善上肢运动功能。治疗性活动针对性强,在相对短的时间内可达到治疗要求。生产劳动性活动有木工、金工、编织、缝纫、装配等。患者既进行了作业活动,又创造了有经济价值的产品,心理上得到满足,故患者十分喜爱这类活动。

（三）休闲活动

这些活动可调节心理状态,维持患者与社会的融合,使其适应环境、保持积极向上的心理状态,如下棋、球艺、垂钓等娱乐性及音乐、园艺、书法、雕刻等艺术性活动;在体能允许情况下,进商店购物,参加联谊会,使用交通工具,参加职业培训等。

三、治 疗 原 则

（一）治疗活动的选择

通过活动分析,根据个体实际,选择对功能能发挥促进作用的项目,以达到预期的治疗目的。

（二）激励患者参与意识

作业活动须由患者自身完成,因此,治疗的成功与否在很大程度上取决于患者的主动参与,因此治疗时应经常向患者提供足够的激励因素,以使其看到每次训练后的进步,保持积极治疗的能动性。

（三）发挥集体治疗优势

以小组形式进行治疗有助于患者参加更多的社会活动,有利于相互交流,建立具有一定竞争机制的环境,以增进治疗的信心,同时,个体的指导和训练也是必要的,以适应其特点。

（四）有利于调动潜能

在病程的不同阶段,要充分调动患者尚未出现的功能潜力,既针对那些功能完全缺失的情况,也要充分应用实用技术,找出解决具体问题的具体办法予以代偿。

（五）强度的渐进性

根据患者的病情和实际能力,应对治疗时的强度、时间、间息次数及材料、工具等进行调整。通常情况下,强度从少量到大量,治疗时间逐渐延长,间息次数逐渐减少,循序渐进,以不致疲劳为宜。

（六）突出个体兴趣

应选择患者喜欢的作业活动,避免其厌烦的活动,将患者的兴趣爱好与活动目的紧密结合,在达到目的的同时,又使患者获得精神上的享受,容易发挥患者的创造性和特殊才智。

（七）不以创造价值为目的

作业治疗中虽然希望通过患者的努力,力求生产出对患者或社会有用的产品,或是艺术性较好的作品,有助于患者的心理康复,但又不以生产产品为治疗目的,即使做出的作品、产品毫无经济与社会价值,但只要有利于功能恢复与改善,就应坚持训练。

四、治 疗 作 用

（一）促进身体功能改善与恢复

通过作业训练,可增强肌力和耐力,改善异常的肌张力状态,维持正常的关节活动范围,防治关节及软组织挛缩与肌肉萎缩,保持各种运动的柔和性、协调性和灵巧性。

（二）促进日常生活活动能力提高

技能活动训练能使患者重新获得已失去的日常生活活动方法,帮助其建立新的活动技巧,掌握自助具的使用方法,使其在不依靠他人的情况下能独立完成所需的活动。

（三）发挥残存功能

患者如肢体残缺,其功能活动明显受限甚至丧失,通过安装假肢、矫形器后的作业训练,可发挥其残存功能,能同健全人一样生活和工作,回归社会。同时,也可增强患者对残端和用具的保护意识,掌握维护方法。

（四）改善心理精神状态

在疾病不同阶段有不同的心理精神异常,通过有益身心健康的作业活动和提供情绪发泄的条件与场所,使患者在心理上得到调节和疏导,改善患者的心理状况。

（五）提供适应的社会环境

根据病伤残者生活、工作和社会活动的实际要求,由治疗师设计制作必要的辅助器具,如自助具、助行器、夹板支具、压力衣、轮椅等,对家居条件、工作场所、公共环境进行改进,达到无障碍目标,以利于病伤残者便利、安全、省力地生活在家庭和社区之中。

五、适 应 证

（一）神经科病损

脑血管意外、颅脑损伤、脊髓损伤、神经肌肉疾病、周围神经病损、帕金森病、老年性认知功能减退等。

（二）外科病损

骨关节损伤、手外伤、截肢、烧伤后瘢痕、肌腱移植、关节置换术后等。

（三）儿科疾病

脑瘫、发育迟缓、先天性畸形等。

（四）内科疾病

心血管疾病、慢性阻塞性肺部疾患、糖尿病、慢性药物中毒、类风湿关节炎等。

（五）精神科疾病

情绪异常、精神分裂症恢复期等。

六、作业治疗程序

作业治疗与其他康复治疗方法一样,都要按照一定的操作程序和步骤进行,为保证治疗的质量,从接受患者开始到患者出院,应建立严格的操作常规和流程。

（一）作业治疗的流程（图3-14-1）

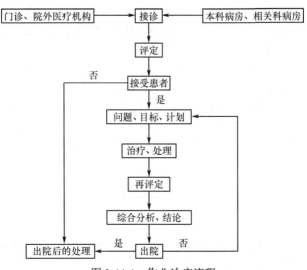

图 3-14-1　作业治疗流程

（二）作业评定

作业评定是从作业治疗的角度对患者的各项功能进行评测，重点在功能障碍的程度。根据检测结果，找出患者的功能障碍，明确患者需求与能力之间的差距，从而制定出训练目标和计划。有关的功能评定见第二篇。

（三）评定方法

1. 直接观察法：这是评定者观察或检测患者的功能活动，评定其实际活动能力。评定时，患者根据治疗师发出指令实际去操作。比如对患者说"请你拿起茶杯喝水"，观察患者能做什么，不能做什么，做的程度如何。要逐项观察活动的能力，进行评分并记录。要尽力做到客观，避免主观。

2. 间接评定法：这是指对不能直接观察的项目，如患者的淋浴、大小便、导尿、性生活等。通过直接询问的方式进行了解和评定，也可以信访、电话询问和面谈等，但要事先与患者或家属预约会谈时间。

3. 专用评定室:设立患者生活、工作和娱乐专门的评测单元,让患者在模拟的环境中进行操作,也可以利用患者家庭实际生活的场景进行评定,观察到患者的实际活动情况。

(四)问题-目标-计划

1. 问题:通过评定,明确患者在生活上、学习工作上具有的功能条件和潜力,找出存在的不利因素与问题。对于前者应维持和发展,对后者要分析原因、明确主次、列出序号、逐步解决。

2. 目标

(1)短期目标:短期目标是通过作业治疗后能在短时间内或者在一个特殊时期内达到的治疗效果,其指标具体而明确,可以测量。如某患者不能独立进食,通过训练"在半月内用粗把饭勺自己吃饭"。当此目标达到后就及时确定下一个目标,如"一周后患者用筷子进餐"。

(2)长期目标:长期目标是指作业治疗结束时,患者能最大限度地恢复生理条件所允许的功能活动。如"某一截瘫患者出院时能借助长支具进行治疗性行走,日常生活自理,从事微机操作工作"。这个目标在短时间内不能完成,但要鼓励患者树立信心,向预期目标努力。

3. 计划

(1)治疗计划为治疗目标服务,根据作业治疗的原则,制定切实可行的治疗方法。①治疗的具体方案、训练的项目、指导患者的方式和步骤;②治疗时使用的设备、器具、材料;③活动的场所、时间、等级和强度;④是单独训练还是参与集体训练,家庭成员是否参与;⑤注意事项,特别是安全问题;⑥为患者制作夹板、用具种类、佩戴时间。

(2)活动分析:在患者将进行治疗性活动之前,治疗师要将该活动进行详细的分析,明确该活动对患者的治疗作用,否则,训练是盲目或无效的。如以"让几位偏瘫患者锯若干节木头棍,然后放进木箱内"这一活动为例,它包含了多项功能成分,可从以下几个方面来分析这个活动对患者是否有影响:①运动方面,如所涉及的肌肉与关节;该项运动是否有重复性动作;有无增加运动阻力的因素;是否对躯体的整体能力有一定需求。②感觉方面,如该活动是否需要触觉和实体辨别觉;有无站立时对平衡的刺激反应;有无姿势和双侧运动的调整和中线运动;是否需要视觉的参与和协调;有无听力的参与。③认知方面,如长、短记忆对该活动的重要性;该活动是否需要逻辑、程序分析;是否需要高度注意力,集中注意时需要维持多长时间;理解能力的需要与否。④心理方面,如该活动能否增强个人价值和自尊心;患者是否会获得精神和经济满足;有无增强自信心的因素;是否与患者的文化、社会背景相吻合。⑤社会方面,如参与集体训练是否对个体合适;是否有竞争机制;有无领导与被领导关系;有无语言和非语言交流。

上述的活动分析是最基本和必需的,还应从更广泛的因素方面去考虑。活动分析做得越细,指导就越明确,因此,这项工作是不可忽视的。

(五) 基本训练方法

1. 治疗前准备:训练之前应对患者讲明作业治疗的目的、要求及通过努力能达到的指标。治疗师在做示范时动作应明确、缓慢、多次重复,直到患者完全掌握为止。对认知缺陷患者尤其要耐心,初次训练应多给予提示和帮助。

2. 治疗进程:根据病理变化和以神经生长发育特点为指导基础,在训练时做到4点。

(1) 单侧的活动完成较好时再行双侧协调活动。

(2) 粗大活动能完成后再进行精细活动训练。

(3) 简单活动完成后才可进行繁杂活动。

(4) 分解动作掌握后再进行组合运动。

3. 阶段处理:在疾病早期,作业治疗对功能活动要求不大,尤其是在急性期,此时的作业目的是维持功能体位,防止肌肉萎缩、肌腱和关节挛缩,减轻疼痛。当过渡到中、后期时,功能活动逐渐增多,训练强度也逐渐加大。

4. 治疗环境与观察:训练时要注意观察患者情况,如面部表情、合作态度、操作姿势、采纳方法和可能出现的合并症等,一旦发现异常应及时纠正和调整。治疗中要提供患者感兴趣的条件和环境,如播放悦愉的轻音乐,有趣的交谈,对患者作品的赞美等。绝不可让患者放任自流,无事所从。

5. 治疗时间:功能训练是反复学习,反复实践,逐步加强的过程,从这个角度要求,患者参与的时间越多越好,但由于患者在体能等方面的影响,训练时间应合理安排,一般情况下,每天上、下午到治疗室训练一次,每次 30~45 分钟,进行 1~2 个项目活动,中间有一定休息时间,两周为一疗程。

6. 治疗记录:治疗过程中,准备一份系统的记录表格,对治疗的每一个方法加以详细记载,对患者每一个细微的进步或变化做出简短评语,以便医师和治疗师清楚地掌握治疗的动态变化,保证治疗的顺利进行,可采用 S、O、A、P 格式,组织有关材料。

Subjective(S):患者主观的反映,存在的问题。

Objective(O):治疗师客观的检查,发现的情况。

Assess(A):评估治疗方法是否适合,是否要调整。

Plan(P):治疗师下一步的治疗计划。

(六) 再评定

再评定是将前阶段患者的作业治疗情况做出小结,以提出新的更高一级的目标与相应的治疗计划,它是贯穿于作业治疗过程中须多次进行的工作内容。

再评定的内容、方法、用具、环境应同前次的评定基本相同,即使评定人员(如医师、治疗师)最好也是同一人或同组人员。这样能保证资料的可靠性和可比性。在小结中,肯定活动进步,找出仍然存在的或新的问题,进一步安排或调整目标、计划。

患者基本达到预期的治疗效果后,治疗师应及时着手为患者回到家庭、社区做好准备,诸如家庭采访、实地测量,对需要改进的家居环境提出建议等。

第二节 日常生活活动训练

日常生活活动(activities of daily living, ADL)是指人在独立

生活中反复进行的、最必要的基本活动,包括进食、更衣、用厕、个人卫生、体位转移及家务活动等。日常生活活动训练是作业治疗的基本方法之一。训练前,要首先进行日常生活能力的评定,并根据评定结果,制定出可行的训练计划,有步骤地进行日常生活活动训练。

一、训练目的

1. 帮助患者维持原有的功能性独立活动水平。
2. 重新学习和掌握日常生活活动的技能。
3. 找出新的、实用的操作方法,以解决实际问题。
4. 省时、省力的进行某项功能活动。
5. 在辅助性装置和用具的帮助下,达到最大限度的生活自理。

二、治疗原则

1. 每位患者是一个独立个体,其生活习惯、活动表现及学习态度均各不相同。训练应针对患者在操作中的问题,结合生活习惯灵活地应用训练方法,并应清楚地向患者说明做什么活动及其理由。

2. 训练应在"真实的生活情景"中进行,如进食活动在中、晚餐进行训练,更衣活动应在早晨或晚间训练,尽可能与患者的作息时间吻合,以使患者易于接受。

3. 适时而充分地利用其他治疗项目,如治疗性锻炼、治疗性活动等,以促进体能和运动的协调,保证日常生活活动训练的进行,同时,对提高活动的技巧性也有帮助。

4. 吸收患者家庭成员参与训练过程,首先解决患者及家属最迫切要求解决的问题,鼓励患者做力所能及的活动。在需要给予帮助时,家属知道如何帮助才是最恰当的。

5. 充分调动患者生活自理的潜力,在考虑使用辅助器具之前应尽可能找出其他实用方法,只有必须使用时,才提供辅助器及使用技术。

三、训练方法

（一）运动与转移

1. 床上运动：①翻身运动，翻身运动有许多方法，以偏瘫患者为例，先将健侧下肢插到患侧下肢下面，屈膝、两手指交叉握紧、双上肢伸直、倒向患侧，同时头转向患侧，健侧下肢膝部向患侧倾倒，转体成患侧卧位。转向健侧时，双下肢伸直，其他动作向健侧转动即可。②坐起，对有良好的坐位平衡能力及臂力的患者进行坐位训练时，最常用和最简单的方法是借助绳梯或一根打结的粗绳，双手交替牵拉，就可从仰卧位到坐位，它适用于双下肢瘫痪患者。在无辅助设备的情况下，应先翻身至健侧卧位，然后将下肢移动到床沿，并逐渐用健侧上肢支撑身体坐起。③上、下床运动，上、下床运动是身体的转移过程，包括床上与站立、床上与椅子、床上与轮椅间的往返转移等。以偏瘫患者床上→椅子转移为例，其步骤是：将椅子置于患者患侧；患者取床边坐位，双足踏地，两足分开；健手握住床栏，身体前倾，重心移向健侧腿站立；以健侧腿为轴心转体，坐于椅子上。

2. 室内运动：室内运动侧重于患者在室内的转移，包括转移的方式、范围、用具和环境等，如步行运动、上下楼梯、助行器和轮椅的使用之外，家庭用具的高度和空间大小及房屋面积也是很重要的因素，有碍于活动的设施尽可能清除。

3. 室外运动：此项活动是让患者了解室外环境，如观察路面、斜坡、台阶及障碍物；识别路标、指示牌、安全标志；训练自我保持的意识和方法（如安全跌倒与爬起的技术），这对截肢、截瘫者尤其重要，认知功能障碍的患者尚应训练在室外发生紧急事件的处理等。

（二）个人的 ADL

1. 饮食训练：进食和饮水是综合而又繁杂的过程，与咀嚼和吞咽、姿式和体位、体能和情绪都有密切的关系。①进食活动：将食物放置于适当位置；用利手伸向筷子，握持；辅助手拿起饭碗送至口边，把筷子放进碗内；头稍前倾，拨动筷子把食物送进口中;含唇,咀嚼吞咽食物;重复后面两动作至食完。若用调羹,无须端起饭碗,直接用调羹盛食物后送入口中,其他步骤相同。②饮水活动:杯中倒入适量的温水,置于适当位置;单手或双手伸向茶杯,端起后送到嘴边,微微提高茶杯,将少许温水倒入口中、含唇、咽下;重复后面三动作至饮完。

2. 更衣:更衣除了是生活必须之外,也是人们情感表达的重要方式之一。穿脱衣物和鞋袜需要许多技能才能完成,包括平衡协调能力、肌力、关节活动范围、感知和认知的能力等。训练时要给予充足的时间和指导,大多数患者可独立进行。①脱上衣:患者取坐位,拉开拉链或解开钮扣;以健手先脱患侧至肩部,再脱健侧至肩部;从袖口中脱出健手,继而脱出患手。②穿上衣:患者取坐位,分清上衣前后,上下位置;用健手将患肢套进衣袖并拉至肩峰;将上衣另一只袖口从身后拉向健侧,健手穿入袖口,拉至肩峰;整理好后拉上拉链或系上钮扣。③脱裤子:患者站立位,松开腰带,裤子自然下落;坐在椅子上抽出健侧下肢;抽出患侧下肢;用健肢将裤子从地上挑起,整理好待用,如患者站立困难,可取坐姿或卧姿进行。④穿裤子:取坐位,分清裤子上下、前后;用手提患侧下肢放在健侧下肢上,套上裤管后将患侧下肢放下;套上健侧下肢裤管,将裤子拉起并系紧腰带。

更衣训练时应考虑以下几点:脱衣服比穿衣服容易,应该先练习脱下,再练习穿上;穿上衣比穿裤子省力,应该先教会穿上衣,再学习穿裤子;站立穿袜比站立穿鞋困难,穿袜时一定取坐位;衣物上尽可能少的扣件有利于穿脱,用带有弹性的袖口和腰带、尼龙扣代替拉链和衣扣,操作起来简便省时;对严重残疾者,衣着以保暖为主,避免为装饰而穿着多层,繁杂的服饰;更衣困难者应借助拉衣钩、钮扣器、穿袜器等自助用具完成各项活动。

3. 用厕:这是大多数患者最希望自己能解决的问题,也是最难处理的问题之一。在用厕中,躯体的运动机能要达到最基本的要求,至少能做到坐位与站立平衡、握持扶手、身体转移等。用厕有坐式或蹲式,前者虽比后者简单,但两者训练方法基本相同。坐式:①患者站立位两脚分开;②一手抓住扶手,一手解开腰带,脱下裤子;③身体前倾,借助扶手缓慢坐下;④便后处理,如自我清洁,使用尿布垫或月经垫;⑤一手拉住裤子,一手牵拉扶手,身体前倾,伸髋伸膝,站立后系上腰带。

4. 大、小便控制:大、小便失禁会带来许多新的问题,处理得当会给患者减轻很多痛苦。这些处理虽然由医师和护士负责,但作为作业治疗师也应该有所了解,并教给患者和家属有关的知识(如控制的基本方法和导管的使用方法),同时,应就患者穿衣、用厕的环境提出建议和改进的方法,使其能方便地使用洗手间的一切清洁用具。

5. 个人卫生:严重的病伤残者在这方面常有困难,但是,大多数患者并不愿意在这方面依赖他人。在经过反复训练后,诸如洗脸、梳头、剪指甲等简单活动均能掌握,真正困难的是洗澡问题。洗澡对每个人来说是必不可少的,对患者来说尤其重要。面对如此重要的活动,严重的病伤残者既感到艰难又很费力气。洗澡可以取坐位和站立位的淋浴,也可使用浴缸。浴缸浴:①坐在紧靠浴缸的椅子上,脱去衣物;②用双手托住患侧下肢放入浴缸,随之放入健侧下肢;③健侧手抓住浴缸边缘或握持扶手,将身体转移到浴缸内,沿浴缸槽缓慢坐下;④洗涤时,可借用手套巾、长柄浴刷、环状毛巾擦洗;⑤洗毕,出浴顺序与①、②、③相反。

(三) 家务活动

家务活动非常丰富,包括洗衣、做饭、购物、清洁卫生、经济管理、照料小孩等。训练前要了解患者的家庭组成和环境,患者在家庭担当的角色,以便先选择患者和家庭首要解决的问题。训练时,应从以下几个方面着手:

1. 不仅仅是练习某一功能活动,而应增加其他一些方法提高训练效果。

2. 教会患者用替代的方法对特殊缺陷进行代偿。

3. 与患者一起讨论家务活动中的计划、安排及家务活动中的安全问题。

4. 指导患者在从事家务活动中正确地分配和保存体能,

在劳作、休息、娱乐三者之间取得合理安排。

(四) 社会活动

重返社会标志着功能活动恢复到最理想的水平,无论对患者的躯体、心理、社交、经济等无疑是十分有益的。而对少部分有严重病伤残者而言就不太符合实际。治疗师在患者出医院之前就应着手为其改善社交能力。

1. 帮其积极参与家庭生活,尽可能体现出家庭角色的相应行为和能力。

2. 与其讨论和学习新的知识和技能,重新学习一门职业,进行专业培训。

3. 指导其充分利用闲暇时间,丰富生活。

4. 应用所学的交流技巧与他人交往,接触更多层次的人群。

5. 继续指导社交中必须的功能活动,如上街购物、交通工具的使用、进餐馆就餐、到公共场娱乐等。

第三节 认知功能训练

认知障碍往往是康复评定与治疗中常见的棘手问题。颅脑损伤、脑血管意外、脑性瘫痪、痴呆、脑发育迟缓等是引起认知障碍的常见疾病。认知障碍给患者生活及治疗带来许多困难,一些预期能恢复的功能也常常由于这方面的问题而受到影响。因此,要想促进患者全面康复,认知训练就显得尤其重要。在训练方法上,特别强调训练与患者的功能活动及其解决实际问题的能力紧密配合,以利于认知的恢复和提高。

一、治疗原则

1. 治疗前必须了解患者的认知方面的情况,做好详细记录。

2. 治疗师在指导和训练患者时,须用简单易懂的指令和暗示。

3. 建立和执行一项训练常规,按照一定的程序练习,每次一样。

4. 将治疗作为患者的学习过程,反复练习,直到掌握为止。

5. 训练与日常生活活动相结合,遵循其生活规律和生活习惯。

6. 重点放在纠正患者的功能问题上,而不要放在引起这些问题的原因上。

7. 寻找代偿的方法,解决认知活动中不能解决的问题。

二、训练方法

（一）身体印象、构象障碍

1. 身体构象失认:患者缺乏对躯体结构和各部分之间关系的认识,常表现为遗忘一侧身体、患肢沉重感和丧失感,难于按照指令指出身体的某个部位。

（1）治疗师指导患者触摸自己的身体各个部位,并嘱其说出所触及部位的名称,如"这是我的耳朵"、"这是我的左手"等。让患者自己反复多次练习。

（2）让患者将分散的"人体结构拼板图"组合起来,摆放位置正确,肢体之间的关系不出现错误。

（3）指导患者画人体像,可以临摹,也可以自画,包括面部的眉毛、眼睛、口、鼻及耳朵均要画出。

（4）进行功能活动,如穿衣、洗手、穿袜等。

2. 单侧空间忽略:表现为行走时常碰撞患侧物体;仅靠患侧进出过道;不吃盘中位于患侧一侧的食物,画人体画时只能画出健侧一半。

（1）治疗师用粗糙的棉纱或冰不断刺激患侧肢体,然后交给患者自己刺激,并嘱其说出刺激的部位和感觉,使其感受到患侧的存在。

（2）教给患者利用视觉关注患侧的环境和物品,在与患者相互传递各种用具时,有意地引导他将头转向患侧。

（3）改变所处环境,促使他向患侧看,如左侧视觉忽略,看电视时将电视机放在患者的左前方。

(4) 功能活动训练,如穿衣、饮水、打扑克牌等。

3. 左右辩认不能:患者不能区分左右,不能执行带有"左"或"右"的指令,难于摹仿他人动作。

(1) 训练初期,避免使用"左"和"右"概念性词语,在指点相应一侧时给予方位提示,如"举起你带手表的那只手"、"请将身体转向窗户的一方"等,完成后再明确呼出"左"、"右"方位,如"举你的左手,身体向右转"等。

(2) 治疗师不时改变摆放于患者两侧的物品,提示:××在你的左侧,××在你的右侧,让患者根据指令摆放。

(3) 对实物的两侧进行识别,如上衣的左、右袖口,左右皮鞋,轮椅的左右车轮,必要时在右侧均系上彩带,予以区别。

4. 手指失认:不能辨别自己的手指,不能按指令出示相关的指头及摹仿手指动作,即使被触摸后也难于确定是哪一个手指,在功能活动中,手指运动笨拙,不能完成精细动作。

(1) 采用砂纸、冰分别刺激患者的各个手指,让其说出名称和感觉,反复刺激,逐渐得到巩固。

(2) 先让患者睁眼看到触摸他的某一个手指,然后再让其闭眼触摸,要他说出被触摸的手指名称和触及次数。

(3) 教患者做手指运动,如屈食指、对指捏、做数字手势等。

(4) 进行手指的功能活动,如练习写字、扣衣扣、系鞋带、穿针线等。

5. 疾病失认:患者意识不到自己所患疾病及程度,甚至加以否认,不承认已瘫痪的肢体,常为自己的疾病表现编造各种理由。

(1) 询问和听取患者的感受,向患者耐心说明其疾病的客观存在,回答患者的疑问及共同讨论解决的方法。

(2) 在整个训练过程中,言语和动作同时进行,有利于强化训练,如"我把你的右手臂放在桌子上,你能看到吗",治疗师边说边做,使患者领会运动的进行。

(3) 对患者进行触觉刺激,应用各种实物触及患者的手部和足部,嘱其鉴别。

（4）教会患者在活动中对患肢进行保护,如在患肢浸入热水之前,要先让健侧测试一下,不烫时方能放进,在驱动轮椅之前,应将患肢置于安全体位等。

（二）空间关系综合征

1. 图像背景辨认不能:不能在重叠的几种图形中辨认出特定的图形,当许多物体放在一处时,不能通过视觉识别出需要的物品,在颜色近似的衣物中,难于取出所需衣物。

（1）告诉患者的问题所在,尽可能利用触觉来代偿视觉对物体的识别,如用手触摸文具盒内的各种文具,说明其名称和用途。

（2）在背景图中识别图像,如让患者看到三个单列的图形——正方形、圆柱形、三角形,再将三个图形重叠画在一起,嘱其指出某个图形来,反复观察,认出为止。

（3）功能活动训练,如进餐时让患者在许多餐具中找出调羹,在地图中找出某街道走向,在图片中指出有背景的房子、动物、树木等。

（4）对环境进行改变,如将患者衣服分类存放,在每一层抽屉中仅放少量物品,在不同的用具上贴上不同颜色的标签或色带等,以利于患者准确发现目标。

2. 形状固定:患者不能察觉出物体在体积、方位、颜色、顺序上的细微区别或变化,容易将上述因素相似的两种物件相混淆,如将铅笔当作钢笔,把手杖和雨伞混为一物等。

（1）将相似的物品成对的置于患者面前,嘱其对它们进行辨认,并描述在结构、用途上的区别。

（2）将物品分门别类排放,让患者逐一使用,着重找出它们的相似之处及不同之处,加以鉴别。

（3）以不同的方式、位置、方向摆放每一物品,让患者辨认,以加深其印象。

（4）训练时,选择部分功能活动,有意将一些相似的用具交替递给患者使用,让他指出哪一件用具是不适用的。

3. 空间关系辨认障碍:患者难于判断两个物体之间或自

己与物体之间的关系,表现为结构性活动困难,如不能仿造他人堆砌积木、进食时将食物摆在不恰当的地方,不能识别钟表指针位置的时间、上肢活动时不能过中线等。

(1) 治疗师将插扦板、积木或火柴棍排列一个图形,让患者照图排列,在完成较简单的图形之后,难度逐渐加大,数量逐步增多。

(2) 用各种图片和拼板给患者辨认和拼排,如在一个圆形的板面上,以数字排列出钟表的时间关系,在不断改变指针指示位置的情况下说出各个时间表。

(3) 进行视觉和躯体的过中线活动,如患者将左侧的书本移到身体的右侧来,视线随之追踪。

(4) 进行功能活动时,用家具摆成迷宫式通道,让患者在其中穿行。

4. 空间位置障碍:患者不能理解和观察空间位置及其变化,表现为对诸如上与下、前和后、在……内,越过……等概念不清,在活动中不知将物品放在什么地方适当,要他们躯体活动时不知如何做好,如"将双足放在轮椅踏板上"或"抬高你的双足",患者不会执行。

(1) 将两件实物放在一起,变化相互间的位置,教给患者两者之间的位置关系,再变动时,嘱患者描述,然后列出更多的用具,让患者观察,并准确地说出其位置。

(2) 准备几种日常生活中使用的物品,让患者按照口令完成活动,如"将牙刷放进洗口杯中"、"将钢笔放在书本上"、"将衣服放在下面一层抽屉里",直到能执行口令为止。

(3) 让患者参加功能性活动,如将书本放在书架上,把工具放进工具柜,把鲜花摆在窗台前,把提包挂在门后边。在做这些活动时,应用语言强化。

5. 深度和距离障碍:在深度和距离障碍的同时常伴有方向判断的不能。患者表现为行走时不敢迈步,步幅忽大忽小;上下楼梯困难;坐下时坐不到椅子上;饮水时,杯中已倒满水但仍继续倒水动作;取物时,手仅伸出一半或迟疑不决等。

(1) 告诉患者这种障碍会带来的问题,做事要格外小心,注意安全,在训练初期或行走时,要有监护。

(2)应用步行训练的方法进行训练,如在地上画上足印或圆圈,让患者进行步态练习,跨越障碍物的练习。

(3)指导患者触摸物体的特定部位,感觉物体的高度和深度及其距离,如书柜的最上一格,衣柜的最深层背板,木桶的底部等。

(4)进行功能活动,如走过长廊、过道、从草坪的东端走到西端、从一楼上到二楼等,行进中,治疗师随时提示物件距离和方向,也应经常提问,了解患者掌握的情况。

(三)视、听、触觉失认

1. 视觉失认:这是最常见的一种失认症,患者虽然双眼和视神经均正常,却不能从视觉上识别物体,主要有人物失认、物品失认和颜色的失认。表现为不认识熟悉的亲朋好友、不能辨认物品和区分颜色等。

(1)准备若干张患者最接近的家庭成员照片或领袖、英雄人物照片,让其反复观看,并给予提示,对家庭成员确认后,让患者讲出与自己的关系及称谓,或者叙述一段人物事迹和故事,以利于加深印象。

(2)教会患者在交谈中辨认出亲属、朋友,借助正常的触觉和听觉提高辨别能力,如患者根据说话声和躯体接触辨别是何人。

(3)摆放几件常用用具,将其名称和用途告诉患者,然后治疗师说出用具名称让患者取出,逐步扩大识别的种类和范围。

(4)准备颜色鲜明的卡片让患者区分出红、黄、蓝、绿、紫、白、黑,进而以大红与粉红、深蓝与浅蓝、橘黄与淡黄等配对让患者识别,不但可以提高区分颜色的能力,而且可分辨颜色的深浅度。

2. 听觉失认:常与其他语言障碍相伴,主要表现为对特定声音,如狗叫声、门铃声、雷鸣声认识不能。

(1)让患者闭上眼睛,听从录音机中传出的动物叫声或其他响声,然后在画有动物的图片或图示上指出声音由谁发出,如有误及时给予指正,直到分清各种声源。

(2) 在嘈杂的声响中给予特定的声音,让患者听后说出发声的次数,重复进行,逐步得到满意的结果。

(3) 进行按门铃、拨打电话、观看雷雨气象及看电视等功能活动,随时向患者提出问题,给予纠正和补充。

3. 触觉失认:在触觉、温度觉和本体感觉正常情况下,患者不能通过手的感觉识别物体,需视觉参与之后才能辨认。因此,在功能活动中必须依靠眼睛随时跟踪才能进行活动。

(1) 首先进行视觉反馈训练,即让患者闭合双眼,触摸回形针、橡皮、钮扣、铅笔等过去熟悉的物品,感受其形状、质地,说出其名称,然后睁开眼睛观看,正确的给予肯定,错者重新训练。

(2) 鼓励患者自己决定将要从抽屉或衣袋中取出的某一物品,然后闭眼取出,直到将所有的物品取出为止。

(3) 功能活动训练,如抓黄豆、手插砂堆、用肥皂洗手、使用各种工具等。

(四) 失用症

1. 结构性失用:患者对某些活动缺乏概念性,不能描绘简单图形,不能将物件按正确的空间关系组合起来。

(1) 指导患者观察几何图形,如正方形、长方形、十字形、三角形等,描述其区别。进一步让患者练习几何拼板图。

(2) 教患者临摹简单的树木、房屋、水塔等线条图,如能完成,再将细微结构如树木的叶子、房屋的门窗、水塔的云梯等补充到图画中去。

(3) 治疗师用积木做成一个模型,嘱患者如法复制,可从两块、三块积木逐渐增多,模型逐渐复杂,最后使患者能按照图示堆砌,完成规定的所有形态结构。

(4) 练习日常生活活动的有关内容,如堆煤块、砌砖、叠衣服、组装零件等。

2. 意念运动性失用:患者表现为能自动地进行习惯性的活动,并能讲述该活动如何去做,但不能按他人指令完成某项活动,并一遍又一遍重复某个动作。

（1）训练前向患者说明活动的目的、方法和要领。

（2）治疗师用简单的指令指导患者摹仿各种躯体姿势和肢体运动。

（3）将活动分解成若干小动作，每个动作反复练习，掌握后再将各个动作组合起来，完成某一项活动。

（4）重复练习某项活动时，每一次都要按照同样的顺序、方法去做，如练习写字，按照"先取纸，后拿笔，再书写"的步骤做，让患者逐一操作。

（5）在治疗师帮助下，练习其他功能活动，如刷牙、洗脸、用厕等，每个活动完成后给予一次小结，加强动机与操作的联系。

3. 意念性失用：训练方法与意念运动性失用相同，但疗效不佳。

4. 运动性失用：患者能理解某项活动的概念和目的，但不能付之行动，有的能做一些粗大运动但动作笨拙，精细动作不能完成。

（1）治疗师与患者一起讨论某项活动的方法、步骤，治疗师进行示范，嘱患者摹仿完成。

（2）嘱患者按指令做活动，如"举起你的双手"、"从左边走到右边去"，"把那件衣服拿过来"等。

（3）练习中，治疗师不断以言语提示和强化动作，如"我把茶杯拿起来"，患者在念白的同时，做握持茶杯动作，然后"我把茶杯放在桌子上"，即做放下杯子动作，熟悉后将两个动作连贯起来做完。

5. 穿衣失用：患者不能识别衣物各个部位与相互关系，穿衣时可能将衣服上下倒置、内外反穿，或将双脚放进一只裤管内，将钮扣扣错位置。

（1）教给患者对各类衣服的辨别，分清衣服的各个部位及它们与身体某个部位的相应关系。可在衣服的特殊部位，如领口、袖口做上患者熟悉的标签，以区别上下、左右等。

（2）按照穿衣的方法和步骤每天进行练习，穿衣时从患侧到健侧，脱衣时先健侧到患侧，从易到难，逐渐掌握。

（五）注意力训练

注意力是心理活动对一定事物有选择的指向和集中，它伴随着各种心理过程而存在的心理特征和心理状态，分为集中注意力和分散注意力，要完成任何一件事情，都需要两者的参与并不断交替发挥作用。患者的注意力发生障碍之后，前者表现为不能专注地从事某一项活动，后者是不能排除有目的的活动之外的环境影响。

1. 选择使注意力集中的作业活动，如删字练习，即在一张纸上连续打印成组的数字符号或字母，示患者将特定的单个符号或某段删去，如 012345601234560123456……，删去所有的"3"字，再如 ASDFWUHANWERTYUWUHANKLZCWUHANUIOP，将"WUHAN"删去。

2. 做患者感兴趣的某些活动使其集中精力，如听故事、猜迷语、看电视等，在做完一种活动以后稍加休息，使第一件事的兴奋痕迹减弱之后再做第二件事，完成从集中注意到转移的过程。

3. 对分散注意力障碍患者，开始训练时，应在较安静的或独立的环境中完成某项活动，逐步恢复到正常的环境中，即在有外界干扰的环境中完成某项活动，在有说话声、音乐声，或与他人边交谈边进行活动，以提高集中注意的稳定性及分散注意的合理分配。

4. 实践活动，如听讲、做笔记、瞄准、小实验、参观等，以加强注意的目的性和调节注意的紧张性。

（六）记忆障碍

记忆是大脑对过去所经历过的事物的反映。人们在生活中，有选择地将学习的知识、思考过的问题、接触过的事物、形成的经验和技能，进行处理、储存和再现，以保持正常的、连贯的并不断发展的活动过程，分为短时记忆和长时记忆。当大脑的记忆功能产生障碍时，表现为对刚刚发生的事情马上遗忘（短时记忆障碍），不能回忆以往较长时间经历过的事情（长时记忆障碍）。

1. 朗诵法：反复地朗诵需要记住的信息，在朗诵的随后，大脑回忆与朗诵一致的图示印象,如"我的钥匙放在桌头柜上",随之回忆钥匙放在床头柜上的情景。如回忆不出再朗读,最终能回忆起来。

2. 提示法:用活动信息的第一个字母或首个词句来提醒记忆,如"今天我回家去",这一记忆痕迹让患者记住"今天"一词,在活动前问患者"今天"有啥安排,使患者回忆"今天"一词,随之联想到"回家"。

3. 叙述法:将须要记住的信息融合到一个故事里,当患者在表达故事情节时,记忆信息不断的叙述出来,提示患者去从事已安排好的工作。

4. 印象法:在患者的大脑中产生一个影像帮助记忆,比如将购物活动信息在大脑中形成一个熟悉的商店形象,当这个形象出现之后,随之回忆商店的距离、交通条件等,为购物作准备。

5. 建立常规的日常生活活动程序如同样的吃饭时间,相同的穿衣顺序,将各种物品分类,按一定规律摆放。

6. 辅助法:让患者利用写日记,填写表格记录活动安排,也可将每天的活动制成时间表,按计划执行,利用闹钟、手表提醒患者等,无论什么方法,训练初期均要提示患者。

(七)定向力障碍

颅脑损伤的患者常出现对时间、地方、人物的认识障碍,患者表现为没有时间概念,不知所处地方,连自己身份和名字及家庭成员都难于知道。

1. 提问法:提出问题,让患者回答,如"今天是星期几、几月几号?"如果回答不出,告知"今天是星期四,八月六号"又如"你在什么地方?"告知"我在作业治疗室",让患者重复。

2. 背诵法:教患者背诵具有时间概念的词句,如四个季节"春、夏、秋、冬","过了春天是夏天,过了夏天是秋天,过了秋天是冬天……"或从一月背到十二月,从周一背到周日,掌握之后,嘱将顺序倒着背或提问,以加强时间概念。

3. 带患者到不同地方参观,在游览中治疗师提示"这是医院"、"这是商场"、"这是你的家",之后,再多次身处其境,让患者指出所在地。

4. 请患者家属、朋友与之交谈,让患者根据其相貌和衣着、声音来识别何人,与自己的血缘关系或社会关系、称谓等。

（八）解决问题能力障碍

解决问题的过程是大脑思维与操作技能结合的过程,需要利用以往所获得的知识和经验,处理自己熟悉或不熟悉的矛盾,患者的这种能力由于缺失或降低,会影响到他生活、工作的各个方面。

1. 选择一项功能活动,如入厕、洗澡、寄信、购物等,与患者一起讨论,决定活动步骤和方法,其后让患者自己确定另一项活动的计划,治疗师给予补充、纠正,得到患者同意后再执行。

2. 提出一些难题,问患者如何解决,如"钟表的时钟旋转一周,秒针需要旋转多少周?"、"家中不幸被盗,保险公司不赔偿,怎么办?"、"在回家途中不慎小孩走失,怎样处理?"等,让患者分析、判断、提出解决问题的方法和步骤。

3. 治疗师完成一项工作任务,让患者看到操作的全部过程及取得的结果,再问患者采用什么方法更好,并尝试做一次。

4. 推理训练,如讲一段故事情节,让患者设想几种结局,或讲出某个事件的结果,让患者分析几种可能的原因和条件。

5. 参与家庭管理,如平时的经济预算、小孩的照料、家庭社交活动安排等。

第四节　改善上肢功能的作业训练

一、感 觉 训 练

（一）捏橡皮泥

患者取坐姿,也可以站立于平衡架内或坐在轮椅上。治疗早期,选用质地较软型号的橡皮泥在手掌上或搁板上搓揉,达到不同形状,如圆柱形、方块形、梭形、三角形、圆条形等,进而用双手指捏出各种动物、食物、水果样的造型来。每次训练时可选择几个题材,逐渐增加造型难度和橡皮泥的硬度。该项活动有助于触觉功能的恢复。

（二）手插砂泥

准备一盆洗净、无杂质的粗砂，吹干后用于训练。患者取坐位或站立位，嘱患者将双手慢慢扦入砂子中，至手背均被淹埋后，双手在砂泥中做轻微的搓揉动作。为增加兴趣，可在砂泥深处理藏若干玻璃珠或其他小物件，限制一定时间让患者全部摸索出来。在活动中，使患者感觉到触觉刺激，同时也可以与实体辨别觉结合起来训练。在有制冰机的单位，可用同样的方法让患手在冰粒中活动，但刺激时间应严格控制，不宜太长。冰粒中的活动有助于皮肤的温度觉刺激。

（三）洗涤毛巾

患者位于洗手池边或在桌上放一面盆，取一条厚实的绒线毛巾让患者搓洗，先擦上肥皂，反复在池内搓揉数分钟，然后用双手搓擦数分钟。活动中有视觉参与或无视觉参与，最后用清水冲洗干净。如有的患者由于感觉和运动障碍难于抓住光滑的肥皂，可采用网眼布做成一个小袋，将肥皂装于其内，挂在水池边，患者可直接抓住肥皂袋后无需取出肥皂便能擦试了。

（四）抛掷豆袋

用黄豆、绿豆或玉米粒制成 150 克重豆袋。此袋轻而光滑，适用于对手的触觉刺激而不伤及手指。训练时可单人训练也可多人一起训练。单独训练时，患者健侧与患侧手交替抛、接，即一手将豆袋抛向空中，另一只手抓取。练习数次后稍休息再进行。如为两人或多人训练时，患手将豆袋抛向对方，接袋者也用患手抓取，再抛出，另一方抓取，重复进行。此项活动可坐在轮椅、椅子上进行，也可与站立平衡训练相结合。

二、粗大运动训练

（一）搬运红砖

红砖若干块，侧放于患者健侧地面，嘱患者用患侧手将红砖从自己的健侧移至患侧。训练时，患者双足分开，缓慢转体向健侧，弯腰，伸手抓住一块砖头，然后，伸腰转体向患侧，再弯腰放下手中砖头,如此重复数次。为增加上肢活动的难度,可嘱患者在抓取红砖后向上推举若干次,再放到患侧。此活动对上肢的过中线运动尤其重要。

(二) 排绕棉线

准备一个 60cm×60cm 木框,四周配有木钉,其间距为 3cm。患者取坐位,先将棉线绕成团,放于塑料小桶内,健侧手不断地牵引棉线向患侧输送,患手将棉线依次绕在木钉上,先绕经线,再绕纬线,层层交替,此项动作有利于上肢关节的伸展、屈曲和过中线运动。也可以嘱患者取站立位,将更大的木框挂在墙上,让患者做相同的活动,它不仅对上肢功能有帮助,而且增加了腰部和下肢的训练。

(三) 拉锯圆木

根据患者躯干功能情况选择拉锯活动的姿势,按照上肢的抗阻能力选择木料的硬度和木锯的大小、锯齿的粗细。通常情况下,使用平板锯较为安全,患者易控制。操作时,先将圆木固定在木工台钳上,身体与木料之间保持一定距离,坐轮椅者尤其应注意将轮椅用刹机固定,然后单手或双手握持锯把,做均匀的前推、后拉动作,使上肢保持充分的伸展和屈曲。

(四) 打康乐球

一个长 150cm、宽 50cm 的木制球盘,在其一端有 6 条棋格,配 30 枚木棋子和一枚木制推把。活动开始时,嘱患者双侧手指交叉握紧,推把持于两手之间,患者取站立位,在球盘的一端用推把将棋子撞入另一端的棋格内,每格棋子数目相等,熟练者应限定时间打完。这种活动有助于患侧上肢的被动、助力运动。若患肢有一定肌力,嘱其患侧单手活动,以达到主动运动、协调与控制力训练的目的。

(五) 投掷飞标

在木制的圆盘上贴上尼龙搭扣阳面,并画有趣味图案和得分标志,将其挂在墙上作为靶;备五支飞标,其头顶部贴有尼龙搭扣阴面,以保证飞标击中靶面后与其贴牢。训练时患者取站立位,两足分开保持平衡,用患侧手握持飞标,在距靶心 1~2m

处向其投掷,击中靶面者记上得分分数,若飞标落至地上,嘱患者拾起再掷。这种活动能使上肢诸关节均参与运动,有利于关节活动范围及肌力的改善,并对协调、控制能力有所帮助。

（六）肌力反馈

备一部肌力反馈训练仪,在上肢关节活动中,训练仪上的数枚指示灯泡按顺序逐次亮启。训练时,关节活动范围越大、抗阻运动越强,指示灯显示越是向上跳跃。这种信息使大脑皮层不断发出新的指令,对运动功能的提高有明显的正反馈作用。训练时应注意将邻近的关节固定好,避免出现代偿运动。

（七）抓握套筒

应用上肢训练器,此装置是在一块长50cm,宽14cm木板上固定四根垂直的圆棒,另配有黑、白两色塑料套筒各10枚。训练时,患者取坐位或站立位,先将四根圆棒上的套筒依次取出,摆在桌面上,然后按照取出前的黑、白相间顺序逐个套进,套完为一次操作。为增加训练难度,嘱患者每次取出套筒时做上肢上举运动(必要时在手腕缚一砂袋增加阻力),再将套筒放于健侧,这对脑卒中患者的训练特别重要。同时,它也适用于臂丛神经损伤,脑性瘫痪患者的握持-放松训练。

三、精细与协调运动训练

（一）砌"金字塔"

训练器具为"金字塔"积木,它有7只圆盘,直径为2～14cm。训练时,将圆木盘由大至小或由小至大套在金属杆上。如患者伸拇、伸指运动障碍,应先抓持直径小的圆木盘,取出后套在另一根金属杆上,依次抓持直径大的圆木盘,经过多次练习,直至能抓持最大直径的圆木盘,使手指最大限度的伸展。如患者有屈指障碍,则先抓持直径较大的圆木盘,然后抓持直径愈来愈小的圆木盘,直至最终能抓持直径最小的圆木盘。此训练有助于改善各指的掌指关节、指间关节的关节活动范围及手指肌力和耐力。

（二）插扦游艺

插扦训练器具的种类很多,应根据训练手指的精细运动程度来选择。有的插扦开孔 16mm,有的仅 2mm。训练时,患者取坐位,嘱其用患侧手抽插木棍或金属棒,以下跳棋的方式进行,即抽一根插杆后跳至邻近的一根,插入平行的另一小孔内,然后将被跳过的木棍抽出并拿开,意为"吃掉",依次类推,最终被吃掉的木棍越多则得分越高,最佳结果为仅剩一根木棍。患者对此训练极感兴趣。在进行此项活动中,反复的抽插动作可提高手的握、捏能力,而要求患者准确、熟练地将插扦插入孔中则有助于手的灵巧性的改善。为提高患者的协调能力,可嘱其用镊子夹持插扦进行此项作业活动。

(三)编织绳索

备 4mm 粗的棉绳 80m,直径为 5cm 的木环一只。训练时,患者取站立位,用悬吊钩将木环钩住,嘱患者先将备用棉绳剪成 12 根(每根长 6m),将每根棉绳的一端穿过木环内并将两端拉齐,从而成为 24 根 3m 长的棉绳,再用一根 40cm 长的棉绳沿木环下缘将 24 根绳索缚在一起,然后将绳索以 4 根为一组,按患者的兴趣和能力编织平结、反结、双钱结等,编织中不时穿进木珠加以点缀,最后编成一只可放置花盆的吊蓝。通过缠绕、抽索、排列、打结、穿珠等动作,可使患者手指小关节运动功能得以改善,特别是侧捏、三指捏、对指捏等功能。此外也可改善皮肤的触觉功能和运动的协调性。

(四)手工刺绣

备白色或浅色布料一块、绣绷一只、彩色丝茸、丝线若干枚。训练前,让患者挑选喜欢的图案并用复印纸描绘在白布上,然后用绣绷将布束紧,根据图案各部分的颜色配以线茸、丝线。训练时,嘱患者健侧手持绣绷,患侧手捏持绣针或其他工具,做刺绣的各种技法,如错针绣、乱针绣、网绣、满地绣及铺绒、刮绒、戳纱、挑花等。通过手部完成各种技法,可增强上肢的控制能力、眼和手的协调能力及手指的灵巧性。

(五)迷宫游艺

利用迷宫式手功能训练器进行训练,该训练器的结构是一个长方形的木盒上放置一块搁板,而搁板由小木条隔成不规则通道,在几处钻有小孔以作"陷阱",由两只胶木旋钮带动搁板做向各方向倾斜,以驱使一枚彩色玻璃珠向各方向滚动。训练时,患者取坐位,视线跟踪彩珠,双手分别转动两只旋钮,使搁板做前后、左右水平倾斜运动,以此控制彩珠的走向,在避开"陷阱"前提下,按照指定路线达到终点。此项作业活动,可训练上肢的细微控制能力,增强脑-眼-手及整个上肢的协调功能。

第五节 轮椅的选择与操作

疾病、外伤可致下肢功能障碍、行走困难,严重影响病伤残者的生活、工作及社交活动。康复工作者应根据患者伤病程度、体能及其他多方面的因素,选择适当的轮椅供其使用,并指导其正确操作,以使他们借助于轮椅进行身体训练和参与社会活动。

一、轮椅的基本结构

(一) 座垫

为皮垫,有承受体重、保持身体平衡的作用。为防止压疮和增加透气性,常备海棉坐垫或充气垫。

(二) 靠背

为皮垫,具有支撑身体与保持平稳的作用。若辅以海棉垫、枕头等物,更能增加稳定性。

(三) 车轮

1. 大轮:能使轮椅移动,也称滚动轮。它承受身体大部分体重,多为充气轮胎,也有实心轮胎和低压粗轮胎。

2. 轮环:驱动轮椅行驶装置,又称推动轮。它装在大轮外侧,使用者双手搬动此环可使轮椅移动。

3. 小轮:控制轮椅方向,也称方向轮。它承受身体的小部分体重,轮胎多由软橡胶制成。

(四) 扶手

为金属支架,以支托双上肢、防止身体向一侧倾斜。

（五）脚踏板

由金属支架和硬塑料板组成。它支托双下肢、保持躯体平稳，分为固定式、可折式及可卸式。

（六）刹机

有金属或橡皮刹车两种装置，其作用是增加车轮阻力和固定车轮。

（七）手柄

手柄是轮椅靠背上方的两个胶把。辅助者可握持手柄推动轮椅。

（八）后倾杆

后倾杆为金属杆，其末端有橡胶套，位于轮椅下部后方的两侧。辅助者踩此杆能使轮椅后倾，前轮抬起，以便于上下台阶或越过障碍物。

二、轮椅的选择与调校参数

（一）座位宽度

患者坐上轮椅后，双大腿与扶手之间应有 2.5～4cm 间隙，约 2 指宽。如过宽，双臂推动轮环时伸展过大，易疲劳，身体不能保持平稳。过宽时轮椅也不能通过较窄的过道。当患者坐轮椅休息时，其双手不能舒适地放在扶手背上。如果座位过窄，会磨损患者臀部及大腿外侧皮肤，患者上、下轮椅也不便。

（二）座位长度

正确的长度是患者坐下之后，座垫的前缘离膝后 6.5cm，约 4 指宽。如座位过长，会顶住膝后而压迫血管与神经组织，并磨损皮肤。如座位过短，使臀部承受的压力增大，引起不适、疼痛、软组织受损及压疮。

（三）靠背高度

通常情况下，靠背的上缘应在腋下 10cm 左右，约手掌宽。靠背越低，身体的上部及双臂活动范围越大，功能活动越方便，但支持面小，影响躯体的平稳。因此，只有平衡性好、障碍较轻的患者才选择低靠背的轮椅。反之，靠背越高，支撑面大，但影响功能活动,所以要因人而易,调整高度。

(四)扶手高度

在双臂内收情况下,前臂放置在扶手背上,肘关节屈曲约90°为正常。如扶手过高,则双肩易疲劳,推动轮环容易造成上臂皮肤擦伤。而扶手过低时,驱动轮椅易致上身前倾,造成躯体从轮椅上倾出,且长期处在前倾的体位操作轮椅可致脊柱变形、胸部受压而致呼吸困难。

(五)座位与脚踏板的高度

座位与脚踏板的高度是相互协调的关系,如座位高,脚踏板相对就低,反之脚踏板就高。一般情况下,患者坐在轮椅中双下肢放于脚踏板上,此时大腿下部前 1/3 处高于座垫前缘约 4cm,约 2 指宽。如座位过高或者脚踏板过低,会造成双下肢失去支托,下肢悬空,身体不能维持平衡,反之,座位过低或者脚踏板过高,会使臀部承受全部重力,造成患者不适,久之臀部软组织受损,同时,患者在操作轮椅时会十分吃力。还有第三种不良情况,即座位和脚踏板同时过高或同时过低,都会增加患者在操作轮椅时的困难,前者是轮椅不能靠进桌面,影响功能活动,后者易碰撞地面,行动受阻。

三、轮椅处方

患者在配备轮椅之前,康复医师或治疗师应根据患者的机体功能、特殊需要及家庭与工作环境、经济等因素开出轮椅处方,帮助病伤残者选择或调整轮椅。

轮 椅 处 方

姓名_____ 性别_____ 年龄_____ 职业_____

住址_____ 电话_____

临床诊断_____

主要问题:1._____ 2._____ 3._____

特殊需要:1._____ 2._____ 3._____

轮椅参数:

种类:手动_____ 电动_____ 其他_____

尺寸:坐宽_____ 坐高_____ 坐长_____

靠背高_____　　　扶手高_____　　　脚踏板高_____

大轮直径_____cm　小轮直径_____cm

结构要求：

轮胎：普通硬橡胶_____　一般充气_____　低压充气_____

座位：胶木垫_____　皮革垫_____　海棉垫_____　杨桃垫_____

靠背：标准式_____　高枕式_____　可调式_____

扶手：固定式_____　可拆式_____　可卸式_____

脚踏板：固定式_____　可拆式_____　可卸式_____

附件：座垫_____　靠垫_____　气圈_____　固定带_____

手托_____　书写板_____　转移板_____

购物袋_____　便桶_____

配用时间：____年____月____日

修改、维修记录：

1._____

2._____

3._____

医师：_____

日期：_____年____月____日

四、轮椅的操作

（一）辅助者操作

辅助者指患者家属、治疗师、护士及其他人员。在患者的病情或体能不允许或难于达到自我操作轮椅时，由辅助者帮助推行、转移，其基本操作方法和要领为：

1. 前进与后退：分为四轮着地法和两轮着地法。四轮着地法是轮椅作水平的推进和后退，大轮和小轮均发挥作用。而二轮着地法是将小轮悬空，轮椅向后倾斜30°运行，仅靠大轮的运动使轮椅移动。

2. 上台阶：选择二轮着地法。前方有台阶时先将手柄向后拉，同时一只脚踩后倾杆，使轮椅向后倾斜并保持30°向前推进，至大轮触及台阶，脚踩后倾杆慢慢放松，使小轮落在台阶上，然后向前上提手柄，顺力将大轮滚上台阶，继续推进。另一种方法是将轮椅背对台阶并后倾,辅助者将轮椅拉上台阶后,小轮慢慢触地,然后转动轮椅方向再继续行进。

3. 上下楼梯:上楼时,在仅有一人操作的情况下,采用二轮着地法。操作时,患者缚上安全带,辅助者双手握住手柄,侧身向后倾,双脚交替上行,借助体重及拉力,使轮椅逐级而上。下楼梯时,轮椅的方向及操作姿式与上楼梯相同,双下肢交替下行,使椅逐级而下。若是两个人操作,另一人则在轮椅前方协助和保护。若四人操作,轮椅的前、后方各有两人把持轮椅,由其中一人轻轻发出口令,动作协调一致地将患者移至上去。下楼时,轮椅背朝下楼梯口,操作要领同上。

注意事项:推动轮椅前要注意患者的体位是否正确,有无前倾与歪斜;帮助患者将双手放于扶手上,双足踩住脚踏板,必要时用固定带束紧;平衡功能障碍严重的患者,难于保持身体平衡,应用腰带将其固定,下斜坡时尤其重要;行进速度缓慢,随时注意周围环境和观察患者情况,以免发生意外。

(二)患者自行操作

1. 推进与后退:臀部坐稳,身体保持平衡,双眼观前方,然后双臂向后伸,肘关节稍屈曲,手握轮环(稍偏后),身体略向前倾,双臂同时用力搬动轮环向前推,使轮椅前行,上述动作反复进行。后退时,双臂动作相反,身体微前倾,缓慢后退。

2. 过障碍物:一般是指通过较低的台阶和门槛。操作时,轮椅面向障碍物,距离约为20cm,身体向前微倾,双手握紧轮环后部,用同等力量快速向前推进,此瞬间小轮会仰起,越过门槛或落在台阶上,再顺势推动大轮向前移动,直到整个轮椅越过障碍物。

3. 二轮平衡式技术:此技术多用于截瘫或双下肢瘫痪的患者。仍采用二轮着地法,在保持轮椅前后平衡状态下驱动轮椅运动,它是一种技巧性很高,具有潜在危险的技术,必须经过长期训练才能获得。在训练初期,一定要有治疗师或家属的保护。具体操作步骤是:患者双手用同等力量推动双侧轮环,使小轮悬空,轮椅后倾,双手不断调节轮环或前或后,在躯体的协调下,使轮椅二轮着地而保持平衡,当熟练掌握这种技巧之后,再以这种姿态训练前进、后退、上楼梯等动作。

4. 轮椅与地面间的转移：它是患者从轮椅到地面或从地面坐到轮椅上的活动，也是比较困难的动作。在训练从轮椅到地面的转移时，先用刹机将轮椅锁定，将臀部慢慢移动座垫前缘，患侧手握住同侧扶手，健侧手伸向地面，随后重心移向健侧，臀部逐渐离开座位，健侧上肢在支撑躯体的同时缓慢屈肘，使患者坐在地面上。患者从地面到坐回轮椅的方法是：先将轮椅固定好，身体尽量靠近轮椅座位，挺胸屈肘，使双上肢支撑在座垫的前缘，头向后仰，双臂用力撑起臀部移至到座位上，再慢慢调整乘坐体位和姿式。

注意事项：患者要掌握轮椅操作要领，坐姿正确、保持平稳；随时注意周围环境，对自己的体力要有充分的估计，特别是上街和上坡时更应小心；上下坡时要保持前倾或后仰的体位，防止身体被前抛或后翻；长期使用轮椅的患者，操作时要戴防护手套，以免手部损伤。

五、轮 椅 保 养

1. 充气胎保持足够气体，以使轮椅运作时轻松省力。
2. 保持轮椅清洁、干燥，防止金属生锈及皮革生霉。
3. 轮椅的活动部件，如车轴轴、转动轴、活动关节等处经常滴入润滑油，破损部分及时更换。
4. 暂不用的轮椅应在充气、清洗、上油之后置于干燥和不宜碰撞的地方收藏备用。

第六节　自助具的应用

自助具是指为提高病、伤、残者的自身能力，使其能较省力、省时地完成一些原来无法完成的日常生活活动，从而增加其生活独立性的辅助装置。自助具的使用也是一种积极的治疗手段，并有助于树立患者的信心。自助具的品种繁多，既有市场出售的日常器，如儿童与老人使用的简便用具，也有为特殊功能需要而设计制作的装置。多数情况下，简单的自助具的设计与制作由作业治疗师或职业治疗师来完成。

一、作　　用

自助具通常具有以下作用：

代偿肢体已丧失的功能，完成其功能活动；代偿关节活动范围，使活动简便，病伤残者能省时、省力地从事某些工作；便于单手活动，以克服需要双手操作的困难；对肢体和关节予以支撑，以维持其功能位；代偿视、听功能，增强视觉、听觉能力；帮助和改善社交活动等。

二、种　　类

根据自助具的用途，可将其分为以下类别：

（一）进食自助具

1. 轻便餐具：是一组多种形状的不锈钢匙羹，用聚乙烯材料制成粗把手柄。适用于手部、腕关节活动受限而不能将物抓紧的患者。

2. 曲柄匙羹：是将普通的调羹折成"L"形，安装在一个粗把手柄上，其固定螺丝勿须拧紧，便于匙羹活动。进餐时，可使匙羹始终保持在水平位，而且不需要前臂作旋前动作就可将食物送进口内。适用于前臂旋转功能丧失的患者。

3. 多用袖套：这是一种用途广泛的袖带，主要用于手指不能抓握或手部残缺者。其结构是在一个环形的帆布带上缝上尼龙搭扣，以便将其定在适当部位；另在帆布带的一面缝制一个长 5～8cm 的插口，内有尼龙搭扣阴阳两面，防止物件滑脱，将牙刷、木梳、匙羹等物插入这一插口后，便可以进行不同的功能活动。

4. 吸附胶垫：也称制动垫，是一种双面防滑的橡皮垫。进餐时，将碗、碟放于其上，用于仅能单手进食者。

5. 盘圈：为塑料制成的圆箍状制品，带有三个卡口。使用时，将塑料箍卡在菜盘的周围，即菜盘围上一道圈，患者用匙羹盛物时，避免食物被推出菜盘之外。适用于上肢协调能力差、认知功能障碍者。

6. 改良木筷:将一双普通的筷子用一根"U"形的细钢丝或弹簧连接起来,并用小螺钉将后者固定在筷子的上端,使两只筷子总是处在张开的状态。使用时患者只需做夹持动作就可以进行夹菜、进食活动,且可避免筷子从手中脱落。适用于手指无力、手指伸展不能、精细动作差而习惯于筷子进食者。

7. 双把杯:此杯基底部较宽以保持平稳,其两侧均有较大手把以便于双手抓握,杯盖上有吸嘴,以防止喝水时口角溢出。适用于双上肢无力、抓握功能障碍较重者,也适用于儿童和老人。

8. 持杯器:选择任何一种形状的茶杯,根据其外形用塑料或其他材料制成一个与之相吻合的支架,将茶杯放入支架中,然后将支架扣在手上,就可持杯饮水。适用于手指抓握困难者。

(二)服饰自助具

1. 钮扣器:用 19 号不锈钢丝弯成,其一端细,中间部分呈椭圆形,另一端插进粗木柄。使用时,患者手握粗木柄将细端插入扣眼,然后用椭圆形部分解开或扣住钮扣。适用于手指无力及精细动作差者。

2. 拉衣钩:在 50cm 长的木棍或塑料棍的一端安装一金属钩,钩上套有塑料管,以防止使用时擦伤皮肤。使用时可用来帮助将上衣、裤脚向上、向下牵拉,以完成穿、脱衣裤动作。适用于上肢关节活动受限或弯腰不能者。

3. 穿袜器:用一块"U"形的聚乙烯薄片,塑成孤形,在其上端的两侧各钻一个小孔,并系上棉布带。使用时,先用此具将袜子撑开,然后将足穿进去,再将棉带向上拉,就可穿上袜子。适用于髋关节活动受限或弯腰困难者。

4. 鞋拔:这是一个 50cm 长、上窄下宽的凹形塑料器具。穿鞋时,将其下端垂直放于鞋内,紧贴后跟部,当患者的脚套进鞋的前部后,脚跟顺着鞋拔滑进鞋内,再将鞋拔抽出。它省去了用手上提鞋跟的动作。适用于弯腰不能、手部疾患者。

5. 脱鞋器:多为用木料制成的楔形装置,在其较高的一端中点处垂直挖出一半圆形凹口。脱鞋时,只要将鞋跟靠紧凹口,足跟轻轻向上一抬,就可将鞋脱去。适应对象与使用鞋拔者相同。

6. 拉链器:它是在拉链环上增加一个较大的物件,如金属环、装饰物、花布条等。患者在穿脱有拉链的衣服时,以抓握动作代替捏指动作。适用于儿童、老人及手功能障碍者。

7. 单手领带:俗称"懒汉领带",市面有售,此领带的领结是固定成形的,穿戴时只需将领带的拉链束紧即可,单手操作极易。

（三）个人卫生自助具

1. 长柄梳:这是一种手柄经特殊加长的梳,装有活动关节以调节角度。适用于肩上举不能、肘屈曲障碍者。

2. 长柄刷:其作用同长柄梳,使用的刷子通常是泡沫塑料,常用于患者洗澡。

3. 刷子保持器:一般是在刷子的背面安装有吸附垫,以使刷子固定在水池、桌面上,便于单手清洗假牙、指甲缝等。

4. 牙膏固定器:为木制或塑料制的牙膏袋支架。它既可以将牙膏固定在某一处,也可通过手腕按压镶嵌在支架上的压板而将牙膏挤出,从而替代了手指的捏挤动作,特别适用于类风湿关节炎患者或其他手部疾患者。

5. 台式指甲钳:其作用与牙膏固定器相同。剪指甲时也用手腕的按压来替代手指动作。

6. 剃须刀夹持器:有电动剃须刀保持器和手动剃须刀支架,多用塑料制成,其作用是不必握持剃须刀就能将它牢固地固定在手掌部,进行剃须活动。适用于手抓握功能障碍者。

7. 长柄口红:作用及使用与剃须刀夹持器相同。

8. 手套式擦洗巾:用洗脸毛巾缝制成连指手套。洗脸和洗澡时,用尼龙搭扣束紧腕部,以单手握将毛巾挤干擦拭。适用于单手操作者。

9. 淋浴凳:为金属或塑料制品,轻便而稳定,座位高度可调节,两侧装有扶手。适用于行动不便、下肢无力、平衡能力较差者。

10. 浴缸板：与浴缸等宽的一块木板，其两边各有一卡口，可将其卡在浴缸边缘。使用时，将其放在浴缸一端并卡好，然后患者坐在浴缸板上洗澡。

（四）用厕自助具

1. 马桶增高座：为塑料制品，其前面有一个冲洗管道，四周有三个固定托架和插销。使用时，将其固定在坐式马桶上，并根据需要调节座位的高度。适用于髋关节、膝关节屈曲障碍者。

2. 马桶座椅：作用同马桶增高座，还可用于蹲式便池之上。

3. 床边便盆椅：系由金属制成的椅子，椅面高度可调，在其中央有一开孔，以放置便盆，椅面上尚铺有一层可更换的座垫，两侧装有可折叠的扶手。适用于不能行走或其他疾患者。

4. 便后擦拭器：由一根轻便的铝合金管和一只塑料夹组成。铝合金的长短依据患者使用是否方便确定，夹子安装在铝管的一端。便后，将卫生纸夹好后对着会阴部擦拭，处理完毕后将塑料夹张开，将卫生纸丢入便桶。

（五）家务活动自助具

1. 开瓶盖器：形状多种，有圆盘形、三角形、圆椎形等。通常将其装于桌子、案板、碗柜边，可开启 10～80mm 的螺口瓶。操作时，只需一只手握持瓶子，瓶盖顶住开瓶盖器，一拧即可打开瓶盖。

2. CONTOUR 装置：为一种多用途的开关手柄，由数十枚带有弹性的不锈钢扦组成，当把它压在物体上时，部分钢扦随物体形状而回缩，使抓握部与物体吻合，再旋转粗大的手把就能省力地将各式水龙头拧开。

3. 水龙头开关：由不锈钢或塑料制成，有一个较长的手柄，在其一端为帽状开口器，有 4 个凹口能卡住"十"字形和"一"字形水龙头把。使用时，轻轻搬动手柄就可开关水龙头。

4. 改良砧板：在普通砧板的四周钉上小木条，以防止切菜时四处散落，另在菜板上钉上几枚不锈钢圆钉，以便切块状物时加以固定。单手即可操作。

5. 拾物器：也称长柄手夹。手握持的部分为弹性不锈钢夹,每一端各延伸一根木制长柄,使其保持"常开"状态。当用其拾取物件时,手部用力握捏钢夹,使木柄远端的铁夹合拢,即能夹住物品。适用于弯腰困难者拾取地面物品。

(六)书写阅读自助具

1. 握笔器:种类较多,如塑料制成的 C 形对掌握笔器、木料制成的开孔球握笔器、皮革、金属制成的持笔辅助装置等。其目的是帮助患者将拇指、食指与中指处于三指捏的状态,以使钢笔、铅笔等牢固地保持在三指之间。适用于握力丧失者。

2. 翻页器:在一根小木棍的顶端套上一橡皮套。翻书时,手握木棍下端,利用橡胶的摩擦力翻书至所需页码。适用于手指精细活动不能者。如患者抓握木棍有困难,可用多用袖套来替代。更简单的方法是在某指头上套上橡皮套或贴上一小块橡皮。

3. 书架:为两块"L"形五夹板交叉形成一个平稳的木架,将书垂于书架上便于阅读。适用于上肢无力或上肢缺失患者。

4. 轮椅板:系置于轮椅双侧扶手上的一块 60cm×40cm 的木板,其靠近患者腹部处为弧形,两侧的下方与扶手固定好,以防止滑动,四周镶嵌木条,以免物品掉下。患者在轮椅上可利用它来从事写作、阅读、打字等文字工作。

(七)行走自助具

1. 助行器:移动式助行器分为步行式和轮式两类。步行式助行器用铝合金制成,可以调节高度,并可折叠。适用于上肢功能较好而下肢功能障碍较轻的患者。轮式助行器是在步行式助行器的基础上安装两只或四只小轮,以减少阻力,便于移动。适应于上、下肢均有功能障碍的患者。

2. 手杖:规格品种繁多,木制的多为单脚式,铝制的还有三脚式和四脚式,其高度可调节。手杖支撑点较小,不能承受较大负荷,主要用以维持身体平衡、保持步行时身体的稳定性。

3. 拐杖:分腋杖和臂杖。前者是上肢与腋下共同承受负荷,以替代或减轻下肢负荷,并维持身体的稳定性;后者是由前臂和手一道承受负荷,作用同腋杖,它可避免腋下神经、血管受压。拐杖多用铝合金制成,可根据患者身高调节其高度。

（八）特殊功能辅助器具

这类器具是为特殊功能障碍的残疾人而研制和装配的，如听力障碍者使用的助听器（盒式、耳背式、耳内式、耳道式助听器等），聋哑儿童练习发音的语言训练器，盲人使用的导盲器等。

三、自助具设计与使用要求

设计与使用自助具的要求为：具有功能性，能促进和提高活动质量；使用方便，轻巧美观，最好是市场有售的用具；易清洗、易保存、易维修、不存在非安全因素；应将其视为阶段性或暂时性用品，一旦功能恢复即放弃使用；必须长久或终生使用者，在选择自助具前应考虑有无更好的代偿方法；须掌握正确的使用方法之后方能运用。

（赵正全）

第十五章　言语与吞咽治疗

第一节　概　　述

一、定　　义

言语治疗，又称为言语训练，是在正确评价言语功能障碍的基础上通过不同言语训练方法或借助于交流替代设备等手段对语言言语障碍患者进行针对性治疗，以促进其交流能力改善的过程。

二、目　　的

言语治疗的目的是通过对患者语言言语障碍交流能力、心理和感情的调整，提高患者语言的理解和表达及独立应用言语交流技巧的能力，并能巩固住所获得的疗效，使其与他人的直接言语交际能力得以恢复。具体地说，对轻度语言障碍，将以改善语言和心理障碍，适应职业需要为目的；对中度语言障碍，以发挥残存能力及改善功能，适应社区内交流需要为目的；对重度语言障碍，以尽可能发挥残存能力，减轻家庭介助为目的。

三、适　应　证

凡是有语言言语障碍的患者都可以接受言语治疗，但对伴有严重意识障碍、情感障碍、行为障碍、智力障碍或有精神疾病的患者，以及无训练动机或拒绝接受治疗者，言语训练难以进行或难以达到预期的效果。

四、脑损害后语言康复的影响因素

（一）病因、病变部位和严重程度

外伤性言语障碍患者的预后可能要比血管疾患和肿瘤所造成的预后要好。病变范围越大，失语障碍越严重，预后也较差。

（二）年龄、性别

随患者年龄增长，可供调动的大脑功能潜力也会随之减少，因此，受损者越年轻，恢复的可能性越大。女性因两侧大脑半球的语言功能较男性相对均衡，女性言语障碍恢复较男性快。

（三）智力及文化程度

患者智力和文化水平高者有较多的智力资源可用于重建新的功能系统，能获得较好的康复效果。

（四）利手

左利手患者有较多能力是属于双侧大脑半球的机能，有更多的潜能能调动，因此左利手和混合利手患者较右利手患者恢复快而完全。

（五）发病至治疗时间

治疗越早效果越好，在发病3个月内开始治疗最好。

（六）其他

如环境条件及自我参与意识、自知力、心理适应状况等也是影响言语功能恢复的因素。

五、治 疗 原 则

（一）早期治疗

对言语障碍患者，在病情许可的条件下，越早开始进行调整言语及有目的的操作行为，结果越佳。

（二）个别对待

治疗方案的确定要根据评定的结果设定，不同的语言言语表现一定选择不同的治疗重点，个性化的治疗在言语训练中非常重要。

（三）循序渐进

治疗难度的确定要遵循循序渐进的原则,在简单课题基础上逐步增加难度,以确保患者自信心,同时又在不断复杂化的课题任务中提高。

（四）持之以恒

言语语言功能的进步不是在短时间可以显现的,因此言语训练多为长期性过程,需要患者和家属持之以恒地参与训练。

（五）激发动机

患者是否热心接受言语治疗,对治疗过程与效果关系重大,故治疗师应帮助患者参与并坚持治疗计划,时时鼓励患者,当治疗师能够激发起患者学习和生存的动机,并使其饶有兴致地投入训练课题时,治疗效果就会接踵而来。

六、主要训练形式

（一）个别训练

个别训练是言语训练最主要的训练形式,言语治疗师为患者提供一对一训练,可以在训练中针对患者具体语言言语问题制定特异性训练计划,并进行针对性治疗。

（二）集体训练

集体训练是一对一训练的有益补充,可以将语言水平相近的患者集合在一起,开展讲故事、成语接龙、卡拉 OK 等不同活动,既能增加趣味性,又能帮助患者在平等交流的语言环境中锻炼交流能力。

（三）家庭训练

患者每天与家属在一起的时间最多,因而家庭训练显得尤为重要,治疗师要注意指导家属辅助训练,家属可帮助患者在实际生活中应用和巩固所学习的交流技能。

（四）自我训练

患者的自我学习也是非常重要的训练形式,可在每次言语训练课程结束时布置家庭作业,要求患者自我学习和训练。

七、训练器材与环境

（一）训练器材与设备

常用训练器材包括录音机、呼吸训练器；镜子、秒表、压舌板和喉镜；单词卡、图卡、短语和短文卡；动作画卡和情景画卡；各种评估表和评估用具；常用物品等。另外，计算机辅助言语评估与训练系统近年来也越来越多地应用于言语治疗中。

（二）训练环境

训练环境要求尽可能安静，避免噪音，以免干扰患者的情绪，分散注意力，加重自我紧张；安排舒适稳定的座椅及高度适当的桌子；室内照明、温度、通风等要适宜。

第二节　言语治疗的具体方法

一、失语症的治疗

（一）Schuell 刺激疗法

1. 主要原理：治疗者给患者进行某种刺激，例如看图或文字，使之能做出反应，正确的给予表扬、鼓励（正性强化）；错误的给予指示纠正（负性强化）。反复进行这样的过程以形成正确的反应，纠正错误的反应。具体见图 3-15-1。

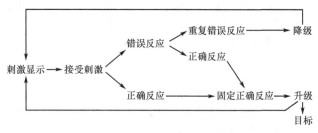

图 3-15-1　Schuell 刺激疗法的治疗原理

2. 训练原则

（1）利用强的听觉刺激。

（2）适当的语言刺激。

（3）多途径的语言刺激。

（4）给予反复刺激。

（5）刺激应引出反应。

（6）根据反应情况对刺激进行强化和矫正。

3. 主要方法

（1）听理解训练

1）语词听觉辨认：认识听说的词。出示一定数量的实物、图片或词卡，当治疗师说出某词时，让患者指认。说出的某词可是物品名称，物品的功能（如"你用什么喝水?"），物品的属性、特征（如"哪个属于液体?"）等。

2）执行指令：出示一定数量的实物、图片，发出指令，要患者完成简单的动作，如"把书放进书包里"。要逐渐增加信息成分，使指令逐渐复杂。对错误反应的反馈包括治疗师重复刺激词。

3）记忆力和注意力训练：失语症患者多存在短时记忆障碍，当患者听理解能力改善因记忆障碍而受到阻碍时，进行记忆训练是必要的。有些患者表现为对简单作业的注意困难，忽视听觉输入，应进行注意力训练。具体方法见认知功能训练。

（2）阅读理解训练

1）视知觉训练：此训练重点放在视觉输入与大脑语言中枢的联系上，让患者进行视知觉和图形辨别训练，进行图-图匹配、字-字匹配。

2）语词理解的训练：采取语句-图画匹配的方式，患者阅读语句，找出相应的图画，如理解数字和各种公共场所标志的意义（门牌号码、厕所标志等）。让患者执行短的书面语言的指令。

3）短文理解训练：患者阅读短文后，在多选题中选出一正确答案，提供选择的答案均与原文有关。

（3）言语表达训练

1）单字表达训练：用数数的方法，诱导出单字的产生，训练时应根据具体情况，先练习容易发的音。在声母和韵母发音的基础上,由发单音过渡到发音节,即声母与韵母结合起来发音。治疗师要示范发音时的口形和唇、舌的动作。可面对镜子进行练习,以便自行纠正不正确的口形。

2) 词语表达训练:采取词组完成、多词中选择正确词、视物(或图)呼名、范畴内找词等方式训练,在训练中可辅以语音暗示、语义暗示及类别、功能、描述暗示和手势暗示等。

3) 语句表达训练:患者根据记忆复述语句,回忆正确的语法结构,说出完整的语句,逐渐增加句子长度和复杂性。这些训练均可采用词卡或图片进行。分为语法训练、语义联系训练、专题讨论、逻辑推理等步骤。

(4) 书写训练

1) 抄写训练:首先选择一定数量的词,进行文法分类后让患者抄写,促进患者对语义的理解,然后出示词组或语句,让患者进行词组或语句的填空,构成完整的词组或语句。

2) 随意书写及默写训练:患者按偏旁或部首,随意书写字,这一练习可使患者建立书写信心。默写可训练患者的视觉记忆能力,将单词卡片让患者看数秒,然后移开,请患者根据记忆将其默写出,最后默写词组和句子。

3) 自发书写训练:按词卡内容写出适当的动词、名词与整个语句,还可进行单词、短语和句子的听写,可重复以前的练习,加深印象。最后可作描述性书写。

4. 各种失语症患者的治疗重点

(1) 运动性失语和经皮质运动性失语:表达练习是重点,包括发音、呼名及书写表达练习、看图说话、记日记、做作文等。

(2) 感觉性失语和经皮质感觉性失语:训练重点在听觉理解、复述、命名等。语言训练效果不佳,如遇文字理解力尚有的病例,则以文字训练为突破口。

(3) 传导性失语:加强复述训练,还可包括看图说话、朗读训练、听写训练等。

(4) 命名性失语:以呼名训练为重点,由简到复杂。

(5) 完全性失语:语言功能本身的治疗改善可能不明显,除听理解训练外,应把重点放在交往能力的代偿性技术的训练上,如手势、指物、图画等非语言手段的运用练习等。

（二）实用交流能力技术

1. 定义:通过应用多种交流方式,最大程度地提高失语患者利用其残存交流能力、适应日常生活活动的治疗方法。

2. 主要方法:目前应用较多的训练方法是由 Davis 和 Wilcox 创立的提高失语症患者的交际效果技术(promoting aphasic's communication effectiveness, PACE)。PACE 是在训练中利用接近实用交流的对话结构,在言语治疗师与患者之间双向交互传递信息,使患者尽量调动自己的残存能力,以获得实用化的交流技能。

（1）将一叠图片正面向下放在桌上。

（2）治疗师与患者交替摸取,不让对方看见自己手中图片的内容。

（3）利用各种表达方式(如命名、描述、手势、书写等)将信息传递给对方。

（4）接受者通过反复确认、猜测、质问等方式进行适当反馈。

3. 注意事项

（1）表达者传递对方不知的信息。

（2）自由选择沟通手段,不限于口语,可用书面语、手势、绘画等手段。

（3）表达者与接收者在交流时处于同等地位,会话任务应交替进行。

（4）患者作为表达者、治疗者作为接受者时,要给予适当的反馈,促进患者表达方法的修正和改进。

（5）采用日常交流活动内容为训练课题,选用接近现实生活的训练材料如实物、照片新闻报道等。

（6）设定更接近于实际生活的语境变化,以引出患者的自发交流反应。

（三）辅助交流技术

1. 定义:采用手势语、画图、交流板或交流手册以及电脑交流装置(如电脑说话器、环境控制系统等)等代偿手段提高患者日常生活交流能力的治疗技术。

2. 适应证:重度失语症患者。

3. 操作方法与步骤

(1)手势交流:首先训练患者理解治疗师的手势语,再模仿治疗师的手势,然后训练按照指令完成手势,用手势回答问题。

(2)绘画交流:首先训练患者照样画图,治疗师可辅助,再过渡到让患者看字画图、画图回答问题。

(3)交流板和交流册的训练:简单的交流板包括日常生活用品与动作的图画,可以由一些照片或图画组成,这些照片或图画应能使患者指出他要做什么,如喝水、上厕所、看电视等;他要去的地方,如商店、朋友家。另外也应包括标志一些概念的图画,如上、下、大、小、热、冷、白天、黑夜、有病、饥饿。根据患者的需要与不同的交际环境,设计交流板。训练患者学会应用交流板作为表达方式。当患者可以应用简单的交流板后,将交流板扩大为交流册,即将照片或图片按照类别分开,每页为相同一类的图片。例如,第一页为家人或护理人员照片 3～4 张,第二页为动作图片,第三页为物品图片,第四页为食物图片,以此类推。根据患者的能力逐步扩大交流内容。

二、构音障碍的治疗

(一)松弛训练

目的是为了降低言语肌的紧张性,因此对痉挛型构音障碍较重要。按顺序做足、腿、臀松弛,胸、腹、背部松弛,手与上肢的松弛,肩、颈、头松弛。

(二)呼吸训练

呼吸气流量和呼吸气流的控制是正确发音的基础,也是语调、重音、音节、节奏形成的先决条件。注意呼吸控制可降低喉部的肌张力,所以要想获得理想的构音,首先必须保证其有足够的呼吸气流量及呼气保持。呼气训练要根据患者的呼吸特点进行。其方法如下:鼻吸气,嘴呼气。呼气前要停顿,以免过度换气,逐渐增加呼气时间,在呼气时发"f"、"ha"等音。也可利用吸管吹泡泡、吹蜡烛、如气球等进行呼吸训练。

（三）发音训练

1. 发音启动:深呼气,用嘴哈气,然后将这一发音转为发元音"a",大声叹气或打呵欠等都可用来促进发音。还可采取推撑法,双手直臂去推前方稳定的桌子或双手掌对推状态下促进发音。

2. 持续发音:一口气尽可能长地发元音,由发单元音逐步过渡到一口气发2~3个元音。

3. 音量控制:数数字或发元音,音量尽量大或由小到大、由大到小,或一大一小交替改变音量,也可使用可视语言训练器训练,患者在发音时观看训练器的图形变化训练和调节发音的音量。

4. 音调控制:先练习低、中、高音调,然后扩大音调范围,唱8音度。可利用可视音高训练仪帮助训练。

5. 共鸣:深吸气,鼓腮,维持数秒后呼出;空管置入口中吹气;发双唇音及摩擦音。

（四）发音器官感觉运动训练

1. 舌:包括用柠檬棒、糖、果酱等对舌部进行感觉刺激以及伸舌、缩舌、卷舌、舌在口腔内的各方向运动,还有舌牵拉和舌尖抵抗运动等,可借助压舌板。

2. 口唇:包括唇角冷摩擦、双唇闭合、撅起、吹口哨、鼓腮、口角后拉、双唇闭合后用气流冲开等,也可借助压舌板练习。

3. 下颌:包括张口、下颌开口度、咬合力和稳定性训练等。

4. 软腭:包括冷刺激,用力叹气;反复发短"a"音;双手放在桌面上向下推或两手掌对推的同时发"a"音以及通过吹乒乓球、吹喇叭、吹哨子等各种活动引导气流通过口腔,减少鼻漏气等。

（五）语音训练

1. 发音练习:一般先做无声的构音运动,再轻声引出靶音;先训练发韵母,然后发声母;声母先由双唇音开始,如"b"、

"p",待能发声母后,训练将已掌握的声母与韵母相结合,如音节"ba"、"pa"。

2. 利用视觉反馈纠错:通过画图、照镜子让患者了解发音部位和机制,发音时照镜子,指出其主要问题所在,并告诉他准确的发音部位。

3. 语音分辨:通过口述或放录音,由患者说一段话,让患者分辨错音,治疗师协助纠正。

4. 克服费力音:费力音是由于声带过分内收所致,治疗目的是获得轻松的发音方式,可让患者在打哈欠状态或轻松体位下发声。

(六)韵律训练

韵律可使说话更富于感情。可利用录音等设备进行,包括音的高低,强调重音、语调、速度和节奏等方面,可利用唱歌、读歌词、吟诗、读课文等。

(七)补偿技术

1. 语音补偿:发"l/n"音时,可将舌体抬高,保持舌尖于低位;发"p/b"音时,上齿抵住下唇,发爆破音。

2. 语速控制:通过减慢速率,使患者有充分时间完成每个字发音动作来增加可懂度。

3. 假体代偿:用机械或电子技术来补充或取代某一言语组成部分的功能,如腭咽抬高器用于腭咽闭合不全,用腹带或呼吸板作为呼吸体来补充说话时的呼吸力量。

4. 替代技术:国内常用简便易行的有图画板、词板、句子板,可满足重度构音障碍患者的基本交流需要,还可应用电脑和国际信息网来辅助交流。

三、言语失用症的治疗

(一)基本原则

1. 言语失用者可直接进行构音治疗,除非患者合并严重失语症,一般不须语言理解刺激或行听觉辨识训练,而是直接教导构音方法、程序,有意识的控制构音运动的组合安排,以利于构成预期话语。

2. 言语失用患者须依赖多重感觉,即视觉、触觉和听觉、肌动感等感觉的帮助,多重性刺激能给予个体各种感觉回馈,对治疗目标的达成非常重要。

3. 练习时,应让患者多次练习,直达正确目标。

(二)八步治疗法

1. 联合刺激:患者接受视觉、听觉刺激同时与治疗师同时发音。

2. 联合刺激、延迟发音:治疗师先发音,患者后发音,先给予视听联合刺激,然后减少听觉刺激,只给予视觉刺激。

3. 联合刺激、不伴视觉刺激的延迟发音:治疗师先发音,患者后发音,患者发音时治疗师不给予提示。

4. 联合刺激、不提供任何视听刺激状态下正确发音:治疗师先发音 1 次,患者在无任何提示状态下连续发音几次。

5. 书写刺激、同时发音:书写同时发音。

6. 书写刺激、延迟发音:先书写,再发音。

7. 回答提问:治疗师提问,患者能回答相应的靶音(词)。

8. 角色扮演:与治疗师、家人或朋友一起进行角色扮演,患者在其中做恰当回答。

四、语言发育迟缓的治疗

(一)训练原则

1. 根据患儿语言发育的评定结果制定训练目标、方法和内容,应因人施教。

2. 应根据具体情况随时调整治疗方案,一般情况下训练是动态且持续的过程。

3. 训练是双向的过程,注重在训练过程中与患儿的交流和互动。

4. 家庭在训练中占据重要地位,需要充分调动家属在训练中的积极性和指导作用。

(二)主要训练方法

1. 符号形式与指示内容关系训练

(1)阶段1的训练:利用玩具或其他教具引导儿童用多种感官去认识周围,增强注意力,通过找玩具的游戏训练持续记忆力,参与举高、团团转等游戏增加儿童与他人视线接触,并在对玩具的触、抓、敲和取的过程中学习事物操作。

(2)阶段2的训练:训练儿童了解日常事物和用品的用途,通过分类、匹配等游戏认识事物的特性,建立事物类别的概念。

(3)阶段3的训练:首先训练手势符号,理解手势符号与事物的对应关系,进行手势模仿,并利用手势进行动词和短句训练。接着进行言语理解训练,以患儿感兴趣的词汇为主,听词做图片辨认,逐渐增大难度。最后进行言语表达训练,从易发音的词汇开始,先模仿,再促进其主动发出有意义的言语符号,可配合手势符号和文字符号,但当存在构音器官运动障碍时,可考虑交流板等代用手段。

(4)阶段4的训练:扩大词汇量,学习内容从名词到动词、形容词、量词、时间代词、介词等,并把已学过的词组成词句,从不完整句到主谓句、主谓宾句、简单修饰句等形式进行训练。

(5)阶段5的训练:学习组词成句的规则,能理解和自己说出被动句。

2. 文字训练

(1)文字图形辨别训练:辨别几何图形、单字和单词。

(2)文字符号与意义的结合训练:进行文字-图片匹配、选择等训练。

(3)文字符号与音声的结合训练:用音声语言进行文字单词选择,再进一步训练朗读。

(4)文字符号与意义、音声的结合训练:文字、图片和听词的匹配、选择训练。

3. 交流训练

(1)语言前阶段儿童:通过抚爱行为促进视线接触,让儿童学会用目光注意他人,用姿势传达要求。

(2)单词水平阶段儿童:通过敲鼓、扔球等游戏训练事物操作,在游戏中儿童与训练者交换位置或玩具,注意训练儿童能够保持持续的交流态度。

4. 家庭环境的调整:家庭养育环境与语言发育密不可分,语言训练内容必须在家庭环境中实践,因此需要注重家庭环境的调整,家庭成员需要全面参与,成员间关系要和谐,要培养儿童健康性格、良好兴趣和交流态度,并鼓励儿童参与到集体和社会中,多与同龄儿童一起交流,老师需要给患儿更多的注意和关心,同时教育其他儿童用爱心帮助他人,促进患儿更好地发展语言和其他能力。

第三节 吞咽障碍的治疗

一、治疗目的

吞咽障碍的治疗主要是恢复或提高患者的吞咽功能,改善身体的营养状况;改善因不能经口进食所产生的心理恐惧与抑郁;增加进食的安全,减少食物误咽、误吸入肺的机会,减少吸入性肺炎等并发症发生的机会。

二、治疗时机

吞咽障碍患者,如意识清楚、生命体征稳定;无重度心肺合并症,无恶心、呕吐、腹泻等消化道症状;能听从治疗指令提示,就可开始进行康复训练。

三、治疗方法

(一)基础训练

1. 吞咽器官功能训练

(1)颌面部训练:包括张口、下颌左右移动、咀嚼运动、闭唇鼓腮训练等。

(2)唇舌训练:包括闭唇、唇力度、缩唇训练、舌前伸、后缩、上抬、上卷、左右摆动训练等。

(3)腭咽闭合训练:包括吸吮、身体用力推压时发声、腭咽弓冰刺激等。

（4）咽喉功能训练：闭气时声门关闭训练（喉部上提），包括深吸气后闭气、发声、咳嗽等，牵张和促通舌体上部肌肉也是训练喉部上提的有效方法。

（5）呼吸训练：腹式呼吸、缩口呼吸以提高呼吸控制能力。

2. 感觉促进训练：给予各种感觉刺激，包括使用手指、棉签、压舌板、用棉棒醮少许冰冻的水或不同味道（酸、甜、苦、辣）的果汁或菜汁等刺激唇周、面颊部内外、舌部、腭、咽后壁等，帮助增加局部敏感度并诱发主动运动。

（二）摄食直接训练

1. 体位和姿势：尽量坐位，至少取 30° 仰卧位，颈部前倾，肩背部垫高，健侧喂食。

（1）空吞咽：每次进食后反复做几次空吞咽动作，使滞留食物全部咽下后再进食。

（2）交互吞咽：让患者交替吞咽固体食物或流质，每次吞咽后饮极少量的水，有利于激发吞咽反射，同时利于清除咽部残留的食物。

（3）点头样吞咽：先仰头使会厌谷变窄挤出滞留食物，再低头吞咽，反复数次，可清除咽部残留的食物。

（4）侧方吞咽：又称转头吞咽，单侧受损导致单侧梨状窝残留食物时，头部向受损侧转动并做点头样吞咽动作，使同侧梨状窝受挤压而对侧喉部空间变大，利于食物从对侧通过。

2. 食物选择：临床上首选糊状食物，因为比较而言更易于吞咽。进食时最好把食物放在健侧舌后部或健侧颊部，这样有利于食物的吞咽。

3. 一口量及进食速度：每次摄食入口量应适宜，根据不同食物性状决定一口量，进食速度也要合适减少误吸。

4. 吞咽辅助手法

（1）声门上吞咽法：适用于声门反射触发迟缓及声门关闭功能下降患者。操作方法为深吸一口气后闭住气，保持闭气状态同时进食一口食物，吞咽，呼出一口气后立即咳嗽，再空吞咽一次，正常呼吸。

（2）门德尔森吞咽技术：此技术是为增加喉部上抬幅度与

时长,提升舌肌和喉肌,增加环咽肌开放的时长与宽度,使食管上端开放。对喉部可上抬患者,吞咽时让患者感觉喉上抬,并设法维持上抬位置数秒,或吞咽时让患者以舌顶住硬腭,屏气保持数秒。对上抬无力患者,治疗师用手上推喉部来促进吞咽。

(三)神经肌肉低频电刺激

用专门电刺激器经皮肤对颈部吞咽肌肉进行低频电刺激,帮助维持或增强吞咽相关肌肉肌力,改善喉提升功能,从而改善吞咽功能,如美国的 Vital Stim 治疗仪和德国的 Vocal Stim 治疗仪均是针对脑损伤后吞咽障碍的有效治疗方法。

(四)肌电生物反馈治疗

肌电生物反馈训练仪能无创探测到吞咽时喉上抬幅度,实时显示在屏幕上,并与正常人喉上抬动作比较。训练时要求患者尽力吞咽时使喉上抬幅度尽量增加,尽可能达到正常幅度。

(五)球囊导管扩张术

球囊导管扩张术是一种改善环咽肌痉挛以及不同原因所致消化道狭窄的介入技术,操作简单,损伤小,包括一次性球囊导管扩张术和分级多次球囊导管扩张术,治疗时根据患者不同情况,选用不同直径球囊导管,从鼻腔向下插入咽部和食管,使环咽肌逐渐扩张或使其他消化道狭窄部位扩张,从而改善吞咽功能。

(陆　敏)

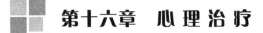

第十六章 心理治疗

第一节 概　　述

一、定　　义

从广义上讲,凡是运用心理学的原则和技巧,通过言语、表情、态度、行为和周围环境的作用,去影响、改变患者的感受、认识、情绪和行为等,从而达到改善患者的心理状态、行为方式以及由此引起的各种躯体症状的治疗方法,都可称为心理治疗。从狭义来说,心理治疗则专指经过专业训练的治疗者运用心理治疗的有关理论和技术,对来访者进行帮助的过程,用以消除、矫正或缓解症状,调整异常行为模式,以促进来访者人格积极地成长和发展。心理治疗涉及特殊的学说,各有不同的技术和方法。

二、治疗机制

心理治疗比较强调治疗者与来访者之间良好的治疗关系,这也是所有变化的前提条件。理论与技术的应用及良好的治疗关系在治疗者与来访者之间产生交互作用,其目的均为使来访者产生某种改变,如情绪的、行为的或认知的改变,消除或缓解某问题和障碍,使其人格能向着较为积极的方向发展。这不是轻而易举的任务,来访者变化的发生,需要治疗者及来访者双方艰苦的努力。所以,治疗是一个过程,不是一蹴而就的事情。

1. 支持与辅助:心理治疗能使来访者好转的一个共同现象是能帮助来访者培养希望,恢复动机。所以,提供适当的支持与辅助,可以说是心理治疗的前提,也是心理治疗基本工作。

2. 了解与领悟:帮助来访者分析自己的内心,看透自己的潜意识,了解自己的心理、动机与行为的意义,继而发觉解决困难、处理问题的方向。

3. 训练与学习:以适当的进展程度训练新的适应方式。此时的训练不是为了行为的改善,往往是为了观念与态度上的转变,帮助来访者建立一种比较积极、比较有效且合适的基本态度,以能适应人生各种经历。

4. 促进自然痊愈与成长:帮助来访者把心理压力与挫折尽量减少,让来访者能发挥自己的长处,慢慢去克服、解除困难,渡过危机与难关,或从过去的经验里学习新经验,从新知识里获取克服困难的要领。

三、适 应 证

心理治疗主要适用于治疗以情绪因素起主导作用的疾病,如恐怖症、焦虑症、神经衰弱、癔症及强迫症等,还有儿童和成人的行为问题、挫折后的情绪反应、身心疾病、严重精神病恢复期、慢性病患者等。具体包括有:

1. 神经症性障碍,如神经衰弱、焦虑、强迫症、癔病等,这是心理治疗应用较广的领域。

2. 综合医院的各种心理问题。

3. 精神分裂症恢复期患者。

4. 身心疾病及各类行为问题,如烟瘾、酒瘾等。

5. 社会适应不良和各类行为问题,如自卑、退缩。

康复医学科患者的心理障碍以情绪障碍为主,如抑郁、焦虑、性格改变,也有些涉及工作、学习、婚姻等各种社会心理问题,以神经症和身心疾病为多见。

四、治疗者的条件

1. 要有平衡的心理状态,愿意帮助别人,理解、同情来访者。

2. 要有敏锐的感觉及了解心理的能力。

3. 要有精神病理的知识。

4. 要有较为丰富的经验,包括有一定的人生经历和治疗经验。

5. 要能尽量保持中立的立场,不把自己的私人情感、判断与利害参与进去,保持治疗的客观性。

6. 要有健康良好的心理素质和态度。

五、心理治疗方法分类

目前流行的心理治疗方法有数百种之多,就理论基础而言,大致可归纳为四大类:

1. 以精神分析论为理论基础的精神分析治疗法,目的在帮助人从领悟中解决心理上的问题。

2. 以行为主义为理论基础的行为治疗法,目的在帮助人改变生活习惯,以获得良好的适应。

3. 以人本心理学为理论基础的人本治疗法,目的在帮助人排除潜力发展的障碍,以期达到自我实现的境界。

4. 以认识论为理论基础的认知治疗法,目的在帮助人改变对人、对己、对事物的错误思想观念,从而改善个人与其生活环境的关系。

六、心理治疗形式

通常心理治疗的形式有以下三种:

1. 个别心理治疗:了解患者先天素质和成长经历,给予针对性解释和干预,伤残和疾病患者在心理上比常人更脆弱和易受伤害,常会伴有抑郁、焦虑情绪,故多需要个别治疗,这是心理治疗的主要行式。

2. 集体心理治疗:许多情感困扰来自集团内人际关系的失调,以人际关系为目标的集体心理治疗已被普遍接受,可节约人力,有利于交流和互相激励,也有情感释放和发泄机会,以及更多模仿正常行为的机会。每个治疗小组人数不宜多于10 人。

3. 家庭治疗:疾病的形成和变化,特别是慢性疾病、伤残者,无不给家庭带来极大影响。家庭成员是患者的支持系统,通过发挥家庭成员的正确关系,达到影响和治疗患者的目的。

第二节 残疾人的心理特点及其心理治疗

一、残疾人的心理适应过程

机体致残后,运动功能、感觉功能等受到削弱或缺损,有些是难以康复的,因此,患者的心理状态常会有不同的变化。心理学家 Krueger 认为,伤残患者的心理变化一般可分为五阶段,即震惊阶段、否定阶段、抑郁反应阶段、对抗独立阶段和适应阶段。

1. 震惊阶段:此阶段多出现在刚发生伤残时,是个体对突然的灾害还没有来得及进行心理上的整合、领悟和理解的阶段,尚不知所发生的事情及带来的后果,有的表现为惊呆,有的表现为无反应,一般持续数小时或数天。

2. 否定阶段:当患者的身体遭受到极大伤害,并可能致残时,就会自觉或不自觉地采取心理防卫机制,即进入否定阶段,表现为否定伤残的事实,就像什么事都没发生一样,起一种自我保护作用,还可表现为对病情的曲解及不关心预后。此阶段可持续数天至数月。

3. 抑郁反应阶段:一旦患者了解到自己身体上的伤残,心情会立即转变为极度的痛苦和悲哀,即为抑郁反应阶段,表现为悲观失望、自我评价下降、无助感、自我封闭、失眠等,严重者会有自杀的想法或行为。此阶段一般持续数周至数月。

4. 对抗独立阶段:患者接受发生了伤残的事实后,会丧失自信心,认为自己已无法独立,此阶段表现为明显的依赖性,即使是自己能独立完成的事情也会完全依赖他人,对康复训练不积极。

5. 适应阶段:患者经历上述各阶段之后逐渐进入适应阶

段,表现为承认自己伤残的事实,并在情感、认知和行为上愿意采取一定的策略去适应残疾,会积极想办法挖掘自己的潜力去治疗疾病、适应生活、投入社会等。

二、对不同阶段心理问题的治疗

患者在伤残后面临医疗问题、社会问题和心理问题,情况错综复杂,但伤残后的心理变化存在着一定的规律。作为心理工作者,应善于掌握和顺应这些规律,在复杂的现象面前保持清醒的头脑,明确患者目前所处的阶段,并采取针对性的治疗方法。

1. 震惊阶段的心理治疗:在此阶段医疗上的抢救是主要的,心理工作者要及时来到患者床边,以平静、理解、审慎和合作的态度开展工作,给予患者安慰与鼓励,并帮助患者提高在病房生活的适应能力和技巧,从而达到改善医患关系和促进心理稳定的作用,也为今后的心理治疗打下良好的基础。

2. 否定阶段的心理治疗:此阶段是患者为避免心理上过大的打击而采取的自卫机制,对患者有积极的保护作用,可防止和避免因突然的创伤造成心理上难以承受的痛苦而出现精神崩溃,因此有一段否定时间是必要的,但若因否定而影响康复治疗则应帮助患者尽快度过否定阶段。方法是医师直接告知患者真实病情,促使患者尽快结束否定阶段而进入抑郁期,此时心理医师要及时进行心理治疗,防止患者因突然出现极度悲观和抑郁造成心理上难以承受而出现轻生的想法和行为。最好让患者逐步了解病情而缓慢进入抑郁期,这种转变方式比较稳妥。

3. 抑郁反应阶段的心理治疗:此阶段是心理治疗的重点阶段,主要方法可采取支持疗法,给予温暖和希望,重点应放在帮助患者迅速得到鼓励的因素,应该对患者过去从事的在住院条件下易于做到的活动进行分析,还要努力向患者早日提供与治疗有关的操作任务,以诱发患者对强刺激的反应。先帮助患者做他可以做的事,再让患者完成他确定能胜任的最大难度的训练任务,进行强化刺激,同时在执行计划时认真监督。有些严重抑郁患者对强化刺激无反应,可选用抗抑郁药物治疗,同时逐步给予与治疗有关的作业。

4. 对抗独立阶段的心理治疗:在认识上向患者解释独立性的重要性,在生活和训练中让患者尽量自己独立完成应该完成的项目。鼓励患者面对现实,走向社会,发挥潜力,多依靠自己,让患者认识到总是依靠他人不是长久的办法。

5. 适应阶段的心理治疗:在此阶段应赞赏患者承认残疾、鼓励患者积极正确地应对残疾,帮助患者改正对待残疾的错误适应策略,鼓励他积极参加功能恢复和就业前训练,并不断向他强调人是社会的人,人不能离开社会,鼓励和指导患者勇敢地重返家庭和社会,根据自己的情况,迎接新的生活和工作方式。

第三节 康复医疗中常用的心理治疗方法

一、人本治疗法

人本治疗法(humanistic therapy)是指以接受治疗的当事人为中心的一种治疗方法。人本心理学的创始人之一罗杰斯(Rogers,1902~1987年)认为,自我实现是人性的本质,而个体自我实现境界又是不易达到的。为了寻求别人赞许,不得不掩饰自我的真面目,就形成不真实的自我观念,而以心理防御机制应付心理冲突。这种个人自我观念中的冲突与矛盾,正是导致心理异常的原因,该疗法通过帮助患者进行自我探索,使之从否定自己的某些情感和体验,转到接受和体验自己的全部情感和思想,认识真实的自己,取得新的内部和谐。其有3个要点:

1. 和谐:这是指医师和患者之间的关系是真实自然的,要让患者看到医师不是在扮演职业角色,而是真实自然的人。要让医师和患者之间的关系达到和谐。

2. 积极关注:这是指医师对患者的叙述和体验表示接受、

关心和赞赏。这种关注是无条件的,医师不强加任何价值条件,允许患者体验此时的情感,使患者感觉被别人接受。

3. 同理心:不是指单方面的同情,医师准确感觉患者经历的情感,并有能力使患者觉得医师已经理解他的叙述。同理心便于迅速为患者提供一种安全感,使之更自由地探究自己的情感,更重要的是使患者对自己的话有所反馈,最终使患者认识自己所持的消极情感和不正确的自我评价。

二、暗示和催眠疗法

1. 暗示疗法:人都有一定的暗示性,即接受暗示的能力。暗示者有权威性,以及被暗示者对暗示者的信任,也容易产生暗示效果。暗示疗法是指利用暗示对病情施加影响使症状消除的过程。可直接进行暗示,也可在其他治疗过程中结合进行。直接暗示是医师以技巧性的言语或表情,给患者以诱导和暗示,患者接受医师的暗示过程,就是内心的逻辑活动过程,结果改变了原有的病态感觉和不良态度,达到治疗目的。也可通过对患者的躯体检查操作,或使用某一仪器或注射药物,结合医师的言语态度进行暗示,使效果更好些。

2. 催眠疗法:这是一种催眠恍惚状态,有 10% ~ 20% 容易被催眠,能产生深度恍惚状态,这种人的暗示性高。用言语或其他手段使患者进入催眠状态的过程成为催眠术,使用催眠术使患者进入催眠状态后,患者的依从性和被暗示性增加,医师通过暗示等手段治疗疾病的过程称为催眠疗法。催眠疗法实际上是在催眠状态下的暗示疗法。随着催眠诱导,被试者逐渐觉得困倦、思睡,全身趋于迟缓,此时进入轻度催眠,再继续诱导,催眠状态可以加深,此时被试者变得顺从,容易接受施术者各种暗示和指令。

三、精神分析治疗法

精神分析是由奥地利神经精神科医师弗洛伊德(Freud,1856 ~ 1939 年)于 19 世纪末创立的,强调把无意识的心理冲突提升到意识当中,揭露防御机制的伪装,使来访者了解到症状的真正原因和真实意义,使其摆脱自身症状,重塑健康人格。

1. 原理:弗洛伊德认为,心理疾病的根源在于早年生活的心灵创伤,以及由此遗留下来的被压入潜意识的心理冲突,潜意识中未解决的心理冲突即成为日后发病的根源,精神分析的工作就是要把压抑在潜意识中的那些童年创伤和痛苦体验挖掘出来,成为意识的东西。分析者启发来访者重新认识这些经验,并加以分析、解释,使来访者获得一种感情体验的领悟。来访者一旦洞悉问题的根源,就有可能去正视这些冲突和焦虑,摆脱感情的羁绊,理智地对待它们,症状也随之失去了存在的意义。

2. 技术:精神分析治疗以四种技术挖掘潜意识,使之进入意识,即自由联想、阻抗分析、移情分析、梦的分析。

(1) 自由联想:分析者要求来访者必须遵守联想的规则,即让来访者把陆续积满心头的一切想法毫无压抑、毫无批判地都说出来。然后分析者把来访者报告的材料加以分析和解释,直到分析者和来访者都认为已找到无意识之中的矛盾冲突,即病根时为止。

(2) 阻抗分析:阻抗是指来访者有意或无意地回避某些敏感话题或采取其他不合作的态度或行为。阻抗使来访者拒绝(无意识的)向治疗师暴露带有创伤或焦虑的事件。阻抗有时也表明,分析已接近来访者高度敏感的东西,这可能正是来访者问题的症结所在。阻抗分析技术即是为了消除来访者不愿触及早年创伤经验或无意识冲突的抵抗心理。

(3) 移情分析:移情即是来访者把自己早年生活中对某个人(通常是父母)的情感或态度,移渡到治疗者身上。移情在很大程度上反映了来访者小时候与父母或养育者的关系,以及对他们的情感态度。当时出于某种顾虑,或外界环境不允许,没有将它们表现出来,被潜抑到自己的内心深处。在治疗中,移情至少有三点积极的作用:为治疗者提供来访者早年感情经验及人际关系的线索,以揭示来访者的潜意识内容;给来访者提供一个机会,表达出多年埋藏在内心的感情体验;移情作为治疗的阶梯,有助于来访者对自身问题形成正确、深入的理解,以反对内心冲突在现实生活中的"异常"表现的认识,从而达到对自身问题的领悟。

(4)梦的分析:弗洛伊德认为,梦是一种有价值的、有意义的精神现象,是通往潜意识的王牌途径,梦的隐意总是表达着潜意识中的愿望。当治疗师与来访者合作揭开某个梦的秘密时,其真正意义便引导来访者更进一步走向自我的了解。对梦的隐意加以分析,有助于揭露来访者症状的真意,达到治疗成功的目的。

四、行为矫正法

行为学派认为,人的一切行为习惯都是通过学习而获得的。行为治疗基本原则即是采用经典条件反射、操作条件反射和社会学习理论,通过某些特殊设计的治疗程序,逐步纠正或消除来访者的病态及不良行为,建立新的行为反应。在治疗中,首先要正确分析来访者的问题行为,准确评估行为的目的及变化过程,然后再选用适当的治疗技术。下面介绍行为治疗的常用技术:

1. 系统脱敏疗法:系统脱敏疗法是由南非的精神科医师澳尔甫最先发明及应用的,主要用于来访者在某一特定的情景下产生的超出一般紧张的焦虑或恐怖状态。此方法就是让来访者逐渐去接触会引起敏感反应的东西、环境或情况,由少渐多,慢慢调节其程度,让来访者习惯,不发生敏感反应。因此,治疗时便从能引起个体较低程度的焦虑或恐怖的刺激物开始治疗,一旦某一刺激不会再引起来访者焦虑、恐怖的反应或所引起的焦虑、恐怖状态在来访者所能忍受的范围之内时,治疗者便可向处于比较放松状态的来访者呈现另一个比前一个刺激略强一点的刺激。这样一个刺激经多次反复的呈现,来访者便不再会对该刺激感到焦虑或恐怖了。系统脱敏疗法包括三个程序:肌肉放松,建立恐怖或焦虑的等级层次,以及要求来访者在放松情况下进行想象或实地脱敏。

2. 厌恶疗法:厌恶疗法是将某些不愉快的刺激与来访者

的对他有吸引力但却不受社会欢迎的行为有条件地联系起来，使其欲实施一定行为时，便立刻产生厌恶体验而最终终止或放弃原有的不良行为。这种治疗基本上是"处罚"消除法，即依靠"负性条件"消除目标行为。常用的厌恶刺激包括三种类型：物理刺激、化学刺激和想象中的厌恶刺激。

3. **强化的方法**：这种方法比较容易理解，因为人们在日常生活中往往不假思索地、不知不觉地在进行各种强化活动，如表扬、关注等。心理治疗中的强化是系统地应用强化的手段去增进某些适应性行为，减弱或消除某些不适应行为的方法。强化的方法是建立在操作性条件作用的原理之上的，强化的类型有正强化（如代币奖励方法）和负强化（如消退法——对不适应行为不予注意）。强化物应适当、及时，意义表达要明确，强化的目标要逐渐提高。

4. **生物反馈法**：指采用特殊设备来训练个人按自身生理变化的信息，学习间接控制体内原本不能自由支配的活动，达到强化生理功能的目的。这种治疗适用于有强烈求治欲望、患睡眠障碍、神经症和一些身心疾病等的来访者。

五、认知治疗法

心理学中的"认知（cognition）"是指一个人对事物或人（包括自己和别人）的认识、看法和见解等。认知治疗法强调认知是心理行为的决定因素，要通过改变来访者认知或认知过程来达到减弱或消除情绪障碍和其他不良行为的目的。认知治疗法中比较有代表性的有艾里斯的合理情绪疗法（rationalemotive therapy，RET）、贝克的认知疗法（cognitive therapy）及梅钦鲍姆的认识行为疗法。

1. **合理情绪疗法**：是 20 世纪 50 年代由艾里斯（Ellis，1913 ~ ）创立的。他认为，人的情绪、行为源于人们的思维和信念，而思维和信念有合理的和不合理的。合理的、有理性的思维产生愉快的情绪，不合理的、非理性的思维产生情绪困扰。而人具有一种生物学和社会学的倾向性，有产生上述两种思维的倾向。合理情绪疗法就是以理性治疗非理性，帮助来访者以合理的思维方式代替不合理的思维方式,以合理的信念代替不合理的信念,最大限度地减少不合理信念给他们的情绪带来的不良影响。在整个治疗过程中,与不合理的信念辩论的方法是主要方法,其他还有认知性的家庭作业,合理的情绪想象技术,促进来访者完成作业而提出的自我管理技术等。

2. 贝克的认知疗法:贝克(Beck)认为,有机体在谋求生存的过程中,需要有一种适应性的信息加工过程,这个过程如出现偏差,即会出现认知过程中的推理错误,如任意地推断、选择性提取、过分概括化、夸大或缩小、个人化、两极式思维等。认知治疗的目标就是要改变错误的信息加工过程,矫正那些使情绪和行为失调的信念或假设。为达到此目标,首先要把来访者的信念当作某种假说来探索,即治疗师与来访者一起对假说按逻辑来考察并以常规的经验进行检验。通过验证来矫正不良假设,代之以与现实更接近的假设,并尝试新的行为。认知的改变会推动行为改变,行为改变又会对认知改变的有效性加以证实。情绪在认知改变中也起着重要的作用,它的参与使认知的矫正变得更为容易。

六、生物反馈疗法

生物反馈疗法是通过现代生理科学仪器,训练患者学习利用反馈信息调整自身的心理、生理活动,使疾病得到治疗和康复。一般情况下,人不能随意控制自己的内脏活动,当患者出现严重残疾,如瘫痪,心情紧张、焦虑时,人也不能随意控制。利用生物反馈治疗仪采集不被患者感知的生理信息,如内脏活动和各种电生理活动,经仪器处理和放大后,输出可为患者感知的视听信号,使患者了解自身生理活动变化,并逐渐学会有意识地在一定程度上调整和控制,达到治疗康复的目的。

生物反馈疗法常用的治疗仪器有:肌电、皮温、脑电、脉搏及血压等生物反馈仪,适用于焦虑症、高血压、支气管哮喘、紧张性疼痛、书写痉挛。

(丁新华)

第十七章 矫 形 器

第一节 概 述

矫形器(orthosis)是为恢复和提高病伤残者的功能活动而配戴的体外装置,它在康复医学领域占有十分重要的地位,随着新材料、新工艺的问世和病伤残者对矫形器要求的提高,使矫形器的种类及功能作用越来越多,治疗目的更加明确,在保持人体生物力学的基础上,矫形器逐步向轻量化、美观化、组件化发展,更符合病伤残者的躯体、心理与功能活动的需要。

一、基 本 作 用

（一）保护作用

通过矫形器对受损、疾病肢体的保护,促进炎症、水肿吸收,减轻疼痛,保持肢体、关节的正常对线关系,从而促使病变愈合。

（二）稳定作用

通过矫形器对肢体异常活动的限制,维持骨、关节、脊柱的稳定性,并且有利于肢体承重能力的重建。

（三）代偿作用

通过矫形器的外力源装置,代偿已瘫痪的肌肉的功能,对肌力较弱者给予助力,使其维持正常运动。

（四）矫正作用

通过三点力作用原理矫正肢体已出现的畸形,预防潜在的畸形发生和发展。

（五）免负荷作用

通过矫形器对坐骨结节、膝关节及下肢其他部位的支撑,可以部分或完全免除下肢的承重力。

二、分　类

（一）按治疗部位分类

可分为上肢矫形器、下肢矫形器及脊柱矫形器。

（二）按治疗阶段分类

按治疗顺序分为临时矫形器、治疗用矫形器及功能性矫形器。

（三）按治疗目的分类

有固定性矫形器、活动性矫形器及免荷式矫形器。

（四）按主要制作材料分类

有石膏矫形器、塑料矫形器、金属矫形器、皮革矫形器等。

三、命　名

历史的惯用方法是以设计发明者或发明的国家、地区的名字给矫形器命名，长期以来一直将该方法延用下来，由此造成矫形器名称混乱，为改变这一状况，美国国家假肢矫形器教育委员会于 1972 年提出了统一矫形器命名方案，将矫形器作用于人体相关各关节英文名称的第一个字母连在一起，再取矫形器英文"orthosis"中的第一个字母"O"，构成矫形器的名称。1992 年国际标准组织（ISO）把上述方案确认为国际标准，逐渐在各国推广普及，但是，这种命名也存在一些实际问题，如它不能体现各矫形器的具体功能，不能了解矫形器的基本结构，在实际应用中还需要加以说明，因此，仍需继续探讨，找出科学而实用的统一名称的办法来。

四、处　方

矫形器处方是将矫形治疗的目的恰当地落实到具体的制作过程中的重要环节，最终保证病伤残者穿戴后的治疗作用，在矫形器的处方中应明确下列内容：

1. 一般资料：指患者的基本情况，如姓名、性别、年龄、职业、临床诊断、功能障碍等。

2. 配戴的目的:即治疗目的,如是保护性的还是矫正性的,是静止性的还是功能性的等。

3. 涉及的部位:作用的肢体部位,关节或其他方面。

4. 基本材料:主要的材料和辅助材料,如铝合金、不锈钢、塑料、皮革、石膏等。

5. 关节种类:即矫形器的关节部分,包括关节的活动形式、范围及零部件。

6. 附属配件:这类物件属于辅助材料,如固定矫形器用的布带、金属扣、金属环、产生动力的弹簧、橡皮筋、钢丝等。

7. 免荷形式:肢体的非承重形式是部分免荷还是完全免荷,是以牵引的方法还是支撑的方法等。

8. 特殊事项:指医师或治疗人员需要特别记录的事项,如重要的检查报告、评定的主要资料、患者特殊的需要及其他注意的方面。

9. 试穿时间:从病伤残者开始穿戴矫形器之日起记录时间,以便确定随访时间,早期发现可能出现的问题。

10. 签名:指医师和制作者的姓名,并注明处方日期。

五、制作步骤

(一)取型与取模

1. 低温塑料板材的取型

(1)对患者所装配矫形器部位测量尺寸,包括肢体长度、周径、关节活动范围、畸形的角度。

(2)结合肢体形态与轮廓、骨的标志、皮纹等在纸上绘出样式。

(3)裁剪好的板材放入热水中,盖上水温箱盖,待软化后取出,用毛巾擦拭干净,擦上少量滑石粉,放置在患者的治疗部位上塑形,定形后做进一步修改。

2. 高温塑料板材的取模

(1)取石膏阴模:以患者的肢体为原型,用石膏绷带缠绕肢体,待固化后取下即为阴模。

(2) 取石膏阳模:将调和好的石膏浆灌入到阴模内,待石膏浆固化后成为阳模,根据治疗要求对阳模进行修改,套上肢套待用。

(3) 塑形:将塑料板材放入高温平板加热器加温,软化后放置在石膏阳模上,在真空泵的作用下塑形,待冷却后用石膏锯切割取出,进入修改工序。

(二) 修改

经试穿后,除去不合适的部分,增加需要的部分,力图在符合处方要求的基础上,使病伤残者穿着舒适,穿脱方便。按照处方要求,选择适合的材料和配件装配在矫形器上。

(三) 穿戴

修改好的矫形器交给病伤残者正式穿戴,此时,应认真向病伤残者讲明矫形器的使用方法、穿戴时间、出现问题(发红、疼痛、压疮、皮肤破损等)时的处理方法。

(四) 随访

定期检验矫形器使用的效果,发现问题及时解决,必要时给予修改和更新。

第二节　上肢矫形器

上肢矫形器种类较多,尤其是手腕、手指矫形器的应用更为广泛。应用上肢矫形器的主要目的是保持肢体的功能位,预防和矫正肢体畸形,提供助力以帮助无力肌运动,控制关节活动范围以保护肌腱修复和关节的愈合。上肢矫形器分为固定性和活动性两类,还可作为其他辅助性的装置,因此,要求上肢矫形器适应功能的多样性,制作精细的特点。下面仅介绍各类矫形器的功能和制作材料。

一、手指矫形器

(一) 固定性手指矫形器

利用三点力作用原理,对 DIP、PIP 过伸或过屈的手指进行矫正固定,多由低温热塑材料或带籍的铝合金制成。适用于类风湿关节炎引起的手指鹅颈样变形、钮扣样变形及外伤引起的同类变形、DIP 伸肌肌腱撕裂伤引起的槌状指等(图 3-17-1)。

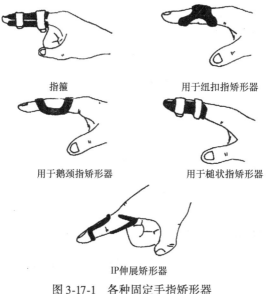

指籍   用于纽扣指矫形器

用于鹅颈指矫形器   用于槌状指矫形器

IP伸展矫形器

图 3-17-1　各种固定手指矫形器

(二)活动性手指矫形器

应用弹簧和橡皮筋的外力作用于手指关节,辅以伸展和屈曲,如帮助 DIP、PIP 伸展的圈簧式 IP 伸展矫形器和钢丝架式伸展矫形器,有加强屈指功能的 IP 屈曲矫形器等,除采用弹簧、橡皮筋之外,还可以应用安全销、钢丝、皮制固定带等(图 3-17-2)。

二、对掌矫形器

由低温热塑材料或铝合金、皮革等制成,能保持拇指与食指和中指的对掌位,限制腕关节的背伸及内收,还可用于防止其他手部疾患可能造成的虎口挛缩。腕关节能控制时,采用短

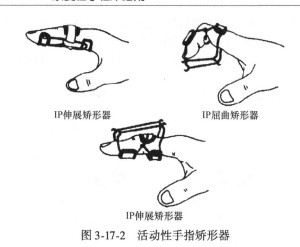

IP伸展矫形器 IP屈曲矫形器

IP伸展矫形器

图 3-17-2 活动性手指矫形器

对掌矫形器,不能控制时则用长对掌矫形器(图 3-17-3)。

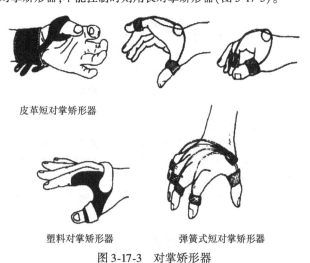

皮革短对掌矫形器

塑料对掌矫形器 弹簧式短对掌矫形器

图 3-17-3 对掌矫形器

三、腕手矫形器

（一）腕手固定性矫形器

为了治疗和功能活动的目的而将手腕部固定在一定的功能位矫形器。如烧伤后的休息位矫形器，类风湿关节炎致掌指关节尺偏矫正矫形器，改善脑瘫、脑卒中患者手部痉挛的抗痉挛矫形器，桡神经损伤后的腕伸展矫形器等。此类矫形器用低温热塑板或铝合金制作，也可以用皮革、帆布，辅以金属支条制成（图 3-17-4）。

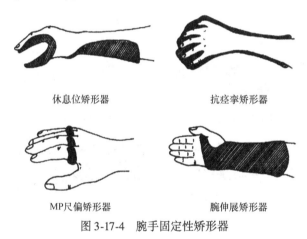

休息位矫形器   抗痉挛矫形器

MP尺偏矫形器   腕伸展矫形器

图 3-17-4 腕手固定性矫形器

（二）腕手活动性矫形器

最大特点是利用外力帮助因神经麻痹引起的肌无力、肌萎缩的手指运动，提高伸展、屈曲能力，预防或矫正关节挛缩，有的则是限制活动范围以保护肌肉肌腱和关节。如提高掌指关节伸展、屈曲功能的 MP 伸展矫形器和 MP 屈曲矫形器，预防或矫正因尺神经麻痹致手部畸形的莫伯格（Moberg）矫形器、长佩纳（Capener）矫形器及切辛顿（Chessington）矫形器，用于桡神经麻痹的伸腕、伸指运动的托马斯（Thomas）矫形器、奥木海默（Oppenheimer）矫形器及装有克伦扎克（Klenzak）关节铰链伸展式矫形器,还有屈指肌腱术后保护的克莱纳特(Kleinert)矫形器等。以上矫形器的主要用料同腕手固定性矫形器,但需要增加动力辅助装置和零部件,如弹簧圈、橡皮筋、拉杆、镙丝等(图3-17-5)。

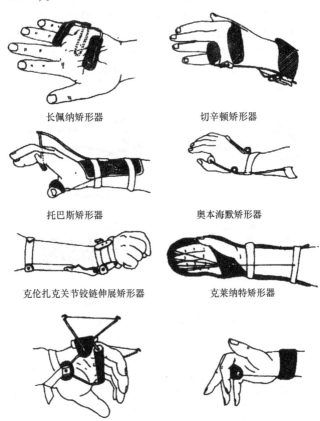

长佩纳矫形器 切辛顿矫形器

托巴斯矫形器 奥本海默矫形器

克伦扎克关节铰链伸展矫形器 克莱纳特矫形器

MP伸展矫形器 莫伯格矫形器

图 3-17-5　腕手活动性矫形器

四、肘矫形器

(一)肘关节固定性矫形器

用于保护肘关节,限制关节活动,矫正关节畸形,如肘关节伸展矫形器、肘关节功能位矫形器、定位盘锁定式矫形器等。如合并有腕关节、手指功能障碍者,可采用肘腕矫形器或肘腕手矫形器(图 3-17-6)。

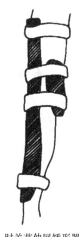
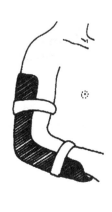

肘关节伸展矫形器　　　　　　　　肘关节功能位矫形器

图 3-17-6　肘关节固定性矫形器

(二)肘关节活动性矫形器

用于关节挛缩、肌力低下、关节不稳、手术后的保护等。常采用单幅肘关节铰链,铰链有角度调节装置,以维持和增加伸展、屈曲的范围,如弹簧式屈曲肘关节矫形器,使用克伦扎克(Klenzak)铰连的肩肘矫形器,还有更为先进的气动肘关节功能性矫形器等。通常采用双侧金属支条及铰链制成,必要时增加弹簧或拉力装置(图 3-17-7)。

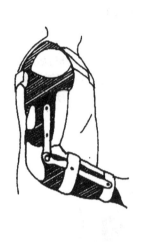

克伦扎克铰链式肩肘矫形器

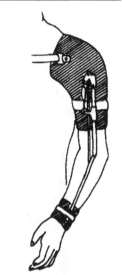

功能性肘关节矫形器

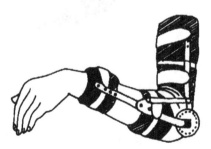

锁定式铰链肘屈曲矫形器

图 3-17-7　肘关节活动性矫形器

五、肩 矫 形 器

（一）肩外展固定性矫形器

其主要作用是保持肩关节外展 70°～90°，肘关节屈曲 90°

功能位,适用于腋神经麻痹、肩袖断裂、肩关节处骨折、肩脱位整复后、臂丛神经损伤、急性肩周炎的患者。如肩外展矫形器、霍曼(Hohmann)矫形器(图3-17-8),肩关节脱位用矫形器及各种臂吊(图3-17-9),如盖洛德(Gaylord)型、桑代克(Thorndike)型。肩外展矫形器多用轻质金属或塑料(聚丙烯)制成,其他采用布料、皮革、帆布带缝制。

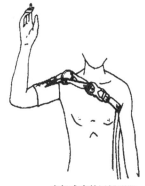 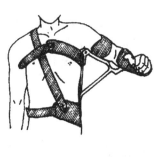

支架式肩外展矫形器　　　　　　霍曼肩外展矫形器

图 3-17-8　肩外展固定性矫形器

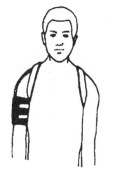 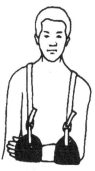 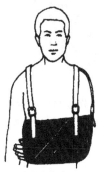

肘伸展型臂吊　　　　　肘屈曲型臂吊　　　　　盖洛德臂吊

图 3-17-9　臂吊

（二）功能性上肢矫形器

通过健侧肩及躯干的运动,带动由橡皮带、棘轮结构、夹持夹板组成的矫形器来牵动患侧,以代偿患侧肩关节、肘关节的屈曲(45°)及固定、前臂的回旋运动及手指的夹持功能。主要用于全臂丛神经麻痹及上肢重度肌无力患者。材料与肩外展固定矫形器基本相同,辅以牵引装置(图3-17-10)。

（三）平衡式前臂矫形器

多安装在轮椅上以帮助上肢功能活动,因此,又称为轮椅式前臂辅助装置,利用连动杆和两个滚动轴支撑上肢,依靠肩胛带的运动使上肢保持在进食的功能位,帮助吃饭、饮水等日常生活活动。材料及附件包括紧固件、轴承、连动杆、前臂托等(图3-17-11)。

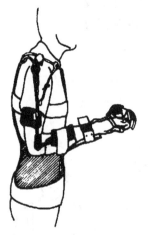

图 3-17-10　功能性上肢矫形器

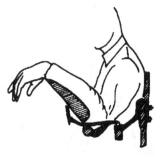

图 3-17-11　平衡式前臂矫形器

第三节　下肢矫形器

下肢具有站立和步行两大功能,它的任何一种障碍都会影响到身体的活动姿势和行走步态。下肢矫形器的目的是维护关节的正常对线和活动范围,促进骨组织愈合,预防和矫正肢体畸形,减轻或者完全免除患肢的承重负荷,代偿无力肌能力,增补不等长的短肢等,其中,最重要的是肢体及关节的对线问题,制作好的矫形器要达到足底与地面的平行;人体生理关节轴与矫形器机械关节轴保持同一水平;肢体的轮廓线与矫形器的曲线相吻合等要求。

一、踝足矫形器

(一)塑料踝足矫形器

采用高强韧性的聚丙烯经高温软化后,通过石膏模阳模塑形而成,其特点是强度高、韧性好、轻便而接触面大、加工种类多。通常均可穿入鞋内使用,如用于足下垂患者行走的奥索伦(Ortholen)踝足矫形器,用于矫正踝关节内翻、外翻的萨尔诺(Sarno)、康迪(Condie)踝足矫形器,用于既可防止踝关节背、跖屈又可限制内、外翻的西蒙斯(Simons)踝足矫形器,还有用于胫骨骨折的固定,促进其愈合的斯蒂尔斯(Stills)踝足矫形器和矫正足部畸形的螺旋式支条踝足矫形器等(图3-17-12)。

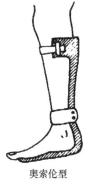
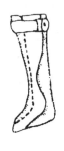

奥索伦型   萨尔诺型   康迪型

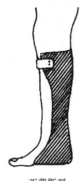 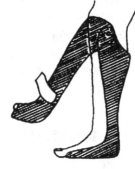 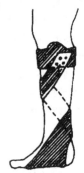

西蒙斯型   斯蒂尔斯型   螺旋支条型

图 3-17-12 塑料踝足矫形器

（二）金属踝足矫形器

金属踝足矫形器是由金属半月箍、不锈钢支条、踝铰链、足板等构成，用以预防或矫正关节挛缩，限制关节活动范围，减免负荷，纠正异常步态。这种矫形器从小腿延伸到足底，因此也称为小腿矫形器（图 3-17-13）。

（三）免荷式踝足矫形器

有部分免荷和完全免荷两种。前者是患肢承受部分体重；后者是足部完全离开地面，从髌韧带通过金属支条或塑料将体重传至足蹬，使小腿和足部不会承受重力。用于小腿骨折或踝关节损伤

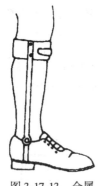

图 3-17-13 金属
踝足矫形器

等（图 3-17-14）。

二、膝踝足矫形器

（一）金属膝踝足矫形器

金属膝踝足矫形器是在金属踝足矫形器的基础上，增加了膝关节铰链、大腿支条与半月箍，步行时可以锁住膝关节，坐下

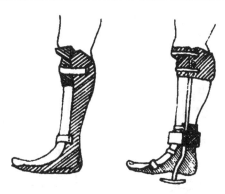

图 3-17-14 免荷式踝足矫形器

时可以打开,装上膝垫后能起到矫正作用。常用于膝关节变形,关节不稳,肌肉无力,如小儿麻痹后遗症、膝内翻及膝外翻等(图 3-17-15、图 3-17-16)。

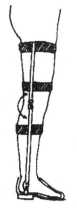

图 3-17-15 金属
式膝踝足矫形器

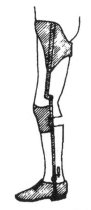

图 3-17-16 功能性
膝踝足矫形器

(二)弹簧式膝踝足矫形器

利用弹簧的拉力来增强膝伸展肌的力量,弹簧的纵向拉力是在大腿前方中部→膝轴→膝轴下 5cm 处,分别固定在上端、中点、下端的金属条上。主要用于进行性肌营养不良症或其他伸膝功能不良者(图 3-17-17、图 3-17-18)。

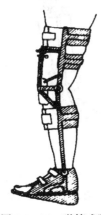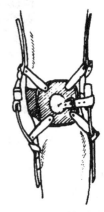

图 3-17-17　弹簧式膝
踝足矫形器(1)

图 3-17-18　弹簧式膝踝
足矫形器(2)

(三)膝矫形器

分为金属制和塑料制两类。金属制的膝矫形器有大、小腿两个半月箍及关节两侧的支条(长支具有四个半月箍),有的为锁定关节,有的为活动关节,附有膝垫。用于膝关节伸展不良、膝反屈、膝关节不稳、膝关节制动等,如配有金属条的护膝、膝伸展支具、矫正性膝矫形器、瑞典膝支架等。塑料制膝矫形器的制作方法与材料同塑料踝足矫形器,但种类较之少,常用的有稳定膝关节、纠正膝反屈的 PTS 膝矫形器、依附华(Iowa)膝矫形器、H 形膝矫形器、SK 膝矫形器等(图 3-17-19、图 3-17-20)。

(四)免负荷式膝踝足矫形器

其是通过坐骨结节承受体重的矫形器,也分为部分免荷或完全免荷,免荷的部位包括了髋关节、膝关节、踝关节、足部和大腿、小腿的骨组织。坐骨结节接受腔与带自动锁的膝关节及双侧支条连接至足蹬或足托,使下肢完全离开地面。适用于下肢骨折、关节与韧带损伤、肌肉无力、膝关节屈曲挛缩、下肢行走疼痛及其他需要免荷的患者(图3-17-21)。

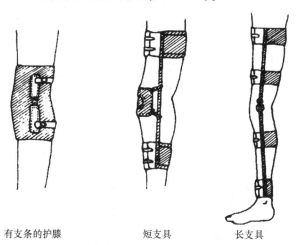

有支条的护膝　　　　　短支具　　　　　长支具

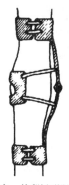　　　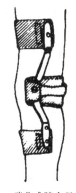

膝内、外翻矫形器　　　　瑞曲式膝支具

图3-17-19　金属膝矫形器

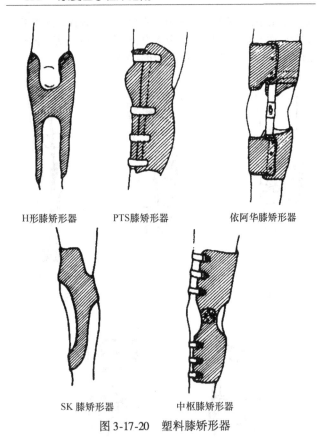

H形膝矫形器　　　　PTS膝矫形器　　　　依阿华膝矫形器

SK 膝矫形器　　　　中枢膝矫形器

图 3-17-20　塑料膝矫形器

（五）大腿矫形器

大腿矫形器是在膝踝足矫形器的基础上,两侧金属条加长到股骨上段,用半月箍将其固定在大腿上,膝关节铰链有限制式或锁定式,还有自由运动式和固定式铰链等,作用同膝踝足矫形器。

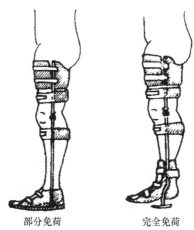

部分免荷　　　　　完全免荷

图 3-17-21　免荷式膝踝足矫形器

三、髋关节矫形器

（一）髋内收、外展矫形器

髋内收、外展矫形器是在大腿矫形器上增加髋关节铰链，能控制髋关节内收和外展的幅度，但可自由伸展、屈曲髋关节，适用于痉挛型脑瘫引起的髋关节内收、内旋而呈剪式肢位的患者（图 3-17-22）。

（二）先天性髋脱位矫形器

先天性髋脱位矫形器是一种治疗先天性小儿髋关节脱位的矫形器，它由左右两个大腿箍、球形关节，一个横杆及背带组成，大腿箍可将双侧髋关节保持在屈曲外展位，外展的角度可通过调节横杆的长度来控

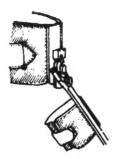

图 3-17-22　髋外展矫形器

制，以此来帮助位于髋臼中的股骨头处于正确位置，并允许髋关节做适度的运动（图 3-17-23）。

（三）先天性足内翻矫形器

丹尼斯·布朗(Denis Browne)矫形器,为了调整下肢的回旋与距骨下关节,利用一金属杆连接患儿双足底,通过患儿一侧足的蹬踏动作来矫正另侧足内翻。适用于马蹄足内翻足、内收足、小腿内旋等(图3-17-24)。

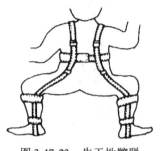 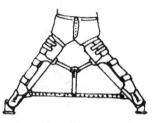

图3-17-23　先天性髋脱
位矫形器

图3-17-24　先天性足内
翻矫形器

第四节　脊柱矫形器

一、颈椎矫形器

（一）颈托

制作颈托的方法和材料比较多,用皮革、软塑料板、海棉均可,还有充气式颈托,但是,采用 Plastazote 聚乙烯胺泡沫加工制作的颈托更具有稳定性、舒适性、塑形好、支撑面与身体部分十分吻合的特点。该材料经加热后在阳模上塑形而成,分为带有颌托的或不带颌托的。有颌托的范围较大,上缘支撑颌下及枕部,下缘包覆到胸廓的上部。无颌托的颈托接触面相对减小,根据颈围大小取一块聚乙烯泡沫,加热塑成圆箍状,套上一层弹性棉布,缝上尼龙搭扣即可使用。有的颈托高度可调,以适应患者需要。颈托能减轻颈椎的承重、限制颈部活动、保持颈椎良好的对线、预防椎体的变性和软组织挛缩,减轻疼痛。多用于颈椎病、颈椎脱位、颈椎术后、颈部疼痛等(图3-17-25)。

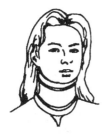
不带颌托的颈托

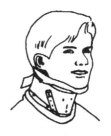
带有颌托的颈托

图 3-17-25　颈托

（二）金属颈椎矫形器

此类矫形器是在头的前后方安装数根金属条以控制颈椎的伸展、屈曲,限制颈椎旋转与侧屈运动,减免负荷及颈部牵引等。支条均可以调节高度,与胸部固定架连接,根据支条数目分别称为二支条颈椎矫形器,三支条或四支条颈椎矫形器,为达到颈椎理想的对线和牵引要求,每个患者穿戴后均要为其认真地调节支条的长度。常用的有控制颈椎伸展、屈曲的索米（Somi）颈椎矫形器,使颈椎完全免荷和固定的头环式颈胸

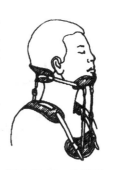
图 3-17-26　金属颈椎矫形器

椎矫形器,用于治疗肌性斜颈的斜颈用矫形器等（图 3-17-26）。

二、胸腰骶椎矫形器

（一）软性腰骶椎矫形器

指通常的腰围垫。用布料或软皮制成腰束,内加铝合金条以增加强度,系在腰骶部,给骨和软组织施加压力,提高腹腔内压,从而减轻脊椎及其周围肌肉的承重负担,限制脊柱运动,稳定病变关节,消除疼痛。适用于腰腿痛、腰肌劳损、腰椎肥大、腰椎间盘突出症、腰部肌无力的患者（图 3-17-27）。

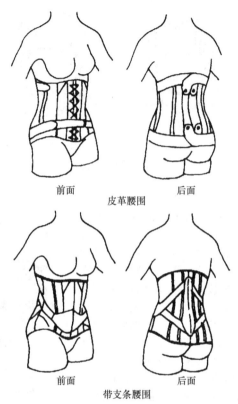

前面　　　后面

皮革腰围

前面　　　后面

带支条腰围

图 3-17-27　腰围

（二）胸腰骶椎矫形器

此矫形器的治疗目的是限制或矫正脊柱的伸展、屈曲、侧屈和旋转运动，如奈特（Knight）型腰骶椎矫形器、威廉斯（Williams）型腰骶椎矫形器、泰勒（Taylor）型胸腰骶椎矫形器及斯坦德勒（Steindler）型胸腰骶椎矫形器等。常用于腰椎间盘突出症、脊椎分离滑脱、腰部椎间关节病等。制作材料除金属支条外，还有其他软性或半软性材料，如布料、海绵、皮革、帆布带等（图 3-17-28）。

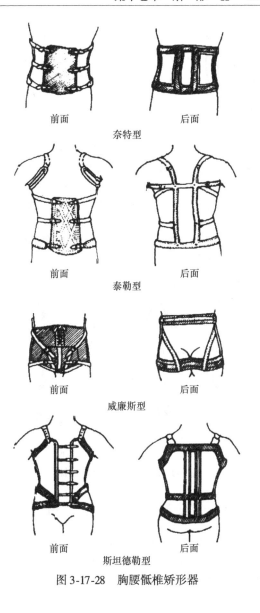

前面　　　　　　　　后面

奈特型

前面　　　　　　　　后面

泰勒型

前面　　　　　　　　后面

威廉斯型

前面　　　　　　　　后面

斯坦德勒型

图 3-17-28　胸腰骶椎矫形器

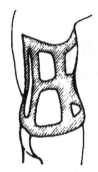

图 3-17-29 塑料
夹克式胸腰骶椎
矫形器

（三）模塑夹克式胸腰骶椎矫形器

采用聚乙烯或聚丙烯热塑板制成，经加温后在石膏模上塑形，通过加工打磨而成，其作用与胸腰骶椎矫形器相同，特点是轻便、无味、与身体服贴、穿着感好，易清洗（图 3-17-29）。

（四）脊柱侧凸症矫形器

保守治疗脊柱额状面的弯曲变形时，采用脊柱侧凸症矫形器，一般在科布法 20°～50°侧凸角度以内，特别是对青少年发育期的特发性侧凸有较好的治疗效果，如密尔沃基（Milwaukee）型侧凸矫形器、波士顿（Boston）矫形器、舍努（Cheneau）矫形器等（图 3-17-30）。

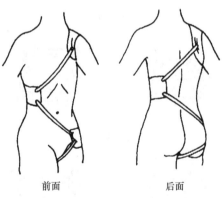

前面　　　　　后面

图 3-17-30　脊柱侧凸矫形器

第五节　矫　形　鞋

矫形鞋是治疗足部疾患的特制鞋类，主要用于减轻足部疼痛、转移足部压力、保持下肢站立和行走时的平衡、改善步态等。从矫形鞋的功能作用上可分为补高矫形鞋、补缺矫形鞋和矫正矫形鞋。治疗方法采取鞋的外部调整,即鞋跟和鞋底的加工和改良,以及鞋的内部调整,即在鞋内增加足垫和足托,以适应下肢功能的需要。

一、鞋 跟 调 整

(一) SACH 跟

类似于下肢假肢的 SACH 跟,跟内嵌入弹性材料,缓冲足底着地时对足跟和踝关节的冲击,便于足跟离地时的蹬离动作,适于距骨下关节强直或挛缩、距骨小腿关节强直或挛缩、跟骨骨刺等,同类鞋跟还有斜切跟和成骨跟(图 3-17-31、图 3-17-32)。

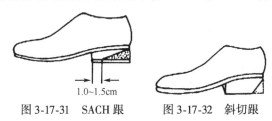

图 3-17-31　SACH 跟　　　　图 3-17-32　斜切跟

(二) 托马斯跟

此跟的特点是鞋跟的内缘比外缘延长 1 ~ 1.5cm,以增强内侧纵弓的支撑,适于扁平足、过长或过低的足纵弓、后足外翻等。与其相反的反托马斯跟,是鞋跟的外缘延长,以支撑跟骰关节、骰趾关节及第五跖趾关节,用于马蹄内翻足(图 3-17-33、图 3-17-34)。

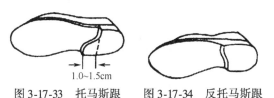

图 3-17-33　托马斯跟　　　　图 3-17-34　反托马斯跟

(三) 展边跟

展边跟是将鞋跟的外侧向外扩展约 1cm,保证足跟的稳定性和矫正足跟,适用于内翻足、踝关节炎患者(图 3-17-35)。

（四）楔跟

采用 0.2～0.5cm 厚的皮革或弹性材料置于鞋跟外侧，以治疗外翻扁平足和马蹄内翻足（图 3-17-36）。

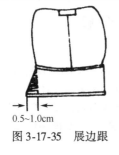

0.5～1.0cm

图 3-17-35　展边跟

图 3-17-36　楔跟

（五）鞋跟的延长或补高

鞋跟的延长可改善足后部的支撑和稳定性，鞋跟补高用以补偿一侧下肢的短缩（图 3-17-37、图 3-17-38）。

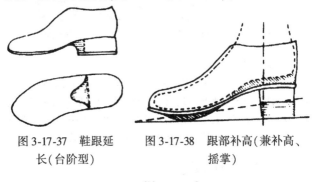

图 3-17-37　鞋跟延长（台阶型）

图 3-17-38　跟部补高（兼补高、摇掌）

二、鞋　底

（一）跖骨掌

用较硬的皮革加在鞋底的第 1～5 跖骨小头后处，宽 1.5～2cm，呈直条形或弧形，能将跖骨头的压力转移到跖骨体，适应于跖骨小头的免荷和踝关节保护。这类鞋掌还有跖骨头掌和托马斯掌及半月形掌，作用与跖骨掌基本相同，并能支撑足横弓（图 3-17-39）。

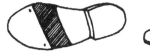

图 3-17-39　跖骨掌

（二）摇掌

采用硬质材料置于鞋底并高出 0.5～1cm，摇掌的前后处逐渐变薄，中间突出。相当于第 1～5 跖骨小头的正下方，通过它的滚动动作将足着地时跖骨头区的压力转至跖骨体，还可减少踝关节及跖屈肌在蹬离时的力量，适于跖骨小头的免荷、踝关节功能保护、踝关节强直、跖骨干前折等，类似于该掌的有蝶形摇掌，其间隔部置于第 2、3 跖骨小头之间或第 3、4 跖骨小头之间，适于中央跖骨小头部免荷（图 3-17-40）。

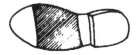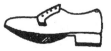

图 3-17-40　摇掌

（三）内、外侧楔形掌

即在鞋底的内侧或外侧贴上 0.2～0.5cm 厚的楔形皮革垫，适用于矫正功能性内翻足或外翻足，治疗"O"形、"X"形腿（图 3-17-41）。

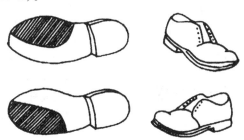

图 3-17-41　内侧楔形掌（上）；外侧楔形掌（下）

三、足　　垫

（一）跖骨垫

用海棉或其他软性材料制成，垫于跖骨小头后方 0.5 cm 处，以防止足向前滑动，适于跖骨小头痛、马蹄足、槌状趾、第 1 跖骨缩短等。还有比之大而厚的跖骨头垫，作用相同（图 3-17-42）。

（二）舟骨垫

用料同跖骨垫，置于跖骨头后方至距舟关节处，以支撑内侧纵弓，治疗扁平足、外翻足、弓形足（图 3-17-43）。

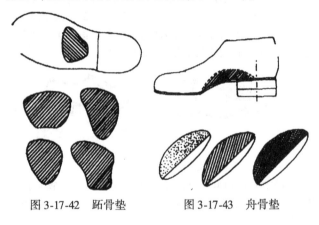

图 3-17-42　跖骨垫　　　　图 3-17-43　舟骨垫

（三）跟底留空垫

在海绵垫上挖出与骨刺相对应的空间，以避开对骨刺的压力（图 3-17-44）。

（四）毛毡垫

将毛毡制成鞋垫，用于减轻局部压力或缓冲，以治疗跖骨小头疼痛等。

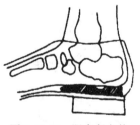

图 3-17-44　跟底留空垫

四、足 托

（一）弓形足足托

高温垫塑材料制成，置于足弓下，便于足部压力分散，减轻负荷，用于弓形足（图3-17-45）。

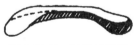

图 3-17-45　弓形足足托

（二）足外翻足托

材料同上，其外侧缘覆盖到第5跖趾关节，适用于治疗外翻扁平足等（图3-17-46）。

（三）足内翻足托

用高温垫塑材料制成，足托的跟部到拇趾球部侧缘较高，治疗轻度足内翻（图3-17-47）。

图 3-17-46　足外翻足托

图 3-17-47　足内翻足托

五、足垫技术的发展

随着康复医学和其他临床医学对足部疾病的研究越来越深入，发现由于足部疾患不但使足的力学改变，还由于躯体代偿功能的作用导致人体生物力学异常，引起下肢关节乃至骨盆与脊柱出现继发性的不良症状和表现，给患者带来新的问题。因此，对足部疾患的治疗越来越引起重视，近十年来，欧美国家根据人体生物力学原理和患者足部力学改变，通过计算机分析并控制鞋垫的加工系统，为患者定制出具有个性化的鞋垫，尤其是澳大利亚国际生物力学学院研制出包括成人和儿童使用的系列矫形鞋垫在临床得到逐步应用，它是通过 NAS 评估系统，找出导致患者足部疾患及生物力学改变因素，采用特质的矫形器鞋垫并进行量化地调整或稳定的塑型，使足底的压力重新正常分布，从而改善足部生物力学效应，克服躯体不良偿作用，有效地恢复下肢关节和躯干的正常生理对线，维持脊柱及下肢各关节正常功能的发挥。

（赵正全）

第十八章　康复医疗中的相关药物应用

药物治疗作为综合治疗的一部分,在康复医疗中起着重要的作用。在康复医学中,对于一些常见症状如疼痛、抑郁,甚至中枢神经损害后的认知功能障碍,常常需要配合药物治疗。药物与各种其他康复治疗手段协同作用,可以取得最佳的治疗效果。本章将结合康复医学临床特点,主要介绍上述三种常见症状的药物治疗,其他相关药物将在各个章节均有详细论述,不在此重复。

第一节　疼痛的药物治疗

疼痛是康复科常见的症状,疼痛的管理是康复科工作的重要内容之一。

疼痛治疗的主要原则是:①查明疼痛的原因;②对疼痛做出评定;③采取综合治疗的方法以解除患者的疼痛。

目前治疗疼痛的主要方法有:①去除病因;②药物治疗;③神经阻滞;④外科手术治疗;⑤心理治疗;⑥其他,如经皮电刺激、针刺和物理治疗等。康复科医师在掌握各种康复手段的同时,也应该熟悉各种常用的镇痛药物,用综合治疗帮助患者控制疼痛。

镇痛药通过减少疼痛刺激、阻滞感觉神经末梢产生神经冲动及降低痛觉路径的信息强度等途径减轻疼痛。目前临床上常用镇痛药一般分为三类:①阿片类药物;②NSAID(非甾体类抗炎药)类;③辅助性镇痛药,包括抗抑郁药等,这类药一般不认为是镇痛药,但是在康复医学中,常常单独使用或联合其他镇痛药使用,起到很好的镇痛效果。

镇痛药的使用应该遵循三阶梯原则,即按患者疼痛的轻、中、重不同程度,给予不同阶梯的药物。第一阶梯轻度疼痛给予非阿片类(非甾类抗炎药)或联合应用辅助镇痛药。第二阶梯中度疼痛给予弱阿片类或联合应用非甾类抗炎药和辅助镇痛药。第三阶梯重度疼痛给予阿片类或联合应用非甾类抗炎药和辅助镇痛药。

现将各类镇痛药物分述如下:

一、阿片类药物

类似吗啡作用的制剂(阿片)被称为麻醉性镇痛药,也称为阿片类镇痛药。

(一)药物作用机制

主要作用于中枢神经系统,通过激动阿片受体产生镇痛和抑制效应。在镇痛剂量时,可选择性地减轻或缓解疼痛感觉,消除因疼痛而引起的精神紧张、烦躁不安等不愉快情绪,但不影响意识、触觉、听觉等,有助于耐受疼痛。

(二)适用范围

镇痛作用广,对持续性钝痛比间歇性锐痛及内脏绞痛效果好,对肌痉挛性疼痛、疱疹后神经痛及对刀割针刺等瞬时的疼痛的止痛效果差。用于治疗各种类型的中、重度疼痛,尤其是较多地应用于伤害感受性的疼痛,如钝痛、持续痛,而非神经性的疼痛如锐痛、烧灼痛、间歇痛等。

适用于:①严重的创伤、手术和烧伤等引起的剧痛。②癌痛和其他无望患者的疼痛。③吗啡为目前解除急性心肌梗死的首选药物。④可作为手术麻醉前给药,可有效地消除患者在术前的紧张、恐惧和焦虑情绪。也可作为全身麻醉的辅助用药,加强麻醉效果。

(三)代表药物

1. 弱阿片类:可待因、曲马多、强痛定等。

2. 强阿片类:吗啡、芬太尼、哌替啶等。

(四)副作用

1. 便秘:最常见;恶心、呕吐;尿潴留。

2. 眩晕;镇静与感觉异常。

3. 呼吸抑制:严重时可出现呼吸暂停、深昏迷、循环衰竭、心脏停搏、死亡。

（五）特殊问题

1. 阿片类药物对静息痛有较好的疗效,但对运动痛则疗效较差,因此不利于术后早期活动和促进恢复。

2. 长期应用可使机体产生耐受性和成瘾性。

3. 多数阿片类药物半衰期短,代谢快。

4. 阿片类药物通常不用于非癌肿的慢性疼痛。长期使用可产生比原发疼痛更难治的后果,如耐受性紊乱、躯体依赖和心理依赖等。

5. 应避免与三环类抗抑郁药合用,因可增强吗啡副作用,更容易引起吗啡依赖症。

二、非甾体抗炎药

对于一些特殊原因引起的疼痛(如神经痛、癌痛等),非麻醉性镇痛药的镇痛效果可能比阿片类要好。非甾体抗炎药(NSAID)可以同时起到抗炎和镇痛的作用,并且不产生镇静作用,所以不会影响患者的康复进程。

（一）作用机制

通过抑制炎症介质前列腺生物合成中的环氧化酶(COX),从而阻断前列腺素的合成,实现抗炎、止痛、解热作用。

（二）适用范围

口服易于吸收,主要用于轻、中度疼痛或重度疼痛的协同治疗,尤其是治疗炎症免疫紊乱性疾病,如各种慢性病变、癌痛、风湿性和类风湿关节炎、强直性脊柱炎等。具有起效快,减轻炎症肿胀,缓解疼痛,改善功能等特点,但也均具有以下特点:①不能根治原发病症;②不能防止疾病的发展;③不能防止不良反应发生;④停药后(不久)就可出现反跳,甚至症状再现等。

（三）副作用

NSAID有些共同的不良反应与PG合成抑制有关,如胃肠道反应;肝肾损害,凝血障碍,诱发哮喘及干扰中枢神经系统功能等。故使用时应从小剂量开始,剂量个体化。

(四)代表药物

NSAID 类药物可分为非选择性 NSAID 及选择性环氧化酶-2(COX-2)抑制剂。

1. 非选择性 NSAID:代表药物有双氯芬酸、布洛芬、尼美舒利等。其特点为抗炎镇痛效果好,但胃肠道副作用(如恶心、消化不良、溃疡等)要高于选择性 COX-2 抑制剂,影响血小板功能。

2. 选择性环氧化酶-2(COX-2)抑制剂:其代表药物有塞来昔布、帕瑞昔布等。其特点为镇痛强效,起效迅速,显著降低胃肠道副作用(如恶心、消化不良、溃疡等),且不影响血小板功能,不影响出血。目前逐渐成为解炎镇痛的一线用药。其中帕瑞昔布(特耐)可以肌内注射或静脉注射,对于不适宜口服患者尤为适用。

三、辅助性镇痛药

这类药物包括精神类药物、肌松类及骨关节疾病的协助性用药以及肾上腺皮质激素等。

其中多种精神性药物在临床上常用于疼痛状态的治疗,可以作为治疗的一部分协助解决复杂的疼痛问题。

(一)三环类抗抑郁药

1. 代表药物:阿米替林、盐酸羟嗪。

2. 作用机制:阻断中枢神经系统内神经递质 5-羟色胺的再吸收,加强对后角上行疼痛通路的抑制。中枢镇静作用。

3. 适用范围:该类药具有改善精神状况、镇静及改善睡眠等作用,和镇痛药合用有协同作用。对慢性疼痛、癌痛患者伴有抑郁、焦虑及睡眠状态差者尤为适用。

阿米替林有独特的镇痛或增强阿片类药物的作用。镇痛用剂量应低于抗抑郁用量。可在夜晚使用,同时起到镇静和改善睡眠的作用。对高血压与冠状动脉疾病患者慎用,因其有突然升压作用。阿米替林为原发性纤维肌痛症及类似有关联的疾病如纤维织炎、肌筋膜痛的首选药,还可作为慢性疼痛患者的催眠药使用。

4. 使用注意:使用这类药时应从小剂量开始,6~8 周逐渐增大剂量到有效为止,持续至少 6~8 周,药物撤退时也要逐渐减量。

（二）抗癫痫药

1. 代表药物:如苯妥英钠、卡马西平等。

2. 作用机制:可能与稳定细胞膜的兴奋性,抑制初级和二级上传通路神经元的活动,与疼痛环路中兴奋性突触的传递减少有关。

3. 适用范围:主要用于影响中枢神经系统的各种疼痛综合征,其中包括神经源性疼痛、神经痛、多发性硬化痛和吉兰-巴雷综合征的疼痛。还可以用于带状疱疹后神经痛、灼性神经痛和幻肢疼痛综合征。卡马西平被证明是治疗三叉神经痛最有效的药物,对肿瘤引起的刺痛、烧灼痛和感觉过敏有效。

4. 使用注意:不良反应有骨髓抑制和肝功能损害,使用者应定期查血象和肝功能。

（三）中枢性肌肉松弛药

1. 代表药物:盐酸乙哌立松(妙纳)。

2. 作用机制:同时作用于中枢神经系统和血管平滑肌,缓和骨骼肌肉紧张并改善血流,从多方面阻断骨骼肌和恶性循环。

3. 适用范围:①用于改善下列疾病的肌紧张状态,如颈背肩臂综合征、肩周炎、腰痛症;②用于改善下列疾病所致的痉挛性麻痹,如脑血管障碍、痉挛性脊髓麻痹、颈椎病、手术后遗症(包括脑、脊髓肿瘤)、外伤后遗症(脊髓损伤、头部外伤)、肌萎缩性侧索硬化症、婴儿大脑性轻瘫、脊髓小脑变性症、脊髓血管障碍、亚急性脊髓神经症(SMON)及其他脑脊髓疾病。

4. 使用注意:①肝功能障碍患者、孕妇慎用;②出现四肢无力、站立不稳、嗜睡等症状时,应减少或停止用药;③用药期间不宜从事驾驶车辆等危险性机械操作;④用药期间应注意观察血压、肝功能、肾功能与血象的情况。

此外降钙素类如密钙息(鲑鱼降钙素)、益钙息(鳗鱼降钙素)可抑制骨吸收,减慢骨丢失,增强骨强度,降低骨折的发生率。用于各种类型的骨质疏松症的治疗和预防,具有镇痛作用。关节软骨营养剂如硫酸(盐酸)氨基葡萄糖可帮助修复和维护软骨,并能刺激软骨细胞的生长。可用于骨性关节炎及人工全膝置换术后仍有轻度膝痛患者,必要时可间歇加服 NSAID 类解炎镇痛药。

第二节　抗抑郁药

抑郁症属于一种常见的情感性精神障碍,常常是各种疾病的伴随症状。在康复综合治疗过程中,对于抑郁症的改善,将有利于患者积极配合,缩短康复疗程,提高疗效。

临床常用的抗抑郁药有:三环类、四环类和5-羟色胺再吸收抑制剂(SSRI)及其他。

用药原则:①用药治疗前,诊断要明确;②全面考虑患者症状特点,坚持个体化用药原则;③坚持从小剂量开始用药,逐步递增的原则;④早发现早治疗;⑤尽可能单一用药,足量足疗程治疗,一般不主张联合应用抗抑郁药;⑥坚持长期维持性治疗,争取患者及家长的主动配合;⑦确认无效者可考虑换药;⑧配合心理治疗和康复治疗。

目前一般把三环类药物作为治疗的一线药物,第二代非典型抗抑郁药如新的三环类抗抑郁药和其他杂环类5-羟色胺再吸收抑制剂作为第二线药物。但在国外5-羟色胺再吸收抑制剂因其副作用较少,起效稍快,已作为一线药。

急性抑郁发作时服用抗抑郁药一般要在有效剂量治疗2～4周后才开始见效。服用4周仍无任何效果时,可换用一种抗抑郁药或短期加服锂盐或甲状腺素。症状完全消失后尚需服原药剂量3～4个月以巩固疗效,以后逐渐减量,维持治疗剂量一般为治疗量的1/3～1/2。

第一次抑郁发作者最好持续服药 1 年,至少半年,以免复发;第二次发作后需维持服药 2~3 年,最好 5 年;凡发作 3 次或 3 次以上者最好终身维持性服药,以免反复发作延续成慢性。

一、三环类抗抑郁药(TCA)

(一)作用机制

阻断去甲肾上腺素能神经末梢和 5-羟色胺能神经末梢对去甲肾上腺素和 5-羟色胺的再摄取,以增加突触间隙单胺递质的浓度。

(二)三环类代表药物

阿米替林、丙米嗪、多塞平,为目前较好的抗抑郁药,其中阿米替林最为常用。

(三)临床应用

主要应用于治疗各种抑郁症尤以内源性抑郁症效果较好。适用于抑郁症的急性期治疗、继续治疗和维持治疗。

阿米替林镇静作用较丙米嗪强,而多塞平具有抗抑郁与抗焦虑的双重作用,对于抑郁伴有焦虑症状者,常首选阿米替林和多塞平。

抑郁症状有精神活动抑制和运动迟缓者,应首选有一定振奋作用药物,其中以米帕明的振奋作用较强,可以作为优先考虑使用的药物。

还有一部分抑郁症患者伴有幻觉和妄想等精神病性症状,应在使用抗抑郁药的同时,合并使用无明显致抑郁副作用的抗精神病药物如舒必利等。

另外四环类抗抑郁药的代表药为麦普替林,奏效较三环类快,还可以用于伴有抑郁、激惹行为障碍的儿童和夜尿者。

(四)常见副作用

三环、四环类抗抑郁药的作用广泛而复杂,涉及多种神经递质和受体,以此副作用较多。该类药可阻断胆碱能受体,产生外周与中枢性抗胆碱作用,前者引起口干、视力模糊、便秘、排尿困难、心动过速、皮肤干燥、面部潮红等类似阿托品引起的反应,后者可引起定向障碍、幻视、激越、谵妄等。后者又称急性抗胆碱能综合征,多发生于老年人、对药物敏感者或多种抗胆碱能药物合用时,如该药与抗精神病药、抗帕金森综合征药合用。程度轻者可不予做处理或作一般对症处理,对重症者必须停用所有具抗胆碱作用的药物,并做对症处理,如对尿潴留可用氨甲酰胆碱。

二、5-羟色胺再吸收抑制剂(SSRI)

(一)作用机制

通过选择性阻滞突触间隙5-羟色胺的再摄取而使突触间隙的5-羟色胺增多,有利于5-羟色胺对突触后受体发挥作用。

(二)代表药物

氟西汀(百忧解)。

(三)作用

为最新一代有特色的抗抑郁药,已经广泛应用于临床。本品无三环类药的抗胆碱能及心血管系统的副作用,故适用于治疗各种抑郁症,尤宜于老年性抑郁。

抑郁症状伴有强迫症状者,可使用氯米帕明或氟西汀,这样可以同时对强迫症状有较强的疗效。

此类药物因其对其他神经递质和受体没有明显影响,故不良反应较少,此类药共有的副作用是胃肠道反应、性功能障碍和睡眠障碍。

此外单胺氧化酶抑制剂如吗氯贝胺对精神运动性迟滞和情感抑郁状况的改善最为显著,适用于轻度慢性抑郁症的长期治疗,也用于治疗严重抑郁症患者。若同时服用含酪胺的食物,可出现严重的血压升高。因此进食时限制较多,不易控制,所以这类药目前使用很少。5-羟色胺与去甲肾上腺素再摄取抑制剂(SNRI)如文拉法辛起效较快,对抑郁和焦虑同时有效,对严重抑郁症疗效较好。尚可治疗:妇女经前期综合征、慢性疲劳综合征、慢性疼痛、强迫症等。去甲肾上腺素与特异性5-羟色胺能抗抑郁药(NaSSA)如米氮平可作为TCA及SSRI治疗无效患者的首选药。

第三节 促醒及改善认知类用药

在中枢神经系统疾病如脑外伤、脑卒中等的诊治过程中,意识障碍和认知水平低下是常见的症状,也是康复治疗的一个关键环节。改善患者觉醒状态和认知能力是一个综合的治疗过程,包括各种内外科手段、高压氧治疗、物理治疗等,其中药物的使用常常能够起到一定的辅助作用。本节就促醒及改善认知水平的常见药物作以简明扼要的介绍。

一、常用促醒药物的临床使用

促醒药物临床上比较常用的有特异性拮抗药如纳洛酮、氟马西尼(安易醒)等,非特异性拮抗药如多沙普仑、催醒宁、毒扁豆碱等,以及其他促醒药如维生素 K_3、莫达非尼等,分别简述如下:

(一)特异性拮抗药

1. 纳洛酮

(1)作用机制:纯粹的阿片受体拮抗药,生效迅速,可能通过胆碱能作用而激活生理性觉醒系统使患者清醒。

(2)临床应用:大剂量静脉注射纳洛酮后,血压增高且收缩压(SBP)和平均动脉压(MAP)增幅显著。小剂量分次静脉注射纳洛酮后,SBP、MAP 及收缩压与心率乘积(RPP)均上升,但增幅较小,上升缓慢平稳,其变化接近自然转醒过程。纳洛酮对阿片类药物基础麻醉进行催醒引起的代谢和呼吸需要的增加,主要取决于患者术中体温状况。将美解眠和纳洛酮合用,两者作用叠加能增强各自的催醒作用,既发挥纳洛酮较弱的非吗啡类药物的拮抗作用,又利用了美解眠对非巴比妥类药物的拮抗作用。用于急性脑损伤:早期应用大剂量纳洛酮能明显降低急性颅脑损伤患者病死率,促进脑神经功能恢复,改善远期生活质量,且无明显不良反应。用于脑梗死:可促使患者神志较早清醒,还可在一定程度上改善或减轻偏瘫症状与程度。

2. 氟马西尼

(1) 作用机制:系苯二氮䓬类药物的拮抗剂。对中枢神经中苯二氮䓬(BDZ)受体有高亲和力,因此可通过竞争机制抑制BDZ 与其受体结合,从而消除 BDZ 的药理作用。

(2) 临床应用:因安易醒的消除半衰期短于苯二氮䓬类药物,故应根据具体情况和个体差异采用小剂量分次注射的方法进行催醒。安易醒可使大剂量咪达唑仑镇静后早期恢复,无明显不良反应,逆转后有 1/3 患者苯二氮䓬类药物的中枢效应仍然存在,可出现再镇静现象,可能与其在体内排泄迅速、持续作用时间短有关。因此,对门诊手术的患者要引起重视,如果出院前再给一次安易醒可避免发生再镇静。

(二) 非特异性拮抗药

1. 多沙普仑(doxapram,DPM)

(1) 作用机制:具有明显的兴奋呼吸和催醒作用。主要通过直接兴奋延髓呼吸中枢和兴奋外周化学感受器及加强膈肌活动,使患者潮气量增加,呼吸频率变快。

(2) 临床应用:有效地拮抗全麻后阿片类药物引起的呼吸抑制。对其他全身麻醉药效果也较好。少数患者用药后的心率增加,可能是 DPM 兴奋中枢交感神经系统作用,使儿茶酚胺释放增加所至。多沙普仑对血流动力学的良好影响可能与其刺激颈动脉体化学感受器释放多巴胺有关。

2. 催醒宁

(1) 作用机制:可逆性胆碱酯酶抑制剂。能拮抗非去极化肌松药,与去极化肌松药呈协同作用,能快速通过血脑屏障进入中枢,抑制脑内酶活力,内源性乙酰胆碱迅速增加,激活皮层的胆碱能功能起到催醒作用。对呼吸的恢复也有促进作用。

(2) 临床应用:催醒后患者神志清楚,复睡少,血压、心律变化轻微。有颅内压增高、脑水肿时催醒效果不佳。主要不良反应为胆碱能受体兴奋效应,故催醒前应用 M 胆碱受体阻滞药如阿托品可暂时加速心率。

3. 毒扁豆碱

（1）作用机制：可逆性胆碱酯酶抑制剂。

（2）临床应用：其麻醉催醒作用为非特异性，所以麻醉的深浅程度是影响催醒效果的主要因素。故应根据麻醉深浅掌握给药时机，最好在较浅的麻醉下用较小的毒扁豆碱剂量，较深麻醉可适当推迟给药，以获得一次性催醒成功。应注意毒扁豆碱外周胆碱能效应。催醒前对心率改变有充分估计，给毒扁豆碱前心率应相应高于不同年龄的正常心率水平。

（三）其他催醒药物

维生素 K_3：肌内注射可抑制磷酸二酯酶，使 cAMP 破坏减少，从而增加脑细胞内 cAMP 水平，竞争性地占领腺苷受体，拮抗腺苷对中枢神经系统的作用，间接地影响中枢神经递质乙酰胆碱的浓度。还可能具有降低 CO_2 诱发呼吸起动阈值，增加呼吸中枢的兴奋作用。患者出现微弱呼吸，苏醒不好时，用维生素 K_3 催醒效果较显著。术后麻醉药血药浓度较高时，用维生素 K_3 催醒效果不好。大剂量快速静脉注射，可引起兴奋、烦躁、心率加快，严重者血压剧降，甚至死亡，所以应缓慢静脉注射。大剂量维生素 K_3 还可能引起溶血，特别是葡萄糖-6-磷酸脱氢酶（G-6-PD 酶）缺乏的成人和肝功能严重损害者或新生儿应禁用维生素 K_3 催醒。

此外莫达非尼是一种新型的种属兴奋 α_1 受体激动剂，可以促进清醒，治疗睡眠性疾病、注意缺陷障碍和精神分裂症。

二、改善认知功能障碍药物的临床应用

许多疾病能影响认知功能，常见的有创伤性脑损伤（TBI）、脑积水、脑血管病（CVD）、脑肿瘤、老年性痴呆（AD）、帕金森病（PD）、脑缺氧后、脑炎后、酒精中毒、金属或药物中毒性脑病、代谢性疾病或维生素 B_{12} 缺乏等。轻的可只影响记忆、注意等，严重的可导致痴呆，甚至植物状态。

康复是一个学习、锻炼过程，要求患者配合，积极投入，如有认知动能障碍,则疗效要大受影响,有时甚至无法进行康复。在处理上,除针对病因处理外,一些有助于认知功能恢复的药物与康复手法结合,有可能收到事半功倍之效。下面就康复医学中常用的改善认知功能的药物予以介绍:

(一)乙酰胆碱(ACh)类

ACh 在脑中可由许多神经核产生,包括 Mcynert 基底核和脑干的大脑脚、脑桥和背盖核等处。胆碱能性纤维向大脑皮质等处投射。最丰富的胆碱能性支配是杏仁核和下丘脑。

拟胆碱能性制剂可分为直接作用于胆碱受体和间接作用于胆碱受体两种。直接作用的拟胆碱能性制剂结构上与胆碱能性受体直接结合,分为酶类与生物碱两种。酯类为胆碱、卵磷脂和胞二磷胆碱,临床上常用。它们均有季铵基团,不溶于脂质,不易通过血脑屏障。由于其嗜水性,CNS 中分布不多,在大剂量应用时不良反应大,系刺激周围神经所致。生物碱是脂溶性,吸收好,直接作用的生物碱包括烟碱、毛果芸香碱和山梗茶碱。间接作用的拟胆碱性制剂分可逆性、不可逆性两种。根据其结构,又可分为有机磷酸盐和氨基甲酸两类,前者为不可逆制剂,常为杀虫剂,可由结膜、胃肠道、皮肤和肺吸收,分布于CNS 中。氨基甲酸类如新斯的明、毒扁豆碱和卡巴拉丁等均为可逆制剂用于临床。间接作用拟胆碱能性制剂对心血管系、胃肠道和神经肌肉接头作用大,而有心动过缓、心排血量减少、血压降低与其他不良反应。

1. 胆碱能前体(cholinergicprecursor):胆碱、卵磷脂均能从食物中获取。胆碱作用时间短,卵磷脂稍长,均能增加 CNS 中的 ACh。其功效一般,不良反应有流涎、出汗等。胆碱可产生厌恶体臭,长期服用可有抑郁、攻击性、睡眠障碍、迟发性运动障碍。

2. 胞二磷胆碱(citicoline):临床上用于治疗创伤性脑损伤(TBI)和脑卒中及其他神经病变。对轻、中度闭合性脑损伤、脑震荡后症状、认知功能障碍、头痛、眩晕和耳鸣等有效,且可缩短昏迷时间和住院时间并改进运动功能。不良反应较轻,有胃肠症状,如恶心、呕吐,还有眩晕、流涎、多汗和疲乏;长期的不良反应可有抑郁和睡眠障碍。突然停药可导致迟发性运动障碍。

3. 毒扁豆碱（physostigmine）：为胆碱脂酶抑制剂，是氨基甲酸第三级胺，在胆碱能受体附近增加 ACh 浓度。可以很快通过血脑屏障，抑制胆碱脂酶，半衰期短。临床上对 TBI 的治疗功效不一致，可改善记忆及站立平衡。用于脑外伤后遗症，对字词言语记忆贮存有改善作用。在服用或鞘内注射巴氯芬有呼吸肌无力或呼吸困难时，可用本药急救，但本药不是巴氯芬对抗药。不良反应大，有腹部痉挛、恶心、腹泻、呕吐、眩晕和大量出汗，加上半衰期太短，限制了其应用。

4. 他克林（tacrine，四氢氨基吖啶，Cognex）：为吖啶衍生物，是一种非直接性拟胆碱能性制剂，用作竞争性、可逆性、长时的胆碱醋酶抑制剂。本制剂能抑制丁酰胆碱醋酶和可能抑制单胺氧化酶（MAO）并增加 5-HT、多巴胺（DA）和 γ-氨基丁酸（GABA）的释放，可通过血脑屏障。

临床上，治疗 AD 时可改进认知和减慢疾病的进展。肝功能不好者应慎用，最好与食物共服，食物可限定吸收。大剂量时可发生严重的肝中毒。用前和用后 4~6 周需测肝功能，根据肝功决定应用剂量，有时不得不撤药。其他不良反应包括胃肠症状、眩晕、精神混乱、共济失调、失眠与肌痛。

5. 卡巴拉丁（rivastigmine，艾斯能，exelon）：一种可逆的、唯一对海马和大脑皮质（在 AD 时，脑中此两处受累最重）有特殊性的氨基甲酸酯性胆碱酯酶抑制剂。用于治疗 AD 型痴呆的认知障碍。

肝肾功能衰竭者要调整剂量。不良反应为恶心、呕吐、腹泻、厌食、绞痛，还可有高血压、心律不齐、眩晕、震颤、攻击性、出汗与流感样症状。胃肠道症状常为撤药原因。

6. 安理申（aricept，多奈哌齐，donepezil）：哌啶的衍生物，一个 CNS 非竞争性、可逆性的乙酰胆碱酯酶抑制剂。它与他克林不同，对乙酰胆碱酯酶有高度选择性，能增加突触处内源性的 ACh 量而增加中枢性的胆碱能性活动，对脑组织有较大作用。

用于治疗 AD 记忆丧失和认知障碍。临床上对轻和中等程度的 AD 已被证实可改善认知功能和整个脑功能。不良反应多为胆碱能性，可降低癫痫发作阈，发生膀胱出口阻塞，增加胃液分泌，减少心跳。潜在性的可引起贫血、血小板减少和在麻醉时加重瘫痪。有活动性胃肠疾病、近期应用非类固醇抗炎性药物、哮喘、病窦综合征、癫痫发作史者和妊娠者要慎用。

7. 哈伯因(石杉碱甲, huperzine A, 双益平)：是由植物千层塔中提取的纯天然、高选择、可逆性胆碱醋酶抑制剂。生物活性高，高脂溶性，易通过血脑屏障而分布于大脑皮质、海马等与学习和记忆有关脑区，低剂量抑制乙酰胆碱酯酶，使突触间隙 ACh 明显升高。能促进记忆再现和增强记忆保持、图像回忆、人像回忆、联想力等。与尼尔雌醇结合应用治疗女性 AD 时，对患者的认知功能和日常生活自理能力均有改善，耐受性好，安全性高。

不良反应为头晕、恶心、胃肠道不适，发生率极小。

(二) 与多巴胺(DA)相关的药物

在中等和严重 TBI 时，加强 DA 能性通路的药物能改进个体的敏脱性和知晓度，DA 制剂对意识低水平状态运动与认知功能恢复有一定效果。

1. 金刚烷胺(amandatine, symmetrel)：是一种三环水溶液胺盐。口服吸收迅速，但不代谢。金刚烷胺可使脑中神经元释放 DA，并延迟神经元的 DA 再摄取。它还可以阻滞 N-甲基-D-天冬氨酸(NMDA)通道，在损伤后头几小时或数天起到神经保护作用。它可以改进兴奋性神经递质、神经生长因子、促进 TBI 后数周中的神经恢复。

临床上，金刚烷胺可使 TBI 或卒中后患者神志更敏锐和活跃。患 TBI 后不管是否伴有弥漫性轴束损伤，在 3 个月内应用金刚烷胺有一致性倾向，即可更迅速地改进功能。

不良反应主要为行为上的，有失眠、逼真梦境、厌食、幻觉、激惹、攻击性、神经质、活动增多、谵妄、抑郁，在剂量减少时症状消失，可引起皮肤网状青紫，超剂量时有心律失常，与苯乙肼共用可引起高血压，突然停药可发生抗精神病药物恶性综合征或抗精神病药物诱导木僵。

2. 溴隐亭(bromocryptine)：一种 DA 受体的激动剂,麦角碱衍生物。低剂量时影响 D_1、D_2 受体(突触前),对 DA 释放起抑制作用。较大剂量时犹如 DA 受体后激动剂,因而用于治疗帕金森病。DA 是泌乳素的抑制因子,而本制剂则为 DA 的增效剂。可改善前脑底部的中间部分损伤手术后的患者的记忆、言词和学习。

不良反应包括胃肠不适、运动障碍、精神症状、直立性低血压。

3. 丙炔苯丙胺(selegiline,米多吡)：是一种单胺氧化酶抑制剂(MAOI)。在低剂量时选择性抑制单胺氧化酶 B,作用于突触前受体抑制 DA 的再摄取,促进脑内 DA 的功能;尚能更改神经营养因子的释放,由此能活化星形细胞,抑制自由基的产生,存在抗凋亡作用,因而可能使人脑梗死后恢复加快。

临床上,可促进认知功能,促进偏瘫后运动功能的恢复。可作为治疗帕金森病的附加剂。不良反应有口干、短暂的血清转氨酶升高和睡眠障碍。

(三)苯丙胺的类同药物

1. 苯丙胺(D-amphetamine,安非他明)：本制剂能促进儿茶酚胺类神经递质的释放,抑制其再摄取,并对 DA 和 5-羟色胺(5-HT)受体有激动作用,因而能巩固记忆和长时记忆。

2. 哌甲酯(methylphenidate,利他林)：本药为间接的拟交感活性中枢兴奋药物,有与苯丙胺相关的结构。目前认为它能阻滞 DA 和 NE 的再摄取而增加该递质的突触浓度,而使不同脑区这种神经递质细胞外水平增加。能改进空间工作记忆操作并伴有额前部背外侧、补充运动区、顶后皮质,特别是左半球局部脑血流量。它的药理性质几乎与苯丙胺相同。不同的是,苯丙胺对智力作用上较本药显著,对运动活动则不如本药。在用本药时,在成人和儿童均可有认知操作上的增强和空间工作记忆的改进,对持续注意和记忆的其他方面也起作用。

不良反应为剂量依赖性,轻至中高度,减量后消失。在儿童可有失眠、纳差、胃痛、头痛,少见有眩晕、运动性抽搐、激惹、焦虑、流涎。可见转氨酶升高和皮疹。

（四）麦角碱类

1. 甲磺酸双氢麦角毒碱片（co-dergocrine，mesylate，hydergie，斯托芬）：由 4 种天然麦角碱组分氢化后形成的甲磺酸盐，用于治疗原发性的智力减退，它是 DA 中 D_1、D_2 受体的激动剂，能增加海马 ACh，起到治疗效果，并能改善脑细胞代谢和作用于中枢神经系统（CNS）的 DA 和 5-HT 受体，改善神经传导功能。它还能改善脑循环。

临床上主要用于改善与老年化有关的精神衰退、认知功能障碍和血管性痴呆（CVD）后脑的动能衰退。

不良反应：短暂呕吐、恶心，直立性低血压，皮疹。不可与降压药合用。

2. 活血素（vasobral，复方二氢麦角隐亭 A、洛斯宗）：是一种复方制剂，为交感神经拮抗剂，通过血管扩张可改善微血管循环，保护缺氧脑组织。

临床上用于脑血管功能不全和老年性脑功能不全，记忆力下降，反应迟钝，注意力不集中，耳蜗、前庭功能障碍症状，眩晕、耳鸣、听力下降等。

不良反应：偶见胃肠道反应。

3. 舒脑宁（依舒佳林，ischelium）：是 3 种麦角生物碱的氢化体变性硫酸盐等量混合半合成剂。可活化 DA 与 5-HT 受体，使神经传递因子能有效地利用并能降低脑血管阻力，增加脑血流量和氧含量而改善脑细胞的代谢。

临床上用于老年人退化性脑循环障碍引起的记忆减退，站立障碍，动机与主动性缺乏及 TBI 后的症状。不良反应甚少。

4. 培磊能（perenan，co-dergocrine，甲磺酸二氢麦角碱缓释剂）：它的活性物质是甲磺酸二氢麦角碱，是甲磺酸二氢麦角柯宁碱、甲磺酸二氢麦角汀碱和甲磺酸二氢麦角开碱 3 种物质同比例的结合物。它的胶囊的植物制剂型含有缓释颗粒，使活性物质能渐进和连续释放而发挥作用。该药能使脑神经递质的耗损减少，能改善脑微血循环和调节血管舒缩反应。主要由肝汁和粪便排泄。

临床上用于脑血管功能不全和老龄的退化性和精神神经

病变、老年性痴呆、CVD 后的智力减退，记忆力减退等。不能空腹服用，否则会引起胃肠道不适，如恶心、呕吐。

5. 尼麦角林(nicergoline，麦角嗅烟醋，脑通，富路通)：本品为半合成的麦角碱衍生物，具有促进大脑血液循环，增强神经传导能力，改善脑的能量代谢、促进蛋白合成的作用，因而可改善脑缺血、缺氧状态，改善记忆力和学习能力与增强行动能力。

临床上用于慢性脑功能衰退、各种脑血管病后状态、脑外伤等。能改善记忆力减退、注意力分散、视力障碍、耳鸣等。

不良反应可有直立性低血压、头晕、胃痛、潮热、嗜睡、失眠等。

(五) 银杏叶制剂

银杏叶提取物，如金纳多、银可络、天保宁、百路达、达纳康等具有拮抗血小板活化因子作用，有增强红细胞变形能力，降低过氧化脂质作用，可降低血黏度，改善微循环，保护神经细胞。临床上用于急慢性脑功能障碍、痴呆、记忆力减退、耳鸣、眩晕、突发性耳聋与治疗冠心病等。

不良反应甚少，有胃肠道反应、皮肤过敏、心动过速、头痛、头晕。

(六) 脑复康

脑复康(piracetam，nootropil，吡拉西坦、吡乙酰胺)有很多作用涉及多个神经递质 NE、DA、5-HT，能增加 NE，有抗血小板活动，保护神经元作用。

临床上用于脑动脉硬化，CVD、TBI、一氧化碳中毒性脑病后的记忆障碍和思维障碍。能改善轻、中度 AD 的认知功能，可提高低能儿童的智力。

(七) 三乐喜

三乐喜(aniracetam，阿尼西坦，茴拉西坦)为新一代补内酰胺类脑功能改善和脑代谢增强剂。对学习、记忆再现过程有良好的促智作用，主要是通过谷氨酸受体系统而实现的。

临床上用于脑血管病引起的记忆力减退，血管性痴呆。也可用于中老年人的记忆力减退。

不良反应为口干、嗜睡、头昏、便秘、食欲减退和皮疹等。

（八）甲氯芬醋

甲氯芬醋（meclofenoxteMe，氯醋醒、健脑素）为中枢神经系统兴奋剂，能促进脑细胞的氧化还原代谢，提高细胞的思维活动，是脑神经细胞的赋活剂。临床上多用于 TBI 后昏迷、TBI 后遗症、CVD 后的脑功能衰退、各种脑代谢障碍、脑细胞损伤，以及各种痴呆、记忆力障碍。在儿童用于智力发育障碍和遗尿症。

不良反应：偶有胃部不适、血压波动、易激惹与失眠等。

（九）都可喜

含有两种成分：阿米三嗪和萝巴新。前者能增加肺泡-毛细管气体交换效率，从而提高动脉中血氧浓度。后者则可提高脑血管功能不全者脑神经元内线粒体吸收控制率，增加大脑的供氧，改善受损细胞的功能。故本药能增加动脉血氧含量而广泛应用于临床。

临床上主要用于老年人认知和慢性感觉损害有关症状和大脑功能不全引起的智力损害，如失忆或注意力减退，局部缺血如视、听觉和前庭功能紊乱等，

不良反应：长期服用 1 年以上者，可能出现体重下降和周围神经疾病，如下肢感觉异常时应停药。还可有恶心，上肢烧灼感，消化不良与睡眠障碍。不与单胺氧化酶抑制剂合用。

（十）适脑脉

适脑脉（aethroma-30，长效长春花素）含有长春胺（vincamine），是一种微血管扩张剂，只作用于小血管和毛细血管，并能通过血脑屏障而进入脑，因而可增加脑血流，恢复氧利用能力，使神经元代谢恢复，发挥正常功能；但不影响系统循环。

临床上用于老年性痴呆，脑动脉硬化所引起的记忆力下降，注意力不能集中，内耳血流障碍所导致的眩晕综合征和各种老年性血液循环障碍和脑缺血，脑卒中后遗症等。

不良反应甚少，可有一过性胃肠不适。

（许　涛）

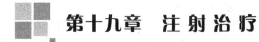

第十九章 注射治疗

在肌肉、神经和骨骼结构(滑囊、关节和肌腱)注射特定的药物以减轻疼痛,改善功能的方法称为注射治疗。注射治疗前需明确诊断,本节就注射技术进行介绍,分别是常用注射药物、扳机点注射、神经阻滞、交感神经阻滞和关节腔内注射。

第一节 注射治疗常用药物

注射治疗常常应用三类主要的药物,这些药物分别是局麻药、神经溶解剂和皮质类固醇,这些药物有多种临床作用,适当应用是安全和有效的。

(一)麻醉药

局麻药的作用机制是通过可逆地阻断轴索钠离子通道,从而阻断周围神经的传导,以达到止痛作用。不同的局麻药的效力、毒性、作用时间和应用剂量有所不同,神经阻滞常根据需要选择相应的药物。

1. 普鲁卡因:普鲁卡因作用时间短,约1小时,成人总剂量每次<500mg。

2. 利多卡因:利多卡因效力3倍于普鲁卡因,毒力为普鲁卡因的1.5倍,起效快,作用时间1.5~2小时,成人总剂量每次<300mg。

3. 布比卡因:布比卡因是一种强效和长时效的局麻药,主要用于神经阻滞和腰麻,作用时间4~6小时,成人一次总剂量<150mg。

4. 罗哌卡因:罗哌卡因是一种新的酰胺类局麻药,作用强度和时间与布比卡因类似,成人一次总剂量<150mg。

（二）神经溶解药

乙醇和酚是在美国应用最广的神经溶解剂，这些药物无选择性地作用于运动和感觉神经。

1. 酚：酚能用于鞘内、硬膜外和用于周围神经及运动点阻滞，但其水溶性差，常需加高于 7% 的甘油。酚有局部麻醉作用，注射后疼痛减轻。酚能使神经变性，注射后肌肉痉挛也可得到缓解。剂量大于 100mg 能引起严重的中毒反应。

2. 乙醇：无水乙醇能使神经变性，阻断周围神经的传导，可用于神经根、局部交感神经、神经干和运动点阻滞。乙醇比重低于脑脊液，用于鞘内时一定注意控制体位。它易溶于机体组织，注射产生强烈的烧灼感，主要应用于局部痉挛。

（三）皮质类固醇

糖皮质类固醇注射用来治疗炎症过程，常用的作为关节内注射的皮质类固醇如下：①醋酸或磷酸倍他米松钠，6mg/ml。②醋酸甲泼尼松龙（醋酸甲基强的松龙），40~80mg/ml。③磷酸钠泼尼松龙，20mg/ml。④醋酸特丁酯泼尼松龙，20mg/ml。⑤曲安奈得（丙酮去炎松），40mg/ml。⑥己曲安奈得，20mg/ml。

上述皮质类固醇作用强度、浓度、时间和副作用各有不同，但所有制剂都是有效的，己曲安奈得控制炎症活动的时间最长。氟化皮质类固醇很少选用作软组织注射（如曲安奈得），因为它可以引起软组织萎缩。醋酸特丁酯泼尼松龙和醋酸甲泼尼松龙因有效且便宜，常用来作软组织注射。

（四）肉毒素

肉毒素是由厌氧的肉毒梭菌产生的一种细菌外毒素，它有 7 个亚型，目前只有 A 型肉毒素应用于临床，其主要作用是阻止神经肌肉接头处的乙酰胆碱的释放，起到肌肉松弛的作用，广泛用于各种肌肉痉挛、肌张力障碍和疼痛。

1. 保妥适，每支 100U，成人单次注射不超过 600U，儿童 20U/kg。

2. 衡力，每支 100U，使用剂量同上。

第二节 激痛点注射

在肌肉中能够触及产生疼痛和牵涉痛的局限高敏区域称为激痛点或称扳机点,人体的任何肌肉或肌群中均可发现激痛点。激痛点通常在过分紧张的肌群中发现,许多激痛点是以疼痛为特征的,压之可产生疼痛和牵涉痛。疼痛因受累区的牵拉、冷刺激和压迫而加剧。

激痛点通过对受累肌肉的深部触诊来定位,触诊可使患者再现局部的疼痛和牵涉带痛。激痛点通常是界限明显的敏锐的压痛点,当激痛点存在时,受累肌被动或主动牵拉常能增加疼痛。受累肌肉触诊之后进行激痛点注射,确定重现疼痛的最痛点,当注射点决定后,用记号笔作进针点标记。皮肤消毒,全过程无菌操作,注射点的皮肤和皮下组织通常不需麻醉。用1.5~2英寸(4~5cm)20~25号针刺入肌肉最为压痛点,注射药物之前,需要回抽,避免注入血管内,通过进针出现反跳或重现疼痛以肯定检验针在激痛点内,然后将药物呈扇形注射,以增加局部麻醉的范围,常产生长时间的疼痛缓解,然后将针抽出稍加压迫减少出血。

(一)激痛点注射的适应证

诊断为肌筋膜痛或者纤维肌痛症且能够触及激痛点者可以采用激痛点注射,注射后肌筋膜痛缓解,可以配合进行激痛点牵伸的物理治疗。

(二)激痛点注射的禁忌证

激痛点注射的绝对禁忌证是局部皮肤感染,注射部位的肿瘤,局麻药过敏史,严重凝血障碍,败血症或患者不合作。

(三)激痛点注射的并发症

激痛点注射的并发症包括感染、疼痛、出血、局麻药过量或注入血管内产生中枢神经系统毒性反应。注入神经内可引起神经损害,注射时出现严重的疼痛,应当立即移动针。

第三节 神经阻滞

将局麻药直接注射到神经干、神经丛、神经根、交感神经节等神经组织内或附近,达到阻断神经传导功能以诊断和治疗各种疼痛的方法称为神经阻滞。神经阻滞对于反射性交感神经性营养不良和疱疹后神经痛等有着重要的治疗作用。周围神经阻滞还能使肌肉放松,疼痛减轻,缓解痉挛,便于进行主动的物理治疗,促进功能的改善。

(一)运动点注射

运动神经从体表进入肌肉的位点称为运动点,肌肉根据其形状和大小不同有一到多个运动点,采用肌肉表面电刺激,用最小的刺激电流引起最大的肌肉运动的刺激点即为肌肉的运动点,一般肌肉的运动点分布在肌腹。用局麻药进行运动点注射又称运动神经分支阻滞,主要用于止痛和控制痉挛。操作时先用低频电刺激找出肌肉的运动点,进行标记,然后在标记处进针,注入适量的药物,根据作用需要药物可以选择利多卡因、酚或者无水乙醇等。

(二)神经根注射

1. 腰神经根注射:腰神经由支配躯干及下肢的感觉、运动纤维和交感灰、白交通支组成,在相应椎体下方穿过椎间孔,行走在横突侧方,分成前后两支,前支组成腰丛,后支支配脊旁肌。如进行 L_4 神经根注射,常在 L_4 棘突旁开 2~3cm 进针,深达 3~5cm 即可触及横突,然后将针向尾端倾斜滑过横突再进针 1.2~2cm 即抵达神经根部位。为了证实针在椎间孔内也可以注入碘必乐 1~2ml,采用 C 型 X 线机摄影像。准确无误后可以注入 1% 的利多卡因 3ml(内含曲安奈德 20mg),移开针尖后再注入 1% 的利多卡因 2ml。

2. 其他神经根注射:如常采用颈神经根和骶神经根注射以治疗神经根型颈椎病和坐骨神经痛,但是注射技术要求相对较高,特别是颈部,避免药物注入神经鞘,否则扩散至珠网膜下腔。

（三）神经干注射

周围神经可以通过神经刺激器定位，在神经干的体表用绝缘针刺入，刺激器阴极与针连接，阳极连接辅助电极，打开刺激器，刺激电流通常调到 0.5～0.1mA 产生明显的靶肌肉运动，表明针接近神经组织，然后电流进一步减少，以进一步对神经定位，针的定位要求用最小刺激产生最大的肌肉运动。随即注入适量的药物，根据作用需要药物可以选择利多卡因、酚或者无水乙醇等，注射药物之前，要常常回抽针管，以避免意外注入血管内。

（四）神经阻滞的适应证

1. 神经痛：神经阻滞可以用来诊断和治疗各种神经疼痛，如三叉神经痛、坐骨神经痛、带状疱疹后神经痛、幻肢痛等。选择性神经阻滞以查明特殊解剖结构判断疼痛病因，选择性神经阻滞用来判定特殊的伤害性感受的通路和其他涉及疼痛的发生机制等。

2. 肢体痉挛：对于严重的肢体痉挛者也可以采用神经干或者运动点的酚或无水乙醇注射，可逆性地阻滞相关神经，从而缓解痉挛，有助于患者参加综合康复治疗，恢复肢体功能。

（五）神经阻滞的禁忌证

绝对禁忌证包括：局部皮肤感染，注射部位肿瘤，有局麻药过敏史，有严重的低血容量（阻滞可能产生明显的交感神经阻滞），凝血障碍，败血症和颅内压增高（脊髓，尾部和硬膜外）。

丙胺卡因的剂量不应大于 600mg，因为可以产生明显的正铁血红蛋白症。带有防腐剂的皮质类固醇用于硬膜外和蜘蛛膜下是禁忌的，因为防腐剂可导致癫痫和中枢神经系统的持久性损害。

（六）并发症

神经阻滞的常见并发症包括交感神经阻滞后的低血压，这通常发生在有低血容量和接受覆盖身体的大部分的阻滞，如脊髓或硬膜外阻滞的患者。局麻药的过量或注入血管内可产生中枢神经系统中毒，在有些病例可出现心跳呼吸停止。因针的接触致神经损伤也可发生,但很少,特别是使用短斜面针时。

第四节 交感神经阻滞

上中颈交感神经节星状神经节参与头颈和上肢的交感神经支配,腰交感神经链位于腰椎的前侧方,参与下肢交感神经。当这些交感神经出现功能失调产生相应的症状,需要进行交感神经阻滞。

(一)星状神经节阻滞

星状神经节是由低位颈交感神经节和第 1 胸椎(T_1)交感神经节组成,位于第 7 颈椎(C_7)和第 1 胸椎(T_1)的椎前筋膜中,由于第 6 颈椎(C_6)横突较易触摸,故多采用 C_6 途径进行星状神经节注射,药物也易沿着椎前筋膜向下阻滞星状神经节。

1. 注射技术:患者平卧,颈下垫一薄枕,建立静脉通道,备好抢救设备和药物。在甲状软骨和环状软骨分别进行标记,消毒后用中指在甲状软骨水平向下触及 C_6 横突,右手持针在中指垂直进针,直抵横突再退回 2mm,然后回抽无异常,注入 1% 利多卡因 1ml 或者 0.25% 布比卡因 1ml。观察患者的反应,如无异常再注入 1% 利多卡因 1~5ml,直至注入量达到 10ml。

2. 注射成功标志:注射 3 分钟内出现注射侧皮肤温度上升,眼睑下垂,瞳孔缩小,疼痛减轻,注射侧鼻腔结膜充血。

3. 并发症:1% 利多卡因 0.5~1ml 注入动脉血管可导致惊厥或者意识丧失,也可以发生气胸,出现膈神经或者喉返神经阻滞产生相应症状。

(二)其他神经节阻滞

如有特殊需要还可以进行腰交感神经节阻滞、腹腔神经丛阻滞和内脏神经阻滞,这些交感神经节位置较深,注射技术要求高,往往需要影像学定位,故临床应用相应受限。

第五节 关节腔内注射

关节腔内注射通常从关节伸面的某点进行,该点滑膜靠皮肤最近,且受动脉、静脉和神经的影响最小。注射点确定后最好用记号笔作进针点标记,然后进行局部消毒,让消毒剂干燥2分钟,戴消毒手套,便于整个过程中在消毒范围触及骨性标志,最好应用单剂量小瓶装类固醇和局麻药,可进一步减少感染。先用25~27号针将1%利多卡因注射一小皮丘进行皮肤麻醉。再用1.5英寸(1英寸=2.54厘米)21~25号针穿透皮肤、关节囊和滑膜层平滑地进入关节腔。在操作过程中应避开骨膜和关节软骨,回抽以确保不注入血管内,如抽出滑液肯定针在关节腔内,但通常很少回抽到液体。如果是渗出,缓慢而平稳地抽出所有液体。如果液体是黄色清亮的,感染的可能性很小,可将皮质类固醇注入。如果液体混浊,应当送滑液分析,包括培养和微生物药敏测试。如果怀疑感染,应该暂停类固醇关节注射。

关节腔注射还可以在超声引导下进行,先在超声定位下抽出关节腔内液体,然后注入相应的药物,如类固醇类药物或者透明质酸等。

(一)关节内注射的适应证

1. 骨关节炎:骨关节炎关节内注射透明质酸酶是一项较新的技术,纤维素黏液起到类似于滑液以维持关节润滑的作用,这些用于骨关节炎的早期有利于骨关节炎的控制。

2. 关节内外疼痛:对于诊断明确的关节内外疼痛,并且当非甾体类抗炎药(NSAID)治疗失败或为禁忌时,关节内注射皮质类固醇能最大程度地控制关节炎症,降低自限性无菌性炎症的患病率。超过3个关节以上的未能控制的炎症考虑全身性皮质类固醇治疗。

(二)关节内注射的禁忌证

1. 局部软组织的感染、菌血症。

2. 关节不稳定、化脓性关节炎、无血管的坏死、骨坏死和神经营养性关节炎。

3. 创伤性关节炎:创伤性关节炎是类固醇注射的另一种禁忌证。

4. 关节周围区严重的骨质疏松症注射类固醇也是禁忌证。

5. 有外科植入的关节注射是相对禁忌证,因为这些关节较完好的关节更易于感染。

（三）关节内注射的并发症

1. 感染和皮下组织萎缩:因无菌操作技术的应用,关节感染发生是极少见的,有报道40万次注射中发生率为0.005%。

2. 注射后炎症:常继发于皮质醇结晶导致的滑膜炎,正常持续 4~12 小时,可用 NSAID 治疗,局部可用冰敷,如果持续超过 24 小时,患者应当重新作评估以排除感染。注射后炎症的发生率在 1%~2%。

3. 韧带钙化和断裂:反复韧带内注射可产生钙化和韧带断裂。

注意负重的关节注射一般每 3~4 个月一次,以减少对关节软骨和支持韧带的损害,大关节每年注射不应超过 3~4 次,或总累积不超过 10 次。小关节注射每年不超过 2~3 次,或总累积不超过 4 次。

当皮质类固醇注射到关节间隙以外或从关节间隙渗漏,将发生注射区的组织萎缩,如果注射到关节内的皮质类固醇吸收进入体循环,可导致血糖升高,激素抑制和所有发炎关节的暂时改善。

（尤春景）

第二十章 中国传统康复治疗技术

第一节 概　　述

中国传统康复治疗技术是以中医理论为基础,以减轻患者病痛和改善患者运动功能、感觉功能、认知功能、言语功能、生活自理能力及提高生活质量等为目的的一系列传统康复治疗措施与方法。它不仅历史悠久、源远流长,而且种类繁多、内容丰富、方法奇特、疗效显著。

传统康复治疗技术在我国康复医学中具有重要的地位与作用,它使我国康复医学学科更加完善和具有特色。为了能更好地掌握这些技术,并在临床上灵活运用,充分发挥其作用,提高其疗效,首先必须熟练掌握中医基本理论。

一、中医理论体系的基本特点

(一) 整体观念

它包括人体自身的统一性和人体与外周自然界的统一性。

人体通过经络系统把脏腑与组织器官、肢体连接成一个有机的整体。人体某一局部区域内的病理变化往往与全身脏腑、气血、阴阳的盛衰有关,所以治疗局部的病变,必须从整体出发,才能采取适当的措施。例如针灸治疗肌肉疾病则治"脾"(脾主肌),骨骼疾病则治"肾"(肾主骨),语言构音障碍则治"心"(心开窍于舌)等,这些都是在整体观指导下确定的治疗原则。

由于人与自然界的既对立又统一的关系,所以治疗中要因时、因地、因人而制宜。如"子午流注"时间针灸疗法(以五输穴配合阴阳五行为基础,推算经气流注盛衰开合,按时取穴的一种治疗方法)就是根据这一原则而来的。

(二)辨证论治

辨证论治是中医认识和治疗疾病的基本原则。

辨证就是分析、辨清疾病的原因、性质、部位,以及邪(致病因素)正(抗病能力)之间的关系。论治则是根据辨证的结果,确立相应的治疗方法。如不辨证论治,临床中就会出现头痛医头、脚痛医脚的治疗局面。

在辨证论治原则的指引下,临床上常采取"同病异治"或"异病同治"的方法。例如同是脑卒中后偏瘫的患者,有的是"肝肾阴虚,肝阳上亢"所致,瘫痪侧肢体多表现出肌张力增高;有的是"素有脾虚,聚湿生痰"所致,瘫痪侧肢体肌张力多低下,弛缓期延长。对前者应以治疗"肝肾"为主,后者则以治"脾胃"为主。这是因为相同的病而具有不同的"证",所以要采取不同的治疗方法,即"同病异治"。又如高血压患者和颈椎病患者都可以出现"阴虚阳亢"所致的头痛头晕,针灸就可以采取相同的治疗方法,这就是不同的病具有相同的"证",故可以采取相同的治疗方法,即"异病同治"。

二、经络学说的基本理论

经络学是我国传统医学基本理论的重要组成部分,也是传统康复治疗技术基本理论要点。如常用针灸疗法中的临床取穴、针刺技术就以经络、腧穴为基础的,还有推拿术的"推穴道、走经络",气功的"导引、行气"等都与经络学有着密切的关系。经络学是研究人体经络系统的循行分布、生理功能、病理变化,及其与脏腑相互关系的一种理论。

(一)经络

经络是经脉和络脉的总称,其核心内容包括十二经脉和奇经八脉中的任、督二脉,合称为"十四经"。十二经脉分别隶属于十二个脏腑,其在体表都有具体的循行部位和腧穴的分布。十二经脉在人体的循行是一脉接着一脉如环无端,将十二经大循环分成三个小循环,可以看到其与脏腑的关系、流注的顺序、交接的状况,以及在体表循行、分布都存在着规律性。

1. 十二经脉的组成及循行流注:十二经脉包括手三阴、手三阳、足三阴和足三阳。其名称是由一阳(肢体外侧为阳)化三阳、一阴(肢体内侧为阴)化三阴衍化而来。三阳根据阳气的盛衰顺序是阳明、太阳、少阳;三阴根据阴气盛衰顺序是太阴、少阴、厥阴。十二经脉循行顺序为:手太阴肺经→手阳明大肠经→足阳明胃经→足太阴脾经→手少阴心经→手太阳小肠经→足太阳膀胱经→足少阴肾经→手厥阴心包经→手少阳三焦经→足少阳胆经→足厥阴肝经→手太阴肺经……循环往复,如环无端。

2. 十二经脉与脏腑关系:手三阴分别属于胸腔三脏(肺、心、心包),手三阳分别属于与其相表里的三腑(大肠、小肠、三焦),足三阴分别属于腹腔三脏(脾、肾、肝),足三阳分别属于与其相表里的三腑(胃、膀胱、胆)。

3. 十二经脉交接规律:三个小循环从手三阴经开始,分别下接与其相表里的手三阳经(如手太阴肺经下接手阳明大肠经),手三阳经分别下接与其同名的足三阳经(如手阳明大肠经下接足阳明胃经),足三阳经又分别下接与其相表里的足三阴经(如足阳明胃经下接足太阴脾经),最后足三阴经分别下接后一个小循环的手三阴经(如足太阴脾经下接第二个小循环的手少阴心经)。

4. 十二经脉循行规律:三个小循环的手三阴的循行方向是由胸到手;手三阳由手到头;足三阳由头到足;足三阴由足回到胸。

5. 任脉居胸腹中线,为"阴脉之海",可调节全身阴经之经气;督脉居头面、腰背中线,为"阳脉之海",可调节全身阳经之经气。

(二)腧穴

腧穴是人体脏腑经络之气输注于体表的部位,也是针灸、推拿等施术的部位。腧穴分为经穴、奇穴、阿是穴三类,其中经穴是主要的,即"十四经"之穴。在十四经上共有 361 个经穴

(单穴 52 个，双穴 309 个)。在经穴中，有一些具有特殊治疗作用，并有特定名称和含义的腧穴，称为"特定穴"。特定穴包括五输穴(60 个)、原穴(12 个)、络穴(15 个)、俞穴(12 个)、募穴(12 个)、八会穴(8 个)、八脉交会穴(8 个)、郄穴(16 个)、下合穴(6 个)等。其中除 12 个俞穴、12 个募穴、5 个八会穴、3 个络穴位于躯干部外，其余均分布在肘、膝关节以下，所以针刺既安全又方便。因此在临床上如何灵活运用这些特定穴以提高疗效是非常重要的。奇穴即十四经以外的腧穴，也称经外奇穴。它们有名称、有定位，随着针灸学的发展，经外奇穴逐渐增多，现常用的有 48 个。阿是穴则是以痛为"腧"，没有固定名称和部位。

腧穴属于经络。经络属络脏腑，经络在脏腑与腧穴之间好似一座座桥梁，将腧穴、经络、脏腑紧密的联系在一起，所以给以腧穴任何刺激，无论是针、灸，还是推、拿、按、摩等刺激，都可以通过经络的传递作用而到达有病的脏腑、组织和器官(称为气至病所)，从而起到治疗疾病的作用。

三、传统康复治疗的作用

(一) 调和阴阳

阴阳论认为宇宙间的任何事和物，都包含着阴和阳相互对立的两个方面，人体也不外乎是阴阳对立的统一体。人体内阴阳维持着一种动态平衡，则保持健康状态，无论何种原因引起的阴阳失调，或自身功能下降，正气虚弱所致，或外界六淫(阳邪:风、暑、燥、热;阴邪:寒、湿)对人体的影响都将导致人体内阴阳偏盛偏衰而发生疾病。

阴阳偏盛:阳胜伤阴则出现热证，阴胜伤阳则出现寒证。阴阳偏衰:阳虚不能制约阴则出现外寒证，阴虚不能制约阳则出现内热症。传统康复治疗原则意在调和阴阳，阳盛者泻热，阴盛者祛寒;阳虚者扶阳，阴虚者补阴;补其不足，泻其有余，恢复阴阳的相对平衡。如"寒者热之"，寒证可用温灸、可拔火罐、可温浴、熏蒸、热敷等;又如"阴虚阳亢"，则用针法"滋阴潜阳"。

（二）扶正祛邪

扶正即扶助正气，祛邪即祛除病邪，它是保证疾病趋向良性转归的基本法则。正气不足时表现为虚证，治疗则用补法；邪气亢盛时表现为实证，治疗则用泻法。如针刺补法与温灸都有扶正补虚的作用，针刺泻法与点刺放血有祛邪泻实的作用。又如针灸特定穴五腧穴中的"补母泻子法"，"虚则补其母（穴）"，"实则泻其子（穴）"以达到扶正祛邪的目的。

（三）疏通经络

经络系统连接整个人体，气血通过经络系统的传递输送到全身，营养脏腑、肢体和组织器官。当外邪侵犯人体，经络系统又是传递外邪的途径，则会出现气血运行不畅或经络闭阻不通，引起疼痛、肿胀、麻木，甚至影响肢体运动功能；肌肉筋脉失去营养，引起肢体软弱无力、肌肉萎缩等。传统康复治疗如针刺、温灸、拔火罐、推拿、气功导引等，都有疏通经络、激活气血运行的作用。

第二节　常用传统康复治疗技术

针刺和艾灸是临床最常用的传统康复技术。针刺就是采用不同的针具刺激人体的一定部位，运用各种手法调理脏腑经气，以调节人体功能、治疗疾病的方法。艾灸则是以艾绒制成的各种灸具，通过烧灼、熏熨体表的一定部位，借灸火的热力透入肌肤，通过经络的作用，以温通气血达到治病和保健目的的一种方法。

随着针灸疗法不断发展，除了针刺和艾灸等最常用的传统康复技术外，已发展、形成了多种新的方法。如根据针刺部位的不同，除常用的体针以外，还有自成理论体系的头针、耳针、面针、鼻针、手针、足针；也有与其他疗法联合运用的温针（针加灸）、电针（针加电刺激）、水针（药物穴位注射）、火针；根据针刺工具的不同，有毫针、皮肤针、皮内针、三棱针、芒针等；以及在针刺基础上发展起来的激光、红外线、紫外线穴位照射，还有穴位穿线、埋线、结扎及穴位药物离子导入等。

一、毫针刺法

是以毫针为针具的针刺方法，毫针刺法是针灸临床必须掌握的基本技术，是临床运用最为广泛的针灸方法之一。

（一）具体操作方法

1. 针前准备：目前临床常用不锈钢针具。操作前先选择规格适合的针具，选择好患者的体位，并严格消毒针具、医师的手指和施术的部位。目前临床常选择一次性针具，以避免针具引起的交叉感染。

2. 进针法：进针法指将毫针刺入腧穴的方法。毫针操作时，将医者持针的右手称为"刺手"，按压穴位局部的左手称为"押手"（又称"压手"）。进针时要求刺手与押手密切配合，协同操作，以达到无痛进针。毫针进针的方法很多，临床常用有以下几种：

（1）单手进针法：即用刺手的拇、食指持针柄，中指指尖紧靠穴位，中指指腹抵住针身下段，当拇食指向下用力按压时，中指随势屈曲将针刺入，直刺至所要求的深度。此法多用于短毫针进针。

（2）双手进针法：①爪切进针法，又称指切进针法，即以押手拇指或食指之指甲切按在腧穴皮肤上，刺手持针，将针紧靠押手指甲缘刺入腧穴皮下。②夹持进针法，又称骈指进针法，即以押手拇、食两指用消毒干棉球捏住针身下段，针尖固定在所刺腧穴的表面，刺手拇、食指执持针柄，双手配合动作，用插入法或捻入法将针刺入皮下，直至所要求的深度。此法多用于长针进针。③提捏进针法，即以押手拇、食两指将腧穴部位的皮肤捏起，刺手持针，从捏起部的上端将针刺入。此法主要用于皮肉浅薄部位的腧穴，特别是面部腧穴的进针。④舒张进针法，即以押手拇、食两指将腧穴部位的皮肤向两侧撑开使之绷紧，刺手持针，针尖从押手拇、食两指间刺入皮下。此法多用于皮肤松弛或有皱纹的部位以及腹部进针。

此外，也可采用针管进针，即备好用金属、塑料、玻璃等材料制成长短不一的细管代替押手,选用平柄或管柄的豪针,从管中拍入或弹入腧穴内,进针后将套管或进针器抽出。以上各种进针方法可根据腧穴所在部位的解剖特点、针刺深浅、手法的要求以及医者的经验灵活选用。

3. 常用的行针方法:行针,是指毫针进针后,为了使患者产生针刺感应,或调整针感的强度、传导方向以及进行补泻而采取的各种操作方法,亦称"运针"。行针手法包括基本手法和辅助手法两类。

(1) 基本手法:行针的基本手法有提插法和捻转法两种。两种基本手法临床施术时既可单独应用,又可配合应用。

1) 提插法:是将针刺入腧穴一定深度后,施以上提下插动作的操作手法。这种使针由浅层向下刺入深层的操作谓之插,从深层向上退至浅层的操作谓之提,如此反复地上下纵向运动的行针手法,即为提插法。对于提插幅度的大小、层次的变化、频率的快慢和操作时间的长短,应根据患者的体质、病情、腧穴部位和针刺目的而定。

2) 捻转法:是将针刺入腧穴一定深度后,以右手拇指和中指或食指持住针柄,施以向前向后来回捻转动作的操作手法。捻转幅度、频率、时间,也需根据患者的体质、病情、腧穴部位、针刺目的而定。

(2) 辅助手法:行针的辅助手法,是行针基本手法的补充,是为了促使针后得气和加强针刺感因而采用的操作手法。临床常用的行针辅助手法有以下几种:

1) 循法:是以左手或右手手指于所刺腧穴的四周或沿经脉的循行路线,进行徐和的循按或循摄的方法。此法有行气、催气之功,可使针刺容易得气。针刺不得气时,可以用循法催气。

2) 刮法:是将针刺入腧穴后,用拇指的指腹抵住针尾,以食指或中指的指甲,由下而上的轻轻刮动针柄的方法,用之可促使得气、增强针刺感和促使针感的传导与扩散。

3) 弹法:是将针刺入腧穴后,以手指轻轻叩弹针柄,使针身产生轻微的振动,以加强针感,助气运行。

4）搓法:是将针刺入腧穴后,以右手拇、食、中三指持针柄向单向捻转,如搓线状,每搓 3～5 周,但搓时应与提插法同时配合应用,以免使肌肉纤维缠绕针身。此法有行气、催气和补虚泻实的作用。

5）摇法:是将针刺入腧穴后,手持针柄,将针轻轻摇动。摇法有两种方式,一是直立针身而摇,以加强经气感应;一是卧倒针身而摇,可使经气向一定方向传导。

6）飞法:用右手拇食两指持针以较大幅度捻转数次,然后张开两指,状如飞鸟展翅之状,一搓一放,反复数次,故称飞法。本法有催气、行气的作用,并可增强针感。

7）震颤法:是将针刺入腧穴后,右手持针柄,作小幅度、快速的提插,使针身轻微震颤。本法可促使得气,增强针感。

毫针行针以提插、捻转为基本手法,并根据不同的情况,选用相应的辅助手法,如刮法、弹法,可应用于不适合作大角度捻转的腧穴;飞法、震颤法,可应用于某些肌肉丰厚部位的腧穴;摇法,可用于较为浅表部位的腧穴。

4. 得气

(1) 得气的概念:得气,又称"针感",是指毫针刺入腧穴后,施以一定的行针手法,使针刺部位所产生的经气感应。针刺得气与否,可从两方面来判断。一是患者对针刺的感觉和反应,另一是医者的感觉。若针刺后未得气,患者则无任何特殊感觉或反应,医者刺手亦感到针下空松、虚滑。当针刺腧穴得气时,患者的针刺部位会出现酸、麻、重、胀、热、凉、痒、蚁行等感觉,或呈现沿着一定的方向和部位传导和扩散的现象。医师亦能体会到针下有沉、紧、涩的感觉。

(2) 得气的意义:针刺得气,是针刺腧穴所产生的正常反应,也是针刺产生治疗作用的关键环节,历代医家无不重视针刺得气。针刺得气与否,同时也是判定患者经气盛衰、医者取穴定位、行针手法、治疗效果的重要依据。得气的有无及强弱,直接关系到治疗效果的好坏。一般来说,得气迅速疗效较好,得气较慢疗效较差,若不得气,则可能没有疗效。

(3) 影响得气的原因及解决办法:影响针刺得气的因素很

多,主要有以下3个方面。

1）与医者的关系：医师取穴不准，操作不熟练，手法选择不当，或针刺的角度、方向、深度和强度不正确，均可导致针刺不得气或得气较慢、较弱。若医者在施术时不能全神贯注，细心体会针下的感觉，不能"治神"，也会影响针刺得气。若是由于医者的上述原因导致不得气，医者加以调整和改进，再次行针时，一般即可得气。

2）与患者的关系：针刺得气与否与患者的精神状态、体质强弱和机体阴阳盛衰等情况密切相关。一般地说，患者病情较久、正气虚弱、经气不足时，易导致针刺不得气。可采用促使气至的方法使其得气。常用的方法有：①催气法，是指在针刺不得气时，采用提插、捻转等基本手法以及刮法、弹法、摇法、飞法、震颤法等辅助手法，激发经气，促使气至。②候气法，即采用各种手法仍不得气时，将针留在腧穴内等候气至。③循摄法，即不得气时，以手指在所刺腧穴的四周或沿经脉的循行路线，进行徐和的循按或循摄，以促气至的方法。

3）与环境的关系：环境对于机体是否得气也可产生影响，就气候而言，在晴天、气候较温暖时，针刺容易得气；而阴天、气候较寒冷时，针刺不易得气或得气较慢。环境的影响因素很多，除气候的阴晴、冷热外，还有光线、湿度、电磁、音响等，都会对针刺得气产生直接或间接的影响。若是因为环境因素导致针刺不得气，则注意给患者提供温暖、舒适、安静的就医环境。

5. 针刺的角度方向与深度：在针刺操作过程中，掌握正确的针刺角度、方向和深度，是获得针感、实施补泻、提高疗效、防止针刺意外发生的重要环节。正确的腧穴定位，不仅是指其皮肤表面的位置，还必须与正确的针刺角度、方向和深度结合起来，才能发挥腧穴的治疗作用。因此，不能简单地将腧穴看作是一个小点，而应有一个立体的腧穴的概念。临床上针刺同一个腧穴，如果角度、方向和深度不同，产生的针刺感应和治疗的效果，也许会有明显的差异。治疗时所采用的针刺角度、方向和深度，主要根据施术部位、治疗需要、患者体质等情况具体掌握。对于临床医师来说，针刺操作的熟练程度，与其能否恰当地掌握好针刺的角度、方向和深度密切相关。

（1）针刺的角度：针刺的角度，是指进针时针身与皮肤表面所形成的夹角。针刺角度一般分为直刺、斜刺、平刺三类。直刺即针身与皮肤表面呈90°角，垂直刺入腧穴。直刺法适用于人体大部分腧穴，尤其是肌肉丰厚部位的腧穴；斜刺即针身与皮肤表面约呈45°角，倾斜刺入腧穴。斜刺法适用于针刺皮肉较为浅薄处的腧穴，或内有重要脏器，不宜直刺深刺的腧穴；平刺又称横刺、沿皮刺，即针身与皮肤表面呈15°~25°角，横向刺入腧穴，平刺法适用于皮薄肉少处的腧穴。透穴刺法中的横透法和头皮针法、腕踝针法，也属于平刺法。

（2）针刺的方向：针刺的方向，是指进针时和进针后针尖所朝的方向。针刺方向，一般根据经脉循行方向、腧穴分布部位和所要达到的部位等情况而定。临床上四肢部腧穴一般多用直刺，头面部腧穴多用平刺，胸部正中线腧穴多用平刺，侧胸部腧穴多用斜刺，腹部腧穴多用直刺，腰背部腧穴多用斜刺或直刺等。若是为了使针感达到病所，可将针尖对向病痛处。

（3）针刺的深度：针刺的深度，是指针身刺入人体腧穴的深浅度。针刺的深度，一般以既有针感又不伤及组织器官为原则。每个腧穴的针刺深度，在有关腧穴的书籍中均有介绍，在临床实际操作时，还须结合患者的病情、经脉循行深浅、腧穴部位、季节时令等因素综合考虑，医师也可根据自己的临床经验灵活掌握。一般来说，年老体弱及小儿娇嫩之体，宜浅刺；中青年身强体壮者，可深刺；形体瘦弱者，宜浅刺；形盛体强者，可深刺；头面和胸背及皮薄肉少处的腧穴，宜浅刺；四肢、臀、腹及肌肉丰满处的腧穴，可深刺；阳证、新病宜浅刺；阴证、久病宜深刺；春夏宜浅刺，秋冬宜深刺。

6. 针刺补泻：所谓补法，是指能鼓舞人体正气，使低下的功能恢复旺盛的方法。泻法，是指能疏泄病邪，使亢进的功能恢复正常的方法。针刺补泻就是通过针刺腧穴，采用适当的手法激发经气，调节人体脏腑经络功能，以达到人体阴阳平衡的方法。针刺补泻手法可分为单式补泻手法和复式补泻手法。临床上常用的单式补泻手法有：

(1) 迎随补泻:针尖顺着经脉循行的方向刺入为补法;相反逆着经脉循性的方向刺入就是泻法。

(2) 徐疾补泻:缓缓将针刺入,行针时少捻转,快速出针为补法;而快速将针刺入,行针时多捻转,缓缓将针取出为泻法。

(3) 提插补泻:将针刺入皮肤后,由浅至深用力插入,然后由深至浅轻轻提起,此为补法;进针后立即插到深层,由深至浅用力提起,然后由浅至深轻轻插入为泻法(即重插轻提是补法,轻插重提是泻法)。

(4) 捻转补泻:捻转行针角度小、频率慢、用力轻、时间短为补法;而角度大、频率快、用力重、时间长为泻法。

(5) 呼吸补泻:患者呼气时进针,吸气时出针为补法;而患者吸气时进针,呼气时出针为泻法。

(6) 开阖补泻:出针后迅速按压针孔为补法,出针时用摇法且不按压针孔为泻法。

(7) 平补平泻:进针得气后均匀地提插、捻转后即可出针。

以上各种补泻手法,临床上可以单独运用,也可相互配合应用。此外,还有一些复式手法,如烧山火、透天凉、阳中隐阴、阴中隐阳等,临床上可根据病情需要采用。

(二) 毫针刺法的主要作用

1. 镇痛作用:针刺可提高痛阈、增加对疼痛的耐受力、降低痛觉的敏感性。传统医学认为,气血在经脉中运行不通畅时,会产生疼痛(不通则痛)。针刺治疗疏通经络,气血运行通畅,疼痛就会减轻或消失(通则不痛)。

2. 防御免疫作用:针刺可使网状内皮系统功能活动增强,机体内各种特异性和非特异性免疫机能增加。传统医学认为针刺具有"扶正、补虚"的作用,即扶助正气、增加机体抗病能力。

3. 调整各系统功能:针刺疗法对消化、循环、呼吸、内分泌、神经、生殖、骨骼等系统均有调节作用,它可以使人体机能由不正常恢复到正常。传统医学认为针刺刺激,可以通过腧穴的特性及经络的传递作用,到达有病的脏腑、组织或器官,起到治疗的作用。

（三）毫针刺法的适用范围

毫针刺法是针灸学中的主要治疗方法，在临床上常与灸法配合应用，合称针灸。针灸的应用范围很广，有报道，目前有140多个国家和地区开展了针灸临床实践及研究，可治疗的病种已达到300～400种，疗效较好的有100多种。

（四）毫针刺法的注意事项

1. 患者过于饥饿、疲劳、精神过度紧张时，不宜立即针刺。体弱年迈、气虚血亏的患者，针刺时手法不宜过强，并应尽量选用卧位。

2. 妇女怀孕3个月以内者，不宜针刺小腹部的腧穴。若怀孕3个月以上者，腹部、腰骶部的腧穴也不宜针刺。三阴交、合谷、昆仑、至阴等一些能引起子宫收缩的腧穴，在怀孕期禁针。妇女经期，若非为了调经，也不应针刺。

3. 小儿囟门未合时，头顶部的腧穴不宜针刺。

4. 自发性出血或损伤后出血不止的患者，不宜针刺。

5. 皮肤有感染、溃疡、瘢痕的部位，不宜针刺。

6. 对胸、胁、腹、腰、背部脏腑内居之处的腧穴，不宜直刺、深刺，应掌握适当的针刺方向、角度、深度，以免误伤脏器。

7. 针刺眼区和项部的风府、哑门等穴以及脊椎部的腧穴时，要注意掌握一定的角度，且不宜大幅度的提插、捻转和长时间留针，以免伤及重要组织器官。

8. 对于尿潴留等患者，在针刺小腹部腧穴时，应掌握适当的方向、角度、深度等，以免误伤膀胱等器官出现针刺意外。

二、灸　　法

灸法是用艾绒或其他药物在体表一定部位上烧、灼、熏、熨，借灸火的热力以及药物的作用，通过经络腧穴的传导，达到防治疾病目的的一种外治法。施灸的材料主要是由艾叶经过加工制成的艾绒，此外，灯心草、旱莲草、桑枝等也可作为施灸的材料。灸法可弥补针法的不足，在很多情况下与针刺结合应用可提高疗效。

（一）具体操作方法

1. 艾炷灸：将艾绒制成圆锥形艾团，称为艾炷。每燃烧一个艾炷，称为一壮。艾炷的大小、壮数的多少可根据临床的需要加以选择，初病、体质强壮以及腰背腹部艾炷宜大，壮数宜多；久病、体质虚弱以及头面、胸部艾炷宜小，壮数宜少。艾炷灸可分为直接灸和间接灸。

（1）直接灸：艾炷直接灸是将灸炷直接放在皮肤上施灸的方法。根据灸后有无烫伤化脓，又分为化脓灸和非化脓灸。

1）化脓灸：是将艾炷直接放在穴位上施灸，局部组织经烫伤后，产生无菌性化脓现象，灸疮结痂脱落，留下瘢痕，故又称为瘢痕灸。可先在施灸的部位涂以少量的蒜汁或凡士林，以增强黏附和刺激作用。每壮艾炷须燃尽后，方可继续加壮施灸，一般可灸 7～9 壮。数天后，施灸部位逐渐出现无菌性化脓反应，30～40 天后，灸疮结痂脱落，局部留有瘢痕。在灸疮化脓时，局部应注意清洁，以免并发其他炎症。瘢痕灸有改善体质，增强机体抵抗力的作用，临床上可用于治疗哮喘、慢性胃肠炎、癫痫、发育障碍等疾病以及体质虚弱者。但因为留有瘢痕的特殊性，一般慎用。

2）非化脓灸：又称为无瘢痕灸，临床上以达到温烫而不致形成灸疮为原则。其方法是将艾炷放在穴位上，并将之点燃，当患者感到灼痛时，即用镊子将艾炷夹去或压灭，更换艾炷再灸，连续灸 3～7 壮，以局部皮肤出现轻度红晕为度。因其灸后不留瘢痕，易为患者接受。本法适用于慢性虚寒性疾病，在临床上运用较广。

（2）间接灸：又称间隔灸、隔物灸，是指在施灸部位上垫隔药物然后施灸的方法。因其衬隔药物的不同，又可分为多种灸法。常见的有以下几种：

1）隔姜灸：将新鲜生姜切成约 0.5cm 厚的薄片，中心处用针穿刺数孔后，放在施灸部位，上置艾炷，灸到局部皮肤潮红为止。本法简便易行，一般不会引起烫伤，临床应用较广。隔姜灸具有解表、温中、散寒、止呕、通络等作用。故此法多用于治疗外感表证及虚寒性疾病。

2）隔蒜灸：用独头大蒜切成约 0.5cm 厚的薄片，中间用针穿刺数孔后，放在施灸部位上，用艾炷灸之，一般每穴可灸 5 ~ 7 壮。因大蒜液对皮肤有刺激性，灸后容易起泡，应注意防护。隔蒜灸具有消肿、拔毒、杀虫等作用。故本法多用于治疗腹中积块及疮疖未溃等。

3）隔盐灸：又称神阙灸，本法只适用于脐部。患者仰卧屈膝，以食盐填于脐中，再放上姜片和艾炷施灸。可用艾炷连续施灸，不计壮数。隔盐灸具有回阳救逆、温中散寒的作用。可用于治疗急性腹痛、四肢厥冷和虚脱等证。

间接灸除了以上介绍的几种外，还有隔附子灸、胡椒灸、黄土灸、黄蜡灸等，因其垫隔药物不同，而具有不同的治疗作用，可根据需要加以选择。

2. 艾条灸：艾条是指用艾绒卷成的圆柱形长条。根据内含药物之有无，又分为纯艾条和药艾条两种。纯艾条一般用于悬灸，药艾条用于实按灸。

（1）悬灸：是将点燃的艾条悬于施灸部位之上的一种灸法。一般艾条距皮肤有一定距离，灸至皮肤温热红晕，而又不致烫伤皮肤为度。悬灸的操作方法又分为温和灸、回旋灸和雀啄灸。

1）温和灸：将艾条的一端点燃，对准施灸部位，距离皮肤 2 ~ 3cm，进行熏烤，使患者局部有温热感而无灼痛为宜，一般每穴灸 10 ~ 15 分钟，至皮肤红晕为度。如遇到昏厥或局部知觉减退的患者及小儿时，医者可将食、中两指置于施灸部位两侧，通过医师的手指来测知患者局部受热程度，以便随时调节施灸距离，掌握施灸时间，防止烫伤。

2）雀啄灸：施灸时，艾条点燃的一端与施灸部位的皮肤间的距离并不固定，而是像鸟雀啄食一样，一上一下移动地施灸。

3）回旋灸：施灸时，艾条点燃的一端与施灸部位皮肤保持一定的距离，均匀地向左右方向移动或反复旋转地施灸。

（2）实按灸：临床上常用的有太乙针灸和雷火针灸。施灸时，将药艾条一端烧着，用数层粗布包裹其烧着的一端，趁热紧按于施灸部位上进行灸熨，可反复灸熨 7 ~ 10 次。此法用于治疗风寒湿痹、痛证、痿证、半身不遂等。

3. 温针灸:温针灸是针刺与艾灸结合使用的一种方法。先将针刺入腧穴得气后,再将艾绒捏在针尾上,或将一段长约2cm的艾条插在针柄上,点燃施灸,待艾绒或艾条烧完后将针取出。温针灸适用于既需要留针又适宜艾灸的病症。

4. 温灸器灸:温灸器灸,需用特制的灸具即温灸器。温灸器是一种金属制成的圆筒灸具,底部有数十小孔,内套小容器一个,可以放置艾绒。施灸时,点燃小容器内的艾绒,然后手持温灸器在施灸部位进行熨烫至皮肤发红。一般需灸均可采用,对小儿及畏灸者最为适宜。

5. 其他灸法:其他灸法是指除了艾灸以外的各种灸法,主要包括灯草灸和天灸。天灸又因其所用药物不同,分为毛茛灸、斑蝥灸、蒜泥灸、白芥子灸、旱莲灸等。相对艾灸来说,这些灸法临床运用较少,在此就不一一介绍了。

(二) 灸法的主要作用

1. 温通经络、祛湿逐寒:艾叶具有通经、逐寒等作用,加上灸火的热力深入经络,故灸法具有温通经络、祛湿逐寒的作用,临床可用于治疗寒湿痹痛。

2. 温中散寒:通过灸火的热力温散中焦的寒邪,用于治疗中焦阳虚,寒邪为患的病证。

3. 升阳举陷、回阳固脱:通过灸火的热力可升举阳气甚至回阳固脱,可用于中气不足、气虚下陷及阳气虚脱等证。

4. 散结消瘀:通过灸火的热力可使气机通畅,瘀滞消散,常用于疮疡初起等证。

5. 防病保健:无病而施灸,能激发人体正气,增强抵抗力,并可延缓衰老。

(三) 灸法的适用范围

灸法运用范围很广,临床上凡是阴证、虚证、寒证均可采用灸法。艾灸常与针刺同用,更加扩大了其适用范围。

(四) 灸法的注意事项

1. 临床施灸应注意选择正确的体位,要求既让患者感到舒适自然，又有利于准确选定穴位，更要有利于艾炷的安放和施灸的顺利完成。

2. 注意适应证的选择。临床上凡属阴虚阳亢、邪实内闭及热毒炽盛等病证，应禁用灸法。

3. 在选择艾炷灸的施灸量时，初病、体质强壮的艾炷宜大，壮数宜多，久病、体质虚弱的艾炷宜小，壮数宜少；腰腹部、肩及两股皮厚而肌肉丰满处，宜大炷多灸，头面胸部以及四肢末端皮薄而多筋骨处，宜小炷少灸。

4. 颜面五官、阴部及有大血管分布等部位不宜选用直接灸。

5. 选用瘢痕灸时，必须先征得患者同意。并严格掌握适应证和施灸部位。

6. 妊娠期妇女的腹部及腰骶部不宜施灸。

7. 施灸后若局部出现水泡，可让其自然吸收。若水泡过大，可用消毒针从泡底抽出液体，再涂以龙胆紫药水。对于化脓灸者，在灸疮化脓期间，要防止感染。若有继发感染，应及时对症处理。

（五）针灸临床选穴及配穴的方法

1. 选穴方法：根据腧穴的近治、远治及特殊治疗作用，临床采取近部选穴、远部选穴和对证选穴。

（1）近部选穴：就是在病痛所在部位取穴，如胃病在上腹部中间取中脘穴、鼻病取迎香穴等。

（2）远部选穴：即在距病痛部位较远的部位取穴，当临床辨证归脏、归经以后，可以在本经远取腧穴，还可以根据病情需要，在其他经上远取有关的腧穴。例如，脏腑疾病都可以远取位于四肢肘膝关节以下的特定穴。

（3）对症选穴：是针对症状取穴进行治疗，如大椎、曲池穴可以退烧，人中穴可以醒脑开窍等。

2. 配穴方法：针灸临床配穴方法是在以上选穴的基础上，选择一组具有协同治疗作用的腧穴配伍进行治疗。常用配穴方法有：

（1）前后配穴法：即在躯干前、后取穴进行搭配。一般来说,胸腹面为阴,腰背面为阳,前后取穴一阴一阳,即可起到调和阴阳的作用,如俞、募穴的配合使用。

(2)上下配穴法:"上"指上肢或腰部以上的腧穴,"下"指下肢或腰部以下的腧穴。此法是指体上有病体下取穴,反之体下有病体上取穴。也可以上、下腧穴配伍运用。如八脉交会穴就是上、下肢各一腧穴相配使用。

(3)左右配穴法:即"左病右取、右病左取"或脏腑疾病可以左右同时取穴进行治疗,如脑卒中后偏瘫,除针灸瘫侧外,还可以针灸健侧以加强疗效。

(4)表里配穴法:即根据病情需要,在有关的、具有表里关系的两经脉上取穴配伍治疗,如原、络穴的配合使用。

(5)远近配穴法:就是根据腧穴的近治作用和远治作用,将近部取穴和远部取穴相结合。

(喻 澜 贺续珊)

三、推 拿 疗 法

推拿也称按摩、按跷、乔摩、按抚等,是通过手法作用于人体体表的特定部位,以调节机体的生理、病理状况,治疗疾病的一种方法。其疗效决定于手法的技巧和作用部位腧穴、经络的特异性。

(一)辨证治法

推拿疗法同样遵循调和阴阳、疏通经络和扶正祛邪的原理。临床根据辨证分型,确定出病证的阴阳、表里、寒热、虚实属性,采用温、清、补、泻、通、和、汗、散等手法。

1. 温法:较长时间缓慢、柔和、有节律的摆动、摩擦、挤压等手法,使患者局部有较深透的温热感。适用于阴寒虚冷等证。

2. 清法:运用刚中有柔的手法,达到清热的目的。用于发热性疾病。

3. 补法:用力轻浅、操作柔和、频率缓慢、顺经络的方向、刺激时间较长的手法。再加上腧穴的补益作用,起到扶助正气的作用,可用于健脾胃、壮腰肾等。

4. 泻法:运用较深重的力、刚中有柔、频率稍快、逆经络方向、持续时间较短的手法。一般用于实证患者。

5. 通法:刚柔相济的挤压、摩擦手法,用于通经络、行气血。

6. 和法:运用平稳而柔和、频率稍慢的震动及摩擦手法,多用于和气血、和脾胃、疏肝理气。

7. 汗法:多用于风寒和风热外感。对风寒外感用先轻后重的拿法,步步深入,使全身出汗以祛风散寒;对风热外感则用柔和轻快的拿法,使身体微汗潮润。

8. 散法:频率由慢至快的推、摩、揉、搓等手法,可用以消淤散结等。

（二）推拿治疗的作用

推拿治疗的主要手段是手法,手法在治疗中起着关键的作用。只有规范、熟练、适当的手法,并将其操作的方向、频率的快慢、力度的轻重、手法刺激的性质与治疗的部位、穴位以及具体病情、患者体质强弱等相结合,才能发挥推拿疏通经络、行气活血,理筋整复、滑利关节,调整脏腑、增强抗病能力的治疗作用。

1. 中医对手法作用的认识

（1）疏通经络、行气活血:推拿手法作用于体表的经络腧穴,可引起局部的经络反应,起到激发和调整经气的作用,并通过经络影响到所连属的脏腑、组织、肢节的功能活动,以调节机体的生理、病理状况,达到百脉疏通、五脏安和、阴阳平衡,从而达到使机体恢复正常的生理功能的目的。

气血是构成人体和维持人体生命活动的基本物质,是脏腑、经络、组织器官进行生理活动的基础。推拿手法具有行气活血的作用,主要通过以下途径来实现:一是对气血的生成有促进作用。推拿手法可调节脾胃的功能。脾胃为"后天之本"和"气血生化之源",主饮食消化和运输水谷精微,而饮食水谷是气血生化的重要物质基础,因而手法可促进脾的运化功能,增强脾胃的升降,有利于气血的化生。二是通过疏通经络和加强肝的疏泄功能,促进气机的调畅。气机调达舒畅,则气血调和而不发生淤滞。三是手法的直接作用,推动气血的循行以活血化瘀。

(2)理筋整复、滑利关节:中医学中的"筋",又称经筋,是指与骨相连的肌筋组织,类似于西医解剖学的四肢和躯干部位的软组织,如肌肉、肌腱、韧带、关节囊、腱鞘、椎间盘等软组织。气血调和、阴阳平衡,才能确保机体筋骨强健、关节滑利,从而维持正常的功能活动。筋骨关节受损,必累及气血,致脉络损伤,气滞血瘀,从而发生肿痛,影响肢体的关节活动范围。《医宗金鉴·正骨心法要旨》说:"因跌扑闪失,致骨缝开错,气血郁滞,为肿为痛,宜用按摩法。按其经络,以通郁闭之气,摩其雍聚,以散瘀结之肿,其患可愈"。说明推拿手法具有理筋整复、滑利关节的作用。

(3)调整脏腑、增强抗病能力:脏腑是化生气血,通调经络,主持人体生命活动的主要器官。手法治疗具有调整脏腑功能的作用,它通过刺激相应的体表部位(如腧穴、痛点),并通过经络的连属和传导作用,对内脏功能进行双向调节,达到治疗疾病目的。现代研究表明:在足三里穴实施一指禅推法,既能使分泌过多的胃液减少,抑制胃肠的功能;也可使分泌减少的胃液增多,兴奋胃肠的功能。疾病的发生、发展及其转归的全过程,是正气和邪气相互斗争、盛衰消长的结果。"正气存内,邪不可干",只要机体有充分的抗病能力,致病因素就不起作用;"邪之所凑,其气必虚",说明疾病的发生、发展是因为肌体的抵抗能力处于相对劣势,病邪趁虚而入。而手法治疗通过对脏腑功能的调整,使机体处于良好的功能状态,有利于激发人体内的抗病因素,扶正祛邪,增强机体的抗病能力。

2. 西医对手法作用的认识

(1)对神经系统的作用机制:推拿手法刺激可通过反射传导途径来调节中枢神经系统的兴奋和抑制过程。例如,在颈项部施用有节律性轻柔手法可使受试者脑电图出现α波增强的变化,表明手法有较好的镇静作用,可解除大脑的紧张和疲劳状态,故接受颈项部推拿按摩治疗的患者,常在治疗后感到神清目爽,精神饱满,疲劳消除。

不同的手法操作时,用力的轻重不同,将对神经系统产生不同的作用,引起不同的反应,如轻手法刺激作用轻柔,可使中枢神经系统产生抑制效应而产生轻松舒适感,具有放松肌肉、缓解痉挛、镇静止痛的功效;重度用力的手法刺激作用强烈,可兴奋中枢神经系统,使人精神振奋、肌肉紧张、呼吸心跳加快等。

(2) 对运动系统的作用机制:软组织损伤是康复医学临床常见的一大类疾病,多由于人体肌肉、肌腱、筋膜、韧带、关节囊等组织受到过强外力、长期劳损等因素而致。推拿治疗这类疾病具有独特的疗效。其作用主要包括:改善肌肉的营养代谢,促进组织修复,松解粘连缓解痉挛,改善关节功能,改变突出物位置,促进水肿、血肿吸收等。

(3) 对循环系统的作用机制:推拿治疗具有扩张血管,增强血液循环,改善心肌供氧等一系列对循环系统的调节作用。手法治疗对血管的作用主要表现在促进毛细血管扩张,使储备状态下的毛细血管开放。施行大面积的手法治疗可使全身血液得以重新分配,降低了血流阻力,有助于静脉回流。手法虽然作用于体表,但其压力却能传导到血管壁,使血管壁有节律地被挤压、复原,增强血液循环。

(4) 镇痛的作用机制:由于手法治疗可镇静、解痉、消肿、活血,因而具有良好的镇痛作用,临床上广泛地运用于腰痛、坐骨神经痛、肩关节周围炎、颈椎病、头痛、痛经等疾病。手法镇痛的作用机制与内啡肽、5-羟色胺、儿茶酚胺等物质有关。内啡肽是存在于体内的一类具有阿片样作用的肽类物质。研究证实在疼痛患者相应穴位进行刺激获得镇痛效应时,患者血浆和脑脊液中内啡肽含量升高,镇痛效应与含量升高幅度呈正相关。

(5) 心理治疗的作用机制:人体发生疾病后,除疼痛外常常伴随忧郁、焦虑和恐惧,这些情绪变化又反过来影响疼痛感受的强度和性质。与其他感觉相比,疼痛更容易受期待、注意、提醒以及过去体验的影响。当实施手法操作时,患者在心理上便已经做好接受治疗的准备,并把注意力集中到对手法的感受。此外,在许多手法操作之前,常规会运用一些放松手法,如按揉法、拿法、滚法等,这些准备手法使患者感受到一定的舒适或欣快,可以转移其注意力。

(三)推拿手法

推拿手法是用手或肢体其他部分(包括肘、膝、足等)在人体体表进行的各种具有治疗疾病作用的技巧操作。手法的正确与否及熟练程度直接影响着治疗效果。手法须力度适中、节奏均匀、动作轻柔、持续一定的时间,并使患者有深透感。推拿手法种类很多,根据手法的作用、运动形式、运动特点的特殊性,将手法分为摆动类手法、摩擦类手法、振动类手法、挤压类手法、扣击类手法和运动关节类手法。

1. 摆动类手法

(1) 一指禅推法:用拇指指面、指端或拇指桡侧面着力,余四指自然屈曲呈半握拳状,通过腕关节有节律的往返摆动,在治疗部位或穴位上推动或推进,称为一指禅推法。一指禅推法接触面小,刺激偏弱或中等,非以力取胜,而是讲究内功、内劲。操作时要求肩部自然放松,不可耸肩;肘关节屈曲下垂(不可高于腕关节);腕关节放松。手法频率为 120～160 次/分。

一指禅推法可理气活血,祛瘀消肿,通经止痛。适用于全身各部位,尤以头及腹部最为常用。可用于治疗头痛、胃脘痛、面瘫、颈椎病等证。

(2) 滚法:以手背部在体表进行连续的滚动称为滚法。其以滚动之力作用于体表,刺激平和,安全舒适,易于被人接受,具有良好的调整作用。操作时用手背近小指侧部分或第 2～5 掌指关节背侧部分贴附于一定的部位,利用腕关节的伸屈和前臂内外旋转的有节律的连续动作,来带动手背做往返的滚动。手法频率为 120～160 次/分。

滚法可舒筋活血,温通经络,滑利关节,散寒止痛。适用于身体肌肉较丰厚的部位,如肩背部、颈部、腰骶部、臀部、四肢部等。可用于颈椎病、肩关节周围炎、腰椎间盘突出症、各种运动损伤、运动后疲劳、偏瘫、截瘫等多种病症。也是常用的保健推拿手法之一。

(3) 揉法:是指以掌根,鱼际或指腹部贴附在一定部位或穴位上轻揉旋转不停地摆动的一种方法。根据肢体操作部分的不同可分为指揉法和掌揉法。指揉法用指腹部(拇指或中指或食指、中指、无名指)贴附一定部位或穴位上,作轻缓旋揉的节律性动作,操作时腕部放松,摆动前臂,带动腕和掌指,揉动时需蓄力于指,吸定在操作部位,而掌揉法是指用鱼际或掌根着力贴附一定部位或穴位上做环旋摆动。

揉法接触面可大可小,刺激平和舒适。指揉法接触面小,力弱,适用于头面部;鱼际揉法因其腕部的旋转、摆动,而使鱼际部产生揉压动作,适用于腹部、面部、颈项及四肢;掌根揉法面积大,力沉稳适中,多用于腰背、臀及躯干。揉法温经理气,活血祛瘀,消肿止痛,用于胃脘痛、便秘、头痛、颈椎病、软组织损伤、骨折后康复、小儿斜颈等。

2. 摩擦类手法

(1) 摩法:是用指面、掌根(或鱼际、小鱼际)或全掌贴附体表的一定部位或穴位做环形或直线往返抚摩动作,称为摩法。分为指摩法和掌摩法两种,常配合揉法、推法应用。为达到满意的治疗效果,还可用滑石粉、姜葱汁、松节油、按摩乳等作为辅助药物。

指摩法是用指面贴附一定的部位作有节律的环转动作,肘应微屈,腕部放松,以腕关节为中心,连动掌指来完成,动作宜轻缓柔和。掌摩法是用掌根部(或大、小鱼际)或全掌贴附一定的部位,通过连动前臂、腕关节作环旋运动,动作应和缓协调。摩法温经散寒,理气消积,常用于胸腹及胁肋部,治疗胃脘痛、胸胁胀满、消化不良、泄泻、便秘及外伤肿痛等。

(2) 擦法:是用手掌(掌擦法)或鱼际(鱼际擦法)、小鱼际(侧擦法)着力于一定的部位上,进行直线擦动,或上下,或左右,不可歪斜。动作稍快,用力要均匀。掌擦法在动作上虽和掌推法有相似,但在速率上掌擦法要比掌推法快,更不同的是掌擦法不具备掌推法那样大的压力。而且掌推法多为单方向直线运动,而掌擦法多为直线往返动作,操作应产生温热渗透感。擦法一般都是在治疗的最后应用,操作时可以配合使用具有润滑性质的药物,帮助润滑皮肤,透达热力,以提高疗效。一般而言,掌擦法适用于肩背、胸腹部;鱼际擦法适于四肢部;小鱼际擦法适于肩背、脊椎两侧及腰骶部。

运用擦法能使局部产生温热感。有舒筋活络,理气止痛,健脾和胃,祛风散寒等作用。可用于治疗胃脘痛、消化不良、腰背酸痛,肢体麻木、风湿痹痛及软组织损伤等。

(3) 推法:指腹(或指端)、一手掌、双手掌或肘尖部紧贴患者皮肤向前直推,称为推法,可分为指推法、掌推法和肘推法。施术时着力部要紧贴体表,推进的速度宜缓慢均匀,压力平稳适中,要单方向直线推进。

推法可活血通络,解痉止痛,散瘀消肿。指推法多用于头面部、颈部及肢体远端,用于治疗头痛、落枕、肌腱炎、腱鞘炎等。掌推法适用于腰背、胸腹及四肢等,用于治疗腰背酸痛,四肢肌肉痉挛、麻木,胸腹胀痛等症;肘推法刺激性较强,多施于腰背两侧或臀部,可用于治疗风湿痹痛、腰肌劳损等病症。

(4) 搓法:用双手掌面夹住肢体或以单手、双手掌面着力于施术部位,做交替搓动或往返搓动,称为搓法。以双手夹搓形如搓绳,因而得名。《厘正按摩要术》曰:"搓以转之,谓双手相合而交转以相搓也。或两指合搓,或两手合搓,各极运动之妙,是从摩法生出者"。操作时搓动要快,移动要慢,用力均匀,不能夹搓太紧,以免造成手法呆滞。

搓法具有解痉止痛、恢复疲劳的作用,主要用于肩关节及上肢,常用于肩关节运动功能障碍及肩臂酸痛等治疗的辅助手法。

3. 振动类手法

(1) 抖法:用双手握住患者的上肢或下肢远端,用力作连续的小幅度的上下颤动。操作时两前臂同时施力,做连续的上下抖动,使抖动所产生的抖动波似波浪一样由肢体的远端传递到近端,被抖动的肢体产生舒适感。抖动时幅度要小,频率要快,上肢约每分钟 250 次,下肢约每分钟 100 次。

抖法具有疏松筋骨的作用,临床上常与搓法配合,作为治疗的结束手法。用于肩关节周围炎、颈椎病及疲劳性四肢酸痛等。

（2）振法：用手指或手掌着力在体表，前臂和手部的肌肉强力地静止性用力，产生振颤动作，有掌振法和指振法两种。用手指着力称指振法，用手掌着力称掌振法。

本法一般常用单手操作，也可双手同时操作，适用于全身各部位和穴位。具有祛瘀消积，和中理气，消食导滞，调节肠胃功能等作用。

4. 挤压类手法

（1）按法：以指或掌按压体表称为按法，分为指按法和掌按法两种。用拇指端或指腹按压体表，称指按法。用单掌或双掌，也可用双掌重叠按压体表，称掌按法。按法常与揉法相结合，组成按揉复合手法。按法操作时着力部位要紧贴体表，不可移动，用力要由轻而重，不可用暴力猛然按压。

按法具有刺激强而舒适的特点，易被接受。指按法接触面积小，刺激较强，常在按后施以揉法，形成规律的按后予揉的连续手法操作。按法适用于腰背肌筋膜炎、颈椎病、肩周关节炎、腰椎间盘突出症、偏瘫等多种病症。

（2）捏法：用拇指或其他手指在施术部位作对称性的挤压，称为捏法。包括三指捏和五指捏，前者是用大拇指与食、中两指夹住肢体，相对用力挤压，而五指捏是用大拇指与其余四指夹住肢体，相对用力挤压。操作时相对用力挤压动作时要循序移动，均匀而有节律性。

本法适用于头部、颈项部、四肢及背脊，具有舒筋通络，行气活血的作用。用于颈椎病和疲劳性四肢酸痛等。

（3）拿法：捏而提起谓之拿。用拇指和其余手指作相对用力，在一定的部位或穴位上进行节律性的提捏称拿法。根据拇指和其他手指配合数量的多寡可分为三指拿法和五指拿法。操作时，用劲要由轻而重，不可突然用力，动作要缓和而有连贯性。

拿法能松肌疏筋、行气活血，舒适自然，易被人接受。临床常配合其他手法使用于颈项、肩部和四肢等部位。用于颈椎病、肩周围关节炎、肢体麻木等。用大拇指与食、中两指或其余四指夹住治疗部位的软组织,相对均匀而有节奏的用力挤压。适用于头、颈项、四肢及背部。

5. 扣击类手法

(1) 拍法:用虚掌拍打体表,称拍法。操作时手指自然并拢,掌指关节微屈,平稳而有节奏地拍打患部。拍法适用于肩背、腰臀及下肢部。对风湿酸痛、腰背筋膜劳损、腰椎间盘突出症及局部感觉迟钝或肌肉痉挛等症常用本法配合其他手法治疗,具有舒筋通络,行气活血的作用。

(2) 击法:用拳或掌根、掌心、小鱼际、指尖或桑枝棒果断、快速、有节奏的扣击施术部位。击法可分为拳击法、掌击法、侧击法和棒击法等。击法能宣通气血,适合于各种疼痛类疾病,如肢体疼痛、风湿痹痛、疲劳酸痛等。

(3) 弹法:用拇指指腹紧压另外手指指甲,在施术部位连续进行弹击。此法用于全身各部,尤其是头面、颈项。

6. 运动关节类手法

(1) 摇法:用双手分别握住治疗关节的近、远端,使关节作被动的屈伸或旋转运动。此法属于被动引导手法,具有滑利关节和一定的松解粘连的作用,用于全身大小关节及颈、腰椎。按照施术部位不同,可分为颈项部摇法、腰部摇法和四肢关节摇法。临床上摇法可用于肩关节周围炎、颈椎病、腰椎间盘突出症及外伤手术后关节功能障碍者。

(2) 扳法:是使关节瞬间突然受力,做被动的旋转或屈伸、展收等运动。扳法多运用于关节处,是推拿治疗常用的手法之一。根据施术的部位的不同,可分为颈部扳法、胸背部扳法、腰部扳法和肩关节扳法等。扳法多以"巧力寸劲"使关节产生伸展、屈曲或旋转等短暂而快速的运动,具有整复错位、松解粘连及滑利关节的作用。临床上主要用于颈椎病、落枕、肩关节周围炎、腰椎间盘突出症、脊椎小关节紊乱等。

(3) 拔伸法:固定肢体或关节的一端,沿其纵轴的方向,用均匀、持久、缓和的力牵拉另一端,使关节间隙增宽。此法具有整复错位、分解粘连等作用,适用于颈椎、腰椎及四肢关节。

（四）适应证及禁忌证

1. 适应证

（1）运动系统和骨关节疾病：如颈椎病、落枕、肩关节周围炎、胸胁伤、胸腰椎后关节紊乱、急性腰扭伤、慢性腰肌劳损、腰椎间盘突出症、腰椎轻度滑脱、第三腰椎横突综合征、梨状肌综合征。各种四肢关节扭挫伤，如肩关节扭挫伤、肘关节扭挫伤、腕关节扭挫伤、膝关节内外侧副韧带损伤、踝关节扭挫伤。退行性骨关节炎、类风湿关节炎、肱骨外上髁炎、肱骨内上髁炎、桡骨茎突部狭窄性腱鞘炎等。

（2）神经科疾病：头痛、失眠、三叉神经痛、面神经炎、坐骨神经痛、肋间神经痛、桡神经麻痹、股外侧皮神经炎、腓总神经麻痹、脑卒中后遗症、脑外伤后遗症、小儿脑瘫、脊髓损伤等。

（3）内科疾病：胃痛、呃逆、便秘、腹泻、高血压病、冠心病、糖尿病、尿潴留、感冒等。

（4）儿科疾病：肌性斜颈、小儿麻痹后遗症、臂丛神经损伤、腹泻、疳积、小儿脑瘫等。

2. 禁忌证

（1）年老体弱、骨质疏松者，妊娠、哺乳和经期妇女。

（2）急性伤筋或有出血性倾向的患者：如伤筋24小时之内，局部肿胀，疼痛；严重的贫血、紫癜、白血病、血友病等。

（3）各种传染性或感染性疾病：如肝炎、艾滋病、肺炎、高热等疾病患者，以及骨髓炎、骨结核、化脓性关节炎等表现为局部疼痛者。

（4）各种恶性肿瘤：如肺癌、肝癌、肾癌、卵巢肿瘤、膀胱癌等。

（5）关节脱位与骨折，或疑似脱位与骨折以及关节不稳，尤其是脊柱不稳。

（6）危重的内科疾病，如各种心衰、心律严重不齐及可能影响生命的其他心血管疾病，及急腹症、急性胃肠炎、脑血管疾病的急性期、急性关节炎等各种急诊患者。

（7）开放性软组织损伤或皮肤病：如开放性创口、烧烫伤，及湿疹、皮炎、疮疡等。

（8）剧烈运动之后、极度疲劳和极度饥饿之时都不宜立即踩跷,醉酒者、神经精神性疾病发作、及其他原因致神志模糊者也不宜运用。

（9）诊断不明确的急性脊柱损伤或伴有脊髓损伤症状患者,手法可能加剧脊髓的损伤。

（五）常见疾病的治疗

1. 颈椎病

治疗原则:疏筋活络、解痉止痛。

操作部位:风池、风府、肩井、天宗、曲池、合谷等穴和颈肩背及相应的上肢部。

主要手法:滚法、按法、揉法、拿法、拔伸法、拔伸旋转法等。

具体操作:

（1）患者取坐位,术者立于其后,用拇指指腹与中指指腹同时按揉风池穴 1 分钟,从风池至颈根部用拇指指腹与食指、中指指腹对称用力拿捏颈项两旁的软组织由上而下操作 5 分钟。随后用滚法放松颈肩部、上背部及受累上肢的肌肉约 5 分钟。

（2）然后做颈项部拔伸法,术者两前臂尺侧置于患者两侧肩部并向下用力,双手拇指顶按在风池穴,其余四肢及手掌托住下颌骨,嘱患者身体下沉,术者双手向上用力,前臂与手同时相反方向用力,逐渐加力将颈项部牵开,边牵引可使头颈前屈、后伸及左右旋转。

（3）提拿双侧肩井穴并拿、揉受累上肢;用多指横拨腋下臂丛神经分支,使患者手指有串麻感为宜。

（4）牵抖患侧上肢 2～3 次,拍打肩背部和上肢,使患者有轻快感为宜。

注意事项:颈椎病的手法治疗常常配合颈椎牵引。对于脊髓型颈椎病患者,手法治疗效果不佳,或症状进行性加重者,应考虑综合治疗。

2. 腰椎间盘突出症

治疗原则:疏筋通络、活血化瘀、松解粘连、理筋整复。

操作部位:腰阳关、大肠俞、环跳、委中、承山、阳陵泉、绝骨及腰臀后外侧。

主要手法:滚法、按法、揉法、扳法、拔伸法、弹拨法。

具体操作:

(1)患者俯卧,术者立于患者一侧,在患者患侧腰臀及下肢用轻柔的滚、按、揉等手法,以加快患部气血循环,缓解肌肉紧张痉挛。

(2)在助手配合拔伸牵引下,用拇指顶推或肘尖按压患处,以增加椎间盘外压力,减少盘内压力,促使突出的髓核还纳。

(3)患者俯卧位,术者用双手有节奏地按压腰部,使腰部振动,然后在固定患处的情况下用腰部斜扳法,左右各一次,以松解粘连,改变突出物与神经根的位置。

(4)患者俯卧位,术者用滚法、拿法、揉法及弹拨法沿腰部及患侧下肢坐骨神经分布区域施术3~5分钟,然后搽热患处,以改善血液供应,加速炎症消散,进而使萎缩的肌肉和麻痹的神经恢复功能。

注意事项:治疗期间,患者宜卧硬板床,局部保暖,少做腰部前屈动作;病情好转后,适当进行腰背肌肉功能锻炼。对腰椎间盘突出症中央型压迫脊髓者,手法治疗应该谨慎操作。

3. 肩关节周围炎

治疗原则:早期为舒经通络、活血止痛;后期为松解粘连,滑利关节。

操作部位:肩井、天宗、肩髃、秉风、肩贞、肩内陵、曲池、合谷等穴,肩背及相应的上肢部。

主要手法:滚法、一指禅推法、按法、揉法、拿法、拔伸法、摇法、搓法等。

具体操作:

(1)患者取坐位,患肩放松下垂。术者立于患侧,用一手握住手臂使其轻度外展,另一手于肩前部、三角肌部及上臂内侧施予滚法或一指禅推法。

(2)术者一手在患肩外侧和腋后部用滚法,另一手可配合患肢被动的后伸旋内,并屈肘使手背沿着脊柱向上抬。行此手法时注意动作必须稳而缓和,运动幅度应逐渐增加,以免增加患者痛苦。

(3)术者立于患侧后方,依次按揉肩井、秉风、天宗、肩贞、肩髃、肩内陵等穴位。

(4)一手扶住患肩,另一手托住其肘部,以肩关节为轴心做环形摇动,幅度由小到大。接着再作肩关节扳法。内收扳法:术者立于患者后面,用腹部紧贴于患者背部以稳定患者身体,然后用一手扶住患肩,另一手握住患肘向健侧肩关节方向扳动。肩关节后伸扳法:术者立于患侧前外方,一手握住患者腕部,另一手扶住健肩用握腕的手将患侧手臂向后扳动。肩关节后伸旋转扳法:术者立于患者健侧后方,用一手扶住健肩,防止患者上身前倾,另一手握住患侧腕部,从背后将患肢向健侧牵拉,一放一紧,逐渐增加活动范围。肩关节扳法适用于有肩关节活动障碍者,操作时一定要注意从小量分解开始,逐渐增加力度,循序渐进,切忌用力过猛,造成新的损伤。

(5)术者立于患侧前方,用双手握住患肢手腕部,慢慢向上提起,并同时做牵抖动作。

(6)从肩部到前臂反复由上而下搓动患肢,以放松肩关节,最后拿肩内陵、曲池、合谷等结束。

注意事项:有条件的地方,在治疗前先拍 X 线片,以排除其他病变所致的肩关节疼痛和活动受限;手法治疗要轻柔,切忌施用猛力,以免造成新的损伤;配合患者的主动功能锻炼,治疗效果更好。

4. 脑卒中

治疗原则:平肝熄风、调和气血、舒筋通络。

操作部位:印堂、神庭、人中、下关、颊车、风池、大椎、肩井、曲池、手三里、合谷、环跳、殷门、承扶、委中、足三里、阳陵泉、风市、血海、肾俞、三阴交、太冲等穴和相应的肢体部。

主要手法:滚法、一指禅推法、按法、揉法、拿法、摇法等。

具体操作:

(1)患者取仰卧位,术者坐于一侧,先推印堂至神庭,然后用一指禅推法自印堂依次至睛明、太阳、下关、颊车、人中等穴,往返推 2 遍,继之推百会 1 分钟,揉风池 1 分钟。

(2)仍然取仰卧位,于大腿前侧、小腿前外侧及足背部施行滚法,并被动活动其髋、膝关节,然后按揉足三里、血海、三阴交、太冲诸穴以酸胀为宜。

(3)取俯卧位,于背部脊柱两侧沿足太阳膀胱经施滚法5 分钟,在滚腰骶部的同时,配合腰后伸被动运动。接着滚臀部及受累侧下肢,然后按揉大椎、肾俞、环跳、殷门、承扶、委中诸穴以酸胀为度。

(4)侧卧位,施行滚法于风市穴区 1 分钟,按揉阳陵泉至酸胀为宜。

(5)仍然侧卧位,先拿揉肩关节前后侧,继之滚肩关节周围,再移至上肢,依次于上肢后侧、外侧和前面往返滚 2～3 遍,然后按揉肩井、曲池、手三里、合谷等穴至酸胀为度,最后轻摇肩关节、肘关节和腕关节,拿捏上肢 3 遍结束。

注意事项:本病的手法治疗应以"治痿独取阳明"为指导思想,治疗的部位应以手、足阳明经为重点,其次是足太阳膀胱经在背、腰、骶的经脉循行部位。若病程在 1 年以上,则手法治疗的效果甚微。

5. 脊髓损伤

治疗原则:舒筋通络、行气活血。

操作部位:脾俞、肾俞、胃俞、肩髃、曲池、手三里、合谷、环跳、足三里、阳陵泉、阴陵泉、委中、承山、三阴交及夹脊穴。

主要手法:滚法、按法、揉法、拿法、弹拨法、擦法等。

具体操作:

(1)患者取仰卧位,术者立于一侧,先行滚法及拿法于四肢体表以舒筋活络,反复操作 3～5 遍。

(2)患者取俯卧位,术者立于一侧,用手掌或拇指推按损伤节段以下部位两侧夹脊穴及膀胱经循行部位,反复操作 3～5 遍,然后用拇指点按相应的夹脊穴和膀胱经腧穴(根据情况重点按揉脾俞、肾俞、胃俞等穴),通过刺激脊神经后支,达到刺激损伤节段脊髓神经的作用。

(3)按揉上肢,重点按揉肩髃、曲池、手三里、合谷等穴,并弹拨腋神经、尺神经、桡神经;然后按揉下肢,以环跳、足三里、阳陵泉、阴陵泉、委中、承山、三阴交等穴位为重点,并弹拨坐骨神经。

(4) 若患者二便功能障碍,应在其腹部加用顺时针方向按摩3~5分钟,然后点按中脘、关元、气海等穴位。

(5) 自上而下滚、揉四肢体表3遍,以拍法结束。

注意事项:对于外伤性脊髓损伤早期,若要于患者脊椎周围实施手法治疗,一定要在脊柱有足够的稳定性后进行(内固定手术后或使用外固定、腰带等)。由于可能存在的损伤节段以下的感觉障碍,手法治疗务必掌握好治疗的力度,以免造成损伤。

6. 小儿脑性瘫痪

治疗原则:补肾健脾、养血柔筋、开窍醒神。

操作部位:百会、四神聪、风府、风池、中脘、关元、大椎、天宗、脾俞、肝俞、肾俞、命门、夹脊穴、肩贞、肩髃、曲池、合谷、神门、内关、环跳、委中、承山、昆仑。

主要手法:点法、按法、揉法、一指禅推法及捏脊法等。

具体操作:

(1) 先于四肢体表行按揉法以舒筋活络,反复操作3~5遍。

(2) 患儿取仰卧位,术者坐于一侧,先于百会、四神聪施一指禅推法1~2分钟,继之点揉风池、风府穴各1分钟。

(3) 用手掌或拇指推按两侧夹脊穴及膀胱经循行部位,反复操作3~5遍,然后于膀胱经循行部位行捏脊法3遍。

(4) 按揉四肢,以手足阳明经及足太阳膀胱经为主,配合躯干部督、任二脉的重点腧穴:大椎、关元、中脘、命门等。

(5) 最后由上至下拍击膀胱经循行部位2~3遍结束。

四、拔 罐 法

拔罐法是一种以罐作为工具,用燃烧或抽气的方法使其内成为真空而紧紧吸附于皮肤上,造成瘀血而治疗疾病的方法。

1. 拔罐的工具:有陶、竹、玻璃等罐,但以玻璃罐最为常用,因其口面光滑吸附力强,质地透明易于观察罐内皮肤瘀血情况,另外体积小携带方便。根据罐的体积有大、中、小之分。现代制作的自动抽气罐,操作比较简便,而且还可与红外线联合运用,加强治疗效果。

2. 基本方法:拔罐法根据燃烧方法的不同可分闪火、投火、架火、贴棉等方法,其中以闪火法最为简便易行而且安全可靠、不易烫伤。拔罐法具体操作是:首先根据拔罐部位面积选择大小适宜的火罐一至数个;将拔罐部位充分暴露;然后用闪火法即用镊子夹酒精棉球或自制一端缠有棉球的小棍棒,将棉球端蘸上酒精,点燃棉球,伸进罐内绕圈一周立即抽出;将罐立即扣于皮肤上,罐就被紧紧吸于皮肤上,用同样的方法将罐一一扣上;可用手将罐轻轻提起检查每个罐是否已被吸紧,不紧的重新再拔。

3. 种类

(1) 留罐法:即将拔上的罐保留数分钟,夏季一般 3 ~ 5 分钟,冬季 10 ~ 15 分钟,待局部皮肤瘀血后取罐。

(2) 走罐法:适用于面积较大、肌肉肥厚的部位。选用口径较大的罐,拔罐前将皮肤或罐口涂些润滑剂,将罐吸上后,用手握罐底,罐紧贴皮肤慢慢向前后左右推动,至皮肤潮红。

(3) 闪罐法:即将罐拔上后立即取下,再迅速拔住,反复多次直至局部皮肤潮红为止。

(4) 留针拔罐法:是将针刺和拔罐相结合应用的一种方法,即针刺得气后留针,然后以针为中心拔罐。

(5) 刺血拔罐法:又称刺络拔罐,是用三棱针点刺出血或皮肤针叩刺,然后拔罐使之出血,以加强刺血治疗的作用。

(6) 药罐法:是先在抽气罐内盛贮一定的药液,然后按抽气罐操作法,抽去空气,使罐吸附在皮肤上。

4. 适应证:疼痛性疾病,如头颈、腰背、胸腹疼痛,风湿痛等;软组织扭挫伤引起的局部瘀血、肿胀及疼痛;气管炎、感冒、咳嗽;胃肠炎、消化不良;毒蛇咬伤、丹毒和疮疡早期。

5. 注意事项

(1) 拔罐时要选择适当体位和肌肉丰满的部位,若患者体位不恰当、移动或骨骼凹凸不平、毛发较多的部位均不适宜。

（2）拔罐时根据所拔部位的面积大小而选择大小适宜的罐。操作时必须迅速，才能使罐拔紧，吸附有力。

（3）起罐时，一手持罐，另一手食指压下罐边皮肤使空气进入罐内，然后慢慢取罐，不可强拔。

（4）用火罐时应注意勿灼烧或烫伤皮肤，留罐时密切观察罐内皮肤瘀血情况，防止皮肤起疱。

（5）皮肤有过敏、溃疡、水肿和大血管分布部位，不易拔罐。高热抽搐者和孕妇的腹部、腰骶部位，亦不易拔罐。

五、耳针疗法

耳针疗法是用针刺或其他方法刺激耳穴，以防治疾病的方法。它比体针疗法更加简便易行、经济安全。

1. 常用耳针疗法种类：有毫针法（用毫针针刺耳穴）、埋针法（将皮内针埋于耳穴）、电针法（毫针法与脉冲电流刺激相结合）、贴压法（用质地坚硬而光滑的小颗粒种子、药物或其他硬物贴压耳穴）、药物注射法（微量药物注入耳穴）、耳穴磁疗法、耳穴按摩法等，其中贴压法是目前最盛行的一种耳穴刺激方法。耳穴贴压法的方法为：治疗贴压物可选用植物种子如王不留行籽、药丸如六神丸，还有磁珠等；用75%酒精棉球消毒耳廓皮肤；将贴压物粘放在0.6cm×0.6cm小胶布块的中央，用镊子夹住，将贴压物对准要取的穴位，用胶布将其固定；嘱患者自行按压，每日至少按压3次，每次每穴按压30~60秒。两耳交替贴压，3~5天轮换一次。

2. 取穴原则

（1）相应部位取穴：即取与患病部位相应的耳穴，如心有病取"心"穴、颈痛取"颈椎"穴。

（2）按中医基本理论取穴：即根据中医阴阳、五行、脏腑、经络辨证取穴，如神经衰弱可取"心"穴（心主神）、鼻病取"肺"穴（肺开窍于鼻）、脾虚取"心"穴（虚则补其母，心为脾之母）、额痛取"胃"穴（足阳明胃经分布于额面部）等。

（3）按西医理论取穴：如糖尿病取"内分泌"穴、生殖系统疾病取"子宫""卵巢"等穴。

(4) 对证取穴：即根据某些腧穴的特殊功能取穴，如痛症取"神门"穴(神门穴有镇静、安神、祛痛之功效)、皮肤瘙痒取"腮腺"穴(腮腺穴有止痒的作用)。

3. 适应证：各种疼痛性疾病，如外伤性、炎性、神经性、肿瘤性疼痛以及手术后疼痛；变态反应性和胶原性疾病，如过敏性鼻炎、哮喘、结肠炎等；各种内脏功能紊乱性疾病；内分泌代谢疾病，如甲亢、糖尿病等；各种慢性疾病；肝胆及泌尿系小结石；国外现多用于戒烟、戒毒、减肥、美容及治疗精神病等。

4. 禁忌证及其注意事项：耳针疗法禁忌症及异常情况的预防基本同毫针疗法。在此需强调的是耳针疗法中有可能发生耳廓、软骨感染，一旦发生，治疗困难，所以应积极预防，预防措施有：针具、耳廓皮肤必须严格消毒；若局部皮肤出现红肿、疼痛，用2.5%的碘酒和抗生素软膏涂擦；用紫外线、超短波局部照射；必要时还需加用抗生素。

六、头针疗法

头针疗法是在头部特定的刺激区进行针刺治病的一种方法。根据经络循行分布可以看到，头为足三阳经与手三阳经交会之处，手少阴心经和足厥阴肝经也直接到达头面部，其余阴经通过经别合入相表里的阳经也上达头部，所以头部与整个人体有着密切的联系。

1. 头部刺激区定位线：前后正中线：从眉心至枕外粗隆的连线。眉枕线：从眉毛上缘中点至枕外粗隆尖端的头侧面的水平连线。

2. 头部常用刺激区的定位及适应证

(1) 运动区：上点在前后正中线中点向后移0.5cm处；下点在眉枕线和鬓角发际前缘的交点；上、下点连线即为运动区。主治对侧肢体瘫痪、中枢性面瘫、运动性失语等。

(2) 感觉区：运动区向后平移1.5cm的平行线。主治对侧肢体麻木、疼痛和感觉异常及头痛、颈项痛、颞颌关节炎等。

(3) 晕听区：从耳尖直上1.5cm处向前、后各引2cm的水平线。主治眩晕、耳鸣和听力减退。

(4) 言语二区：以顶骨结节后下方 2cm 处为起点，向后引 3cm 长平行于前后正中线的直线。主治命名性失语。

(5) 言语三区：晕听区中点向后引 4cm 长的水平线。主治感觉性失语。

(6) 运用区：从顶骨结节处向下引一垂直线，并在此线前后各引两条与其夹角呈 40° 的斜线，三线均 3cm 长。主治失用症。

(7) 平衡区：从枕外粗隆顶端旁开 3.5cm 处，向后引 4cm 长平行于前后正中线的直线。主治小脑性平衡障碍。

(8) 舞蹈震颤控制区：运动区平行前移 1.5cm 的直线。主治震颤麻痹、舞蹈病等。

(9) 足运感区：从距前后正中线中点左右旁开 1cm 处各向后引 3cm 长平行于正中线的直线。主治对侧下肢瘫痪、疼痛、麻木，急性腰扭伤、子宫脱垂、夜尿症等。

(10) 视区：从距枕外粗隆顶端旁开 1cm 的左右两点各向上引 4cm 长平行于正中线的直线。主治皮层性视力障碍。

(11) 胃区：从两侧瞳孔直上发际处为起点各向上引 2cm 长平行于前后正中线的直线。主治胃痛及上腹部不适。

(12) 胸腔区：在胃区与正中线之间，从发际处向上下各引 2cm 平行于正中线的 2cm 长直线。主治胸痛、胸闷、心悸、哮喘、呃逆等。

(13) 生殖区：从两额角各向上引 2cm 长平行于正中线的直线。主治功能性子宫出血、盆腔炎、子宫脱垂等。

3. 操作方法

(1) 患者取坐或卧位，刺激区皮肤常规消毒。

(2) 选用 28～30 号规格长 1.5～2 寸（1 寸 ≈3.33 厘米）的毫针，与皮肤呈 30°夹角快速将针刺入皮下，当感到指下阻力减小时（即针尖已达帽状腱膜下层），使针与头皮平行继续捻转进针，根据不同的刺激区可刺入 0.5～1.5 寸。

(3) 然后进行捻转（不提插）手法，以拇指指腹和食指桡侧面夹持针柄，食指掌指关节均匀、快速（200 次/分钟）、连续

（2~3 分钟）屈伸带动针体旋转。

（4）留针 20~30 分钟,留针时反复捻转 2~3 次。

（5）取针后用消毒棉球按压针孔片刻,以防出血。

4. 注意事项

（1）根据患者体质适当掌握刺激量,尤其对坐位的患者要密切观察、询问,以防晕针。

（2）脑血管意外急性发作期昏迷、血压过高时,不宜用头针治疗。

（3）有高热、急性炎症及心力衰竭等要慎用头针治疗。

（4）婴儿颅骨缝骨化不完全或成人去骨瓣导致颅骨不完整者,不宜采用头针治疗。

（5）头皮血管丰富,针刺容易出血,取针后注意按压针孔。

七、电针疗法

针刺腧穴"得气"后,在针上通以接近人体生物电的微量电流,利用针和电两种刺激结合,以防治疾病的方法称为电针疗法。

1. 操作方法:一般在同侧肢体取 1~3 对腧穴,针刺方法同前、行针至"得气";检查电针仪,将输出电位器调至"0";将每对输出的两根导线分别连接在两个针柄上,然后打开电源开关,选择适当的波形,再将输出电位器由 0 逐渐调大,电流强度以患者能耐受为度,通电时间一般 5~20 分钟。

2. 电针常用脉冲电流的选择和作用:电针仪分别装有密波、疏波、疏密波、断续波等数种波形,应根据不同的病情选择适当的波形。

（1）密波:频率一般在 50~100 次/秒。能降低神经应激功能。用于止痛、镇静、解痉,亦可用于针刺麻醉。

（2）疏波:频率一般在 2~5 次/秒。刺激作用较强,能引起肌肉收缩,提高肌肉韧带的张力。常用于痿症以及肌肉、关节、韧带、肌腱的损伤。

（3）疏密波:是疏波、密波自动交替出现的波形。能促进代谢和血液循环,改善组织营养,消除炎性水肿。常用于止痛、扭挫伤、关节周围炎、面瘫、肌无力等。

（4）断续波：是有节律的时断时续自动出现的一种波形，能提高肌肉组织的兴奋性，对横纹肌有良好的刺激收缩作用。常用于痿症和瘫痪。

3. 注意事项

（1）使用电针仪前应仔细检查其性能是否良好，电池是否有电。

（2）一般同一对输出电极应连接在身体同侧的两个腧穴上，对心脏病者应避免电流回路通过心脏；在接近延髓、脊髓部位电针治疗时，电流输出量宜小。

（3）调节电流强度一定要缓慢增加，否则突然的强刺激患者难以耐受，还会造成弯针、断针及晕针等针刺意外。

（4）已使用过的温针灸针具，其针柄失去导电性能，应将导线夹在其针体上，锈蚀的针具定要剔除不用。

（5）电针仪最大输出电压在 40V 以上者，最大输出电流应限制在 1mA 内，防止发生触电。

4. 适应证及禁忌证：电针疗法的适应证及禁忌证与针刺疗法基本相同。

（韩肖华　贺续珊）

第二十一章 康复护理

第一节 概 述

一、定 义

康复护理(rehabilitation nursing, RN)是康复医学的基本内容之一,是在康复计划实施过程中,由护士紧密配合康复医师和其他康复专业人员,对康复对象进行基础护理和各种康复护理专业技术,以预防继发性残疾,减轻残疾的影响,使患者达到最大限度的康复和重返社会。随着康复医学向临床的不断渗透,以及整体护理模式在医院的普及,康复护理将成为各种老年病、慢性病的常规护理内容。

二、康复护理特点

(一)康复护理目的

减轻患者痛苦,促进康复;使患者尽量减少继发性功能障碍,使残余的功能和能力得到维持和强化,最大程度的恢复生活能力;提高生存质量,重返家庭,回归社会。

(二)康复护理对象

康复护理的对象主要是由于损伤以及急、慢性疾病和老龄化带来的功能障碍者,以及先天发育障碍的残疾者。他们存在着各种生理上和心理上的残缺,造成生活、工作和社会交往等诸方面的能力障碍。

(三)康复护理原则

1. 预防继发性功能障碍:功能训练应预防在先,早期进行并贯穿于康复护理的始终。

2. 康复护理要与日常生活活动相结合:鼓励患者积极参与,加强自我护理以最大限度达到患者生活自理。

3. 重视心理护理:残疾人由于自身的缺陷,往往有孤独感、自卑感、敏感、抑郁等情绪反应,只有经常鼓励他们,使他们能正确面对各种功能障碍,并积极进行功能训练,才能帮助他们更好地适应生活,回归社会。

4. 提倡协作精神:良好的协作关系是取得最大康复疗效的关键,康复护理人员需要与康复小组其他人员保持密切联系,遇到康复中存在的问题,应及时沟通和解决。

三、康复护理内容

(一)观察患者的病情并做好记录

康复护士要与各有关人员保持良好的人际关系,详细观察病情及康复训练过程中残疾程度的变化,认真做好记录,在综合康复过程中起到协调作用。

(二)预防继发性功能障碍和并发症

如偏瘫患者由于体位摆放不正确导致偏瘫侧肢体痉挛、足下垂等;脊髓损伤患者大小便控制障碍,由于得不到正确的功能训练,导致泌尿系感染等。

(三)掌握相关功能训练技术

配合康复医师及其他康复技术人员对患者进行功能评估和功能训练,根据患者的不同需要,不断学习掌握各种相关功能训练技术。

(四)强调患者进行自我护理

在病情允许的条件下,训练患者进行自我护理,并对患者及其家属进行康复知识宣传,鼓励和帮助他们掌握自我护理的技巧,最大程度做到生活自理。

(五)给予心理支持

患者常有特殊的复杂的心理活动,康复护理人员应理解患者,尊重患者,及时耐心地做好心理咨询和疏导工作,并及时将患者的问题告知医师和治疗师,不可讥笑、讽刺患者。

（六）不同时期康复护理的重点

1. 急性期和早期：仔细观察残疾情况（性质、程度、范围、影响），及时发现潜在问题，预防感染、压疮、挛缩、畸形、萎缩等。

2. 功能恢复期：着重于潜在能力的激发，残余功能的保持和强化，日常生活活动能力的训练及康复辅助用具的使用指导等。

四、康复护理工作流程

康复护理与一般护理相同的工作流程，如收集资料、建立病案、制订计划、实施计划等，但不同的是患者入院前要做好准备，包括病房准备（尽可能选择与患者功能障碍相适应的病房设施）和病室选择（选择病室要考虑患者残疾程度及使用辅助设施的需求）；患者住院后要与患者及家属进行详细面谈，即"护-患交谈"，了解患者功能障碍的情况以及情绪、想法、顾虑等心理状态，婚姻家庭问题，社会问题，患者的希望和要求等。因此在"护-患交谈"时，除自我介绍、病房环境设施介绍、病房各项制度介绍等常规内容外，重点向患者及家属了解患者受伤发病情况、以往治疗经过、目前健康状况、日常生活活动能力、心理状态、入院目的与希望等，以便制订最佳康复护理计划，针对患者的功能障碍进行专业康复护理训练，同时积极做好预防各种并发症的工作，因为任何并发症的发生（如压疮、泌尿系统感染、肺部感染等）都会影响康复效果，延缓康复进程，甚至危及患者生命；此外，患者住院期间，应对患者的功能障碍情况进行详细评定，且功能评定与康复宣教应贯穿整个康复治疗过程。患者出院时，康复护士应全面评价康复护理目标的执行情况，并制订出院后继续训练的目标和方案，以及患者自我健康管理的具体措施，促进患者回归社会。为了保证康复护理的质量，在实施护理时应依照康复护理流程提供系统的康复护理服务（图 3-21-1）。

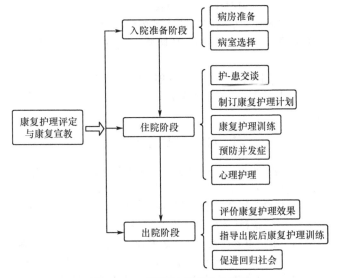

图 3-21-1　康复护理工作流程图

五、康复护理评定

参见相关康复评定内容。

第二节　常用康复护理技术

康复护理技术包括基础护理技术和康复护理专业技术。基础护理技术如病室管理、无菌技术、标本采集、口腔护理等，而康复护理专业技术主要包括正确体位的摆放、排痰训练、吞咽训练、压疮护理、膀胱护理、肠道护理、心理护理、放松训练技术等。此外，指导和教会患者掌握各种自我护理的方法以及独立完成日常生活活动的能力等，都是康复护理专业技术的重要内容。以下主要介绍临床上常用的康复护理专业技术：

一、正确体位的摆放

（一）定义

体位是指人的身体所保持的姿势或某种位置。在临床上通常是指患者根据治疗、护理以及康复的需要所采取并能保持的身体姿势和位置，如功能位、良肢位、烧伤患者抗挛缩体位等。功能位指当肌肉、关节功能不能或尚未恢复时，肢体处于发挥最佳功能活动的体位。良肢位是指躯体、四肢的良好体位，可预防畸形，减轻症状，使躯干和肢体保持在功能状态。烧伤患者抗挛缩体位则指烧伤患者保持与烧伤部位软组织收缩方向相反的体位，有助于预防挛缩。

（二）目的

正确的体位摆放可预防或减轻痉挛或畸形的出现，使躯体保持在功能状态，定时更换体位有助于预防并发症的发生。护理时应根据患者疾病的特点，协助并指导患者采取正确的体位。

（三）常用体位

1. 脑损伤患者的良肢位：多数脑损伤患者在急性期患侧肢体处于弛缓状态，急性期后则进入痉挛节段，以上肢屈肌和下肢伸肌痉挛占优势；早期实施良肢位摆放可有效预防关节挛缩、关节半脱位等并发症，为后续康复治疗打好基础。

（1）患侧卧位：患侧卧位对脑损伤患者的康复而言是最重要的体位，因此又称第一体位或首选体位，即患侧肢体在下方、健侧肢体在上方的侧卧位（图 3-21-2）。此体位可通过自身体重对患侧肢体产生挤压，促进本体感觉输入，又可伸展患侧肢体，

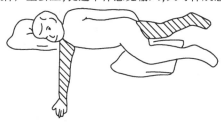

图 3-21-2 脑损伤患者的患侧卧位

抑制患侧肢体的痉挛模式,同时有利于健侧肢体进行日常活动。

患侧卧位时,应注意对肩关节的保护,避免肩峰直接受压,可将患侧肩关节拉出,使肩胛骨承重,从而避免损伤患侧肩关节导致疼痛,影响康复治疗效果。康复护士应对患者及家属进行指导,患者头下给予合适高度(一般为 10～12cm)的枕头,后背也用枕头支撑。患臂前伸,前臂外旋,将患肩拉出避免受压和后缩,肩关节伸展,手指张开,掌心向上,手中不应放置任何物品,以免诱发抓握反射而强化患手的屈肌痉挛。患侧下肢髋关节略后伸,膝关节微屈,患侧踝关节应置于屈曲 90°,防止足下垂的发生。健侧上肢自然放在身上或身后的枕头上,避免放在身前,以免因带动整个躯干向前而引起患侧肩胛骨后缩,健侧下肢充分屈髋屈膝置于身体前的枕头上。

(2)健侧卧位:即健侧肢体在下方,患侧肢体在上方的侧卧位(图 3-21-3)。此体位可避免患侧肩关节直接受压,减少肩关节损伤,但限制了健侧肢体的主动活动。取健侧卧位时,在患者的头下给予合适的软枕,患侧上肢前伸,患肩前屈 90°～100°,肘关节伸展,前臂旋前,腕关节背伸约 15°,手指伸展,掌

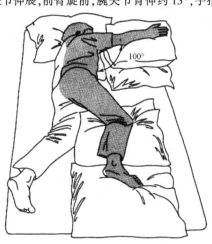

图 3-21-3　脑损伤患者的健侧卧位

心向下。患侧髋关节和膝关节尽量前屈90°,置于体前支撑枕上,注意患侧踝关节不能内翻悬在枕头边缘,防止造成足内翻下垂。健侧肢体自然放置。

(3)仰卧位:即面朝上的卧位(图3-21-4)。该体位虽符合多数人睡觉的习惯姿势,有利于诊疗及进行各种护理操作和清洁处理大小便,但这种体位也易受紧张性颈反射影响,极易诱发异常反射活动,从而强化患者的上肢屈肌痉挛和下肢伸肌痉挛,因此,应尽量缩短仰卧位的时间且定时更换体位。

仰卧位时,患者头下的软枕不宜太高,以免因曲颈而强化了患者的痉挛模式。在患侧肩下垫一软枕,使肩部上抬前挺,以防肩胛骨向后挛缩,患侧上臂外旋稍外展,肘、腕关节伸直,掌心向上,手指伸直分开;患侧臀部至整个大腿外侧下方垫一枕头,以防骨盆后缩,膝关节稍垫起保持微屈,踝关节固定在中立位。

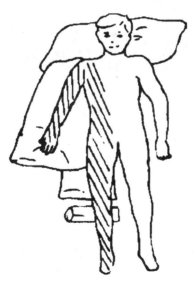

图3-21-4 脑损伤患者的仰卧位

（4）床上坐位：病情允许下，应鼓励患者尽早在床上坐起。但在坐起之前，患者卧床时间较长，应先进行适应性训练，首先将床头摇起30°，维持15～30分钟，2～3天无明显不适即可增加摇起高度，一般每次增加15°，逐渐增加至90°。床上坐位时，患者背后给予枕头垫实，使脊柱伸展，达到直立坐位，头部无须支持固定，以利于患者主动控制头的活动，有条件的可加一个横过床上的可调节桌子，桌上放一软枕，患者上肢置于软枕上（图3-21-5）。

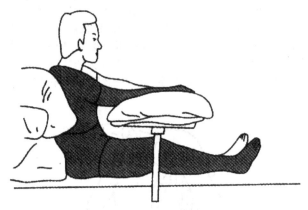

图3-21-5　脑损伤患者的床上坐位

2. 骨关节疾病患者的功能位：临床上，常用绷带、石膏、矫形支具、系列夹板等将肢体固定于功能位，有利于肢体恢复梳洗、进食、行走等日常生活活动能力，即使发生挛缩或僵直，只要做出最小的努力即可获得最基本的功能。

（1）上肢功能位：肩关节屈曲45°，外展60°（无内、外旋）；肘关节屈曲90°；前臂中间位（无旋前或旋后）；腕关节背伸30°～45°并稍内收（即稍尺侧屈）；各掌指关节和指间关节稍屈曲，由示指至小指屈度有规律地递增；拇指在对掌中间位（即在掌平面前方，其掌指关节半屈曲，指间关节轻微屈曲）。

（2）下肢功能位：下肢髋伸直，无内、外旋，膝稍屈曲20°～

30°，踝处于 90°中间位。

3. 烧伤患者抗挛缩体位：正确的体位摆放可减轻烧伤患者的水肿情况，维持关节活动度，防止挛缩和畸形；抗挛缩体位原则上取伸展和外展位，即与烧伤部位软组织收缩的方向相反，但烧伤部位不同体位的摆放也不尽相同。烧伤患者身体各部位抗挛缩体位见表 3-21-1。

表 3-21-1　烧伤患者抗挛缩体位

烧伤部位	可能出现的畸形	抗挛缩体位
头面部	眼睑外翻、小口畸形	戴面具，使用开口器
颈前部	屈曲挛缩	颈部轻度过伸展或中立位
肩	上提、后撤、内收、内旋	肩外展 90°并外旋
肘	屈曲并前臂旋前	肘处于伸展位
手	手背部烧伤：MP 过伸展，PIP 和 DIP 屈曲，拇指 IP 屈曲并内收，掌弓变平(鹰爪)	腕背伸 20°～30°，MP70°，PIP 和 DIP 均为 0°，拇指外展及对掌位
	手掌部烧伤：PIP 和 DIP 屈曲，拇指 IP 屈曲并内收	MP、PIP 和 DIP 均为 0°，拇指外展，腕背伸 20°～30°
躯干	脊柱侧凸、脊柱后凸	脊柱伸直位
髋	屈曲、内收	髋关节保持中立至外展 15°位
膝	屈曲	膝关节伸直位
踝	足跖屈并内翻	踝关节中立位即背屈 90°位

注：DIP，远端指间关节；PIP，近端指间关节；MP，掌指关节；IP，指间关节。

二、排 痰 训 练

排痰训练可促进呼吸道分泌物排出，维持呼吸道通畅，预防并减少反复感染；改善患者通气功能，促进肺膨胀，增加肺活量，预防肺部并发症。排痰护理技术主要包括体位引流、辅助排痰以及相关评估记录。其主要环节包括:①排痰前的准备;②确定痰液潴留部位;③确定排痰的体位;④叩击痰液潴留部位;⑤压迫和振动;⑥咳嗽将痰液咳出;⑦复检痰液潴留情况;⑧做好相关记录。

(一)体位引流

体位引流是指将患者的身体置于不同位置,利用重力的作用促进肺叶或肺段气道分泌物引流至大气管,再配合正确的呼吸和排痰,将痰液排出的方法。

1. 适应证:①年老体弱、久病体虚、胸部手术后、疼痛等原因,不能有效咳出肺内分泌物者;②慢性支气管炎、肺气肿等患者发生急性呼吸道感染及急性肺脓肿痰量多(痰量在 300 ~ 400ml/d)且黏稠并位于气管末端者;③潴留分泌物长期不能排清者,如支气管扩张、囊性纤维化等;④某些特殊检查前的准备,如支气管镜、纤维镜支气管造影等。

2. 禁忌证:①内、外科急重症;②循环系统疾病如肺水肿、充血性心力衰竭、高血压等;③疼痛明显、认知障碍或不合作者;④进食后不久。

3. 具体方法

(1)排痰前准备:消除患者紧张情绪,使患者能很好地配合,准备好引流用物品,并向患者解释体位引流的目的、实施方法及如何配合。

(2)确定痰液潴留部位:可采用触诊、叩诊、听诊等方式判断痰液潴留部位,或借助 X 线判断。

(3)确定引流体位:根据检查发现的痰液潴留部位,将患者置于正确的引流姿势,即痰液潴留部位于高处,使此肺段向主支气管垂直引流,并随时观察患者的反应,具体体位见图 3-21-6。

(4)引流时间:①引流在餐前进行,每次引流一个部位,一般 5 ~ 10 分钟,如有多个部位,总时间不超过 30 ~ 45 分钟,以防患者疲劳;②一般情况下,每天上午、下午各一次,痰量较多时,可增至 3 ~ 4 次/天。

(5)终止体位引流条件:胸部 X 线片示肺纹理清晰,患者

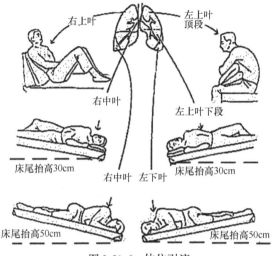

右上叶
左上叶顶段
右中叶
左上叶下段
床尾抬高30cm
右中叶　左下叶
床尾抬高30cm
床尾抬高50cm
床尾抬高50cm

图 3-21-6　体位引流

体温正常 24～48 小时以上,肺部听诊呼吸音正常。

4. 注意事项:①体位排痰可结合轻拍背部,不能自行排痰者应及时应用吸引器吸痰;②体位引流后应适当休息,防止体位性低血压;③向患者解释清楚,引流时即使未咳出痰,未必无效,松动的痰液可能需要 30～60 分钟才能咳出,坚持治疗则有利于痰液排出;④体位引流期间可配合饮水、支气管湿化、雾化吸入、化痰、呼吸训练等措施增加疗效;⑤腋-股血管搭桥术、近期肋骨骨折、肩滑囊炎、肌腱炎等慎用侧卧位引流。

(二)辅助排痰

1. 有效咳嗽:咳嗽是一种防御性反射,可清除气道内分泌物,但无效的咳嗽只会增加患者的痛苦且无法将痰液咳出,正确有效地咳嗽能把松动的分泌物排出体外。具体方法如下:嘱患者缓慢深吸气后用力收腹,大声咳嗽,利用有力的呼气产生的快速气流将分泌物迅速排出,一次吸气可连续咳嗽 3 声。咳嗽训练不宜长时间进行,可在晨起或晚上睡前进行,必要时,可配合手法加压,进一步辅助排痰。

2. 叩击法:护士五指并拢,掌心空虚呈杯状(图3-21-7),于患者呼气时在与肺段相应的特定胸壁部位进行有节律的快速叩击(80~100次/分),每一部位叩击2~5分钟,叩击与体位引流结合效果更好。叩击时应避开骨突部位或女性乳房区,且叩击时力量直接作用于胸壁,因此存在凝血障碍、肋骨骨折等情况则禁用此法。

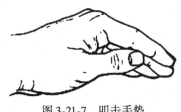

图 3-21-7　叩击手势

3. 振动法:护士将手置于患者胸壁并压紧,在患者呼气时给予快速、细小的压力振动,每次30秒至1分钟,每部位振动5~7次,振动法有助于纤毛系统清除分泌物,常在叩击后使用。禁忌证同叩击法。

三、吞咽训练

(一)概述

由于肿瘤、脑卒中、脑外伤、中枢神经系统感染或脱髓鞘病等导致的人的吞咽功能异常或丧失,称为吞咽障碍。通过吞咽训练,可改善摄食吞咽功能,避免食物误吸导致肺部感染等并发症;改变或恢复经口进食的方式,早日拔除鼻饲管、造瘘等;预防肌肉萎缩,提高吞咽反射的灵活性;同时也可改善患者对不同食物的吞咽能力,增强患者的康复信心。进行吞咽训练应遵循一定原则:①综合评估,确定患者的吞咽障碍程度和类型;②循序渐进,根据患者的功能障碍情况逐渐增加进食量;③个体化,针对不同的患者采取不同的训练方案;④治疗与训练相结合,在训练的基础上,配合合理的刺激促进进食;⑤心理支持,加强和患者的交流,增强患者康复信心,积极配合训练。

（二）吞咽训练方法

吞咽训练针对患者吞咽障碍的特点,采用物理和运动训练的方法,刺激患者口颊部及咽喉部,帮助患者准确、协调地完成对食物的吞咽。分为基础训练和摄食训练。

1. 基础训练:又称间接训练,是针对那些与摄食-吞咽活动有关的器官所进行的功能训练。

（1）局部肌肉运动控制训练:主要是口腔、颜面、咽部肌肉及下颌 ROM 训练,令患者进行皱眉、闭眼、鼓腮、张口、闭口、微笑等表情及动作的训练,改善面颊部肌肉的紧张性,促进其主动收缩功能的恢复,特别注意咀嚼肌的肌力、肌张力以及下颌 ROM 训练。

（2）舌部训练:①舌部被动运动,护士用纱布包住舌尖,用手牵拉舌头向各个方向运动,有助于降低舌肌张力;②舌部主动运动,令患者进行舌前伸、后缩、侧方顶颊部、唇齿间卷动转圈、弹舌等主动运动,提高舌运动的灵活性;③舌部抗阻运动,用压舌板或勺子在患者舌上进行压、滑动等刺激,同时令患者用舌进行反向顶推,以增强舌肌肌力。

（3）吞咽反射冷刺激:取出冷冻的棉签,刺激患者的软腭、舌根及咽喉壁,以诱发吞咽反射,触发吞咽动作,然后嘱患者做一次空吞咽动作。

（4）屏气-发声训练:当食物进入咽喉部时,会厌闭锁喉部,保护呼吸道。因此通过吸气屏住气或呼吸再发声来强化这种保护作用。患者坐在椅子上,双手支撑椅面,做推压运动,同时屏气,此时胸廓固定、声门紧闭。然后突然松手,声门打开、呼气发声。此运动不仅可以训练声门闭锁功能,强化软腭肌力,而且有助于去除残留在咽部侧隐窝的食物。

（5）呼吸训练和咳嗽训练:指导患者采用腹式呼吸、缩唇呼吸训练,并强化训练患者进行有效咳嗽,通过强化提高呼吸系统的反应性,有效排出分泌物、预防误吸。

2. 摄食训练:又称直接训练,是实际进食活动的训练。患者吞咽反射恢复后,才可试行摄食训练。

(1) 进食体位:根据患者身体状况和患者饮食特点及吞咽障碍程度,选择既有利于进食又容易被患者接受的体位。①坐位:病情允许应鼓励患者坐起进食。进食时,让患者全身放松,头部略向前倾,颈部微微弯曲,躯干直立,患侧手放于桌上;②半卧位:如患者不能坐起,即可取仰卧位将床头摇起,使患者躯干处于30°~60°半卧位,头部前屈,偏瘫侧颈下用小软枕或毛巾垫起,偏瘫侧肩部用软枕垫起,喂食者位于患者健侧。

(2) 食物选择:根据患者饮食特点及吞咽障碍的程度,选择患者喜爱的且营养丰富易消化的食物。为防止食物误入气道,易于在口腔内移送和吞咽,所选食物应符合:①柔软,密度均匀;②黏性适当且不易松散;③可变形,利于通过口腔和咽部;④不易残留在黏膜上;⑤由于冷刺激可有效强化吞咽反射,因此食物以偏凉为宜。进食时,可将食物调成糊状,使食物易于形成食团,利于吞咽。

(3) 进食量控制:掌握一口量,即每次最适于吞咽的入口量,正常人约20ml,对患者一般从3~5ml开始,以后酌情逐渐增加进食量。成人每次进食量不宜超过300ml,进食后30分钟内不宜翻身、拍背、吸痰等,且应采取半坐卧位或坐位,以免发生返流误吸。喂食时应选择薄而小的勺子从患者健侧喂食,尽量把食物置于舌根部。

(4) 吞咽方法:①空吞咽与吞咽食物交替进行,可在一次吞咽食团后,再做几次空吞咽,使口腔中无残留食物后再进食;也可在进食吞咽后给患者饮少量水(1~2ml),以促进口腔内食物残渣的清理,防止误吸发生;②侧方吞咽,患者吞咽时分别向左、右侧转头,可使同侧的梨状隐窝变窄,挤出残留食物,尤其适合偏瘫的患者;③点头样吞咽,吞咽时配合头前屈、下颌内收如点头样动作,可挤出会厌谷内残留食物,加强保护气道,利于食物进入食管。

(5) 注意事项:①创造良好的进食环境,减少各种外部因素干扰;②开始训练时要防止患者急躁和疲劳,训练时间不宜太长,合理安排训练内容,酌情逐渐延长训练时间及增加训练难度;③鼓励患者将训练的吞咽工作充分应用到日常生活活动中,增加患者的积极主动性;④严格掌握患者病情,做好风险预测及并发症监测,防止误吸的发生,同时护士也应学习必要的抢救方法。

3. 吞咽电刺激:护士可在治疗师协助下为患者进行吞咽电刺激,辅助强化肌力、帮助喉部提升及增加咽部肌肉收缩力量和速度,配合吞咽训练方法,可进一步增加康复治疗效果。

四、压疮护理

(一)定义

压疮是因为局部皮肤过度受压,造成局部血液循环障碍从而引起皮肤及皮下组织坏死。压疮严重影响患者的康复进程,可并发严重感染,甚至危及生命。

(二)压疮的治疗

1. 全身治疗:改善患者营养状况,可促进创面的愈合。压疮患者应给予高蛋白、高热量、高纤维素饮食,也可按医嘱给予静脉滴注血浆、白蛋白、丙种球蛋白等增强全身抵抗力,必要时遵医嘱给予抗生素控制感染。

2. 局部治疗:解除压迫、保护创面、促进愈合是局部治疗的原则。根据压疮的具体程度选择合适的治疗方法。

(1)伤口清洗:①应用生理盐水清洗创面;②慎用消毒剂,因其在杀菌同时对新生细胞也有毒性作用;③尽量采用冲洗方式清洗伤口,以减少棉签或棉球的棉絮残留在伤口组织影响愈合;④局部感染的伤口可局部使用抗生素,若已造成败血症等严重并发症时,应全身性应用抗生素控制感染,抗生素应根据创面细菌培养和药敏试验结果选择。

(2)清创:若压疮有坏死组织,应先清除,并彻底清洗。及时清除创面的坏死组织有利于伤口愈合。

(3)伤口敷料:湿润的伤口环境可促进上皮细胞增生,利于伤口愈合。因此,保持伤口的潮湿环境和周围完好皮肤的干燥是选择敷料的基本原则。伤口敷料分为内层、中层和外层:①内层敷料与伤口直接接触,保护伤口不受感染且不与伤口粘连,清除伤口渗出液避免伤口过于潮湿,如油纱;②中层敷料在吸收引流液同时缓解外界摩擦和碰撞,可用棉垫、纱布等;③外层敷料必须使内层和中层敷料紧密贴合固定,加压伤口,且符合身体活动屈伸自如,使患者感觉舒适,如绷带。

(4) 负压引流:主要用于难愈合的伤口及不适于有瘘管、血管暴露的伤口等。负压引流有助于刺激肉芽组织生长、引流充分、抑制细菌生长、保持伤口湿润等,且作为一种封闭式引流,不仅可减少伤口异味,使患者感觉舒适,同时可减少护士换药次数,减轻工作量。具体操作方法如下:①评估伤口情况;②清洗伤口,清除坏死组织;③将引流用的海绵裁剪成与创面大小相符的形状,保证创面均可接触到海绵;④覆盖透明薄膜,在密封的薄膜上剪直径约 1.5cm 的空洞,将负压吸管对准空洞并固定;⑤打开负压,调节负压参数,观察并记录引流情况。

(5) 物理治疗:根据压疮的具体情况可选择红外线、紫外线及超短波等物理治疗,促进压疮愈合。

(三)压疮的预防

解除压迫是防治压疮的主要原则,定时翻身和更换体位是预防压疮的基本方法。可从以下三方面入手预防压疮:

1. 环境与设施:保持环境清洁通风;床单位干燥整洁,无皱褶,及时更换弄湿的床单;必要时可使用坐垫或减压床垫等辅助器具减轻皮肤压力。

2. 预防措施:①掌握压疮发生的潜在危险因素,如患者的营养状况、大小便控制能力、精神状态及皮肤外观、张力和皮肤感觉是否正常等;②改善患者营养状况,营养状态不佳者予以高蛋白、高碳水化合物及富含维生素、微量元素的食物,体重超标者需制订减肥计划;③对压疮高危患者制订康复护理计划,如每 2 小时翻身及检查皮肤 1 次,使用啫喱垫、波浪床等预防压疮装置;④失禁患者局部预防性使用药膏保护皮肤,如氧化锌等;⑤协助患者变换体位或进行转移时,避免拖拉患者,以免对皮肤产生摩擦。

3. 健康宣教:①对患者及家属做好健康教育,使其认识到压疮的危害及预防的重要性;②指导患者及家属定时检查患者皮肤情况,如发现皮肤压红或破损及时告知护士处理;③睡前或使用轮椅前,检查床单、椅面有无异物,并及时清除;④截瘫患者坐轮椅时,应每隔30分钟抬起臀部减压,且坐位时将体重平均分布在两边臀部;⑤保持患者皮肤清洁干燥,贴身衣物柔软合体,无皱褶。

五、膀　胱　护　理

(一)概述

神经性膀胱功能失调是控制膀胱的中枢或周围神经发生病变后引起的排尿功能障碍,主要表现为尿潴留和尿失禁。膀胱护理的目的是恢复和改善患者的膀胱功能,降低膀胱内压力,减少残余尿,控制和消除泌尿系统并发症,保护肾功能,提高患者的生活质量。

(二)膀胱护理技术

1. 尿潴留:膀胱内潴留大量尿液而不能自主排出,称为尿潴留。主要表现为下腹胀痛、排尿困难,体检可见耻骨上膨隆、扪及囊样包块、叩诊为实音。康复护理的目的是促进膀胱排空,减轻患者痛苦。

(1)护士应为患者提供隐蔽的排尿环境(如用屏风遮挡等),并安慰患者,消除其紧张焦虑情绪,尽量协助患者以习惯姿势排尿。

(2)让患者听流水声,用温水冲洗会阴,或轻轻敲打耻骨上区,摩擦大腿内侧、捏掐腹股沟等措施激发诱导排尿。

(3)Valsalva 屏气法:用增加腹内压的方法增加膀胱压力,使膀胱颈开放引起排尿。病情允许时,让患者取坐位,身体前倾,做深吸气后屏住呼吸 10～12 秒,向下用力做排尿动作帮助排出尿液,这样反复呼吸 3～4 次。

(4)Crede 按压法:用拳头放置于患者脐下 3cm 处深按压,并向耻骨方向滚动,动作缓慢柔和,同时嘱患者增加腹压帮助排尿。

(5)间歇性清洁导尿:对于病情稳定、能主动配合且无泌尿系感染和尿液返流的患者可进行间歇导尿。该方法可使膀胱周期性扩张和排空,维持近似正常的生理状态,降低感染率,促进膀胱功能恢复。需要长期使用时,护士应教会患者或家属行间歇性自行清洁导尿。

1) 操作技术:①准备相应物品,消毒外阴和双手;②在导尿管上充分涂布润滑剂;③严格遵守无菌技术进行常规导尿,动作轻柔且导尿管的软硬度和粗细适宜;④每次导尿量不宜超过 500ml,如过量,需夹住导尿管片刻再放尿,分次导净膀胱内尿液并做好记录;⑤拔出尿管,护士可在患者耻骨上区缓慢向内向下按压协助剩余尿液排出。

2) 间歇导尿的管理:间歇导尿可避免膀胱过度充盈,预防泌尿系感染,但需在完善的管理方法下完成才能保证间歇导尿的作用。①制订饮水计划:每日限制饮水量在 2000ml,并于 6:00~20:00 平均分配水量,每次不超过 400ml,晚 8 点后停止饮水,同时指导患者不要饮利尿饮品;②根据患者膀胱类型教会其膀胱训练的手法(叩打、手压加腹压等);③准确记录残余尿量;④导尿次数根据患者残余尿量和饮水量而定,每日 4~6 次,当残余尿量在 200ml 左右时,每日导尿 2 次,100ml 时每日导尿 1 次,当残余尿量在 80ml 以内可改为每周导尿 1 次,连续两周后停止导尿;⑤起初每周查尿常规及尿培养,1 个月后酌情改为 2~4 周查 1 次;⑥尿液浑浊、沉淀物较多时酌情给予膀胱冲洗;⑦停止间歇导尿后每周测残余尿 1 次。

(6) 留置导尿:对于昏迷、泌尿系统疾病、会阴部损伤等不能接受间歇性清洁导尿的患者,可采取导尿管留置导尿。为防止泌尿系感染,要注意加强对留置导尿患者的护理,如严格遵守无菌导尿原则,及时处理导出尿液,并注意观察记录尿量、颜色和性状,尿道口每日需清洗消毒 2 次,储尿袋每日更换,导尿管每周更换 1 次,保持引流管通畅,防止尿液反流。

2. 尿失禁:排尿失去控制,尿液不自主地流出,称为尿失禁。尿失禁的康复护理主要是帮助患者解除痛苦,促使膀胱储尿,恢复膀胱功能。

(1) 加强皮肤护理:尿失禁患者常因尿液刺激造成皮肤损

伤,应及时用温水清洗会阴部,更换被服,保持皮肤清洁干燥,防止感染和压疮的发生。

（2）心理支持：患者因尿液刺激和异味常感到自卑和抑郁,护士应尊重理解患者,给予安慰和开导,鼓励患者增加康复信心。

（3）规律排尿训练：护士应帮助患者建立规律的排尿习惯,在规定的排尿时间如餐前30分钟、晨起或睡前鼓励患者如厕排尿。白天一般每3小时排尿1次,夜间2次,酌情调整。

（4）锻炼盆底肌肉：此训练可增强排尿的能力,减少漏尿的发生；护士指导患者取合适体位做排尿动作,同时主动收缩会阴和肛门括约肌,每次10秒,重复10次,每日可进行数次。

（5）集尿器的使用：男性可用阴茎套型集尿器或长颈尿壶置于外阴合适部位接取尿液,女性患者使用女式尿壶紧贴外阴接取尿液或成人尿片等。

（6）留置导尿：对长期尿失禁的患者,可酌情给予留置导尿,一般每3~4小时放尿1次,加强护理。

（三）膀胱护理注意事项

1. 膀胱护理前患者应接受尿流动力学检查,以确定膀胱类型并制订合理的康复护理计划,避免护理不当引起尿液反流造成肾积水等并发症。

2. 导尿时严格遵守无菌操作原则,并注意观察记录导出尿液情况,以防感染。

3. 注意观察因膀胱压力过高而引起的自主神经反射亢进,主要表现为突发性血压升高、皮肤潮红、出汗、头痛、视力模糊等,应及时检查膀胱情况并排出尿液,缓解压力。对于膀胱高度膨胀且较虚弱的患者,第一次放尿不超过1000ml。

4. 导尿时应注意保护患者隐私,操作手法轻柔熟练,以免损伤尿道黏膜。

5. 留置导尿时应鼓励患者多饮水以利于排尿,自行冲洗膀胱,不提倡常规膀胱冲洗,防止逆行感染的发生。

六、肠道护理

(一)概述

肠道护理技术主要用于各种原因导致的神经源性大肠,分为反射性和迟缓性大肠。反射性大肠主要表现为便秘,迟缓性大肠通常表现为大便失禁。肠道护理的目的是帮助患者建立规律排便的习惯,消除或减少由大便失禁造成的难堪,预防因便秘、腹泻或大便失禁导致的并发症。

(二)便秘患者的护理

便秘指粪便在肠腔内停留过久而导致的粪便干燥坚硬,排便不畅、困难,排便频率减少。康复护理的目标是养成规律的排便习惯,减少由便秘导致的并发症,如肛裂、痔疮等。

1. 饮食与运动:多食水果、蔬菜及粗粮等高纤维素、富含营养的食物,多饮水,指导患者适当运动,进行腹肌和盆底肌的运动训练等。

2. 规律排便:每天固定时间排便,尽量采用蹲位或坐位,不随意使用缓泻剂或灌肠;给患者提供隐蔽的环境和充足的排便时间,有助于患者安心排便。

3. 腹部按摩:让患者处于仰卧位,屈膝放松腹部,护士用手掌自右向左沿着患者结肠解剖位置(升结肠、横结肠、降结肠、乙状结肠)方向,即从右下腹、右上腹、左上腹、左下腹做顺时针环状按摩,促进肠道蠕动利于粪便排出。

4. 指力刺激:患者取左侧卧位,护士的示指或中指戴指套,涂润滑油,缓慢插入肛门,用指腹一侧沿着直肠壁顺时针转动,每次刺激持续 15 ~ 20 秒,直到感到肠壁放松、排气、有粪便流出。指力刺激可诱发肠道反射,促进粪便排出。

5. 腹肌与盆底肌训练:增强腹肌收缩能力可提高排便时腹内压,有助于粪便排出,常用仰卧直腿抬高训练、仰卧起坐等;盆底肌训练时,患者取仰卧位或坐位,轻抬臀部,缩肛提肛,促进盆底肌肉功能恢复。

6. 药物使用:护士可使用简易通便剂,如开塞露、甘油等,软化粪便,润滑肠壁,刺激肠蠕动促进排便。

7. 灌肠:通便药效不佳时,可用小量不保留灌肠,常用50%甘油、"1、2、3"灌肠液等。

(三)大便失禁患者的护理

大便失禁指肛门括约肌不受意识控制而不自主排便。大便失禁患者的康复护理目标是保持大便成形,减少大便失禁次数,养成规律排便习惯。

1. 观察排便反应:了解患者排便时间、规律,观察排便前表现,及时给予便盆。

2. 肠道功能训练:通过盆底肌功能训练、腹肌训练等增强对排便能力的控制。

3. 定时排便:了解患者排便规律,养成定时排便的习惯。

4. 皮肤护理:保持肛、臀部皮肤清洁干燥,预防破损,保持被服、衣物干净整洁。若发现肛周发红,可局部涂抹氧化锌软膏。

5. 饮食指导:护士应指导患者清淡、规律饮食,禁忌烟酒,避免辛辣食品等易致大便松散的食物。

6. 心理支持:尊重、安慰并关心支持患者,使其树立信心,积极参与治疗。

(四)肠道护理注意事项

保持室内空气新鲜,开窗通风,去除异味;进行肠道训练的时间要符合患者的生活规律,并根据具体情况适当调整,尽量少用或不用药物;当患者腹泻严重时,注意保护肛周皮肤完整性;训练过程中,应注意疏导患者,减轻由排便困难带来的精神紧张和心理压力,尊重患者,鼓励患者持之以恒,树立康复信心。

七、心 理 护 理

(一)定义

心理护理指在护理工作中,护士运用心理学理论和技术,以良好的人际关系为基础,通过各种方式或途径,积极地影响、改变患者的不良心理状态和行为,以解决患者的心理健康问题,促进患者康复。

(二)内容与方法

1. 环境要求:医护人员针对临床需要,对患者采取一系列与心理相关的措施,努力营造一种温馨、和谐、舒适的生活和治疗环境,具体如下:

(1)创造积极的情绪环境:在护理过程中,护士应尽力减轻和改变消极情景,创造一种积极向上的情景,从而对患者产生一定的感染作用。

(2)建立和谐的沟通环境:护理人员应加强与患者的接触和交谈,且态度和蔼亲切,善于运用沟通技巧。

(3)观察患者心理状态:护理人员应注意观察患者的心理状态,了解其心理变化的规律,根据其特点进行有针对性的心理护理。

(4)理解尊重患者:在为患者进行各项操作和训练前,应取得患者同意,并尽量让其对实施的服务感到满意;且对患者应一视同仁,耐心细致,尊重患者的人格,确保其隐私权,态度诚恳,与患者建立良好的护患关系。

2. 心理支持:对于处于震惊、否定和抑郁阶段的患者,护士应善于利用与患者建立的良好医患关系,以及医护人员的专业知识和真诚关心,帮助患者顺利渡过心理危机,积极面对并适应伤病。

(1)倾听:倾听可帮助我们了解患者的心理状况,掌握患者的真实需要和康复目标,也能使患者感受到医护人员的真诚和关心,同时也能减轻患者的心理压力。

(2)疏导:在倾听的基础上,与患者建立充分的信任关系,全面了解患者的想法,有针对性地对患者的问题提出解决方法,帮助患者树立康复信心,积极配合治疗。

(3)支持:患者的康复是一个曲折漫长的过程,患者常会感到痛苦、无助和悲伤,医护人员应以事实为依据,明确患者的预后,充分利用医护人员的社会角色和在患者中的影响,给患者以信心,让患者感受到自己不是孤立无援的。

(孟 玲 杨 露 郭铁成)

第四篇

常见伤病的康复

第二十二章 脑血管意外的康复

第一节 概　　述

脑血管意外(cerebrovascular accident,CVA)是指发展迅速、持续时间超过24小时以上、具有血管源性的急性脑血液循环障碍所导致的各种临床征候群,又称脑卒中。由于脑血管损害的性质不同,临床表现也不尽相同,常分为出血和缺血两大类,又分为脑出血、脑蛛网膜下腔出血、脑梗死(脑血栓形成和脑栓塞)。常见的功能障碍为偏瘫、失语、知觉认知障碍、意识障碍等。

脑血管意外多发生在中老年人,近年来发病也逐渐低龄化,其发病率、患病率、死亡率和致残率、复发率均高,在我国分别为84/10万、192/10万、116/10万及80%、41%。脑血管意外致残后严重影响患者和家庭的生活质量,增加社会和家庭的负担。因此,对本病的积极预防和早诊治、早康复甚为重要。

第二节 诊断要点及处理原则

脑血管意外以脑出血和脑梗死最多见。

一、脑 出 血

脑出血是指脑实质和脑室内出血,与高血压有直接的关系,又称高血压性脑出血或脑溢血。按出血的部位可分壳核出血、丘脑出血、尾状核出血、脑叶出血、脑干出血、小脑出血和脑室内出血等。最常见的是大脑中动脉的豆纹动脉破裂出血。据统计,我国脑出血的发病率为每年 24/10 万,占脑血管疾病发病率的 23.38% ~ 35.8% 。高血压患者约有 1/3 的机会发生脑出血,且以 50 岁以上多见。脑出血是急性脑血管病中发病急、进展迅速和最严重者,病死率和致残率均很高。

(一) 病因

1. 高血压:由于各种原因造成的血压长期增高,血管壁受到较大的冲击,产生纤维素样坏死,血流应力的作用导致血管内皮的损伤;加上动脉粥样硬化,随之形成微动脉瘤。当血液从血管内通过破裂的微动脉瘤或破裂的血管壁进入脑实质后,形成大小不等的血肿,压迫周围的脑组织或破入脑室进入蛛网膜下腔。

2. 其他原因

(1) 脑血管畸形:包括动静脉血管畸形、海绵状血管瘤、毛细血管扩张症等。

(2) 颅内动脉瘤。

(3) 脑动脉淀粉样血管病。

(4) 凝血异常的血液病,如白血病等。

(二) 诊断

1. 诊断要点

(1) 常于全力活动或情绪激动时发病。

(2) 发作时常有头痛、反复呕吐和血压升高。

(3) 病情进展迅速,常出现意识障碍、偏瘫和其他神经系统局灶症状。

（4）多有高血压病史。

（5）腰穿脑脊液多含血和压力增高（其中 20% 可不含血）。

（6）脑超声波多有中线波移位。

（7）鉴别诊断有困难如有条件可做 CT 检查。

2. **诊断标准**（国际神经关联病及卒中协会，1982 年）

（1）CT 扫描可见脑内血肿。

（2）具备下列一项以上神经症状或体征，且持续 24 小时：①意识障碍；②视力、视野障碍；③偏瘫或轻偏瘫，或两侧瘫（尤其于脑干损害时）；④偏侧感觉障碍；⑤言语障碍；⑥吞咽困难；⑦运动失调；⑧突然剧烈头痛。

（3）血性或黄色脑脊液。

（4）脑血管造影可见不伴动脉瘤、动静脉畸形的无血管性占位像。

确定诊断：具备第（1）项或完全具备第（2）至（4）项；高度可能：完全具备第（2）项中的①～⑧加第（3）项。

（三）**鉴别诊断**

1. **脑血栓形成**：常为安静下起病，数日达高峰，无明显头痛、呕吐，无脑膜刺激征，无血性脑脊液，CT 可见受累部位界限清楚的低密度病灶。

2. **颅内肿瘤出血**：可突然发病，头痛、呕吐、意识障碍和脑膜刺激征，可有血性脑脊液，易与脑出血混淆，但肿瘤出血前就有头痛、呕吐、神经系统定位体征和视乳头水肿等。脑血管造影可见血管受压移位现象。CT 可发现肿瘤的部位和大小，即可鉴别。

3. **脑栓塞**：发病急骤，多无前驱症状即发生偏瘫。但多数患者有风湿性心脏病或严重的动脉粥样硬化、冠心病。脑脊液正常，CT 可见受累区的低密度梗死灶。

（四）**治疗**

临床上根据脑出血的病程长短，大致将其分为三个时期：急性期，指发病后 2 周以内；恢复期，指发病后 2～8 周；后遗症期，指发病后 3～6 个月。急性期的治疗原则是抢救生命，调整血压,降低颅内压、预防发生各种并发症。恢复期要充分利用各种因素,包括早期的康复介入,促进运动功能、语言功能和认知功能的改善与恢复。

1. 一般治疗

(1) 保持安静,绝对卧床休息,尽量减少不必要的搬动,定时测量体温、呼吸、脉搏、血压,观察瞳孔和意识情况。

(2) 保持呼吸道通畅,松开衣领,床头抬高 15°,侧卧位较好,并及时吸痰。

(3) 保持大便通畅。

(4) 降低颅内压:①头部冰枕,有利于降低颅内新陈代谢,减轻脑水肿。②脱水药物的应用,常用 20% 甘露醇 125 ~ 250ml,静脉注射,每 6 小时 1 次,或联合应用甘露醇加呋塞米或地塞米松,可产生协同作用。脱水药使用时间至脑水肿、颅内压控制,逐渐减量、停用。

(5) 控制血压:把病后的血压控制在病前略高一些的水平,收缩压在 150mmHg 以下时一般不降压。但恢复期患者应尽量将血压控制在正常范围。常用降压药有:①钙道阻滞剂,如长效心痛定(硝苯地平)20mg,每 12 小时 1 次,一般能很好地控制血压。若控制不理想,可联合应用。②血管紧张素转换酶抑制剂,如卡托普利(开博通)12.5mg,每 8 小时 1 次。③β受体阻滞剂,如倍他洛克 25mg,每 12 小时 1 次。

(6) 给氧,条件许可可进行高压氧治疗,在高压氧条件下可以明显减轻脑水肿,改善脑氧的供应,减少原发和继发性损害。

(7) 保持营养、水电解质及酸碱平衡。

(8) 防止呼吸道感染:脑出血患者易患呼吸道感染,早期抗生素的应用是必要的,在病情允许的情况下可进行体位排痰,或配合超短波对肺部进行理疗。

2. 止血治疗:止血治疗仅用于脑出血的早期,尤其是合有消化道出血或凝血障碍时。常用的药物有 6-氨基己酸、安络血、立止血等。

3. 神经细胞激活剂、脑代谢激活剂的应用:如应用脑活素、胎脑注射液、脑多肽、胞二磷胆碱、美洛宁、维磷安等。

4. 手术治疗：脑出血手术治疗的目的是清除血肿，降低颅内压和止血。一般说来，如有下述情况多考虑手术清除血肿：

（1）发病初期病情尚轻，但逐步恶化，并有显著的颅内压升高症状。

（2）血肿大，内科保守治疗病情仍进行性加重或24小时病情无明显好转者。

（3）对开始就有瞳孔不等大，大脑皮层下出血，外侧型外囊出血者应争取尽早手术。

二、脑　梗　死

脑梗死是指流动着的血液在动脉内发生凝固，或血液的某些成分发生了聚集，使动脉管腔狭窄或闭塞，或身体其他部位的栓子脱落，导致其供血区的脑组织缺血缺氧的一种急性缺血性脑血管疾病。脑梗死分为脑血栓形成和脑栓塞，脑血栓形成占急性脑血管病的20.1%～62.7%，发病率也呈上升趋势。

（一）病因

能够引起脑血栓形成的病因中，老年人以动脉粥样硬化和高血压为主，而青少年则以凝血功能障碍为主。

1. 颅内、外动脉粥样硬化：中、老年人多见。

2. 动脉病：由感染或非感染因素所致的动脉闭塞性疾病，如钩体动脉炎、风湿性动脉炎等。

3. 血液病及血液凝固性异常：如血性高黏滞综合征、红细胞增多症、高凝状态、血栓性血小板减少性紫癜等。

4. 风湿性心脏病、二尖瓣病变、冠心病等。

（二）诊断

1. 诊断要点

（1）常于安静状态下发病。

（2）大多数无明显的头痛、呕吐。

(3) 发病可较缓慢,多逐渐进展,或呈阶段性进行,多与脑动脉粥样硬化有关,也可见于动脉炎、血液病等。

(4) 一般在发病后 1～2 天内意识清楚或轻度障碍。

(5) 有颈内动脉系统和(或)椎-基动脉系统症状和体征。

(6) 腰穿脑脊液不含血性。

(7) 鉴别诊断困难时如有条件可作 MRI 或 CT 检查。

2. 诊断标准(国际神经关联病及卒中协会,1982)

(1) 具备下列一项神经症状或体征,且至少持续 24 小时:①意识障碍;②视力、视野障碍;③轻瘫或偏瘫,或两侧瘫;④偏侧感觉障碍;⑤言语障碍;⑥吞咽困难;⑦运动失调。

(2) 脑脊液无色透明。

(3) 至少可见下列一项以上辅助检查的阳性改变:

1) CT 扫描可提示脑水肿、脑缺血疾病的低密度区域,而无出血性改变。

2) 脑血管造影发现一支或一支以上主干动脉高度狭窄或闭塞改变。

3) CT 扫描提示脑梗死而除外脑肿瘤。

诊断标准:确定诊断,完全具备(1)～(3)项;高度可能,具备第(1)、(2)项及第(3)中的 3)。

(三) 鉴别诊断

见脑出血部分。

(四) 治疗

脑梗死的治疗关键在发病早期(6 小时以内),治疗原则包括:①及时改善缺血区的的血液供应,尽早终止脑梗死的进展;②预防和积极治疗缺血性脑水肿;③保护缺血半暗带,以免病情进一步加重;④降低脑代谢,增加血氧的供应,改善脑缺氧;⑤预防并发症。脑梗死常用的治疗方法如下:

1. 溶栓治疗:在脑梗死的早期溶栓治疗是十分重要的,一般认为发病 6 小时内应用治疗效果最佳,可使血栓溶解,血管再通,改善脑循环缺血状态。常用药物有尿激酶,每次 1 万～3 万 U,每日 1～2 次,静脉注射,7～10 次为一疗程;东菱克栓酶,首次 10BU 加入 100ml 生理盐水中,静脉滴注,1 小时内滴完,后隔日1次,每次5BU全部治疗共3次;发病3小时内用组织型纤维蛋白溶酶原激活剂静脉滴注。

2. 高压氧治疗:发病6小时内应用治疗效果最佳,高压氧使血液氧含量明显增加,亦明显增加血氧的弥散距离,有效减轻脑水肿,保护缺血半暗带。治疗压力0.12MPa(表压),吸氧60分钟,每隔20分钟休息5分钟。急性期每天2次,以后每天一次,10次一疗程。

3. 脱水治疗:较大面积的脑梗死数小时内可出现脑水肿,脑水肿可引起颅内压升高,加重脑组织的缺血、缺氧,使病情恶化。脱水药要从脑梗死发病3~6小时内开始,连续5~7天。常用20%甘露醇250ml,快速静脉滴注,每6~8小时一次。

4. 抗血小板聚集药:常用药有阿司匹林,40mg,每日一次,或天保宁。

5. 钙通道阻滞剂:脑组织因缺血、缺氧,使细胞通透性增加,大量钙离子向细胞内转移,促使神经细胞坏死,因此钙通道阻滞剂有助于防止细胞死亡,亦可减轻血管平滑肌的痉挛,改善脑血液供应。常用的有尼莫通,10mg,加入10%葡萄糖500ml中,静脉滴注,每天1次,7~14天后改为口服尼莫通,30mg,每日3次,或尼莫地平,20~40mg,每日3次。

6. 神经细胞激活剂的应用。

7. 扩血管药物的应用:如维脑路通、活脑灵、尼莫通、罂粟碱、凯时、疏血通等。

脑梗死在第一次发病后极易复发,因此在康复治疗中控制好血压、血脂和糖尿病,也能有效地降低其复发率。

第三节　功能评定

脑出血和脑梗死的主要功能障碍是偏瘫、失语、偏身感觉障碍、认知知觉障碍、心理障碍等。

一、运动功能评定

偏瘫主要是运动系统失去了高级中枢的控制,使低级中枢如脊髓控制的原始的、被抑制的运动释放,产生患侧肢体肌群间协调紊乱,肌张力异常,导致运动障碍。而目前对偏瘫的评定有两大类,一种是以肌力变化为标准的,另一种则是以运动模式改变为标准。后一种方法符合偏瘫的恢复过程,能客观地反应偏瘫的程度,并对康复治疗起指导作用。目前国际上对偏瘫运动功能评定的主要方法有Brunnstrom 法、Bobath 方法、上田敏评价法、Fugl-Meyer 评价法、MAS 法等。

(一) Brunnstrom 评定

Brunnstrom 提出了偏瘫恢复的六阶段理论,即偏瘫患者须经历软瘫期、痉挛期、分离运动和协同运动恢复期等过程。这个运动模式的转换过程是偏瘫的临床治疗基础,也是评价患者的依据。Brunnstrom 对偏瘫的运动功能评价包括感觉和运动两个部分,比较繁杂,感觉检查与神经系统的感觉检查相仿,不在此文列出,仅就其运动部分的评价简化为表 4-22-1 中内容。

(二) Fugl-Meyer 评定法

瑞典学者 Fugl-Meyer 根据 Brunnstrom 的观点,设计出评价偏瘫综合躯体功能的一种定量的方法,其内容包括上肢功能、下肢功能、平衡功能、四肢感觉功能和关节活动度的评测。

Fugl-Meyer 评价法包括 62 个项目,对每一项目进行三级评定,0 分表示不能做某一动作,1 分表示部分能做,2 分表示能充分完成。该方法对偏瘫患者从多个方面进行评价,能够反映偏瘫患者在功能恢复过程中各种因素的相互作用,可以把握偏瘫患者的临床特征,从而有利于指导治疗。而简式Fugl-Meyer 运动量表,上肢 33 项共 66 分,下肢 17 项共 34 分,运动总分 100 分。其上下肢运动功能评定方法见表 4-22-2 和表 4-22-3。

表 4-22-1　Brunnstrom 脑卒中恢复分级

阶段	肩臂	手	下肢
I	无任何运动	无任何运动	无任何运动
II	仅出现协同运动的模式	仅有极细微的屈曲	仅有极少的随意运动
III	可随意发起协同运动	可作勾状抓握，但不能伸指	在坐和站位上，有髋、膝、踝的协同性屈曲
IV	出现脱离协同运动的活动： 1. 肩0°，肘屈90°的情况下，前臂可旋前旋后 2. 在肘伸直的情况下肩可前屈90° 3. 手背可触及腰部	能侧捏及松开拇指，手指有半随意的小范围的伸展	在坐位上，可屈膝90°以上，可使足后滑到椅子下方。在足跟不离地的情况下能背屈踝
V	出现相对独立于协同运动的活动： 1. 肘伸直时肩可外展90° 2. 在肘伸直，肩前屈30°～90°的情况下，前臂可旋前和旋后 3. 肘伸直，前臂中立位，臂可上举过头	可作球状和圆柱状抓握，手指可作集团伸展，但不能单独伸展	健腿站，患腿可先屈膝后伸髋；在伸直膝的情况下，可背屈踝，可将踵放在向前迈一小步的位置上
VI	运动协调近于正常，手指指鼻无明显辨距不良，但速度比健侧慢（≤5秒）	所有抓握均能完成，但速度和准确性比健侧差	在站立位上可使髋外展到超出抬起该侧骨盆所能达到的范围；在坐位上，在伸直膝的情况下可内外旋下肢，合并足的内、外翻

表 4-22-2 Fugl-Meyer 评价法上肢运动功能评测内容

部位	运动功能检测	评分标准
上肢(坐位)	I. 上肢反射活动	
	a. 肱二头肌腱反射	0分:不能引出反射活动
	b. 肱三头肌腱反射	2分:能够引出反射活动
	II. 屈肌共同运动	
	肩关节上提	0分:完全不能进行
	肩关节后缩	1分:部分完成
	外展(至少90°)	2分:无停顿地充分完成
	外旋	
	肘关节屈曲	
	前臂旋后	
	III. 伸肌共同运动	
	肩关节内收/内旋	0分:完全不能进行
	肘关节伸展	1分:部分完成
	前臂旋前	2分:无停顿地充分完成
	IV. 伴有共同运动的活动	
	a. 手触腰椎	0分:没有明显活动
		1分:手必须通过髂前上棘
		2分:能顺利进行
	b. 肩关节屈曲90°(肘关节位0°时)	0分:开始时手臂立即外展或肘关节屈曲
		1分:肩关节外展及肘关节屈曲发生在较晚时间
		2分:能顺利充分完成
	c. 在肩关节0°肘关节90°时前臂旋前旋后运动	0分:在进行该活动时肩关节0°但肘关节不能保持90°和完全不能完成该动作
		1分:肩肘关节正确位时能在一定的范围内主动完成该活动
		2分:完全旋前、旋后活动自如

部位	运动功能检测	评分标准
	V. 分离运动	
	a. 肩关节外展90°肘关节0°位,前臂旋前	0分:一开始肘关节就屈曲,前臂偏离方向不能旋前
		1分:可部分完成这个动作或者在活动时肘关节屈曲或前臂不能旋前
		2分:顺利进行
	b. 肩关节屈曲90°~180°,肘于0°,前臂在中间位	0分:开始时肘关节屈曲或肩关节外展发生
		1分:在肩部屈曲时,肘关节屈曲,肩关节外展
		2分:顺利完成
	c. 在肩关节屈曲30°~90°,肘于0°位时前臂旋前旋后	0分:前臂旋前旋后完全不能进行或肩肘位不正确
		1分:能在要求肢位时部分完成旋前旋后
		2分:顺利完成
	VI. 正常反射活动	(该阶段者要得2分,那么患者在第V阶段必须得6分)
	肱二头肌腱反射	0分:至少2~3个位相性反射明显亢进
	肱三头肌腱反射	1分:一个反射明显亢进或至少2个反射活跃
	指屈肌反射	2分:反射活跃不超过一个并且无反射亢进
腕	VII. 腕稳定性	
	a. 肘关节90°肩关节0°腕背屈	0分:患者不能背屈腕关节达15°
		1分:可完成腕背屈,但不能抗阻
		2分:有些轻微阻力仍可保持腕背曲
	b. 肘关节90°,肩关节0°时腕关节屈伸	0分:不能随意运动
		1分:患者不能在全关节范围内主动活动腕关节
		2分:能平滑地不停顿地进行

续表

部位	运动功能检测	评分标准
	c. 肘关节 0°,肩关节 30°腕背屈	评分同 a 项
	d. 肘关节 0°,肩关节 30°屈伸腕	评分同 b 项
	e. 环行运动	0 分:不能进行 1 分:活动费力或不完全 2 分:正常完成
手	VIII. 手指共同屈曲或伸展	
	a. 手指共同屈曲	0 分:不能屈曲 1 分:能屈曲但不充分 2 分:(与健侧比较)能完全主动屈曲
	b. 手指共同伸展	0 分:不能伸 1 分:能够放松主动屈曲的手指(能够松开拳) 2 分:能充分地主动伸展
	c. 握力 1:掌指关节伸展并且近端和远端指间关节屈曲,检测抗阻握力	0 分:不能保持要求位置 1 分:握力微弱 2 分:能够抵抗相当大的阻力抓握
	d. 握力 2:所有关节于 0°位时,拇指内收	0 分:不能进行 1 分:能用拇食指捏住一张纸,但不能抵抗拉力 2 分:可牢牢捏住纸
	e. 握力 3:患者拇食指可挟住一枝铅笔	评分方法同握力 2
	f. 握力 4:患者能握住一个圆筒物体	评分方法同握力 2 和 3
	g. 握力 5:可握球形物体,如网球	评分方法同握力 2、3 和 4
	IX. 协调性与速度指鼻试验(快速连续进行 5 次)	
	a. 震颤	0 分:明显震颤 1 分:轻度震颤 2 分:无震颤
	b. 辨距不良	0 分:明显的或不规则辨距障碍

续表

部位	运动功能检测	评分标准
		1分:轻度的或规则的辨距障碍
		2分:无辨距障碍
	c. 速度	0分:较健侧长6秒
		1分:较健侧长2~5秒
		2分:两侧差别少于2秒
	上肢总积分	66分

表 4-22-3　Fugl-Meyer 评价法下肢运动功能评测内容

部位	运动功能检测	评分标准
仰卧位	Ⅰ. 反射活动	
	跟腱反射	0分:无反射活动
	(髌)膝腱反射	2分:反射活动
	Ⅱ. 屈肌和伸肌共同运动	
	a. 屈肌共同运动	0分:不能进行
	髋关节屈曲	1分:部分进行
	膝关节屈曲	2分:充分进行
	踝背屈	
	b. 伸肌共同运动(抗阻运动)	0分:没有运动
	髋关节伸展	1分:微弱运动
	髋关节内收	2分:几乎与对侧相同
	膝关节伸展	
	踝关节跖屈	
坐位	Ⅲ. 联合的共同运动	
	a. 膝关节屈曲大于90°	0分:无主动活动
		1分:膝关节能从微伸位屈曲但不超过90°
		2分:膝关节屈曲大于90°
	b. 踝背屈	0分:不能主动屈曲
		1分:不完全主动背屈
		2分:正常背屈

部位	运动功能检测	评分标准
站位	Ⅳ. 分离运动(髋关节0°)	
	a. 膝关节屈曲	0分:在髋关节伸展位不能屈膝
		1分:髋关节不屈,膝能屈曲但不能达到90°或在进行时髋关节屈曲
		2分:能自如运动
	b. 踝背屈	0分:不能主动活动
		1分:能部分背屈
		2分:能充分背屈
坐位	Ⅴ. 正常反射	
	膝部屈肌	0分:2~3个明显亢进
	膝腱反射	1分:1个反射亢进或2个反射活跃
	跟腱反射	2分:不超过1个反射活跃
仰卧位	Ⅵ. 协调/速度 跟膝胫试验(连续重复5次)	
	a. 震颤	0分:明显震颤
		1分:轻度震颤
		2分:无震颤
	b. 辨距障碍	0分:明显的不规则的辨距障碍
		1分:轻度的规则的辨距障碍
		2分:无辨距障碍
	c. 速度	0分:比健侧长6秒
		1分:比健侧长2~5秒
		2分:两侧相差少于2秒
	下肢总积分	34分

（三）运动评定量表

运动评定量表（motor assessment scale，MAS）是由于澳大利亚的 Carr 等于 1985 年所提出的用于脑卒中患者的评定工具。该量表的设计原则为：①简短和易于实施，以免过多地占用治疗时间；②勿需使用太多的设备便可获得客观的结果；③使用简明的术语，以便其他的卫生工作者易于理解；④只在患者的功能表现发生变化时，方产生评分上的变化；⑤不重复收集其他检查可获取的资料；⑥测量有关的日常运动活动；⑦测量患者最佳功能状态；⑧具有高度的评定者间可信度。

MAS 量表的内容共有九个项目，前八项为日常运动活动能力，最后一项为全身肌的评估。每项评定得分为 0～6 分，对某项活动而言，若完全不能完成则主为 0 分，若能完全独立且无困难地完成则评为 6 分。其具体的评定内容及评分标准见表4-22-4。

表 4-22-4　脑卒中患者运动评定量表

1. 从仰卧到健侧卧
   (1) 自己牵拉侧卧。起始位必须为仰卧，不屈膝。患者自己用健侧手牵拉向健侧卧，用健腿帮助患腿移动
   (2) 下肢主动横移，且下半身随之移动。起始位同上，上肢留在后面
   (3) 用健侧上肢将患侧上肢提过身体，下肢主动移动且身体随其运动。起始位同上
   (4) 患侧上肢主动移至对侧，身体其他部位随之运动。起始位同上
   (5) 移动上下肢并翻身至侧卧位，但平衡略差。起始位同上，肩前伸，上肢前屈
   (6) 在 3 秒内翻身侧卧。起始位同上，不用手
2. 从仰卧到床边坐
   (1) 侧卧，头侧向抬起，但不能坐起。患者需帮助方可侧卧
   (2) 从侧卧到床边坐。治疗师帮助患者移动，整个过程患者能控制头部姿势

　　(3) 从侧卧到床边坐。治疗师立于一旁监护,或帮助固定身体
　　　　部位而协助患者将下肢移至床边
　　(4) 从侧卧到床边坐。不需帮助
　　(5) 从仰卧到床边坐。不需帮助
　　(6) 在 10 秒内从仰卧到床边坐。不需帮助

3. 坐位平衡
　　(1) 必须有支持才能坐。治疗师帮助患者坐起
　　(2) 无支持能坐 10 秒。不用扶持,双膝和双足靠拢,双足可着地
　　　　支持
　　(3) 无支持能坐,体重能很好地前移且分配均匀。体重在双髋
　　　　处能很好地前移,头胸伸展,两侧均匀承重
　　(4) 无支持能坐稳且可转动头及躯干向后看。双足着地支持,不让
　　　　双腿外展或双足移动,双手放在大腿上,不要移至椅座上
　　(5) 无支持能坐且向前触地面并返回原位。双足着地,不允许
　　　　患者抓住东西,腿和双足不要移动,必要时支持患臂,手至
　　　　少必须触到足前 10cm 的地面
　　(6) 无支持坐在凳子上,触摸侧方地面,并回到原位。要求姿势
　　　　同上,但患者必须向侧位而不是向前方触摸

4. 从坐到站
　　(1) 需要别人帮助站起
　　(2) 可在有别人一旁监护或帮助固定身体部位时站起,但体重
　　　　分布不均,需用手扶持
　　(3) 可站起。无体重分布不均和用手扶持的现象
　　(4) 可站起,并伸直髋和膝维持 5 秒。无体重分布不均
　　(5) 坐-站-坐不需别人监护。无体重分布不均现象,完全伸直髋
　　　　和膝
　　(6) 坐-站-坐不需别人监护,并在 10 秒内重复 3 次。无体重分
　　　　布不均表现

5. 步行
　　(1) 能用患腿站,另一腿向前迈步。负重的髋关节可伸展,治疗
　　　　师可给予帮助监护
　　(2) 在一个人监护下能行走
　　(3) 不需帮助能独立行走或借助任何辅助器具可行走 3m

续表

　　(4) 不用辅助器具在 15 秒内能独立行走 5m
　　(5) 不用辅助器具在 25 秒内能独立行走 10m,然后转身,拾起地
　　　　上一个小沙袋,并且走回原地
　　(6) 35 秒上下四级台阶 3 次。不用或用辅助装具,但勿需扶栏杆
6. 上肢功能
　　(1) 卧位,上举上肢以伸展肩带。需治疗师将臂置于所要求的
　　　　位置并给予支持,使肘伸直
　　(2) 卧位,保持上举伸直的上肢 2 秒。治疗师应将上肢置于所要
　　　　求的位置,患者必须使上肢稍外旋,肘必须伸直在 20° 以内
　　(3) 上肢位置同第(2)项,屈伸肘部使手掌触及和离开前额。治
　　　　疗师可帮助前臂旋后
　　(4) 坐位,使上肢伸直前屈 90°(保持上肢稍外旋及伸肘,不允许
　　　　过分耸肩),保持 2 秒
　　(5) 坐位,患者举臂同(4),前屈 90° 并维持 10 秒然后还原。患
　　　　者必须维持上肢稍外旋,无内旋
　　(6) 站立,手抵墙,当身体转向墙时要维持上肢的位置(上肢外
　　　　展 90°,手掌平压在墙上)
7. 手的运动
　　(1) 坐位,伸腕。让患者坐在桌旁,前臂置于桌上。把圆柱体物放在
　　　　患者掌中,要求患者伸腕,将手中的物体举离桌面,不允许屈肘
　　(2) 坐位,腕部桡侧偏移。将患者前臂尺侧靠放,处在旋前旋后
　　　　的中位,拇指与前臂成一直线,伸腕,手握圆柱体,然后要求
　　　　患者将手抬离桌面,不允许肘关节屈曲或旋前
　　(3) 坐位,肘置身旁,旋前和旋后。肘不要支持,并处直角位,
　　　　3/4 的范围即可
　　(4) 手前伸,用双手捡起一直径 14cm 的大球,并把它放下。球应
　　　　放于桌上距患者较远的位置,使患者完全伸直双臂,才能拿
　　　　到球,肩必须前伸,双肘伸直,腕中位或伸直,双掌要接触球
　　(5) 从桌上拿起一个塑料杯,并把它放在身体另一侧的桌上。
　　　　不改变杯子的形态
　　(6) 连续用拇指和每一个手指对指,10 秒内做 14 次以上。从食
　　　　指开始,每个手指依次碰拇指,不许拇指从一个手指滑向另
　　　　一个手指或向回碰

8. 手的精细活动

  (1) 捡起一个钢笔帽,再放下。患者向前伸臂,捡起钢笔帽放在靠近身体的桌面上

  (2) 从杯子里捡出一颗糖豆,然后放在另一个杯子里。茶杯里有 8 粒糖豆,两个杯子必须放在上肢能伸到处,用手拿右侧杯里的豆放进左侧杯里

  (3) 画几条水平线止于垂直线上。20 秒内画 10 次。至少要有 5 条线碰到及终止在垂直线上

  (4) 用一枝铅笔在纸上连续快速地点点儿。患者至少每秒钟点两个点儿,连续 5 秒,患者不需帮助能捡起及拿好铅笔,必须像写字一样拿笔,点点儿而不是敲

  (5) 把一匙液体放入口中。不许低头去迎就匙,不许液体溢出

  (6) 用梳子梳头后部的头发

9. 全身肌张力

  (1) 弛缓无力,移动身体部分时无阻力

  (2) 移动身体部分时可感觉到一些反应

  (3) 变化不定。有时弛缓无力,肌张力有时正常,有时增高

  (4) 正常的肌张力状态

  (5) 50% 时间肌张力高

  (6) 肌张力持续性增高

研究表明,MAS 能有效地评测脑卒中偏瘫患者的运动功能。其优点有:①能够客观、准确地进行定量评定;②评定的项目强调功能模式同时又包括了抑制异常运动模式的内容,与正常的运动功能相近,可兼作功能训练的指导之用;③方法简便,易于掌握;④实施省时,只需 15 ~ 30 分钟即可完成,且能敏感地反映出患者功能上的变化;⑤勿需复杂的评定用具,易于推广。因此 MAS 自问世起,就得到了广泛的重视与应用,但其也有不足之处,如未能反映出手部的精细运动功能和患者的耐力等。

二、临床神经功能缺失程度评分和病情严重程度评定

采用 1995 年全国第四次脑血管病学术会议提出的方法，由于其中 5、6、7 项采用手法肌力检查，鉴于手法肌力检查不适合用于中枢性瘫痪的评定，故将此 3 部分用相应的 Brunnstrom 分级取代，如表 4-22-5。

表 4-22-5　脑卒中患者临床神经功能缺失程度评分

1. 意识(最大刺激,最佳反应)	
(1) 两项提问:年龄;现在是几月(相差两岁或一个月都算正确)	
均正确	0
一项正确	1
都不正确者再进行以下检查	
(2) 两项指令(可以示范):握拳、伸掌;睁眼、闭眼	
均完成	3
完成一项	4
都不完成者再进行以下检查	
(3) 强烈局部刺激(健侧肢体)	
定向退让	6
定向肢体回缩	7
肢体伸直	8
无反应	9
2. 水平凝视功能	
正常	0
侧凝视动作受限	2
眼球侧凝视	4
3. 面瘫	
正常	0
轻瘫　可动	1
全瘫	2
4. 言语	
正常	0

交谈有一定困难,借助表情表达,或言语流利,但不易听懂,错语   2

    较多可简单交流,但复述困难,言语多迂回,有命名障碍   5

不能用言语表达   6

5. 肩、臂运动

正常   0

运动协调接近正常,手指指鼻基本正常,但速度比健侧慢   1

    (相差≤5s)

出现相对独立于共同运动的活动,可完成: 2

    (1) 肘伸直,肩外展90°   (0.66)

    (2) 在肘伸直、肩前屈30°~90°时前臂可旋前旋后   (0.66)

    (3) 臂上举过头、肘伸直、前臂中立位   (0.66)

出现脱离共同运动的活动可完成: 3

    (1) 肩0°肘90°时前臂旋前、旋后   1

    (2) 肘伸直时肩可屈曲90°   1

    (3) 手背可达骶部   1

可随意引起共同运动   4

仅有共同运动模式   5

无任何运动   6

6. 手运动

正常   0

所有抓握均能完成,但速度和准确性比健侧差   1

可在球状或圆柱状抓握,手指可作集团伸屈,但不能独立伸屈   2

能侧捏及松开拇指,手指伴有随意的小范围伸展   3

可作钩状抓握,但不能松开,指不能伸   4

仅有极细微的屈曲   5

无任何运动   6

7. 下肢运动

完全正常   0

站立位,可使髋外展到超出抬起该侧骨盆所能达到的范围,在   1

    坐位伸膝90°时可内外旋下肢,合并足的内外翻

站立位,可先屈膝后伸髋,膝伸直时可踝背屈,可将足跟放   2

    在向前迈一步的位置上

续表

坐位,可屈膝90°以上,在足跟不离地的情况下可踝背屈	3
在坐位和站立位时可出现髋、踝的共同屈曲	4
仅有极小的随意运动	5
无任何运动	6

8. 步行能力

正常行走	0
独立行走 50 米以上,跛行	1
独立行走,需要手杖	2
有人扶持下可以行走	3
自己站立,不能走	4
独立坐,但不能走	5
卧床	6

根据表 4-22-5 中的临床神经功能缺失程度的评分即可知道病情的严重程度,病情的严重程度与神经功能缺失评分的关系是:最高分 45 分,最低分 0 分。轻型 0~15 分;中型 16~30 分;重型 31~45 分。

三、日常生活活动能力评定

反应综合功能的日常生活活动能力评定常用 Barthel 指数法(见第二篇第八章),或者采用功能独立性评定法(FIM)(见第二篇第八章)。

四、语 言 评 定

见第二篇第十章。

五、认知功能评定

见第二篇第十一章。

六、心 理 评 定

见第二篇第十一章。

七、并发症的评定

1. 肩关节半脱位:肩关节半脱位是常见的并发症,目前无统一的评定标准,可试用我国一些作者研究出来的方法。见表4-22-6。

表4-22-6 肩关节半脱位的评定标准

---

1. 在坐位时肩峰下可触及凹陷
2. 在下述条件下投照 X 线片
   (1) 坐位
   (2) X 线球管中心高度与锁骨外的上缘一致
   (3) X 线球管中心的水平移位与肱骨头中线一致
   (4) 球管向足侧斜 15°
   (5) 距离为 1 米
3. 结果有下列发现为阳性
   (1) 患肩正位,肩峰与肱骨头之间的间隙>14mm
   (2) 两肩正位片比较 患侧比健侧>10mm 或以上

---

2. 肩手综合征:肩手综合征又称反射性交感神经营养不良,是偏瘫常见的并发症。肩手综合征的诊断要点为:①患有神经系统疾病;②单侧肩手痛,皮肤潮红、皮温上升;③手指屈曲受限;④局部无外伤、感染的证据,也无周围血管病的证据。

肩手综合征的分期如表4-22-7。

表4-22-7 肩手综合征分期标准

Ⅰ期　肩痛,活动受限,同侧手腕、指背肿痛,出现发红、皮温上升等血管运动性反应。X 线下可见手与肩部骨骼有脱钙表现。手指多呈伸直位,屈曲受限,被动屈曲可引起剧痛。此期可持续 3～6 个月,以后或治愈或进入Ⅱ期

Ⅱ期　肩手肿胀和自发性疼痛消失,皮肤和手的小肌肉日益萎缩,有时可引起 Dupuytren 挛缩样腱膜肥厚,手指关节活动度(ROM)日益受限。此期可持续 3～6 个月,如治疗不当将进入Ⅲ期

Ⅲ期　手部皮肤、肌肉均显著萎缩,手指完全挛缩,X 线上有广泛的骨腐蚀,已无恢复希望

第四节　康复治疗

一、理论和原则

神经生理学研究证实神经系统损伤后,自然情况下都有一定的恢复潜能。众所周知,神经细胞在出生后是不能分裂增殖的。神经细胞一旦死亡,就永久地消失。如果神经细胞本身未死亡,而仅仅是神经纤维损伤,那么神经纤维是可以再生,从而使其形态和功能得到恢复。尽管中枢神经的轴突也可以再生,但脑卒中时这些中枢的损害涉及大量神经细胞的死亡,使整个神经细胞网络系统中的复杂联系产生巨大缺损,是不可能通过再生来代替的,而是通过脑的可塑性,在中枢神经系统内重新组织一个功能细胞集团的网络系统,实现功能重组。因此对本病的康复治疗,除积极抢救受损的脑细胞,促进病理过程的恢复外,还要充分发挥中枢神经系统功能重组的作用。运动功能训练可增加感觉器的传入冲动,促进大脑功能可塑性发展,使丧失的功能重新恢复。

偏瘫的功能训练原则主要是抑制异常的、原始的反射活动,改善运动模式,重建正常的运动模式;其次是协调动作和精细动作的训练,重点训练患侧肢体的恢复。

二、康复治疗

成人偏瘫的康复治疗应从早期开始。患者渡过急性期,生命体征平稳后即应积极进行康复治疗。偏瘫的康复过程分为五期:早期、软瘫期、痉挛期、相对恢复期和后遗症期,时期不同治疗方法和目的也不同。治疗师也应从众多的治疗技术中选择合适的技术,在治疗中观察患者的反应不断得到启发,调整治疗技术。患者也应将自己的治疗体会和感觉不断告诉治疗师,使其能及时了解治疗方法是否有效,这样在治疗中互通信息、主动参与。

（一）早期

脑卒中的早期，是指发病的头几天，治疗以临床抢救为主，任何康复医疗措施，都要以不影响临床抢救，不造成病情恶化为前提。但是如果患者清醒，又没有进行性脑卒中的表现，那么像输液、吸氧、鼻饲，甚至手术后都不应该成为尽早进行康复医疗的障碍。目的是预防并发症和继发损害。

1. 预防并发症：包括压疮、呼吸道感染、泌尿系感染、深静脉血栓形成、肩痛和肩手综合征的预防。

2. 被动运动：如患者昏迷时间过久或其他原因（严重的合并症），在数天后仍不能开始主动床上训练，则需维持被动的关节活动。活动顺序由大关节到小关节，循序渐进、缓慢进行，切忌粗暴。被动运动时，多做与痉挛相反的活动，如肩外展、外旋，前臂旋后，踝关节背伸，腕指关节的伸展活动。

3. 良姿体位：床上良姿位是早期治疗中的极其重要方面，良姿体位能预防和减轻上肢屈肌、下肢伸肌的典型痉挛模式的出现和发展。这种痉挛模式，妨碍上肢的日常活动及步行时屈膝，易形成划圈步态。

（1）健侧卧位：是卧者觉得最舒适的体位。患者在胸前放一枕头，使患肩前伸，患侧肘关节伸展，腕、指关节伸展放在枕上。患腿屈曲向前，放在身体前面另一枕上，髋、膝关节自然屈曲，支撑枕高低适宜，以舒适为度，健侧自然放置。

（2）患侧卧位：在该体位时，患臂前伸、前臂外旋，将患肩拉出，避免受压和后缩。患腿放置舒适位，膝关节微屈，健腿屈曲向前置于体前支持枕上。

（3）仰卧位：是重症患者多采用的体位，仰卧位时应肩关节前伸，手臂伸展、外旋、稍抬高，患臂放在体旁枕上，掌心向上，手指稍分开。骨盆前挺，大腿稍向内夹紧并稍内旋，膝关节稍弯曲，膝下放一枕头支撑。

4. 传统疗法：如按摩、针灸等方法在此期均可应用，帮助促进运动、语言、认知的恢复。

（二）软瘫期

软瘫期是指发病在 1～3 周内（脑出血 2～3 周，脑梗死

1周左右),患者意识清楚或有轻度意识障碍,生命体征稳定,但患肢肌力、肌张力均很低,腱反射低,即为 Brunnstrom Ⅰ期——软瘫期。

此期康复治疗的主要原则是利用躯干肌的活动,通过联合反应、共同运动、姿势反射等手段,促进肩胛带和骨盆带功能的部分恢复,达到床上翻身,卧坐转换和坐位Ⅰ级平衡的目标。同时对痉挛进行一些预防性康复。

1. 翻身训练:要求患者从仰卧位向两侧翻身,仰卧位是引起伸肌痉挛的最强体位,也可加重肩胛骨的后突,因此不应总保持仰卧位,应尽快学会向两侧翻身。

(1)向健侧翻身:仰卧位双手交叉,患手拇指位于健手之上(Bobath式握手),屈膝,再将交叉的双手举起,偏向患侧,再向健侧摆动,借助惯性翻向健侧。向健侧翻身时需要治疗师帮助患者转动骨盆或肩胛。

(2)向患侧翻身:仰卧位,举起交叉的双手,先向健侧偏,再向患侧摆动,借助惯性,翻向患侧。

2. 桥式运动:在床上进行翻身训练的同时,必须加强患侧的伸髋练习。

(1)双侧桥式运动:治疗师帮助患者将两腿屈曲,双足在臀下平踏床面,让患者伸髋将臀抬离床面。如患髋外旋外展不能支持时,治疗师帮助将患膝稳定。

(2)单侧桥式运动:当患者完成双桥动作后,可让患者伸展健腿,患腿完成屈膝、伸髋、抬臀的动作。

(3)动态桥式运动:为了获得下肢内收和外展控制能力,患者仰卧屈膝,双足踏住床面,双膝平行并拢,健腿保持不动,患腿作交替的幅度较小的内收和外展动作,并学会控制动作的幅度和速度。然后患腿保持中立位,健腿做内收外展练习,并与双桥运动结合起来。

3. 坐位及坐位平衡训练:尽早让患者坐起,能防止肺部感染,改善心肺功能。先从半坐位开始,如患者无头昏等不适症状,可加大角度、延长坐起时间。然后让患者坐到床上或椅子上。

(1) 从床边坐起:治疗师站在患者健侧挟住双肩,令健腿扦入患腿小腿下方,健腿带动患腿向健侧翻身,用肘支持上身。在帮助下患者用健腿把患腿勾到床边,并坐于床沿,然后用健肢支撑坐起,注意千万不能拉患肩。

(2) 坐位平衡训练:患者坐位时不向患侧倾倒,表明躯干肌有一定的控制能力,达到了坐位一级平衡。但患侧常不能完全负重,髋关节和躯干肌还没有足够的平衡能力。因此,指导患者坐到普通的凳子上,患足稍后于健足,双足与肩同宽,双臀同时负重,双髋双膝充分屈曲。为了训练坐位平衡能力,让患者用健手从身体一侧向另一侧反复拾起及放下一个物体,并不断把物体向后外侧摆放,以增加坐位平衡难度。或者身体向前后或左右倾斜,又慢慢恢复到中立位,反复训练,直到将患者轻轻推前推后都不倒为止,即达Ⅲ级坐位平衡。

4. 肩的控制与肩胛带的运动:肩的控制与运动是上肢功能恢复的重要部分,既能帮助肩部运动,也可预防肩痛和肩关节挛缩。

(1) 被动运动:患者仰卧位,治疗师用双手托住患肢,保持伸展外旋位,然后推患者的肩胛向上向前。当肩胛带活动不再有阻力时,可逐渐加大肩关节屈曲的角度,直到不痛为止。另一种被动运动是仰卧位,治疗师一手持患侧前臂,使手掌朝上,另一手在患者腋下将肩上托,使肩及前臂外展外旋。当活动肩胛的阻力消失后,让患者主动地向前上方伸直上肢。

(2) 双手抓握上举:让患者双手交叉抓握,掌面接触,用健手带动患手上举,伸直患臂。坐位患者均可多次重复地做,增加肩部活动,也可以用伸直的上肢主动地、间歇地去推治疗师的手,治疗师给予相应阻力以压缩肘关节,压缩可以促进伸肌,改善伸肘伸腕能力。

5. 下肢控制能力训练:许多患者在下肢控制能力很差时就试图行走,这是不正确的,易形成难以纠正的误用综合征。为了改善下肢控制能力,必须进行下肢训练。

(1) 髋和膝的屈曲或伸髋时屈膝练习,这对避免产生偏瘫步态是十分重要的。患者仰卧位,患腿屈曲时,治疗师给予帮助使之不产生髋关节外展。因为髋关节外展是痉挛模式的一部分。治疗师用手握住患足于背屈外翻位，待对此动作阻力消失后再缓慢地使患者下肢伸展。告诉患者不要向下蹬，不要抵抗治疗师的手。在这个动作的任何阶段，当治疗师的手感到有阻力或者患者失去控制的下肢伸展时，应停止这个动作，要求患者重新屈曲患腿，重新获得控制或保持能力。注意，治疗师的手只能接触足底，在下肢完全伸展的过程中，患足始终不离开支撑面，保持屈膝而髋关节适度微屈。在进行这项训练时，为了避免引起联合反应，让患者作 Bobath 式握手，伸直双肘，并将双上肢高举过头。

（2）踝背屈练习：当患者可以控制一定角度的屈膝动作后，脚踏住支撑面，进行主动的踝背屈练习。治疗师握住患者的踝部，自足跟向后向下加压，另一只手抬起脚趾使之背屈且保持足外翻位。当完全背屈的阻力逐渐降低后，治疗师要求患者保持这个姿式，并加以控制，并帮助做下一个背屈动作。

（3）下肢内收外展控制训练，见动态桥式运动。

6. 刺激技术的应用：采用毛刷轻刷患肢前臂、胫前部，并同时应用拍打、震动等手法，促进伸腕和踝背屈动作的出现。

（三）痉挛期

随着疾病的恢复，痉挛逐渐出现，此期的治疗主要是控制痉挛和异常运动模式，促进分离运动的出现。

痉挛期一般持续 3 个月左右，常为上肢的屈肌和下肢的伸肌为甚，是联合反应和共同运动发展的结果。痉挛使患腿对伸展不能控制，使腿没有足够的力量负重，使随意运动控制更加困难。痉挛的控制贯穿于整个治疗过程中，如软瘫期的抗痉挛体位在此期仍可使用。

1. 抗痉挛模式：包括整个上肢的伸展、外旋、外展上举和整个下肢的屈曲。只有打破由于共同运动、联合反应、异常姿式等构成的异常运动模式，才有望恢复上、下肢的精细运动。坐位同样可采用上肢屈肌共同运动抑制模式，如患者手平放在身体一侧的床上，距身体 20cm 左右治疗师一只手帮助患者把手很好地接触床面，另一手抬高肩胛带，然后要求患者把全部体重移至患侧臀部。

2. 尽早负重:坐或站立患侧负重是瘫后首要任务,如软瘫期就使用斜板床站立,让患者获得立位的感觉刺激。亦可采用四点跪位、双腿持重重心转移等训练。

3. 坐站转换及站立平衡训练:患者坐站转换之前,要求训练坐位屈膝,即在足跟不离地面向后拉至坐椅前缘下,以便为转移站立作准备。让患者双手交叉,套在治疗师颈后,双膝抵住患者的患膝,指导患者屈髋、身体前倾,双腿负重,当重心由坐骨结节移到双脚时,让患者伸膝、伸髋、挺胸直立。若患者双脚负重较好,让患者双手交叉、屈髋、身体前倾,然后自行站立,亦可逐渐降低坐椅的高度,以增加站立的难度。完成坐站转换后可进入扶站、平行杠间站立,徒手站立及站立Ⅲ级平衡训练。

4. 步行训练:步行是患者恢复健康,达到生活自理的重要环节,步行训练前要加强患肢负重能力训练,力争负重达体重的3/4,并达Ⅲ级站立平衡。同时加强髋、膝的控制能力训练,如床边桥式运动训练等。训练前亦进行患腿负重下的前后左右迈步练习,或在平行杠内练习步行,或用助行器练习步行,以达到徒手步行。步行训练同时注意纠正划圈步态,也主要加强踝背屈、伸髋屈膝的控制练习。然后进行复杂步行和上下楼练习,以增加训练难度,提高步行速度、稳定性和耐力。

5. 抗痉挛措施的应用:痉挛的出现是疾病发展规律,尽管做了许多努力仍然有 15%~20% 的患者不能顺利在六个月内恢复步行。下列抗痉挛措施的应用,将有助于患者向分离运动、协调运动方向发展,而顺利进入恢复期。

(1) 药物:如力奥来素(baclofen),系 γ-氨酪酸受体拮抗剂,对痉挛有良好的控制作用。用法:起始量为 5mg,每日 3 次,3 天后改为 10mg,每日 3 次,但每日总量不超过 80mg,用量以控制痉挛而不影响肌力为主。也可以应用妙纳,该药有周围性松弛肌张力的作用,用量为 50mg,每日 3 次,有良好的改善脑卒中患者肌痉挛的作用。

(2) 夹板的应用:主要为充气夹板的应用。将患肢置于抗痉挛模式中充气,利用充气后的机械作用,缓慢牵拉,使痉挛下降。也可使用抗痉挛矫形器,如踝足矫形器(AFO)和腕手抗痉挛矫形器,主要用于克服手腕严重的屈曲挛缩畸形和足下垂内翻畸形,这些均由热塑材料制成,AFO 可以穿在鞋内,矫正行走时患足下垂和内翻。

(3) 痉挛性电刺激治疗及消除影响痉挛的因素,如疼痛、紧张、寒冷、用力等。

6. 上肢控制能力训练

(1) 肘关节分离运动:坐位或仰卧位,保持上肢上举过头,要求患者屈肘时用手摸头顶(控制下进行)。再伸展过头,摸对侧耳、同侧肩的独立的肘关节活动;可在患侧卧位进行,上肢伸展,前臂完全旋后,肩关节充分向前,要求屈肘把手移至口,再回到伸展位(控制下进行)。也可以在坐位、前臂放在桌上,前臂旋后位时,肘关节屈曲,用手摸口、对侧肩或耳部,避免了屈肌共同运动。

(2) 改善腕伸展练习:双手交叉,手掌朝前,手背朝胸,然后伸展上肢超过头,再回到胸部或顶住墙上下滑动。

7. 作业治疗:作业治疗对改善偏瘫患者的日常生活活动能力十分重要,有认知知觉障碍者也要进行认知知觉方面的训练。日常生活活动训练早期即可开展,如训练进食、个人卫生等,以后逐步进行穿衣、床椅转移、洗澡等有关日常生活活动的训练。还可以通过编织、绘画、陶瓷工艺、橡皮泥塑等训练两手协同操作,通过打字、砌积木、拧螺丝、拾小钢珠等训练手的精细动作,也可以进行与家务劳动有关的作业训练,以提高患者的综合能力。

(1) 联合反应的抑制练习:作业中尽量使患手的活动不受健手的影响,患手放在治疗台上固定的区域保持不动,健手用工具夹物品、写字和绘画等。或者让患者坐位,患肢伸展负重,健手越过中线取物品,然后返回原位将物品放下,反复进行。

(2) 伸肘练习:让患者坐于桌前,采用 Bobath 握手姿势,用双手推桌上横置的滚枕,然后再滚回,也可用同样方法推桌上的实心球,来回进行。

（四）相对恢复期

此期是患者逐渐修正错误运动模式,产生正确运动模式,出现选择性分离运动以及改善精细活动能力和速度的阶段,相当于 Brunnstrom Ⅴ～Ⅵ期,此时患者的肌张力降低或已恢复正常。姿势反射出现在皮层和基底节水平,分离运动已较为明显,开始能控制技巧性运动,但运动的顺序和速度差。此期的治疗除了延续部分痉挛期的治疗外,主要进行改善手功能和改善步态的训练。

1. 手的训练:多在作业治疗室进行,有 5 个基本动作。

（1）伸腕:坐位,前臂放在桌上采用中立位,腕伸出到桌前沿的前方,让患者握住一个杯子,治疗师固定前臂,让患者用腕举杯向上,然后放到原位,再重复。

（2）旋后:前臂和腕均放在桌上,中立位握一棍,旋后让棍尖敲击桌面,或将橡皮球放在手背旋后将小球压成饼状。

（3）拇指与其他指的对掌:前臂旋后,练习拇指与各指在掌面对合,成功后让患者用拇指分别与各指拾起桌子上的物品,然后放在一起。

（4）手的抓握放松和手的精细动作训练:继续进行各种痉挛期训练中手的各作业疗法,充分利用笔头、螺丝练习抓握放松,筷子夹黄豆练习精细动作。

2. 改善步态的训练:主要是进一步练习站立平衡、屈膝和踝背屈,站立平衡可在接地弧形的平衡板上进行,初期须监控和支持。练习膝踝屈曲时,可让患者健足在前站着,然后令其迈步,将髋移至健足上方,此时病足背屈加大,但不让足跟离地,然后屈膝提步向前,注意保持足的外翻,然后病足退回,足跟着地反复练习。

（1）迈步练习:在上述动作不出现伸肌痉挛和足下蹬动作时可向前迈出一步,先屈膝向前,髋关节前屈,后伸展前挺,重心移至患腿,不应上提髋关节。也可向后迈一小步,包括髋关节伸展下的膝关节屈曲、向后,踝关节先背屈后跖屈的分离选择性运动。迈步练习还包括交叉行走、前后迈步训练等。

（2）改善膝、骨盆控制的练习:如为了腿能做摆动相的活动,将足放在有四个方向轮的小踏板上,练习髋膝向前、后及两侧的运动,使患者感到行走时如何移动下肢。也可进行站立位足尖相对,足跟外旋,重心侧方移动 4～5cm 的骨盆转移练习。也可进行患腿在前交叉站立改善膝控制和平衡的训练,及可进行手的摆动的协调练习与下肢精细协调动作训练。

（五）后遗症期

尽管偏瘫经过各种临床和康复治疗,仍有部分患者留有不同程度的各种后遗症,如痉挛、挛缩畸形、姿式异常等。此期的目的是继续训练和利用残余功能,防止功能退化,并尽可能改善患者周围环境,争取最大程度的生活自理。

1. 维持性训练,进行维持功能的各种训练。

2. 辅助器具的应用,正确使用手杖、步行器、轮椅、支具,以补偿患肢的功能。

3. 充分训练健侧的代偿功能。

4. 对家庭环境做必要的改造,如门槛和台阶改成坡道,蹲式便器改成坐式便器,厕所及浴室加扶手等。

（六）并发症的治疗

1. 肩关节半脱位:在偏瘫患者很常见,发生率为 0～81%。诊断时,患者垂直坐位,上肢下垂,行肩正位 X 线检查,或肩峰与肱骨之间能放入 1/2 横指。肩关节半脱的原因有以冈上肌为主的肩关节周围肌肉瘫痪、肩关节囊松弛及肩胛骨周围的肌肉瘫痪所致肩胛骨下旋等。治疗上首先纠正肩胛骨的位置,手法活动肩胛骨和正确的卧位姿式,另外加强刺激肩关节周围的肌肉,促进其功能的恢复,其次是维持全关节活动度的无痛性被动运动范围。注意,在治疗中千万不能牵拉患肩,早期正确处理脑卒中患者,将能有效地降低肩关节半脱位的发生率。

2. 肩痛:肩痛多在脑卒中很长时间后发生,发生率约为72%,疼痛常非常剧烈,拒绝接触患肢,完全回避治疗,成为治疗中的主要障碍。肩痛的原因很多,一般认为与肩关节半脱位、肩手综合征及痉挛所致肩关节正常机制被破坏等有关。预防性治疗有通过手法活动肩胛、抗痉挛、恢复正常肩肱节律。增加肩胛被动运动范围和交叉前伸的上肢自助运动。同时应用止痛药物控制疼痛,局部使用短波、超声波等物理治疗改善症状。

3. 肩手综合征:本综合征在脑卒中发病后 1~3 个月很常见,表现为肩痛、手部肿胀、皮温上升,关节畸形。一般认为与反射性交感神经营养不良有关,有人认为机械作用致静脉回流障碍有关。预防治疗方法有,保持正确的腕部体位,避免完全掌屈位,尽量避免患手静脉输液。同时注意高抬患肢,实行患肢向心性加压缠绕,或应用充气夹板,加强患肢的主动运动,维持全关节活动范围等均能有效地改善肩手综合征的症状。

(七)其他康复治疗方法的应用

在脑卒中的各时期,还可应用其他治疗方法,但不同时期有所侧重。

1. 物理治疗

(1)直流电碘离子导入,电极眼-枕部对置,电流量以患者耐受为度,每次 20 分钟,每日一次,10~20 次为一疗程。

(2)超声波疗法,脑部病灶头皮投影区、移动法,0.75~1.25W/cm² ,每次 5~10 分钟,每日一次,10~20 次为一疗程。

(3)痉挛肌电刺激治疗,分别刺激痉挛肌的肌腱和拮抗肌的肌腹,每对肌肉刺激 10 分钟,每天一次,10~20 次为一疗程。

(4)电体操刺激瘫痪肌群,运动阈,每次 20 分钟,每天一次,10~20 次为一疗程。

(5)超声治疗、短波电疗还可应用于偏瘫肩、肩手综合征的治疗。

(6)肌电生物反馈:先采集瘫痪肌肉的肌电信号,仪器自动设定刺激阈值,配合视觉、听觉信号,患肢开始随意收缩,当肌电信号达到阈值时,立即触发一次电刺激使患肢产生有效运动,通过反复的训练,有利于重新建立运动的控制,多用于伸腕肌和踝背屈肌。

(7)功能性磁刺激:利用磁场刺激运动中枢或周围神经,使瘫痪肢体产生运动,以促进肢体运动功能的恢复。

2. 传统治疗:应用头针、体针对瘫痪和失语及二便的控制均有一定的疗效。按摩治疗刺激肢体穴位对瘫痪治疗也有一定作用。

3. 心理治疗:突发偏瘫加上脑部受损,可使许多患者产生较严重的心理和情感障碍,表现为不同程度的抑郁症,严重影响了康复治疗的积极性,不能很好地配合治疗,除口服药物,如百忧解、赛乐特外,还要进行心理治疗。治疗方法参阅第二篇第十一章。

(八) 预后

一般认为脑血管意外运动功能恢复在发病后数日开始,1~3个月内可达最大程度恢复,因此3个月内进行康复治疗效果最好。瘫痪恢复的顺序,一般先下肢,上肢、肩早于手。治疗效果与病情、治疗早晚及质量、年龄、合并症、患者参与治疗的积极性有关。有人认为经康复治疗90%的患者能重新步行和生活自理,仅有30%部分恢复工作。也有研究显示本病至少有50%的存活者能活7.5年或更长时间。

脑血管疾病患者回归社会后,一方面要继续功能训练,以维持和促进功能进一步恢复,另一方面是预防复发,再次复发死亡率和致残率将明显上升。防止复发关键要做到有规律生活,避免过劳,避免暴怒,心情舒畅。控制血压、血糖、血脂、烟酒等危险因素。定期进行身体检查,适当使用一些预防性药物。采取这些综合性措施,将能有效地改善和提高回归社会的脑血管疾病患者生存时间和生活质量。

(陈 红 尤春景)

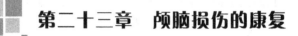

第二十三章　颅脑损伤的康复

第一节　概　　述

颅脑损伤是创伤中发病率仅次于四肢的损伤。据北京神经外科研究所的统计,发病率为 55.4/(10 万·年),随着交通发达,生产建设的发展,发病率将逐年上升。直接和间接的暴力作用于头部而引起头皮、颅骨、硬脑膜破裂,脑组织与外界相通,称为开放性颅脑损伤;而没有脑组织与外界相通的称为闭合性颅脑损伤。前者通过临床检查直接显示脑损伤的征象,后者则完全是通过临床间接征象反映出来的。

第二节　诊断要点与分型

一、诊　　断

颅脑损伤的诊断是在有明确的直接或间接暴力作用于头部的情况下,而又具有下列征象:

1. 伤后的意识障碍:包括伤后立即或随后出现的,是诊断的主要依据,是衡量颅脑损伤程度的一个可靠指标。

2. 阳性神经系统体征:如瞳孔变化及其他脑神经损害,语言障碍,视野缺损,运动、感觉及反射异常。

3. 颅内压增高的症状与体征:如血压升高、脉搏和呼吸变慢、头痛、呕吐、视盘水肿。

4. 颅脑 CT 扫描可发现损伤灶和中线结构偏移。

二、分　　型

颅脑损伤分为开放性和闭合性两类,根据损伤机制及病理改变,将脑损伤分为原发性和继发性。前者为外力作用于头部后立即产生的脑组织损害,后者为在原发性损伤的基础上而渐次出现的病变,分别为:

1. 脑震荡:这是一种很轻的原发性脑损伤,表现为伤后立即出现短暂的意识丧失,而无明显结构上的变化。意识丧失历时数十分钟,同时可伴有面色苍白、冷汗、双瞳孔放大或缩小、全身松弛、生理反射消失。清醒后上述表现消失,而出现头痛、头昏、眩晕、轻度恶心、呕吐等,并有逆行性遗忘,神经系统检查无阳性体征。

2. 脑挫裂伤:是一种常见的原发性脑损伤,伤后立即发生意识障碍,昏迷时间可为数小时、数日、数周、数月不等,同时伴有立即出现的阳性神经系统体征,如偏瘫、失语、偏盲、去皮质或去大脑强直发作等。生命体征变化也与损伤程度有关,轻者只有短暂的脉搏快弱、呼吸浅慢、血压偏低等征,而重者可因出现呼吸衰竭、呼吸骤停而死亡。

3. 脑干损伤:是一种极为严重的致命性损伤,一般是指包括中脑、脑桥和延髓在内的损伤。根据发生机制不同,分为原发性脑干损伤和继发性脑干损伤(多由脑疝造成)。

(1) 原发性脑干损伤:是一种特殊部位的脑挫伤,重者多短期内死亡,轻者保持相对稳定。表现为伤后立即陷入深度而持久的意识障碍,昏迷达数周或数月,并表现出严重的生命体征紊乱,也可出现去大脑强直发作。常伴有双瞳孔对称性散大或缩小或不等大,光反射消失或迟钝,也可有眼外肌麻痹。

(2) 继发性脑干损伤:常为脑疝所致,脑疝有颞叶沟回疝和小脑扁桃体疝之分。颞叶沟回疝常为意识障碍逐渐恶化,并出现病灶侧瞳孔先缩小后散大,光反射迟钝以至于消失,对侧肢体瘫痪加重。如未加控制,将出现频繁的去大脑强直发作,呼吸、循环衰竭而死亡。小脑扁桃体疝直接压迫延髓,常有剧烈的头痛,以枕后或前额为显著,颈项强直或强迫头位,并有血压升高,脉搏徐缓而洪大,一般无意识障碍,甚至有临死前数分钟内神志清楚。

4. 颅内血肿:是一种较为常见的致命的继发性脑损伤,症

状和体征在伤后一段时间内逐渐出现,呈进行性发展。依部位不同而分为:

(1)硬膜外血肿:血肿位于颅骨内板与硬膜之间,表现为伤后典型的中间清醒期,即昏迷—清醒—再昏迷。体征有患侧瞳孔散大,对侧肢体瘫痪。

(2)硬膜下血肿:血肿在硬脑膜与脑皮质之间,根据病情的连续又分为急性、亚急性和慢性,而以前两种常见。常伴发于脑挫裂伤,表现为伤后立即出现昏迷,并且持续时间一般较长,随着血肿的形成和扩大,昏迷有进行性加深,生命体征显示颅内压增高的特征性变化。

(3)脑内血肿:血肿于脑实质内,主要是脑挫裂伤所致。由于对冲伤或直接撞击伤造成额、颞叶脑挫裂伤,血肿位于额、颞叶内,与硬膜下血肿同时并存,若为凹陷性骨折致脑挫裂伤引起的血肿,不一定有硬膜下血肿。临床表现基本同硬膜下血肿。

第三节 急诊处理与手术

一、维持呼吸道通畅

脑耗氧量大,对缺氧十分敏感,伤后保持通畅的呼吸道,维持正常的呼吸功能是一个重要问题。舌根后坠、呼吸道分泌物阻塞及中枢性呼吸衰竭将加重脑损害,轻者将伤员头偏向一侧,及时吸除呼吸道分泌物,充分供氧。重者将行气管切开术。

二、冬 眠 疗 法

严重颅脑损伤,由于中枢神经尤其是自主神经功能紊乱,原发性创伤所致损伤性反应以及继发性病变引起颅内压增高等,都可致严重的脑水肿、持续高热、强直性抽搐、反射亢进以及呼吸循环显著变化,及早实行冬眠疗法,可减轻上述反应。

三、脱　　水

脱水是对抗脑水肿的常用有效疗法,常用药物有甘露醇、呋塞米、复方甘油、β-七叶皂苷等,根据病情可联合应用,亦可与肾上腺皮质激素如地塞米松等交替应用。

四、支 持 疗 法

支持疗法包括能量的供给、水电解质平衡的保证、神经细胞保护剂的应用等。

五、手 术 治 疗

颅脑损伤手术治疗的目的是抢救生命,保存中枢神经系统的重要功能,最大限度地降低病死率、伤残率。手术有清除颅内血肿、积液,解除颅内压增高的危急状态,清除失去活力的组织、骨片,修复破损的硬脑膜的作用。

六、高压氧治疗

急性颅脑损伤只要生命体征稳定,病情不再发展,或已经手术者都是高压氧治疗的适应证。高压氧治疗能明显减轻脑水肿,改善脑组织缺血、缺氧状态,降低颅内压,加速病灶清除和血肿的吸收,加速脑组织的修复作用。

第四节　功　能　评　定

颅脑损伤后常出现许多功能障碍,如认知、知觉、语言、运动和行为、情绪等功能障碍。

一、脑损伤严重程度的评定

脑损伤程度主要通过意识障碍的程度来反映,格拉斯哥昏迷量表(Glasgow coma scale,GCS)主要用来判断急性损伤期意识情况,总分 15 分,≤8 分为昏迷,≥9 分示无昏迷(表 4-23-1)。

表 4-23-1　Glasgow 昏迷量表

项目	试验	患者反应	评分
睁眼	自发睁眼	自己睁眼	E4
	言语刺激	大声向患者提问时患者睁眼	3
	疼痛刺激	捏患者时能睁眼	2
	疼痛刺激	捏患者时不睁眼	1
运动反应	口令	能执行简单命令	M6
	疼痛刺激	捏痛时患者拨开医师的手	5
	疼痛刺激	捏痛时患者撤出被捏的部分	4
	疼痛刺激	捏痛时患者身体呈去皮质强直(上肢屈曲、内收内旋,下肢伸直、内收内旋,踝跖屈)	3
	疼痛刺激	捏痛时患者身体呈小脑强直(上肢伸直、内收内旋,腕指屈曲,下肢伸直、内收内旋,踝跖屈)	2
	疼痛刺激	捏痛时患者无反应	
言语反应	言语	能正确会话,回答医师他在哪、他是谁以及年和月	V5
	言语	言语错乱,定向障碍	4
	言语	说话能被理解,但无意义	3
	言语	发出声音,但不能被理解	2
	言语	不发声	1

二、认知功能评定

认知属于大脑皮质的高级活动范畴,它包括感觉、知觉、注意、记忆理解和智能。认知障碍包括意识的改变、记忆障碍、听力理解异常、空间辨别障碍、失用症、忽略症、失认症、体象障碍、皮质盲和智能减退等。

（一）认知功能测试

目前使用的认知功能测试量表有几种,如中文版神经行为认知状态测试表(neurobehavioral cognitive status exam,NCSE)、洛文斯顿作业治疗认知测试量表(Loewenstein occupational therapy assessment battery,LOTCA)、简易精神状态检查表(MMSE)等。神经行为认知测试在国外及香港地区广泛应用,近年来在国内已经开始普遍使用,可以作为认知障碍的初筛。发现相应的问题再进行专项评定。NCSE 有八个项目:意识情况、定向能力、注意力、言语能力(包括理解、复述、命名能力)、空间结构能力、记忆力、计算能力、推理判断能力(包括类似性、判断能力)等。

（二）记忆障碍

记忆包括识记、保存和回忆三个基本过程。保存过程的异常表现为近记忆障碍,脑外伤者多为这一类记忆障碍。若回忆过程障碍,远、近记忆均受影响,痴呆患者多为这一类记忆障碍。

1. 近记忆障碍的评定:在患者面前摆几样物品,如钢笔、书、笔记本、茶杯、笔筒,让患者辨认一遍,并记住它们的名称,然后撤除这几件物品,让患者回忆刚才面前的物品有哪些。有近记忆障碍者只能说出 1~2 种,然后编造刚才未见到的物品充数。也可让患者读一段小报纸,然后让其说出主要的内容。近记忆障碍者常漏读报纸的主要内容。记忆障碍常用 Rivermead 行为记忆测试、常识记忆注意测验和 Wechsler 记忆测试等量表。

2. 远记忆障碍的评定:可用 Wechsler 记忆评价试验(表 4-23-2),表中的各种试验均可得分,对远记忆障碍的评价是可靠的。

表 4-23-2　Wechsler 记忆评价表

定向因素	数字广度
个人信息	记忆/学习因素
定向(时间、地点)	逻辑记忆
注意/集中因素	视觉再生记忆
意识状态	对偶联合

（三）知觉障碍评定

在感觉输入系统完整的情况下,对感觉刺激的认知和鉴别障碍。目前尚无评价知觉障碍的标准方法,而 Rivermead 知觉评价表(表 4-23-3)是著名的知觉功能评价方法,对颅脑损伤的认知功能评价是有效的。知觉障碍患者常表现出以下特征:①不能独立完成简单的任务。②主动和全部完成某项任务很困难。③从一件任务转到另一件任务很困难。④对于完成任务的必要目标不能很好地加以辨认。知觉障碍有四大类型:①身体印象和躯体构象障碍。②空间关系综合征。③失认。④失用。

表 4-23-3　Rivermead 知觉评价表

图画匹配	关联图画
物体匹配	体象
颜色匹配	右-左形状复制
大小辨认	右-左单词复制
系列辨认	三维空间复制
动物两侧辨认	立体复制
文章遗漏	字母消除
图形-背景辨认	自我识别

三、言语障碍评定

对于失语和构音障碍的评定,请参见第二篇第十章第二节,但颅脑损伤中常见的一种言语障碍——言语错乱,其特点为:没有明显的词汇和语法错误,而时间、空间、人物定向障碍十分明显,并不能配合检查,且不能意识回答的问题是否正确。

四、运动障碍评定

与脑血管疾病所致运动障碍评定相似,可参见第四篇第二十二章。

五、其　　他

颅脑损伤患者还可能出现行为异常、情绪障碍和癫痫发作,均可做相关的评定。

第五节　康复治疗

不论脑的损伤程度如何,脑是学习的重要器官,损伤后出现不同程度的认知障碍,以致学习困难,随着损伤的修复,经过训练,仍可以学习新的东西。康复治疗也是学习过程,通过这些特殊的学习,让颅脑损伤患者最大限度地恢复意识、运动、感觉、语言、认知功能和生活自理能力,提高其生活质量。

一、原　　则

在颅脑损伤康复中,运动、语言、心理等治疗可参见第二篇第六、十、十一章。认知知觉治疗将根据程度不同采用不同的治疗原则。

（一）早期

对患者进行躯体感觉方面的刺激,提高其觉醒能力,能认出环境中的人和物。

（二）中期

减少患者的定向障碍和言语错乱,进行记忆、注意、思维的训练,训练其组织和学习的能力。

（三）后期

增强患者在各种环境中的独立和适应能力。

二、治疗方法

（一）综合感觉刺激治疗

在重症颅脑损伤患者,大多为昏迷状态或植物状态,昏迷时不能被唤醒,也没有注意力和对环境的反应能力,常常为损伤的急性期,多为3~4周。植物状态是高级皮质功能严重受损,皮质下中枢功能有所恢复,患者没有认知知觉反应,语言刺激时可以睁眼,有睡眠清醒周期,血压和呼吸正常,但不能进行语言交流,不能产生随意运动反应。对于此类患者要安排适合的环境,让家庭成员参入,并提供患者的喜爱等信息,用声音、语言、图片、触觉等多种感觉刺激。可采用 Rood 法等神经生理学技术,利用快速擦刷、拍打、挤压、冰刺激患肢皮肤,同时维持与恢复关节活动范围。利用针灸刺激头部和躯干的相应穴位如感觉区、运动区、百会、四神聪、神庭、人中、合谷、内关、三阴交、劳宫、涌泉、十宣等,促进认知和运动功能的恢复(见脑血管意外的康复)。

(二)认知障碍的治疗

此期患者均有一定的运动和认知能力,处于恢复期。除有运动功能障碍外,并伴有记忆困难、注意力不集中、思维理解困难等认知障碍,根据认知障碍的评定结果,进行相应的治疗。随着电脑软件的开发,远程认知康复应用,为患者提供了越来越多的治疗手段,流行的电脑认知软件训练系统有 Captain's Log、PSS、及 OTsoft 等。虚拟现实(virtual reality,VR)是帮助日常生活训练最新的电脑认知软件。

1. 记忆训练:记忆是大脑对信息的接收、储存及提取的过程,是脑功能之一。记忆恢复主要依赖于脑功能的恢复,改善记忆功能可辅助用尼莫地平 30mg,每日 3 次,或石杉碱甲 100μg,每日 3 次。进行记忆训练时,开始要求患者记住的东西要少,信息呈现的时间要长,两种信息出现的间隔时间要长,亦加大刺激出现和反应之间的间隔。

(1)PQRST 法

P:先预习(preview)要记住的内容。

Q:向自己提问(question)与内容有关的问题。

R:为了回答问题而仔细阅读(read)资料。

S:反复陈述(state)阅读过的资料。

T:用回答问题的方式来检验(test)自己的记忆。

(2)编故事法:把要记住的内容按照自己的习惯和爱好编成一个小故事,有助于记忆,也可利用辅助记忆物来帮助记忆,如带记事本,本中记有家庭地址、常用电话号码、生日等,并让他经常做记录和查阅。

记忆训练也可以采用计算机辅助技术,图形的视觉记忆、声音的听觉记忆等训练方法,可以根据患者情况增加或减轻训练难度。

2. 注意训练:注意是指在某一时间内人的精神活动集中指向一定对象的心理过程。注意训练法有:

(1) 训练1:猜测游戏。取两个透明玻璃杯和一个弹球,在患者注视下,训练者将一杯扣在弹球上,让患者指出有弹球的杯子,反复数次,无误就改用不透明的杯子,重复上述过程。

(2) 训练2:删除作业。在纸上写几个大写的汉语拼音字母如 KBLZBOY,让患者指出指定的字母如 B,成功之后改变字母的顺序再删除规定的字母,成功之后将字母写小些或改为三行,或更多的字母再进行删除。

(3) 训练3:时间感。给患者一只秒表,要求按口令启动秒表,并于 10 秒停止;以后不让患者看表,启动秒表后 10 秒停止,然后将时间延长到 2 分钟停止。

3. 思维训练:思维包括推理、分析、综合、比较、抽象、概括等多种过程,而这些过程往往表现于人类对问题的解决中。

(1) 训练1:指出报纸中的消息。取一张当地的报纸,首先问患者关于报纸首页的信息,如大标题、日期、报纸的名称等;如回答无误,再请他指出报纸中的专栏,如体育、商业分类广告等;回答无误后再训练他寻找特殊的消息,可问他两个球队比赛的比分如何,当日的气象预报如何;回答无误后再训练,让他寻找一些需要做出决定的消息,如患者想购物,取出购物广告的报纸,让他从报上找出接近他想购物品条件的广告,再问他是否打算去购买。

(2) 训练2:排列数字。给患者三张数字卡,让他由低到高顺序排列好,然后每次给他一张数字卡,让其根据数字的大小插进已排好的三张卡间,正确无误后再给他几个数字卡,问他其中有什么共同之处,如有些都是奇数、偶数,有些可以互为倍数。

(3) 训练3:分类。给患者一张列有 30 项物品名称的清单,并告知这 30 项物品都分别属三类物品(如食品、字典、衣服)中的一类,要求患者给予分类,如不能进行,可帮助他。训练成功后,进而要求对上述清单中的某类物品进行更细的分类,如初步分为食品后,再细分是植物、肉、奶品等;成功后另外给患者一张清单,列有成对的,有某些共同之处物品的名称,如椅子和床、牛排和猪肉、书和报纸等,让患者分别回答出每一对中的共同之处。答案允许多于一个,必须有共同之处。

还可以进行从一般到特殊的推理和做开支预算等思维方面的训练。

(三) 知觉障碍治疗

知觉障碍治疗法有三种,如功能训练法、转换训练法和感觉运动法,以前者最常用。

1. 功能训练法:在功能训练中,治疗是一个学习过程,要考虑每一个患者的能力与局限性,治疗的重点是放在纠正患者的功能问题上,而不是放在引起这些问题的病因上,使用方法是代偿和适应。要对存在的问题进行代偿,患者首先要了解自己存在的缺陷及其含义,然后教会其使用健存的感觉和知觉技能,适应指的是对环境的改进。训练中注意:用简单易懂的指令,并建立一个常规,用同样的顺序和方式做每个活动,但不断地重复。

2. 转移训练法:需要一定的知觉参与活动练习,可对其他具有相同知觉要求的活动能力有改善作用。使用特定的知觉活动,如样本复制,二维和三维积木、谜语,这类活动可以促进ADL的改善。

3. 感觉运动法:通过给予特定的感觉刺激并控制随后产生的运动,可以对大脑感觉输入方式产生影响。

(1) 单侧视觉忽略:教患者对着镜子进行视觉扫描,转头向左看。重复练习有问题的 ADL 活动,如转移、穿衣、进食、刮脸、化妆。可以用粗糙布料、冰块刺激患者偏瘫侧,边观察,边重复做这些刺激。同时改变环境使患者注意偏瘫侧,如将电视机置于患者偏瘫侧。

(2) 视觉空间失认:首先让患者了解自己的缺陷,并通过使用其他感觉如触觉以及缓慢系统地审视物体来进行代偿。同时对环境加以改造,将衣服分类存放,每一抽屉中只放置几种衣服,在轮椅的刹车把上贴上色带。使用语言性提示和触摸,多次重复进行练习,并练习从多种物体中找出特定的物体。练习对外形相似的物体进行辨认,并示范其用途。将常用的物品贴上标签。

（3）空间关系辨认：先练习患者与治疗师和物体之间的关系，练习穿行由家具摆成的迷宫，复制时钟或火柴棒造型，进行躯体和视觉越过中线的活动。

（4）空间位置：练习将钢笔放在杯子中，按照要求摆放物品，并描述两种物品的不同位置。经过针对性的训练，患者的知觉功能将有改善。

（四）预后

颅脑损伤患者的预后与损伤的程度、康复治疗的介入、家庭的支持等众多因素有关。与损伤本身相关的预后指标包括昏迷时间、外伤后遗忘的时间，Glasgow 运动反应评分（主动性的姿势反射，去脑强直和去皮质强直或更差的反应与更好的运动功能有一个比较清晰的分界线）。其他的临床表现包括脑干受损的表现可以增加预后判断的力度，但最有价值的信息是患者早期恢复的实际表现。20 岁以下患者的预后通常比 60 岁以上的同样损伤的患者的预后好，小于 2 岁的患者除外。30 ~ 60 岁的患者预后没有太大差别。尽管有及时的康复介入和良好的家庭支持，颅脑损伤者中仍有 14% ~ 18% 的永久残疾。其结局可通过格拉斯哥结局量表（表 4-23-4）进行评估。因此，加强安全生产和交通安全教育减少颅脑损伤的发生仍为上策。

表 4-23-4　格拉斯哥结局量表

1. 死亡

2. 植物状态：无意识，有心跳和呼吸，偶有睁眼、吸吮、哈欠等局部运动反应

3. 严重残疾：有意识，但认知、言语和躯体运动有严重残疾，24 小时均需他人照料

4. 中度残疾：有认知、行为、性格障碍，有轻偏瘫、共济失调、言语困难等残疾，但在日常生活、家庭与社会活动上尚能勉强独立状态

5. 恢复良好：能重新进入正常社交生活

（尤春景　楼伟伟）

第二十四章 脊髓损伤的康复

第一节 概 述

　　脊髓损伤(spinal cord injury)常因火器、刀伤等直接伤及脊髓或脊柱骨折脱位造成脊髓受压甚至完全断裂,胸腰段损伤表现为不同程度的截瘫,颈髓损伤造成四肢瘫,是一种严重的致残性损伤。我国北京地区脊髓损伤发病率为 6.8/(10 万·年)。外伤原因:从高处坠落占 41.3%,车祸占 21.81%,高坡跌下滑倒占 16.7%,暴力打击或砸伤占 16.71%,体育运动占 2.78%,刀枪伤占 1.62%。有少数病例,虽然有脊髓损伤,但无明显的脊柱骨质损伤,这是所谓挥鞭样损伤。脊柱最易受损伤的部位是下颈段 $C_{5\sim7}$、中胸段 $T_{4\sim7}$、胸腰段 $T_{10}\sim L_2$。

　　脊髓损伤后早期(即伤后 6～12 小时)的改变往往仅限于中央灰质出血,横断部位常常仅占 1/5 左右,而白质中的神经轴突尚无明显改变,因此伤后 6 小时内是治疗的最佳时间,此后可因出血压迫,水肿缺氧而使损伤加重。若不能在 6 小时内治疗,也应在 24 小时内给予治疗(包括手术)。脊髓损伤的中、后期将主要是康复治疗,可预防并发症,减轻残疾的发生,提高患者的生活质量。

第二节 诊断要点与早期处理

一、诊 断 要 点

　　1. 有明确的头颈部过度屈伸的外伤史,或高处坠落、脊柱直接外伤史。

　　2. 颈部或腰部活动受限,局限性棘突压痛、畸形。

3. 有不同程度的颈、胸、腰神经根或脊髓损伤的表现,如运动、感觉和大小便功能障碍等。

4. X 线片可有椎体骨折或脱位。

5. CT 和 MRI 可发现脊髓受损情况。

在临床上还有以下两种无脊柱骨折脱位的脊髓损伤:①无放射学异常的脊髓损伤,主要发生在儿童,可能因为儿童脊柱韧带较松弛,脊柱的柔韧性较好,脊柱可以承受大范围的屈伸或牵引,脊髓可因此受到牵拉损伤。②无影像学骨折脱位的脊髓损伤,主要发生于成年人,且以老人为主,而受损节段均发生在颈部,损伤机制以过伸性损伤为主,主要表现为中央综合征等。

二、早期处理

早期处理常包括治疗早期的创伤性休克,对脊柱的骨折和脱位进行固定及复位,抢救濒死的脊髓,预防并发症,管理好排尿、排便,进行身体和心理方面的康复治疗。

1. 外伤后处于脊髓休克状态者:应用脱水药物,减轻受伤局部组织的肿胀,改善血液循环。给予肾上腺皮质激素,伤后 8 小时内可以用大剂量甲基强的松龙,可提高脊髓对损伤的耐受性,创造条件使脊髓功能尽快恢复。外伤性 SCI 的使用标准:15 分钟内,30mg/kg 静脉给药,间隔 45 分钟后,以 5.4mg/(kg·h) 的剂量持续 23 小时。

2. 尽快解除脊髓压迫,并重建脊柱的稳定性:包括颅骨牵引、手术减压及内固定。

3. 高压氧治疗:当脊髓压迫解除、脊柱的稳定性重建后,要尽快进行高压氧治疗。早期高压氧治疗可以减轻脊髓出血、水肿、缺氧,保存较多可逆性损伤的神经组织,有助于神经功能的恢复。对于不需要外科处理的闭合性脊髓损伤患者,最好在 6 小时内进行高压氧治疗。高压氧治疗是脊髓损伤综合措施中重要的一环,手术后的患者在配合应用扩张血管药物的同时,应尽早进行高压氧治疗。

三、常见并发症的预防与处理

(一)防治压疮

每隔 1~2 小时翻身一次,并用软而厚的垫保护骨突部位不受长时间的压迫,定时按摩,促进局部血液循环。有条件时可用防压疮气垫;保持床褥清洁、干燥、平整;加强营养,纠正低蛋白血症。对小压疮要及时换药,局部涂擦美宝,并加用紫外线或超短波;对深大的压疮,应切除坏死组织,控制感染,及时进行局部转移皮瓣、肌皮瓣或游离植皮等方法消灭创面。

(二)防治深静脉血栓形成和肺栓塞

深静脉血栓形成常发生在伤后第 10~40 天,其发生率为40%~100%,主要原因是血流缓慢,在下肢静脉系统内血凝块形成而导致血管闭塞。临床表现为下肢肿胀、胀痛、皮肤发红,也可肢体温度降低。防止方法有患肢被动运动,口服华法林3mg,每日 1 次或定期测定下肢周径,发现肿胀立即制动,静脉应用抗凝药。亦可行彩色多普勒检查,证实为血栓者可行溶栓治疗,可用尿激酶或巴曲酶等。若并发深静脉血栓形成未能发现,则可能出现肺动脉栓塞。肺动脉栓塞是极其危重的并发症,表现为突发的呼吸困难、心率增快,肺部可闻少许干啰音,超声心动图可发现急性右心增大,胸片可能正常,ECT 可发现肺栓塞灶的大小。紧急处理包括:吸氧,溶栓和抗凝药的应用,改善右心功能和支气管痉挛的对症处理,如氨茶碱静脉推注,必要时用强心药。当截瘫患者出现不明原因的心率增快、脉压差缩小,一定要考虑是否有肺动脉栓塞的发生,小肺动脉栓塞可自行缓解,甚至无自觉症状,主肺动脉主干栓塞常可导致突然死亡。下肢深静脉血栓形成一般均可治愈,但是治疗过程中一定要注意出血和发生肺动脉栓塞的并发症。

(三)自主反射亢进

自主反射亢进(autonomic hyperreflexia)多发生于第 6 胸椎(T_6)平面以上的脊髓损伤患者,是一种血管反射,可源于任何一个高位损伤时低于损伤平面的器官。表现为突然大量出汗,面色潮红,脉搏缓慢,血压升高和头痛,血压可达 300/160mmHg (40.0/21.3kPa),不立即处理,即会发生脑血管意外、癫痫,甚至死亡。紧急处理包括:

1. 直立位:使静脉血库于足或内脏,降低心排血量,血压自动下降。

2. 药物控制血压:用直立位不能控制血压者应静脉滴注硝普钠或肌内注射肼屈嗪 10~20mg。

3. 消除诱因:有无泌尿系感染结石,尿管是否通畅,直肠内有无大量或嵌顿的便块等。

(四)防治泌尿系感染

泌尿系感染是脊髓损伤患者的常见并发症之一,其特点为起病急而快,高热、寒战、头痛、白细胞升高,出现脓尿、血尿,而尿频、尿急不明显。急性损伤的最初几天即脊髓休克期,膀胱呈弛缓性麻痹,患者出现急性尿潴留,以后尿液从膨胀的膀胱内溢出,形成被动性尿失禁。用满意的办法排空膀胱,保持尿液无菌,是防止泌尿系感染的主要目标。排空膀胱的方法有:尿道导管插入术,包括间歇性导尿方法,即 4 小时导尿一次。这种方法可以使膀胱有一定的充盈,形成对排尿反应的生理刺激,这种冲动传到脊髓的膀胱中枢,可促进逼尿肌的恢复。间歇性导尿的次数应根据残余尿量的多少来决定,并对饮水量进行控制,早期由医务人员进行,后期由患者自己操作,间歇性导尿能有效预防尿路感染。残余尿量大于 100ml 均需要进行间歇性导尿,每日间歇性导尿的次数根据残余尿量的多少而定。持续导尿需要定期排尿,可定期用 1:1000 呋喃西林,3% 硼酸,1:5000 高锰酸钾或 5% 碳酸氢钠冲洗膀胱,防止细菌感染。每周或每 10 天左右更换导尿管一次。应严格无菌操作,鼓励患者大量饮水,或口服维生素 C 0.5~1.0g,每日 3 次,以酸化尿液。若有感染,应根据药敏试验,选用抗生素。

(五)防治呼吸道感染

高颈段损伤或老年人长期卧床,均易发生肺部感染,加上呼吸肌部分或全部麻痹,不能自主呼吸或呼吸困难,不能咳嗽,分泌物无法排出。应定时行雾化吸入,鼓励咳嗽,压住胸廓或腹壁辅助咳痰。颈段脊髓损伤者,必要时行气管切开,辅助呼吸,定时吸痰。也可行肺部超短波治疗,静脉应用抗生素和化痰药物,以防治呼吸道感染的发生。

第三节 功能评定

脊髓损伤(SCI)后及时准确的神经功能检查,对于判断损伤程度、制定治疗方案及推测功能预后具有重要的指导意义。目前使用的神经学检查分类方法是由美国脊柱损伤协会于2000年修定(2002年再版)并发布的第5版《脊髓损伤神经学分类国际标准》手册,主要内容包括脊髓损伤神经平面、感觉损伤平面、运动损伤平面、部分保留带和ASIA残损分级等。评定方法及评分标准细则如下,检查结果记录见图4-24-1。

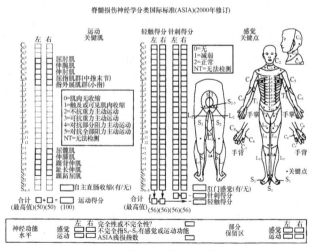

图4-24-1 脊髓神经损伤神经学检查记录

一、神经学检查评定标准(ASIA)细则

(一)感觉功能的评定

1. 感觉评分:主要检查身体两侧各 28 个皮节的关键点(表 4-24-1),分别检查针刺觉和轻触觉,并按 3 个等级分别评分。

0 分:缺失。

1 分:减弱(部分减弱或感觉变化,包括感觉过敏)。

2 分:正常。

NT:无法检查。

每种感觉分为左右两侧评分,每侧最高得分 56 分,共 112 分。两种感觉得分之和最高达 224 分。

表 4-24-1　两侧感觉关键点的检查部位及评分

右侧评分	神经节段	检查部位	左侧评分
	C_2	枕骨粗隆	
	C_3	锁骨上窝	
	C_4	肩锁关节的顶部	
	C_5	肘前窝的外侧面	
	C_6	拇指近节背侧皮肤	
	C_7	中指近节背侧皮肤	
	C_8	小指近节背侧皮肤	
	T_1	肘前窝的内侧面	
	T_2	腋窝的顶部	
	T_3	第 3 肋间	
	T_4	第 4 肋间(乳线)*	
	T_5	第 5 肋间(在 $T_4 \sim T_6$ 的中点)*	
	T_6	第 6 肋间(剑突水平)*	
	T_7	第 7 肋间(在 $T_6 \sim T_8$ 的中点)*	
	T_8	第 8 肋间(在 $T_6 \sim T_{10}$ 的中点)*	
	T_9	第 9 肋间(在 $T_8 \sim T_{10}$ 的中点)*	
	T_{10}	第 10 肋间(脐)*	
	T_{11}	第 11 肋间(在 $T_{10} \sim T_{12}$ 的中点)*	
	T_{12}	腹股沟韧带中点	

续表

右侧评分	神经节段	检查部位	左侧评分
	L_1	T_{12} 与 L_2 之间的 1/2 处	
	L_2	大腿前中部	
	L_3	股骨内髁	
	L_4	内踝	
	L_5	足背第 3 跖趾关节	
	S_1	足跟外侧	
	S_2	腘窝中点	
	S_3	坐骨结节	
	$S_{4\sim5}$	肛门周围(作为 1 个平面)	

* 位于锁骨中线上的关键点。

注意:针刺觉检查时常用一次性安全针,轻触觉检查时用棉花。在针刺觉检查时,不能区别钝性和锐性刺激的感觉应评为 0 级。

2. 感觉平面的确定:感觉平面是指身体两侧具有正常感觉功能的最低脊髓节段。根据上述感觉皮节的评分确定感觉平面。

(二)运动功能的评定

1. 运动评分:主要检查身体两侧各 10 个肌节中的关键肌(表 4-24-2),顺序为从上而下。评定标准采用 MMT 法测定肌力,得分与测得的肌力级别相同,从 0 ~ 5 分不等。每侧得分最高 50 分,共 100 分。

0 分:完全瘫痪。

1 分:可触及或可见肌肉收缩。

2 分:在无地心引力下进行全关节范围的主动活动。

3 分:对抗地心引力进行全关节范围的主动活动。

4 分:在中度抗阻下进行全关节范围的主动活动。

5 分:可完全抗阻进行全关节范围的正常活动。

NT:无法检查。

表 4-24-2　两侧运动关键肌及评分

右侧评分	神经节段	关键肌	左侧评分
	C_5	屈肘肌(肱二头肌、肱肌)	
	C_6	伸腕肌(桡侧伸腕长肌和短肌)	
	C_7	伸肘肌(肱三头肌)	
	C_8	中指屈指肌(指深屈肌)	
	T_1	小指外展肌(小指外展肌)	
	L_2	屈髋肌(髂腰肌)	
	L_3	伸膝肌(股四头肌)	
	L_4	踝背伸肌(胫前肌)	
	L_5	长伸趾肌(长伸肌)	
	S_1	踝跖屈肌(腓肠肌和比目鱼肌)	

2. 运动平面的确定:运动平面指身体两侧具有正常运动功能的最低脊髓节段,即:最尾端平面的肌力在 3/5 级或以上,而上一平面关键肌肌力 4 级或以上,即确定为 3/5 的那个平面。

对于徒手肌力检查法无法检查的肌节,如 $C_1 \sim C_4$、$T_2 \sim L_1$,及 $S_2 \sim S_5$,运动平面可参考感觉平面来确定。

(三)神经损伤水平的确定

通常对两侧感觉和运动平面的检查来确定脊髓损伤水平,神经平面的确定如上述。

(四)部分保留带的评定

具有部分感觉和运动功能的节段范围称为部分保留带。一般用于评定完全性脊髓损伤患者,指在神经损伤平面以下一些皮节和肌节保留有部分神经支配。应分别记录身体两侧的感觉和运动功能。

(五)完全性或不完全性损伤的确定

完全性损伤指最低骶段($S_4 \sim S_5$)的感觉和运动功能完全

消失。不完全性损伤指神经损伤平面以下包括最低骶段($S_4 \sim S_5$)保留部分感觉或运动。骶部感觉包括肛门黏膜皮肤交界处和肛门深部的感觉,当检查者手指在患者直肠壁上施加压力时,患者需说出是否能感觉到触摸或压力。如果存在任何的感觉,都说明患者的感觉是不完全性损伤。骶部运动功能检查是通过肛门指检感受肛门外括约肌是否有收缩。如果肛门括约肌存在自主收缩,则患者的运动损伤为不完全性。记录方法为感觉或运动存在或缺失。

(六) 脊髓损伤程度评定

根据 ASIA 损伤分级来判定脊髓损伤程度,依据最低骶节($S_4 \sim S_5$)有无残留功能为准,见表4-24-3。

表 4-24-3　ASIA 损伤分级

分级	损伤程度	临床表现
A	完全性损伤	在骶段 $S_4 \sim S_5$ 区域无任何感觉和运动功能保留
B	不完全性损伤	损伤平面以下包括 $S_4 \sim S_5$ 存在感觉功能,但无运动功能
C	不完全性损伤	损伤平面以下运动功能存在,且≥50% 的关键肌肌力<3 级
D	不完全性损伤	损伤平面以下运动功能存在,且≥50% 的关键肌肌力≥3 级
E	正常	感觉和运动功能正常

二、脊髓损伤的综合功能评定

综合功能评定用于脊髓损伤后患者的日常生活能力和伤残程度的评定,常用的方法有功能独立性评测(FIM)、修订Barthel 指数(MBI)及四肢瘫功能指数(QIF)。

三、其他评定

1. 痉挛评定:痉挛是脊髓损伤后患者常出现的合并症之

一,临床多采用改良的 Ashworth 量表来评定痉挛的程度(详见第二篇第六章第三节)。

2. 膀胱功能评定:脊髓损伤若为骶髓上损害,可能有逼尿肌反射亢进伴逼尿肌、括约肌协同失调;骶髓或神经根损害一般引起高顺应性的非收缩性膀胱,但在部分损害的患者中,反射消失可合并膀胱顺应性降低,引起充盈时膀胱内压会逐渐增高。

上尿道常用检查包括静脉肾盂造影(IVP)、肾超声检查、24 小时尿肌酐清除率和定量肾扫描。

下尿道常用检查包括尿培养及药敏、膀胱造影 X 线片、膀胱镜、排泄后残余尿和尿动力学检查。

3. 心肺功能和心理障碍的评定:脊髓损伤后对患者进行心功能、肺功能评定和心理评定,有利于康复工作者对患者制定有效的康复计划及监测治疗效果。

四、功能恢复的预测

一般以损伤平面作为参考来估计患者可能完成的日常生活能力和运动/移动能力(表 4-24-4),但患者在完成这些功能运动时也受到一些因素的限制,如年龄、身体状况、近期损伤情况、术后脊柱器械的应用、智力、患者的主动性以及环境障碍等,同时,能力的获得依赖于家庭、朋友、护理者、同事的帮助。因此,表 4-24-4 一般用来预测完全性脊髓损伤患者的预后。表 4-24-5 列出了对行走能力的分级及要求。

表 4-24-4 脊髓损伤平面与功能恢复的关系

损伤平面	活动能力	生活能力
$C_1 \sim C_3$	声控操纵某些活动,依赖膈肌维持呼吸	完全依赖
C_4	电动高靠背轮椅,须辅助呼吸	高度依赖
C_5	可用手在平坦路面上驱动轮椅,须上肢辅助具	大部分依赖
C_6	可用手驱动轮椅,独立穿上衣,基本独立转移,开特殊改装汽车	中等依赖

续表

损伤平面	活动能力	生活能力
$C_7 \sim T_1$	可用手驱动轮椅,独立完成床到轮椅、厕所、浴室间转移	大部分自理
$T_2 \sim T_5$	独立操纵轮椅,独立完成床到轮椅、厕所、浴室间转移	大部分自理
$T_6 \sim T_{12}$	穿戴连腰支具可进行治疗性步行	基本自理
$L_1 \sim L_3$	穿戴长腿支具可进行家庭功能性步行	基本自理
$L_4 \sim S_1$	穿戴短腿支具可进行社区功能性步行	基本自理

表 4-24-5 行走能力水平

级别	级别名称	具体要求
4 级	社区步行	能在社区内独立进行活动。需符合以下 4 个条件:①能独立进行 ADL 活动;②能上下楼梯;③终日穿戴矫形器能耐受;④能一次行走 900m 左右
3 级	家庭步行	能在家里进行独立活动。符合以下 3 个条件:①能独立进行 ADL 活动;②能上下楼梯;③终日穿戴矫形器能耐受
2 级	训练步行	只能在特定的环境里行走;在外人帮助以及使用 KFO、拐杖等辅助支具的情况下,在双杠内或平地上可以作短暂的步行训练者。不能达到社区步行的 4 个条件
1 级	不能行走	完全依靠轮椅进行的移动

第四节 康复治疗

康复治疗应在脊柱稳定性得到确定后尽早开展,目的是使患者最大限度地恢复独立生活能力。由于患者的损伤节段、程度不同,其治疗训练的方法也有别。康复治疗方法包括传统疗法、运动疗法、作业治疗、物理疗法、心理治疗、支具矫形器的装配等。又因疾病的各个时期有着各自的主要问题,故康复治疗根据各期的特点进行治疗。目前将脊髓损伤大致分为四期,分别为急性期(约病后8周内)、恢复早期(病后8周至3个月)、恢复中期(3~6个月)、恢复后期(约6个月以上)。针对各期的主要问题,分别采取积极、有效的治疗措施。

一、急性期康复治疗

脊髓损伤后8周内,患者大多仍在卧床,手术固定时间短,或者合并其他器官损伤,生命体征还未完全稳。康复的目标主要是防止并发症如呼吸道、泌尿道感染和压疮的发生,其次是维持关节活动范围和肌肉软组织的正常长度,并对残存肌力或受损平面上的肢体进行肌力和耐力训练,并为过渡到恢复期的治疗准备。

(一)体位治疗

1. 正确卧位:在床上正确卧位(图4-24-2)有利于保持骨折部位的正常排列,预防压疮、关节挛缩及抑制高度痉挛的发生。

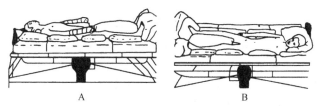

图4-24-2　四肢瘫患者的仰卧和侧卧位
A. 仰卧位;B. 侧卧位

2. 体位变换:要求定时进行,一般2小时变换体位一次,采用间歇充气床垫者可以延长体位变换时间,但不能替代体位变换。在进行体位变换时注意维持脊柱的稳定性,可以由2~3人进行轴向翻身,不要将患者在床上拖动以免损伤皮肤。

(二)胸廓治疗

急性颈脊髓损伤者不管是否出现呼吸问题都需要进行预防性胸廓治疗,目的在于增加肺容量,清除呼吸道分泌物,减少呼吸道感染的发生,维护正常的呼吸功能。在损伤的最初 3 周内进行,且持续到离床期。具体包括呼吸锻炼、辅助咳嗽、体位引流。

（三）被动运动

从患者受伤入院的第一天就开始,休克期内每天两次,以后每天一次,一直持续到能够主动运动,并且能够靠自己的力量保证充分的关节活动范围为止。被动运动时,每个肢体大约 5 分钟,每个关节都要进行数次的全范围的活动。

（四）血管调节性训练

血管调节性训练包括循序渐进的坐位训练或斜板站立训练,坐位训练时同时进行支撑动作练习,并逐渐开始坐位和轮椅方面的训练。有些患者训练中可出现头晕、视物模糊、面色苍白、出汗等症状,要立即抬高下肢,或使轮椅向后倾斜,以防止晕厥的发生。

（五）主动运动

伤后第一天就要对有神经支配的肌肉进行轻柔的助力运动,并逐渐过渡到主动运动,并尽早进行独立的功能性上肢运动。

二、恢复早期

本期继续进行急性期的某些训练,如血管调节训练、增加肌力训练、患肢的被动运动等。此期将强调进行坐位平衡训练、垫上运动、轮椅训练、生活自理训练、转移训练,达到最大限度的适应独立生活能力以及平衡和控制能力。

（一）坐位平衡

脊髓完全性损害者,受损平面以下的姿势觉和运动觉也将丧失,以致出现平衡功能障碍,坐位平衡训练是让患者坐在一镜子前面,通过视觉反馈来建立新的姿势感觉。

（二）生活自理能力训练

除了损伤部位极高者之外,所有患者都应学习穿衣动作,而且四肢瘫患者还必须学习进食、饮水、梳头、刷牙、洗脸和剃须等日常生活自理动作。部分患者需配备一些支具。多数患者最终能完成床上和轮椅上的更衣动作,但须具备一定的坐位平衡能力,并注意用宽松的服装,使用拉链或尼龙搭扣和橡皮筋裤带。

（三）垫上运动

垫上运动主要进行躯干、四肢的灵活性和力量训练及功能性动作的训练。患者躯干、肩关节、肩胛带和头部要适时地进行各种肌力运动、主动运动和抗阻运动。头和肩胛的屈曲、旋转对许多功能性活动动作都必不可少。但骨折愈合者,训练要非常小心。垫上功能性动作包括垫上支撑、垫上移动、利用吊环进行坐起和躺下训练。这些训练对改善患者的 ADL 能力十分重要。

（四）轮椅训练

除少数低位截瘫者外,轮椅是大多数患者的代步工具,且多数人终身需坐轮椅。轮椅训练首先是轮椅上的平衡训练,其次训练基本操作,如手闸的操作、卸下扶手、从地板上拾起物品、用手向下触摸脚踏板及在轮椅上使臀部前移的支撑动作等。简单的轮椅驱动包括在平坦地上的驱动和上、下坡的训练。复杂的轮椅驱动包括后轮平衡、轮椅侧方跳跃等。

（五）转移动作

脊髓损伤患者的转移动作大致分为三种形式,即两脚离地的躯干水平移动、两脚不离地的躯干水平移动、两脚不离地的躯干垂直移动。前者的动作平稳,后者的动作则需要很强的肌力。训练动作有从轮椅到训练台、轮椅到床、轮椅到厕所、轮椅到汽车等。训练方法分为由治疗师帮助转移和独立转移。双上肢完好的低位截瘫,转移也较容易完成。

三、恢 复 中 期

进入此期的患者,约经过 3 个月的训练,其运动、平衡、转移及 ADL 都有了一定的改善。由于痉挛的出现,随意运动仍很困难,除对痉挛进行治疗外,仍要进行站立和步行训练,这对低位不全损害者尤为重要。

（一）站立训练

截瘫患者的站立训练在早期就进行,其目的主要是训练血管的神经调节功能,由于损伤平面以下丧失了姿势感觉和平衡反应能力,故必须重建站立位的姿势感觉;四肢瘫患者可由治疗师帮助进行。在训练站立时也应加强站立平衡训练,先以一只手抬高离开平行杠保持平衡,后练习手臂在各方运动的站立平衡,此为步行训练的基础。站立训练时间开始短(5~10分钟),后逐渐延长,只要患者无不适感。

(二)步行训练

在条件允许时,要鼓励所有患者站立、步行,可以防止下肢关节挛缩,减轻骨质疏松,促进血液循环。不是所有节段损伤患者均能步行,C_2~C_4 损伤不能步行,C_5~C_7 损伤只能在平行杠内站,而 C_8~T_5 损伤可在平行杠内步行,T_6~T_9 损伤可用拐杖步行,T_{10} 及以下损伤具有功能性步行能力。功能性步行训练的目的在于使患者学会使用轮椅和拐杖的方法,以使在不同的场合应用。靠拐杖步行能扩大患者独立活动的范围,大大地改善其日常生活活动能力。进行功能性步行训练,多数患者需用矫形器。常用的几种步行方法为摆至步法、四点步法、摆过步法。

(三)步行矫形器的应用

T_{10} 以下完全损伤的患者,步行矫形器可以帮助其恢复行走功能。在装配步行矫形器之前,要进行平衡、转移能力和上肢肌肉力量的训练,然后使用步行矫形器进行行走训练,最终达到功能性步行。

(四)痉挛的处理

痉挛是截瘫的常见合并症,严重地影响患者的主动运动恢复和 ADL 能力,从减少产生痉挛的外界刺激(如采取良姿体位)开始治疗和预防,利用神经生理学手法预防和缓解痉挛,其次是控制痉挛的药物应用(详见第五篇第三十九章)。

(五)其他治疗

针对病因和症状还可以应用许多物理方法,如病灶区的理疗,瘫痪肢体的电刺激治疗,传统的针灸、按摩治疗,能改善肢体功能和排尿、排便控制能力,还可以采取一些对症治疗手段,以改善症状,减轻病痛,促进恢复。

四、恢 复 后 期

病程6个月以上,患者的运动功能在许多方面都有一定程度的恢复,仍需进行轮椅训练、站立、平行杠内步行和拐杖步行等训练,继续改善日常生活自理能力,或回到家庭,对家庭环境进行必要的改造,或参加社区的功能训练,继续保持已获得的功能,并进一步训练家务劳动能力,提高 ADL 能力。

(许　涛　尤春景)

第二十五章　儿童脑性瘫痪的康复

第一节　概　述

脑性瘫痪(cerebral palsy)是康复实践中最为常见的儿童躯体残疾,它是由于大脑在发育成熟前因受到损伤或发生病变而引起的、以非进展性中枢性运动障碍和姿势异常为主要表现的临床综合征。具体说来,脑性瘫痪具有以下四个要点:①脑性瘫痪发生于生命早期,有很多是在尚未出生前,胎儿的脑就有了病变,另有一部分则是在出生过程中或是出生后不久(1个月内)发生的。此时正是人脑生长与发育的最高峰时期。②脑性瘫痪本身是非进展性的,也就是说,脑损伤是静态的,不会一直恶化下去。但是,如果不给予适当的治疗与训练,则其躯体症状和体征则可能会随时间的推移而有加重,如关节变得僵硬、肌腱发生挛缩等。③脑性瘫痪并非仅有运动和姿势障碍,其常常合并有感觉、认知或言语交流等方面的障碍,因此,应将其看作是一组具有某些共同特征的障碍的集合体。④脑性瘫痪与弱智是不同的。虽然有些脑性瘫痪儿童有智能上的缺陷,但相当一部分脑性瘫痪儿童的智力和正常儿童并无区别,有的智力甚至高过一般的儿童。

脑性瘫痪的发生情况,不同来源的资料所报道的数据略有不同。美国1978年的一项调查研究显示,活产婴儿的脑性瘫痪发生率约为5.2∶1000;而世界卫生组织1993年的一份报道则认为,大约每300名婴儿中,就有一名在出生时或出生后发展成为脑性瘫痪。我国报道的脑性瘫痪发生率为1.8‰~4‰。

一、病　　因

脑性瘫痪儿童的大脑受损可发生于从妊娠到出生后不久的任何一个时期,其发生的原因多种多样,经常难于具体确定。但总的说来,其病因可以归结为以下三个方面:

（一）妊娠期病因

在妊娠过程中,任何导致胎儿缺血、缺氧的因素,均可导致胎儿大脑受损。

1. 孕妇在孕期感染风疹、带状疱疹病毒等。

2. 孕妇在孕期患严重的高血压、低血压、糖尿病、腹部外伤、吸烟和用药不当等。

3. 孕妇与胎儿 Rh 血型不相容。

4. 遗传因素,如母亲智能低下,近亲有癫痫病史等均为儿童脑性瘫痪发生的高危因素。

（二）分娩期病因

1. 难产:可致婴儿头部受伤、颅内出血等。

2. 早产:早产儿体重小、脑发育不完善,较易发生缺氧和颅内损伤。

3. 新生儿窒息:如出生时无呼吸,滥用激素催产等均可使婴儿缺氧而致脑损伤。

（三）出生后病因

1. 婴儿核黄疸:可致脑损伤,系由于胆红素代谢异常所致。

2. 脑部感染:如脑膜炎、脑炎等。

3. 头部外伤或颅脑内出血。

4. 感染引起的高烧或严重腹泻引起重度脱水。

上述因素均可导致婴儿的脑损伤,从而造成主要表现在肢体上的运动障碍。

二、临床表现及分类

（一）临床表现

脑性瘫痪儿童大脑的受损部位和范围是各不相同的,因而

由此所产生的障碍也常常是各不相同的。具体说来,脑性瘫痪儿童的临床表现可包括以下各个方面:

1. 运动障碍

(1) 肌张力异常:脑性瘫痪儿童的肌张力异常有4种表现形式。①肌张力过高;②肌张力过低;③肌张力波动不定,一会儿过高,一会儿过低;④肌张力不协调。

这些均可导致严重的运动问题。如肌张力过高时,可使患儿躯干及肢体变得僵硬;肌张力过低时,患儿则表现得非常松软,连正常的体位都不能够维持;肌张力波动不定时,孩子则表现为四肢到面部的快速抽动或徐动样的运动,对运动的自主控制极差;肌张力不协调时,身体各相关肌群张力的配合差,患儿表现为平衡能力低下,共济失调、运动缓慢且不安全。

(2) 反射及运动反应异常:所谓反射,是指机体对外界环境刺激所产生的一种固定的规律性反应,而运动反应则是人体对外界条件的自动、自主的反应。脑性瘫痪儿童在这方面的异常主要表现在三个方面:①原始反射持续存在,如觅食反射和抓握反射等。②病理反射出现,如病理性的非对称性紧张性颈反射和紧张性迷路反射等。③复杂的运动反应迟缓或缺如,病理性运动反应出现。前者如直立反应、平衡反应和保护性伸展反应的缺如,使患儿不能保持姿势的平衡和运动的安全性;后者如联带反应的出现,妨碍患儿选择性动作的产生。

2. 感觉障碍:一般说来,脑性瘫痪儿童的感觉障碍要比运动障碍轻,但其往往加重运动障碍给儿童带来的影响。包括:

(1) 视力缺损:如斜视、视野缺损等,全盲极少见。

(2) 听觉障碍:据统计,约有20%的脑性瘫痪儿伴有听力受损。

(3) 触觉障碍:可见于某些偏瘫型的患儿。

3. 癫痫:见于40%左右的本病患儿,癫痫发作可始于任何年龄段。

4. 日常生活问题

(1) 饮食困难:患儿由于吸吮反射受损,坐位平衡能力低下,上肢运动障碍以及口腔运动与吞咽不协调等,出现进食与饮水问题。

（2）用厕困难：因运动少，患儿可出现便秘现象，同时，其进出厕所和保持蹲位或坐位平衡也可出现困难。

（3）跌伤：系由于患儿平衡反应能力差，较正常儿童易于摔倒致伤。

5. 言语与语言障碍：如口吃、发音不清、失语等，见于30%～70%的患儿。

6. 智力低下：并不是每个脑瘫患儿均是如此。有些患儿，特别是手足徐动型患儿的智力往往是正常水平或更高。

7. 人格与行为异常：由于运动和交往上的困难，脑性瘫痪儿童人格发展可受到影响，在做某件事时，其更易受挫或发怒。这类孩子的主要表现可为内向、畏缩、过份依赖他人，孤僻或是固执、任性等。

8. 学习困难：这一方面与智力有关，另一方面也与患儿的运动受损及感、知觉功能障碍，使其对外界刺激和信息的感知及处理受限有关。

应当指出的是，脑性瘫痪儿童尽管有以上诸多方面的问题，但仍然具有许多方面的潜能，如开发得当，他们是完全有可能达到生活自理，并为社会作出贡献的。

（二）分类

脑性瘫痪的表现形式多种多样，其分类方法也各不相同。以下系以美国John F. Kennedy研究所的分类方法为基础，结合现有资料进行的分类。

1. 临床分类

（1）痉挛型脑性瘫痪：这是最常见的类型，占所有脑性瘫痪儿童的70%～80%，系由于锥体系受损所致。主要表现为肌肉张力增高、肌肉僵硬并由此导致身体长期处于异常姿势，使患儿活动困难，当患儿头部体位变换时，其肌肉僵硬可从身体的一个部位移向另一个部位，其姿势也会产生相应的变化。

根据受累的部位不同，该类型又可分为：① 单个肢体瘫痪型，此型比较少见，只有一侧的上肢或下肢受累；②偏瘫型，占20%～30%，为一侧的上下肢及躯干受累，而另一侧则正常，且受累一侧往往上肢重于下肢；③双重偏瘫型，占30%~40%，即四肢均受累，但双上肢受累重于下肢；④双瘫型，占10%~15%，四肢均受累，但双下肢受累明显重于上肢；⑤四肢瘫痪型，即四肢均受累，但双下肢受累略重于上肢。

（2）非痉挛型脑性瘫痪：又称锥体外系受累型脑性瘫痪，根据其表现形式，又可细分为：①手足徐运型，表现为肢体或面部难以自控的不自主运动。紧张或激动不安时动作更多，安静时则减少，入睡后消失。该型患儿常有姿势异常、平衡能力低下和言语障碍。②僵直型，表现为肌张力很高，呈铅管状或齿轮状。③共济失调型，表现为上下肢动作不协调、辨距不良、步态不稳等。④震颤型，四肢震颤，在静止时出现，而自主运动时则消失，此型少见。

（3）混合型：为上述各种类型中两种或两种以上临床表现的混合呈现，如痉挛型脑性瘫痪儿童同时伴有手足徐动。

2. 功能分类：根据脑性瘫痪对患儿各种功能的影响，可分为四型。

Ⅰ型：无明显的实用功能受限。

Ⅱ型：有轻到中度的功能受限。

Ⅲ型：有中到重度的功能受限。

Ⅳ型：患儿不能从事任何有实用价值的活动。

3. 治疗学分类

第一类：患儿功能基本正常，无需治疗。

第二类：患儿仅需少量使用支具或康复。

第三类：患儿需广泛使用支具或其他设备，需长时间进行多学科综合治疗。

第四类：患儿功能严重受限，需长期甚至终生住在护理机构内。

三、诊断及其早期发现

（一）诊断

脑性瘫痪的诊断离不开详细的病史询问（包括母亲的妊

娠、分娩情况和既往的生产史等)和全面细致的神经学检查。根据其特征性临床表现,不难对本病作出诊断。但同时也要注意与其他有关的疾病相鉴别,如进行性中枢神经系统疾病(如脑白质营养不良)、肌病(如 Werding-Hoffmann 病)和一过性发育延迟等。

（二）早期筛查

下面列举的是脑性瘫痪的一些早期体征,任何儿童如有下述表现,就应怀疑其可能有脑性瘫痪,并立即作进一步的检查,以便尽快地确诊和进行治疗。

1. 出生时,全身松软无力,俯卧位悬空抱起时呈倒"U"字形,且没有或仅有少量的运动,但有的脑性瘫痪儿童则看不出异常。

2. 出生后没有马上出现呼吸,或是全身青紫、无力。呼吸延迟出现是脑部损伤的一个常见原因。

3. 运动发育延迟,如抬头、坐立或移动等动作较其他孩子出现晚。

4. 有异常的运动模式出现,如不使用手,或仅使用一只手,站立或学步时以前脚掌或脚尖着地,姿势笨拙等。

5. 喂食困难。脑性瘫痪儿童常有吸吮、吞咽和咀嚼困难,有的还经常出现呛咳。

6. 照料困难:在抱孩子或为其穿脱衣服或洗澡时,四肢和躯干突然变得很僵硬,使得照料活动很难于完成。有的孩子则由于全身松软无力,完全不能使自己保持在某一体位,也使得为其穿衣、洗澡等活动变得难于进行。

7. 出现不自主的运动:常发生于 1 岁以后,表现为不受控制的肢体和面部的怪异的动作。

8. 行为异常,成天哭闹,易激动,或是异常地安静,不哭也不笑。

需要指出的是,出现有上述早期体征并不能就肯定孩子确实患有脑性瘫痪。曾有一项研究对大批有脑性瘫痪的早期典型体征的儿童进行了追踪检查,发现他们中的很大一部分到 7 岁时虽有学习和言语等方面的困难,但其运动发育却是完全正常的。因此,切勿过早对孩子作出定论,以免造成不必要的负面效应。另外,在确定患儿有无脑性瘫痪时,还要了解其有无其他有关的伴发异常,如交流障碍、弱智、视、听觉障碍、癫痫发作等。

早期发现和早期诊断脑性瘫痪,是对其早期进行正确干预的先决条件,而早期干预对于脑性瘫痪最终康复结局的好坏又起着决定性的作用。

第二节　功能评定

功能评定在脑性瘫痪的康复中占有重要的地位,其意义在于,通过评定可以:了解脑性瘫痪儿童的能力、不足处及存在的问题和需要帮助的方面;了解患儿病情的发展情况,如是在好转,还是在恶化,或是保持稳定不变? 了解患儿是如何根据其自身的残疾在进行调整和适应的。

功能评定中,应遵循两个重要的原则:其一,应从整体上对患儿进行评定,不仅注意其存在的缺陷,更应注重其具有的能力和潜能;其二,结合孩子所处的家庭状况及社区情况对其进行评定,因为后两者常常对孩子所扮演的角色和所能发挥的作用起着极为重要的作用。

通常可通过三种方法来进行功能评定:①询问法,向家长和照料者询问有关的情况,如孩子年龄较大时,也可直接询问孩子;②观察法,仔细观察孩子与家人和其他人的相互作用方式及其进行运动和日常活动的情况;③检查法,即通过特定的方法,了解患儿的发育状况及各个方面的功能情况。

脑性瘫痪儿童的功能评定应主要着眼于日常生活活动能力的评定,而与此密切相关的运动系统和感觉系统的评定,也是必不可少的。

一、运动系统的评定

(一)肌肉张力检查

检查时,检查者缓慢地使患儿的肢体作屈、伸等运动,并仔细体会所受到的阻力的大小。正常时会有一定的阻力,过高或过低均为不正常。

（二）肌力检查

让患儿按要求做某一特定的运动,根据其运动的情况,对肌力进行评定。在这项检查中,一定要注意让孩子处于一比较舒适恰当的体位,否则会影响检查结果。具体的检查方法请参见第二篇第六章。

（三）关节活动范围测量

进行这项检查,一方面可了解关节本身的情况,另一方面也可了解肌力和肌张力有无异常。同时通过被动关节活动范围检查还可查明有无肌腱挛缩。具体的操作方法请参见第二篇第六章。

（四）姿势与平衡能力的检查

让患儿处于站或坐位,观察孩子的姿势,如两侧是否对称,躯干是否直立,有无扭曲、旋转等,然后轻轻摇晃或推他。如其能通过姿势调整而保持不倒,则平衡能力为良好;若没有任何调整反应出现,则平衡能力差;介于两者之间即为平衡能力一般。

（五）眼-手协调能力检查

具体方法是让孩子以一手指指自己的鼻子,再指向检查者的手指。正常时睁眼或闭眼均应指得准,如指不准或是睁眼时准确性较差,则表明眼-手协调能力较差,平衡能力差或是位置觉差,如在闭眼时准确性很差,则说明有位置觉丧失。

（六）行走能力检查

实地观察孩子行走的情况,如能否独立行走,行走姿势如何,在平地上能行走多远,能否上、下楼梯,行走的速度和安全性如何等。

二、感觉功能检查

感觉功能检查包括视觉、听觉、痛觉、温度觉、触觉和关节位置觉的检查,如果患儿感觉有障碍时,则其对伤害性刺激的感受能力会受到影响。因此应特别注意在安全上加以保护。

三、综合活动能力的评估

综合活动能力的评估包括日常生活活动,如饮食、穿衣、洗漱等能力的评估,它可全面反映脑性瘫痪儿童的功能状况。一般应通过实际观察孩子的活动情况进行评估,必要时也可通过询问家长以获得有关的情况。具体方法可参见第二篇第六章,应结合儿童的特点在评定内容与项目上进行一些必要的调整与修订。

第三节 康复治疗

一、康复计划的制订

在对脑性瘫痪儿童进行评定后,应根据评定中了解到的问题,逐一制订相应的对策,同时对于预计要达到的目标应有一个明确的认识。下面是在制订计划中应考虑的几个方面:

(一)脑性瘫痪训练的原则

1. 要通过评定了解孩子的能力与需要,并据此选择适宜的活动,在训练过程中,还要随时记录孩子的进步情况并随时调整训练活动。

2. 训练的方法一定要恰当,例如给孩子以足够的时间使其试着做某项活动,对孩子所作的努力给予及时鼓励,尽可能少地给孩子提供支持与帮助,避免不必要动作的出现等。

3. 要注意并非所有的儿童能得到同样的进步,这与孩子的病情轻重、训练计划的执行情况等均有关。当孩子未能取得预料中的进步时,则应寻找原因并采取相应的措施。

4. 定期随访和记录儿童的能力与困难,以便于制订训练计划和知道何时采用不同的训练指导。

5. 充分发挥患儿和家长在康复中的作用。

(二)明确各型脑性瘫痪儿童的训练目标

脑性瘫痪的类别不同,其训练的目标也应有别,因此采取的措施也就有所不同。

1. 痉挛型儿童的训练目标

（1）放松僵硬的肌肉。

（2）避免痉挛体位的运动。

（3）预防畸形。

2. 手足徐动型儿童的训练目标

（1）学会用手抓握以稳定不自主的动作。

（2）如果异常体位变化不定,按痉挛型儿童的目标做。

3. 共济失调型儿童的训练目标

（1）改善跪位、站立位和行走时的平衡能力。

（2）稳定地站立和行走。

（3）控制不稳定的抖动,尤其是双手。

4. 所有脑瘫儿童的共同目标

（1）尽量用正常方式运动。

（2）使用身体双侧。

（3）学会做与日常生活相关的活动。

（4）使儿童在卧、坐、跪和站立位时保持伸直位。

（5）预防畸形。

（三）针对儿童的具体问题制订措施

脑性瘫痪儿童是各不相同的,因此,不可能指望以某一套特定的训练计划来解决所有患儿的问题,而是应在遵循各型脑瘫训练的总目标的前提下,根据每一儿童的具体问题采用相应的措施。例如,对于有肌肉张力增高或肌腱紧张的患儿,就需做肌腱牵伸练习,使用足托这一类的矫形器等;而对于有坐位困难者,则应安排从卧位到坐位的活动,训练坐位平衡,在坐位提供支持等。总之,要遵循个体化训练的原则,具体问题具体对待。

二、脑性瘫痪的具体康复治疗措施

（一）物理治疗

1. 姿势异常的康复训练:姿势异常是脑瘫儿童的主要问

题之一,此系由于肌张力异常或各肌群张力不协调所致。如果听任孩子长期处于此种姿势状态下,则会出现畸形,因此应予以避免。

姿势异常的处理方法有两种:一为通过正确的体位摆放使儿童保持良好的体位和姿势,并在必要时提供辅助器具或支托;二为采用一些矫治性的动作与姿势,即设计和使用一些能对异常姿势起到矫治作用的体位与动作,或是与异常姿势相反的体位。

总的原则是:①不要使孩子在某一体位下保持太长时间,应定期变换体位和姿势;②根据孩子的发育阶段安排其体位与姿势,在每一种姿势下安排一些游戏活动或是孩子感兴趣的事情。

2. 运动障碍的康复训练

(1) 头部控制训练:抬头和头部控制能力是正常儿童发育过程中最先需掌握的技能之一,如果儿童不会抬头和控制头部,便很难学会其他活动。该项训练可在坐、卧位时分别采用不同的方法进行。

(2) 翻身活动训练:这是在患儿获得较好的头部控制后应立即开始的训练活动。首先,让孩子俯卧,使用一拨浪鼓或能发出声响的玩具在其面前吸引他的注意力,慢慢将玩具移至侧方,鼓励孩子侧向伸手拿玩具,此时再慢慢将玩具高度抬高,吸引孩子转身至侧卧甚至仰卧。如果患儿翻不过来,则可通过以手抬患儿的腿来帮助他。同样,也要做仰卧位翻身至侧卧位的练习,也可用玩具达到这一点。

(3) 坐位平衡训练:如果患儿在坐位时不能保持平衡,首先可训练他的上肢保护性反应能力。方法是:让孩子俯卧在一圆筒状物体或球上,缓慢地侧向滚动圆筒,鼓励孩子伸手保护自己,也可让孩子俯卧于训练者的身上做此练习。当孩子获得了较好的保护性反应能力后,可让其坐起,双手在髋以上扶着孩子,使之向两侧和前后摇晃,训练他的平衡能力。此外,还应训练孩子在坐位时伸手拿物体等和抗外力干扰平衡的能力。

(4) 抓握和伸手取物的训练:①有些脑性瘫痪儿童的手常

呈握拳状,可通过以手指叩击其手的外侧缘而使之松开,叩击的顺序是从小指到腕部,这样可使其手部张开并抓握。②对于手可张开但抓握有困难者,可将物体放入其手中,帮助他屈曲手指抓握住,注意拇指与其余四指的位置是相对的。慢慢地,让孩子自己抓握,并在孩子抓握时,侧向推拉物体以增强其抓握力量。两侧手都应反复做此练习。③在孩子能较好地抓握置于其手中的物体后,应鼓励他伸手抓握物体,可在其伸手可及的距离内悬挂有趣的玩具等,吸引孩子伸手去拿。

(5)爬行训练:在孩子俯卧位能很好地控制头部时,应开始这项训练。其方法是:让孩子处于四肢跪位,将有趣的玩具置于其前方较远处,鼓励孩子爬过去取该玩具。如果患儿不能向前挪动下肢爬行,则可通过抬高其髋部来帮助他。

除了向前爬,还应训练侧向爬行、向后爬行;有下肢痉挛的孩子,还可制作一简易的爬行车让其俯卧于上练习爬行。

(6)站立和行走训练:①站位训练。刚开始时,以双手扶住患儿的髋部,让其双脚分开以便有较大的支撑面而使孩子站立。可侧向轻推患儿,使其学会重心的左右转移,也可前后轻推患儿,锻炼他的站位平衡能力,随着孩子站位平衡能力的改善,可将双手移至患儿的肩部来给予支持,或是仅让其抓住一绳索或带子来给予支持。②行走训练。可让患儿在简易平行杠中练习行走,也可提供学步车练习行走。当孩子行走能力改善,但仍怕跌倒时,可用一宽带系在其胸部,由训练人员牵着跟在患儿后面练习行走。

(二)作业治疗

主要是进行各种日常生活活动能力的训练。

1. 饮食训练:包括进食时的正确姿势、嘴部功能及吃饭与饮水能力的训练。对于已学会了自己进食的孩子,可能需提供把手较粗的匙,提供一固定在桌边的木杆帮助固定,必要时还可使用夹板帮助患儿伸直上肢。在饮水训练中,应提供一特制的有缺口的水杯,以便于孩子在无需头后仰就能饮到水,必要时,可在杯上安装两个把手,便于双手抓握。

2. 穿衣训练:训练内容包括正确的穿衣姿势、穿衣动作的分解与练习、衣服的正确选择。

3. 如厕训练:适用于年满18个月的儿童,如厕训练的内容包括:

(1) 以语言或手势表达要大小便的需要。

(2) 大小便自我控制能力的训练。

(3) 男、女厕所标志的识别。

(4) 坐在便器上排泄。

(5) 衣服整理训练,脱、穿裤子,拉平衣服。

(6) 个人用厕卫生训练,以手纸擦干净,便后洗手等。

训练中,可通过示范的方法教孩子如何入厕。如果孩子在某一环节上有困难,还应给予适当的帮助,如帮助孩子双腿分开,提供适当的辅助器具等。

4. 洗澡训练

(1) 训练原则:①要特别注意安全。水温一定要合适,以免烫伤。对有癫痫发作者尤应特别关照以防发作时跌伤,另外还应防滑。②对于恐惧洗澡的儿童,可安排一些水中游戏活动,如在浴缸中放一些浮于水面的玩具等,使其在娱乐中慢慢适应。③可根据具体情况制作一些辅助器具,如防滑垫、洗澡用手套等。

(2) 训练方法:先让小孩认识自己身体的部位并触摸自己的身体,做洗澡前的准备。然后可教孩子用擦了肥皂的手来洗身体,也可戴上擦了肥皂的二指手套来洗。在开始时,先教孩子洗手、脸、胸、腹等,最后过渡到洗背部。洗背部较难做到,可让其使用长柄洗背刷来洗背部。

(三) 矫形学处理

通过使用矫形器具,可使患者的关节处于有利的力学位置,改善其对位和排列,帮助预防肌腱挛缩和畸形,增强机体的稳定性和保持正确的姿势。

(四) 骨科学处理

预防和矫正继发性畸形,改善功能。最常用的骨科处理方法有下肢髋关节内收肌肌腱切断术、腘绳肌松解术、跟腱延长术等。近年有的地方采用选择性脊神经后根切断术,以缓解患儿的肌肉痉挛,但其推广尚需时日。

（五）语言和交流能力的训练

交流是指我们理解他人和向他人表达自己的思想、需要及感受的方式,主要是通过语言来进行的。有些脑性瘫痪儿童由于头、脸、嘴和舌头运动控制困难,从而说话不太清晰;另外有些患儿可能有听觉等方面的障碍,使其与他人的交流发生障碍。但决不应因此而放弃与孩子之间的交流,否则会大大妨碍患儿的身心发育。

言语和交流能力训练的原则:①使儿童处于放松的体位,帮助他坐正,保持头在正中位,有利于他注意地听和看。②鼓励儿童随时保持良好姿势,以便在做活动(如吃饭和穿衣)时说话。③面对儿童,让他在听你说话时能看到你的一举一动,且有利于吸引他的注意力。④与儿童说话时,要用单个词或简短的句子,并辅以手势,以使孩子更易理解你。⑤要给予孩子充足的反应时间。⑥认可并鼓励孩子所使用的一切交流方式,通过赞扬使他能坚持努力与人交流。⑦鼓励家人多同患儿进行交流,遇有困难时,一定要耐心细致,持之以恒。⑧如果几个月的训练后仍发现孩子说话很困难,则可采用其他的交流方式,如让孩子指点图片板来表达自己的意思,使用手势进行交流等。

（六）引导式教育

引导式教育是匈牙利神经学和教育学专家 PETO 教授于20 世纪 40 年代创立的,专门用于脑性瘫痪儿童的各项功能训练。其各项治疗活动由专门经过与脑性瘫痪康复有关的多方面训练的引导员安排实施,通过活动分析和在小组性的集体治疗中应用富于节奏的语言和音乐的刺激与协助,使孩子在各项功能上得到改善。该方法特别强调将患儿作为一个整体来看待,而不是仅仅盯着孩子受损的部分。

（七）游戏在脑性瘫痪康复中的应用

游戏是一种为了娱乐而从事的活动。任何儿童,无不是从玩游戏开始,对各种事物进行学习,对外界环境进行适应的。

在脑性瘫痪的康复训练中使用游戏主要是基于以下三个方面的考虑：

1. 脑性瘫痪儿童需要游戏：游戏是儿童正常成长发育过程中不可缺少的部分，而脑性瘫痪儿童由于其自身运动、感觉等方面功能的障碍，往往不能自如地进行游戏活动，但他们的正常身心发育却是离不开游戏的。因此可以说，游戏是脑性瘫痪儿童的基本需求之一，尽量满足他们的这种要求，与满足他们的其他基本需求（如吃饭、穿衣等）具有同等重要的意义。

2. 游戏可作为康复的目标：由于各种各样的原因，有许多脑性瘫痪儿童可能根本就不知道怎样进行游戏，而游戏本身却又是儿童多种技能的综合体现。因此，通过周密的游戏活动设计与安排，可以促进儿童多方面技能的发展，包括运动功能、社交功能、自理技能、交流能力等，同时还可减少不良行为的出现。

3. 游戏可作为康复的强有力的工具：可将游戏作为一种康复训练的工具，促进脑性瘫痪儿童的康复。这是因为：①游戏具有很大的娱乐性，可激发脑性瘫痪儿童的积极性，使之能主动地参与训练活动。②游戏是一种充满乐趣的活动，具有高度的可重复性，有利于儿童反复进行训练，使所学到的技能得到强化和巩固。③游戏需要儿童调动自己的各种感官来参与，有利于其感觉功能的发展。④游戏介于纯训练与真实生活之间，有利于脑性瘫痪儿童把所学的技能转移应用到实际生活中去。

4. 脑性瘫痪康复中的具体游戏方法举例

（1）用于改善粗大运动技能的游戏活动：绘图，调整所用绘画用具的种类和摆放位置，如使用粗杆绘画笔，将绘画纸贴在墙上，可根据需要而贴得较高或较低；变换儿童的体位，如使用蹲位、坐位画画，以正面或侧面对着画纸站立画画等；采取不同的活动方式，如让患儿站立不动而从纸的左边画向最右边，可促使其躯干旋转和上肢越过中线位，也可以双手握住画笔做同样的活动，有利于鼓励双手的同时使用；也可从纸的最底部向顶部划线，促使孩子从蹲位变为站位，有利于发展孩子的平衡能力和使其下肢各关节更多地做屈、伸运动。②绕行，在房间里摆放家具、床垫、圆筒等，让儿童钻过、爬过或绕行。③球类运动，如滚动圆球、抛球、接球等。

（2）用于改善精细运动技能的游戏活动：①拼装积木。②为玩具娃娃穿、脱衣服，重点放在扣扣子和拉拉链上。③撕纸，按一定的要求将纸撕成不同形状的纸片，并拼贴成不同的画。④玩胶泥，将泥塑成不同的动物和物体等。⑤串球活动，开始时用较大的珠子串在铁丝上、逐渐减小珠子的体积，并将铁丝改为细绳或细线以增加难度。可要求孩子按一定的顺序如按形状和大小顺序将珠子串起来。

（3）用于改善社交技能的游戏活动：可让孩子们进行集体活动，如依次传球、分组做比赛、进行角色表演等。

为了充分发挥游戏在脑性瘫痪儿童康复中的作用，应注意考虑以下问题：适宜的游戏体位；游戏环境的安排，包括场地、环境刺激和在场的人员等；玩具的选用和改进；具体游戏活动的设计与实施等。

另外，可将游戏活动贯穿于前面所述的各种功能训练中，使这些训练较为有趣，从而提高孩子的参与兴趣，使疗效更好。

（八）功能性电刺激

功能性电刺激（functional electric stimulation，FES）对脑性瘫痪儿童有多方面的治疗效应。例如，可在行走或手功能活动中用 FES 激活某一特定的肌肉，增强功能性步行或手部功能性活动；在使用肉毒毒素进行肌肉注射或在行肌腱转移术后，FES 可用于促进某一肌肉或肌群的肌力或收缩。最近有研究表明，接受电刺激的脑性瘫痪儿童，其踝关节被动关节活动范围有较明显的改善。

（九）传统疗法

传统疗法包括针刺、推拿按摩等。

（郭铁成）

第二十六章　周围神经病损的康复

第一节　概　述

周围神经包括脑和脊髓以外的神经节、神经丛、神经干及神经末梢，是中枢神经与躯体各组织间的信号传递装置。依其功能及其中枢的起始部不同而分成脑神经与脊神经。脑神经起于脑干部，共有 12 对；脊神经起于脊髓，共有 31 对。依据分布的不同对象，周围神经又可分为躯体神经和内脏神经。周围躯体神经为混合神经，由运动纤维、感觉纤维和自主神经纤维组成。

周围神经病损(peripheral neuropathy)分神经痛(neuralgia)和神经疾患(neuropathy)两大类。神经痛是指受累的感觉神经分部区发生剧痛，而神经传导功能正常，神经主质无明显变化，如三叉神经痛。神经疾患泛指周围神经的某些部位由于炎症、中毒、缺血、营养缺乏、代谢障碍、外伤等引起的一组疾病和损伤，属炎症性质者习惯上称为神经炎，而周围神经丛、神经干或其分支受外力作用而发生损伤(如挤压伤、牵拉伤、挫伤、撕裂伤、锐器伤、火器伤、注射伤等)称为周围神经损伤(peripheral nerve injury)。按损伤严重程度可将周围神经损伤分为：①神经失用(neurapraxia)，神经轴索与神经外膜均完整，传导功能暂时丧失。②轴索断裂(axonotmesis)，神经外膜完整，神经轴索部分或完全断裂，运动、感觉及自主神经功能部分或完全丧失。③神经断裂(neurotmesis)，神经的连续性中断，运动、感觉及自主神经功能完全丧失。

周围神经炎症与损伤的主要临床表现为：①运动障碍，如弛缓性瘫痪、肌张力降低、肌肉萎缩。②感觉障碍，如局部麻木、灼痛、刺痛、感觉过敏、实体感缺失等。③反射障碍,腱反射减弱或消失。④自主神经功能障碍,局部皮肤光润、发红或发绀,无汗、少汗或多汗,指(趾)甲粗糙脆裂等。

康复医学中常见的周围神经病损为三叉神经痛、特发性面神经炎(Bell 麻痹)、多发性神经炎(末梢神经炎)、急性感染性多发性神经根神经炎(Guillain-Barre 综合征)、臂丛神经损伤、尺神经损伤、桡神经损伤、正中神经损伤、胫神经损伤、腓总神经损伤、股外侧皮神经炎、坐骨神经痛、肋间神经痛等。对这些病损的处理有药物治疗、手术治疗及康复治疗。一般药物治疗主要用于病损早期,手术治疗用于保守治疗无效而又适合或需要手术治疗的周围神经损伤,而康复治疗无论在周围神经病损的早期与恢复期还是在手术治疗前、后均应进行。

第二节　康复评定

周围神经病损后,除了需仔细而全面地采集病史、进行全身体格检查外,尚应进行功能检查与评定。常采用下列检查、评定方法:

1. 一般临床周围神经系统检查:与神经科常用检查法相同,此处从略。

2. 肌力评定:可用手法检查和器械检查(包括握力计、捏力计、张力计、背腿胸测力计等)。

3. 关节活动范围测定:测量患肢各关节各轴位运动的范围。常用测角器测定法。

4. 患肢和其相对应的健肢周径的测量。

5. 日常生活活动(ADL)能力的测定:上肢受累患者,应注意测定其灵巧精细动作能力;下肢受累患者,应注意测定其行走能力及步态。测定方法见第二篇第八章。

6. 观察出汗、耐力和疲劳性。

7. 电生理学检查

(1)直流感应电测定:应用间断直流电和感应电刺激神经、肌肉,根据阈值的改变和肌肉收缩反应的状况来判断神经、肌肉的功能状态。应用直流感应电测定,可鉴别上运动神经元与下运动神经元病变、器质性与功能性瘫痪、下运动神经元病变与肌病。它是简单易行的定性检查方法,但不能精确定量。从我们的实践经验来看,直流感应电测定的准确性较高,但对做出完全性变性反应的判断应慎重。

(2)强度、时间曲线检查:一种神经肌肉兴奋性的电诊断方法,通常用曲线来表示检查结果。周围神经病损后,在失神经肌肉可测得典型的失神经曲线。

(3)神经肌肉电图检查:此检查对周围神经病损具有十分重要的评定价值,如通过针极肌电图检查,了解瘫痪肌中自发、失神经电位的数量与种类,了解有无插入电位延长,随意运动时有无动作电位、电位数量,从而可得出神经失用症或轴突断离或神经断离的判断,通过纤颤电位、正锋波数量减少,出现多相新生电位可判断神经可再生。

神经传导速度检查,对损伤以外的神经病变具有极为重要的价值,F波的检测是重要的补充,在多发性感染性神经根神经炎尤为明显。

8.家庭、职业等社会环境的调查:在整个康复过程中,应多次检查与评定,以便及时掌握变化,修改康复计划。

第三节 康复医疗的步骤与方法

康复治疗的目的是防治合并症,促进受损神经再生,保持肌肉质量,接受神经再支配,促进运动功能与感觉功能的恢复,解除心理障碍,最终恢复患者的生活能力和工作能力。治疗时,应根据不同时期、不同病情进行有针对性的处理。

一、预防与治疗合并症

(一)水肿

水肿系由病损后循环障碍、组织液渗出增多所致,也是挛缩的原因之一。可采用抬高患肢、弹力绷带压迫、患肢做轻柔的向心性按摩与被动运动、热敷、温水浴、蜡浴、红外线、电光浴以及超短波、短波或微波等方法来改善局部血液循环,促进组织水肿或积液的吸收。

（二）挛缩

由于水肿、疼痛、肢位、受累肌与其拮抗肌之间失去平衡等因素的影响,常易出现肌肉、肌腱挛缩。挛缩一旦发生,不但难以治疗,而且影响运动并助长畸形的发展,因此,预防极为重要。除了采用预防水肿的方法外,还应将受累肢体及关节保持在功能位置上,可使用三角巾、夹板、石膏托或其他支具做固定或支托,如腓总神经损伤后可用足托使踝关节保持在 90° 位,以预防跟腱挛缩。如已出现挛缩,则应进行挛缩肌肉、肌腱的被动牵伸,受累肢体的按摩,各种温热疗法、水疗及水中运动等。应用支具时,应根据病损神经的不同而选用不同的支具。支具的重量宜轻,尺寸要合适,并应注意避免对感觉丧失部位的压迫。进行被动牵伸时,动作应缓慢,范围逐渐增大,切记粗暴,以免引起新的损伤。

（三）继发性外伤

因病损神经所分布的皮肤、关节的感觉丧失,无力对抗外力,故易遭受外伤。一旦发生创伤,由于创口常有营养障碍,治疗较难。对丧失感觉的指尖部、足底部等要经常保持清洁,并应用手套、袜子等保护。在试用热疗时要特别慎重,不然,可能会造成感觉丧失部位的烫伤。对创口可采用超短波、微波、紫外线、激光等方法进行治疗,以促进创口愈合。

二、促进神经再生

对保守治疗与神经修补术后患者早期应用超短波、微波、紫外线、超声波、磁疗等疗法,可促进水肿消退、炎症吸收,改善组织营养状况,有利于受损神经的再生过程,同时,可应用促神经再生药物。

三、保持肌肉质量,接受神经再支配

周围神经病损后,在受累肌肉完全瘫痪、肌电图检查尚无任何动作电位或只有少量的动作电位时,可采用电针、电刺激疗法以及按摩、被动运动、传递神经冲动等方法,以防止、延缓、减轻失神经肌肉萎缩,保持肌肉质量,接受神经再支配。当受累肌肉有极弱收缩时,可采用增强性肌电生物反馈疗法,以帮助恢复肌力。

四、增强肌力,促进运动功能恢复

一旦受累肌肉的肌电图检查出现较多的动作电位时,就应开始增强肌力训练,以促进运动功能的恢复。训练中应根据病损神经所支配肌肉的肌力而采用不同的训练方法与运动量。

受累神经支配肌肉主动运动困难(肌力为1级)时,使用助力运动。

瘫痪肌肉的功能已有部分恢复,但力量仍弱(肌力为2~3级)时,可进行范围较大的助力运动、主动运动及器械性运动。但应注意运动量不宜过大,以免肌肉疲劳,另一方面又需注意随着肌力的增强,应逐渐减少助力力量。

当受累肌肉的肌力增至3~4级时,可进行抗阻练习,以争取肌力的最大恢复,同时进行速度、耐力、灵敏度、协调性与平衡性的专门训练。

此外,根据功能障碍的部位与程度、肌力与肌耐力的检测结果进行有关的作业治疗。如上肢周围神经病损者可进行编织、泥塑、打字、修配仪器等操作,下肢周围神经受累者可进行骑自行车、踩缝纫机及落地式织布机等练习。治疗中不断增加训练的难度与时间,以增强灵敏性与耐力,但应注意防止由感觉障碍导致的机械损伤。

五、促进感觉功能恢复

周围神经病损后,对有麻木异常感觉者,可采用低频电疗法、电按摩及针灸治疗;对实体感缺失者,当指尖感觉有所恢复时,可在布袋中放入日常可见的物体(如手表、钥匙等)或用各种材料(如纸、绒布、皮革等)卷成的不同圆柱体,用患手进行探拿,以训练其实体感觉。此外,可用轻拍、轻擦、叩击、冲洗患部,让患者用患手触摸各种图案、擦黑板上的粉笔字及推挤装入袋中的小球等方法来进行感觉训练。

六、解除心理障碍

周围神经病损患者往往伴有心理问题,担心病损后的经济负担,担心不能恢复,以及由此而发生的家庭与社会生活问题,有的还牵涉一些法律纠纷。可采用医学宣教、心理咨询、集体治疗、患者示范等方式来消除或减轻患者的心理障碍,使其发挥主观能动性,积极地进行康复治疗。也可通过作业治疗来改善患者的心理状态,如采用治疗性游戏(各种棋类游戏、掷包、套圈、投篮球、扔简易保龄球等),不但可训练上肢、下肢、躯干,而且可在心理上收到较好的效果。

对保守治疗无效而又适合或需要手术治疗的周围神经损伤患者,应及时进行手术治疗。对受累肢体功能不能完全恢复或完全不能恢复者,应视具体情况分别给其设计、配制辅助器具,进行代偿功能训练。

(陈 红 郭正成)

第二十七章 颈肩痛的康复

第一节 概　　述

颈肩痛为颈部和(或)肩部的疼痛,是多种疾病共有的症状或症候群,不是单一的疾病或某一类疾病的名称,其病因相当繁杂。按产生疼痛的来源,大致可归纳为肌肉、韧带等软组织受累,神经组织受累,骨关节受累,以及由其他疾病所引起者。

在处理颈肩痛患者时,应该首先尽可能明确疾病诊断。通常要着重鉴别是软组织伤病还是骨关节疾病,是椎管内疾患还是椎管外疾患。要判断疼痛性质是局部伤病组织所表现的局部疼痛,或者是脊神经根受刺激所引起的放射痛,还是内脏器官疾病所致的牵涉痛。要通过详细询问病史和工作、生活等有关情况,进行细致而且具有针对性的体检,必要时辅以化验、X线摄片、肌电图检查以及其他特殊检查,综合分析做出判断。

颈肩痛的康复治疗包括病因治疗与对症治疗。对病因明确者,应尽可能消除致病因素;对疼痛明显者,则常需进行及时和有效的对症治疗;对于慢性疼痛患者,还要处理好休息制动与活动锻炼的关系,注意区分躯体因素与精神心理因素的作用与相互影响,合理应用各种康复治疗措施与卫生宣教手段。

一、颈肩痛的病变分类

(一)以颈部为主的病变

1. 颈椎病。

2. 前纵韧带综合征。

3. 后纵韧带钙化症。

4. 先天性畸形。

5. 颈椎序列改变。

6. 颈椎小关节紊乱症。

7. 颈椎间盘突出症。

8. 颈椎钩突增生症。

9. 颈椎骨质疏松症。

10. 其他:如"落枕"(斜方肌炎),枕大、小神经炎,颈项背筋膜炎,项韧带钙化症,肩胛内上角滑囊炎等。

（二）以肩部为主的病变

1. 肩周炎。

2. 弹响肩。

3. 肩部筋膜炎。

4. 肩锁关节炎。

5. 肩峰无菌性坏死。

6. 冈上肌炎。

7. 肩袖腱损伤。

8. 肩部滑囊炎。

9. 肱二头肌肌腱炎。

10. 冈下肌炎。

11. 肩胛冈无菌性坏死。

12. 三角肌炎。

二、颈动脉或神经受压与颈肩痛

在左、右椎动脉联合部附近有分支供应脊髓前动脉;颈椎不同平面均有小分支,由椎动脉发出供脊髓形成血管网。因此,椎动脉供血不足会使脊髓及相应神经根的营养受到一定障碍。直接受到骨赘等硬性物质压迫,或由于供血不足致神经根营养障碍均可作为颈肩疼痛的基础。颈部神经根受压,其支配区组织发生变性,变性的肌肉与肌腱抵抗力低下,遭受风寒及慢性持久单一的反复创伤和刺激,会引起肌肉痉挛或形成肿块,出现疼痛不适。

第二节　颈椎病的康复

颈椎病(cervical spondylosis)即颈椎椎间盘退行性改变及其继发病理改变累及其周围组织结构(神经根、脊髓、椎动脉、交感神经等),出现相应的临床表现。仅有颈椎的退行性改变而无临床表现者则称为颈椎退行性改变。

一、分　　型

根据受累组织和结构的不同,颈椎病分为颈型(又称软组织型)、神经根型、脊髓型、交感型、椎动脉型、其他型(目前主要指食道压迫型)。如果两种以上类型同时存在,称为"混合型"。

(一)颈型

颈型颈椎病是在颈部肌肉、韧带、关节囊急、慢性损伤,椎间盘退化变性,椎体不稳,小关节错位等的基础上,机体受风寒侵袭、感冒、疲劳、睡眠姿势不当或枕高不适宜,使颈椎过伸或过屈,颈项部某些肌肉、韧带、神经受到牵张或压迫所致。多在夜间或晨起时发病,有自然缓解和反复发作的倾向。30~40岁女性多见。

(二)神经根型

神经根型颈椎病是由于椎间盘退变、突出、节段性不稳定、骨质增生或骨赘形成等原因在椎管内或椎间孔处刺激和压迫颈神经根所致。在各型中发病率最高,占60%~70%,是临床上最常见的类型。多为单侧、单根发病,但是也有双侧、多根病者。多见于30~50岁者,一般起病缓慢,但是也有急性发病者。男性多于女性1倍。

(三)脊髓型

此型多为颈椎间盘突出或椎体后缘骨赘压迫脊髓所致,也可因各种原因造成的椎管狭窄使脊髓受到反复磨损或发生脊髓血供障碍而发病。脊髓型颈椎病的发病率占颈椎病的12%~

20%，由于可造成肢体瘫痪，因而致残率高。通常起病缓慢，以40～60岁的中年人为多。合并发育性颈椎管狭窄时，患者的平均发病年龄比无椎管狭窄者小。多数患者无颈部外伤史。

(四) 椎动脉型

此型为椎动脉受到骨刺压迫或受到刺激而发生痉挛，造成瞬间或长期血管腔变窄，因而供血不足所致。

(五) 交感神经型

此型为颈部交感神经受到激惹所致，可表现为交感神经兴奋症状或抑制症状，而且涉及多系统、多器官。

(六) 混合型

两种以上类型同时存在。

二、临床表现与诊断

(一) 颈型

颈项强直、疼痛，可有整个肩背疼痛发僵，不能做点头、仰头、及转头活动，呈斜颈姿势。需要转颈时，躯干必须同时转动，也可出现头晕的症状。少数患者可出现反射性肩臂手疼痛、胀麻，咳嗽或打喷嚏时症状不加重。具有典型的落枕史及上述颈项部症状体征；影像学检查可正常或仅有生理曲度改变或轻度椎间隙狭窄，少有骨赘形成，对明确诊断有重要意义。

(二) 神经根型

主要表现为颈背肩痛，但疼痛程度与头颈活动受限轻重不一；常伴有上肢麻木和感觉障碍；可有上肢无力和肌肉萎缩，肱二头肌或肱三头肌腱反射异常（活跃、减退或消失）；臂丛牵拉试验与压头试验或椎间孔压缩试验阳性。由于神经受累部位可能以脊神经前根或后根为主或位于脊神经汇合处，故临床表现上可以运动受累或感觉受累为主，或运动与感觉均受累，从而呈现出明显的个体差异。此型患者的颈椎 X 线片所见异常比较典型，侧位片可见颈椎生理曲度或序列发生改变，椎间隙狭窄，椎体后缘骨质增生；斜位片可见椎间孔狭窄变形，钩椎关节或后关节骨质增生。肌电图检查时，受累神经根所支配的肢体肌和棘旁肌可显示纤颤电位和正锋电位,对明确诊断与定位有重要参考价值。

（三）脊髓型

主要表现为一侧或双侧下肢发麻无力,抬步沉重,渐至跛行,步态笨拙,行走困难。一侧或双侧上肢也可出现麻木或无力,手持物易坠落。躯干部出现感觉异常,患者常感觉在胸部、腹部或双下肢有如皮带样的捆绑感,称为"束带感"。同时下肢可有烧灼感、冰凉感。后期甚至出现排尿、排便功能障碍。由于脊髓受损的部位与程度不一,临床表现复杂。影像学显示颈椎退行性改变、颈椎管狭窄,并证实存在与临床表现相符的颈脊髓压迫;对出现脊髓束受累症状和体征的患者进行脊髓造影或计算机断层扫描检查可助确诊。应除外进行性肌萎缩性脊髓侧索硬化症、脊髓肿瘤、脊髓损伤、继发性粘连性蛛网膜炎、多发性末梢神经炎等。

（四）椎动脉型

主要表现为头痛、头晕;于头部转动时易出现发作性眩晕,甚至恶心、呕吐;可发生猝倒;还可伴有眼震、视物不清、耳鸣、听力减退等表现。曾有猝倒发作并伴有颈性眩晕;旋颈试验阳性;影像学显示节段性不稳定或钩椎关节增生;除外其他原因导致的眩晕;颈部运动试验阳性。脑血流图检查提示椎动脉供血不足有参考意义。椎动脉造影可助确诊。部分患者做计算机断层扫描可能发现一侧横突孔狭小,对判断椎动脉左、右发育不对称也有帮助。

（五）交感神经型

常见症状有头痛或偏头痛、头晕、枕部痛或颈后痛等头部症状;视物模糊,眼窝胀痛,眼球鼓出或凹陷感,瞳孔散大或缩小,眼裂增大或眼睑下垂等眼部症状;心跳加快或心动徐缓,心前区疼痛等心脏症状;肢体发凉、怕冷,局部温度偏低,或肢体发红、怕热,甚至疼痛过敏等周围血管症状;血压亦可偏高或偏低。诊断较难,目前尚缺乏客观的诊断指标。出现交感神经功能紊乱的临床表现、影像学显示颈椎节段性不稳定。对部分症状不典型的患者,如果行星状神经节结封闭或颈椎高位硬膜外封闭后,症状有所减轻,则有助于诊断。

（六）混合型

具有两型或两型以上的临床表现。

颈椎病的临床表现差异很大,以上各型常同时存在,临床上较难截然分开。诊断颈椎病应注意与神经科疾病（如神经根炎、脊髓炎、椎管内肿瘤等）鉴别。

（七）一些特殊的物理检查

颈椎病时常需要进行的检查如下:

1. 压顶试验:即 Spurling 试验,又称压轴试验或椎间孔挤压试验。患者坐位,全身放松,头向患侧倾斜,检查者双手重叠在患者头顶,向下加压。出现颈肩臂放射性疼痛或麻木感者为阳性。

2. 臂丛牵拉试验:即 Eaten 试验。患者坐位,检查者一手将患者头推向健侧,另一手握住患者手腕向外下方牵拉,注意检查者两手要同时向相反方向用力。出现放射性疼痛或麻木者为阳性。

3. 引颈试验:即椎间孔分离试验。患者端坐,检查者立于患者身后,双手分别托住患者枕颌,向上用力牵拉颈椎。上肢麻痛症状减轻为阳性。

以上试验用于神经根型颈椎病。

4. 前屈旋颈试验:即 Fenz 征。令患者头部前屈做左、右旋转活动,颈椎处出现疼痛为阳性。提示有颈椎小关节退行性变的可能。

5. 椎动脉扭曲试验:患者坐位,头颈放松。检查者站在患者身后,双手抱住患者头部两侧,把头后仰并转向一侧,使椎动脉突然发生扭曲,出现头晕、恶心、欲倒为阳性。

6. 屈颈试验:患者直立,双手自然下垂,双足并拢,低头看自己足尖 1 分钟。出现头痛、手麻、头晕、耳鸣、下肢无力、手出汗等症状为阳性。

7. 伸颈试验:姿势与屈颈试验相同,只是低头看足尖改为仰头看屋顶 1 分钟。出现同屈颈试验所述的各种症状为阳性。

不同类型的颈椎病,在屈、伸颈试验时会出现不同的症状,因此这两种试验对不同类型颈椎病的诊断是很有意义的。

(八) 鉴别诊断

颈椎病的主要鉴别诊断见表 4-27-1。

表 4-27-1　颈椎病的主要鉴别诊断

病型	需要鉴别的病症	主要鉴别点
Ⅰ. 神经根型	Ⅰ. 颈肩肋膜炎	无影像学改变;无反射改变,感觉障碍不按神经根分布
	Ⅱ. 胸廓出口综合征 ⅰ. 前斜角肌综合征	Adson 试验阳性:患者端坐,头稍后仰,头转向患侧,检查者用手从患者下颌向上稍加阻力,让患者深吸气后屏住气,桡动脉搏动消失或减弱
	ⅱ. 颈肋综合征	X 线下可见颈肋
	ⅲ. 肋锁综合征	肋锁综合征试验阳性:患者立正挺胸,双肩向后伸,症状出现及桡动脉搏动减弱
Ⅱ. 椎动脉型	Ⅰ. 梅尼埃综合征	Romberg 阳性,前庭功能检查异常,无影像学变化
	Ⅱ. 椎基底动脉供血不足	无颈椎影像学变化,服尼莫地平等扩血管药可缓解
Ⅲ. 交感神经型	Ⅰ. 自主神经功能失调	无颈椎影像学检查异常星状神经节封闭不能缓解
	Ⅱ. 更年期综合征	同上

续表

病型	需要鉴别的病症	主要鉴别点
Ⅳ. 脊髓型	Ⅰ. 肌萎缩侧索硬化症	影像学检查无椎管矢状径变小,无感觉障碍,有肌萎缩、延髓性麻痹症状,发展快
	Ⅱ. 脊髓空洞症	影像学检查无椎管矢状径变小,有痛温觉分离现象

三、康复治疗

(一) 治疗目标和治疗原则

颈椎病康复治疗的目标是消除症状、体征,尽量恢复正常生理功能和工作能力,而不可能是消除颈椎间盘退变与颈椎骨质增生。

康复治疗的总原则是针对各型特点,采用适当的综合治疗,要求患者积极配合,坚持足够疗程,并注意消除工作和生活上可能加重病情的因素。所选用的疗法应有助于调整和改善颈椎节段与周围各种软组织的相互关系,从而减轻或消除对各种神经和血管组织的刺激和压迫,解除肌肉痉挛,消除炎性水肿,改善局部血供营养,恢复或改善颈椎的稳定性。康复治疗通常应以非手术疗法为主,但症状明显的脊髓型患者及病情较重久治无效或反复发作的其他类型患者需要考虑手术治疗。

(二) 常用的康复治疗方法

1. 颈椎牵引:为最常用而有效的方法,主要适用于神经根型患者,其他类型患者也可试用。对脊髓型患者,如为颈椎间盘突出或膨出压迫硬膜囊所致,可考虑牵引;若为椎体后缘增生、小关节或黄韧带病变导致椎管狭窄,则不宜牵引。

牵引可使椎间隙增宽、椎间孔增大、颈背部痉挛的肌肉放松,并改善局部血循环,促进水肿吸收、粘连松解,从而能缓解和消除对神经根的刺激和压迫,使症状逐渐减轻与消失。颈椎牵引的具体方法见第三篇第十三章第二节。

2. 运动疗法以外的物理治疗

（1）高频电疗原则：急性期，宜无热量、短时间；慢性期，微热量、相对长时间。①超短波疗法：电极并置颈后双侧或颈后与患肢前臂，无热量或者微热量，每次 10～15 分钟，每日一次，15～20 次为一个疗程。②短波：颈背部折叠极或颈侧后盘极斜对置，脉冲或连续波，Ⅰ~Ⅲ挡，每次 10～15 分钟，每日一次，15～20 次为一个疗程。③微波：颈部辐射，微热量，每次 15 分钟，每日一次，15～20 次为一个疗程。此法可改善局部循环，消退水肿，减轻神经刺激，有较好的止痛作用。

（2）热疗法：红外线、蜡疗、中药热敷等均可应用，常与颈椎牵引同时进行。

（3）低频调制中频电疗：颈后并置或颈后、肩背、患侧上肢斜对置，止痛或调节交感神经、促进血液循环、松解粘连、增强肌力处方，每次 20 分钟，每日一次，15～20 次为一个疗程。

（4）超声波治疗：于颈后及患侧肩背部，用接触移动法，剂量为 1.0～1.5W/cm²，每次 12～15 分钟，每日一次，15～20 次为一个疗程。可加药物导入，常用维生素 B 或氢化可的松。

（5）磁疗：①脉冲磁疗，颈部、颈侧三组法或颈部、患肢多组法，每次 20 分钟，每日一次。20 次为一个疗程。②磁热震，颈背部，40～53℃Ⅰ~Ⅲ，每次 20 分钟。

（6）直流电离子导入：可导入维生素 B 类药物、碘离子等。作用极置于颈背部，非作用极置于肩背、患侧上肢或腰骶部，电流密度为 0.05～0.1mA/cm²，每次 20 分钟，每日一次，20 次为一个疗程。

3. 传统治疗方法

（1）按摩推拿：也是应用相当普遍而且比较有效的疗法。按摩对消除肌肉紧张痉挛、改善血液循环、松解局部硬结作用显著。可采用推摩、揉捏等手法按摩颈背肩臂等部位，并配合穴位按摩，以舒筋活络，减轻疼痛。

应用推拿手法治疗颈椎病能使合适病例取得迅速和明显的效果，尤其适用于有后关节紊乱和颈椎椎节细微错位的患者。除循经取穴推拿外,可在坐位或仰卧位进行旋转复位手法,其操作必须掌握好"稳、准、轻"的原则,严禁暴力强行屈伸扭转,因手法不当造成颈椎骨折脱位损伤脊髓引起截瘫甚至猝死者已屡有报道,应吸取教训。对手法效果不明显者,也不应反复应用复位手法。

(2) 针灸、火罐、中药外用均可应用。

4. McKenzie疗法:见第四篇第二十八章第二节腰椎间盘突出症的康复。

5. 运动疗法:运动疗法是提高和巩固疗效的重要手段,于急性症状减轻后即可开始应用。锻炼内容应包括保持和恢复颈部和肩部活动范围的练习、应用抗阻等长收缩以增强颈部肌肉的练习以及牵伸颈部肌肉的练习。所有操作均应平稳地慢速进行,并在患者能耐受的情况下逐渐加大动作幅度或所用阻力,以保证达到锻炼目的。锻炼可在家中进行,每日 1 ~ 3 次,要持之以恒,长期坚持下去。

6. 颈部矫形器:围领与颈托可起到制动与保护作用,有助于缓解症状和组织修复,是一种辅助治疗措施。通常适用于急性发作期或症状较重,而疗效不巩固的患者,但戴用时间不宜过久,以免引起颈背部肌肉萎缩和关节僵硬等不良后果。

7. 手法治疗:颈椎病的关节松动手法,主要有拔伸牵引、旋转颈椎、松动棘突及横突等。具体操作要点及顺序如下:

(1) 拔伸牵引:患者去枕仰卧,颈部置于床沿。治疗师双足取前后位立于床头,右手四指放在患者颈部左侧,拇指放在右耳后,使右手食指的掌指关节正好位于项线。左手放在患者下颌,左前臂贴在其面部左侧,双肘屈曲,借助自身重量向后牵引颈椎,每次持续 15 ~ 20 秒,休息 5 秒,共做 3 ~ 4 次。拔伸牵引常用于颈部肌肉紧张或痉挛时。上中段颈椎病变($C_3 \sim C_5$)取中立位牵引,下段颈椎病变($C_5 \sim C_7$)取颈前屈 20° ~ 30°位牵引。

(2) 旋转颈椎:患者去枕仰卧,颈部置于床沿。治疗师立于床头。一手四指分开放于患者健侧颈枕部,拇指放在患侧;另一侧手托住患者下颌,前臂放于耳前,使患者头部在治疗师的手掌、前臂及肩前。操作时保持躯干及双手不动,双前臂向健侧缓慢转动患者颈部。旋转应在颈椎正常活动范围内。对眩晕及颈部肌肉明显痉挛的患者应慎用此手法。

(3) 松动棘突

1) 垂直松动:患者去枕俯卧,双手五指交叉、掌心向上置于前额。如颈部后伸受限,也可将双前臂放在胸前,使胸部稍抬起。治疗师站在床头,双手拇指放在病变椎体棘突上,指尖相对,或者双手拇指重叠,其余四指放在颈部及头部两侧,借助上肢力量由背侧向腹侧垂直松动棘突。根据患者的疼痛部位及治疗反应,松动方向可以稍向头或足的方向倾斜。施力时可以双手同时用力,或一手拇指固定,另一手拇指施力。此手法主要适用于症状局限在颈中部棘突、症状对称分布于头颈与上肢或躯干上段、因颈椎退行性病变引起的活动受限、颈部肌肉的紧张或痉挛等。

2) 侧方松动:患者体位同前,下颌稍内收。治疗师站在患者健侧,右手拇指放在要松动棘突的健侧,左手拇指紧靠右手拇指放在要松动棘突的健侧,指尖相触,其余四指放在颈部,稳定拇指。操作时右手拇指水平(与棘突垂直)向患侧松动棘突。

(4) 松动横突

1) 单侧松动:患者体位同前。治疗师站在床头,双手拇指放在颈椎患侧横突背侧,指背相触,其余四指自然放在颈部,前臂内收约30°,以防拇指从横突上滑下。由背侧向腹侧垂直松动横突,疼痛明显时,松动方向可以稍偏向外侧;疼痛较轻而僵硬明显时,松动方向可以稍偏向内侧。

2) 双侧松动:患者体位同前。治疗师双手虎口放在患者颈部,拇指分别在同一椎体两侧横突的背侧,其余四指放在颈椎两侧。操作时双手保持不动,借助上肢和躯干的力量向腹侧松动横突。此手法一般用于症状双侧分布的患者。

(5) 松动椎间关节:患者去枕俯卧,双手五指交叉,掌心向上放于前额,头向患侧旋转约30°。治疗师站在床头,双手拇指放在患者棘突与横突交界处,指尖相触,借助上肢力量由背侧向腹侧松动。根据疼痛部位,也可用拇指分别松动棘突或横突。

为提高和巩固颈椎病的康复疗效,患者尚应注意避免长时间低头位或仰头位,设法改善坐位阅读、书写和工作条件。睡眠不能用高枕。要经常注意颈背部保暖,避免过劳,长期坚持颈部锻炼。

第三节　肩关节周围炎的康复

肩关节周围炎简称肩周炎,或称五十肩、冻结肩等,本病多发生在50岁以上的中老年人,病因未明。一般认为,随着年龄增长,软组织发生退行性变,加上反复微细损伤与肩部缺乏活动,可能是重要诱因。本病一般起病缓慢,病程长,可达数月或数年,主要病理变化是肩周围肌肉、肌腱、滑囊和关节囊等软组织发生慢性炎症,结果形成关节内外广泛粘连。

一、临床表现

本病病程较长,大多发病隐蔽,部分患者可有急性发作。依据病理变化可将病程分为三个阶段,即早期、冻结期和恢复期。早期患者以肩部疼痛为主,无明显肩关节活动障碍。随着病情的发展,肩周肌肉、肌腱、韧带、滑囊、关节囊等软组织相继受累,形成关节内外广泛粘连、水肿,肩部各方向活动逐渐受限,直至盂肱关节活动范围完全消失,形成冻结肩。此期肩痛持续存在,严重者难以入眠或半夜痛醒,稍触及肩部或上肢活动稍牵动肩部时可引起剧痛,检查时可见患侧上肢外展时肩耸起,肩胛骨随肱骨联动,肩部肌肉明显萎缩。数月至2年不等,进入恢复期肩痛逐渐减轻,盂肱关节逐渐"解冻"而使关节活动范围不断改善,多数患者最后可基本或完全恢复,仅有少数患者长期遗留有肩关节活动范围不同程度受限。

二、康复评定

本病的康复评定主要是动态观察肩部的功能。通常测定患肩外展位内旋和外旋、前屈、外展、后伸等功能的变化。也可按日常生活自理能力进行评定,选择能反映肩部功能的一些动作如以患肢手摸背、摸对侧耳、举手梳头等作为指标。

三、康 复 治 疗

康复治疗的目的是止痛与恢复肩部的运动功能,采用综合治疗方法。对早期及疼痛较重的冻结期患者,以减轻疼痛为主,可应用镇痛药及理疗、按摩、针灸等疗法。对疼痛较轻的冻结期及恢复期患者,应着重恢复肩部功能,主要采用运动疗法,辅以按摩、理疗等。

(一) 运动疗法

通过功能锻炼可促进血液循环和局部营养代谢,松解粘连,牵伸挛缩组织,增大肩部活动范围、增强肌力,防止肌肉萎缩。常用的训练方法包括:

1. 徒手操

(1) 立位,腰前屈90°,上肢放松下垂,患肢前后、左右摆动与画圈活动。

(2) 立位,面向墙,足尖距墙20~30cm,以患侧手指尖触墙,并做手指攀高运动。

(3) 立位,双手在体后相握,伸肘,以健肢带动患肢后伸。

(4) 立位,患手触摸腰背部并逐渐上移。

(5) 立位,双手在体前相握,上举过头顶,然后屈肘,触摸枕部。

上述各动作各重复10~20次。

2. 器械操

(1) 体操棒:双手持体操棒由健肢帮助患肢做肩各轴位的助力运动。

(2) 肩关节活动器:患侧手握活动器手柄进行肩部的圆弧运动。

(3) 吊环:双手握吊环,用健肢带动患肢进行外展、前屈、后伸等活动。

3. 牵拉练习:见第三篇第十三章第二节。

（二）物理疗法

理疗在肩周炎的康复中应用较为广泛,具有改善局部血液循环、解除肌肉痉挛、松解粘连及减轻疼痛等作用,常用理疗方法有:

1. 短波疗法:可止痛、改善局部血液循环、松解粘连。两个电极于肩关节前后对置,温热量,每次20分钟,每日1~2次,15~25次为一个疗程。

2. 超声波疗法:可消炎、松解粘连。肩部接触移动法治疗,1.0~1.5W/cm²,每次8~10分钟,每日1~2次。

3. 半导体激光:止痛。取穴以阿是穴为主,辅以肩贞、肩井、天穴等穴。每个靶穴位各照3分钟,每日一次,3~5次为一个疗程。

4. 低频调制中频电疗:用以止痛。电极对置于肩部,电量以患者能耐受为度,每次20分钟,每日一次。

5. 红外线疗法:患肩痛区照射,距离30cm左右,每次20~30分钟,每日一次,15~20次为一个疗程,多用于冻结期。

（三）按摩与关节松动术

按摩常用于各期患者,多采用推、揉、捏、按、滚等手法作用于患部肌肉和痛点,以减轻疼痛、松解粘连、改善关节活动范围。

关节松动术具有缓解疼痛、防止关节退变、改善关节活动范围等作用。有关关节松动术的手法请参阅第三篇第十三章第二节。

（四）中草药湿热敷

用舒筋、活血中药置布袋,加热后贴敷局部。

（五）针灸及拔罐疗法

见第三篇第二十章。

（周　宁）

第二十八章 腰背痛的康复

第一节 概 述

腰背痛为腰背部的疼痛,是多种疾病的共有症状,其病因相当复杂。腰背痛的发病率很高,可急性发作,多数为慢性或迁延不愈。腰背痛患者都有腰背部形态改变与功能障碍,影响日常生活、工作和劳动。为了解除患者的疾病痛苦和保护劳动力,近年来,国内外都十分重视腰背痛患者的康复。

在对腰背痛患者进行康复时,应明确病因与诊断,并应进行功能评定,根据不同的病情及功能状态,进行相应的康复治疗。

一、引起腰背痛的常见疾病

1. 脊柱的骨和关节疾病:包括脊柱骨折、脊椎先天畸形、变形性脊椎病、强直性脊柱炎、增生性脊椎病、腰骶角增大、脊椎滑脱症、脊椎骨肿瘤、脊椎骨关节结核、骶髂关节变形性关节病。

2. 脊椎管内疾病:包括椎间盘突出症、局限性脊髓膜炎、脊髓硬膜外静脉曲张症、椎管狭窄症、椎管内肿瘤。

3. 脊椎管外疾病:包括腰背或腰臀部筋膜炎、腰背或腰臀部皮神经炎、第三腰椎横突区疼痛综合征、骶髂关节扭伤或错位、腰部韧带扭伤、腰部肌肉拉伤、腰部肌肉劳损、关节滑膜嵌顿症、棘突痛综合征、姿势性腰痛症。

4. 其他:上、下肢疾患或形态异常(如平底足、膝关节损伤、先天性髋关节脱位、下肢畸形或瘫痪等)与某些内脏疾病(如慢性盆腔炎、妇女生殖器肿瘤、泌尿系结石、慢性前列腺炎、前列腺肿瘤、内脏下垂、胃十二指肠溃疡病、胆囊炎、胆石症等)

有时也可引起腰背痛。

二、诊　断

在处理腰背痛患者时,首先尽可能明确疾病诊断。一般通过详细询问病史和有关的工作与生活情况、进行细致的体格检查,可初步得出诊断。必要时辅以化验、X线摄片、肌电图、CT扫描及磁共振成像(MRI)等检查,以帮助确定诊断。脊椎X线摄片对揭示骨性病变和先天变异有重要价值,但对椎间盘以及肌肉、韧带等软组织病损难以确定。如疑有椎管内占位性病变和腰椎间盘突出症、椎管狭窄症等疾病,必要时应做CT扫描或RMI检查,以明确诊断与病变节段和程度。

三、功能评定

腰背痛的各类疾病多会产生程度不等的功能障碍或功能下降。为了解功能状态和比较康复各个阶段的功能改变,指导和安排适当的工作和职业,必须进行功能评估。

（一）实用功能

即对各种日常生活活动的能力进行观测、估计和记录。

1. 翻身:能主动正常翻身;能主动翻身但有困难;主动翻身能力不足,需旁人帮助;完全不能主动翻身。

2. 起坐:能不用手支撑起坐并重复数次;能不用手支撑勉强起坐1~2次;需用手支撑才能起坐;需有人帮助才能起坐;完全无主动起坐能力;不能久坐;只能坐健侧臀部,患侧不能坐实。

3. 站立:能正常站立和单脚支撑;单脚站立不稳;双脚站立平衡不稳;双脚站立;一脚不能负重支撑;必须扶持或旁人帮助才能站立;完全不能站立。

4. 行走:能正常行走;只能行走100~200m;有跛行;只能勉强移步;行走蹒跚不稳;行走需用手杖;行走需用单拐;行走需用双拐;完全不能行走。

5. 弯腰:能自由弯腰手指触地;能弯腰手摸到膝盖;弯腰不

能大于70°;能略勉强弯腰;不能弯腰;腰反而后伸,挺腹僵直不能动。观测脊柱不能均匀屈曲而某段僵直。

(二)脊柱形态

1. 外观形态:被检者立正站立,臀以上暴露。从身体背面和侧面观察,即可看出脊柱正常或异常的各种形态。

2. 生理弧度测量:胸背有后凸、腰有前凸。生理弧度,一般可用自由曲线尺,对准每一棘突并按紧,自由曲线尺形成一弯度,用纸笔描下,并设一正中重心线,测量弯度离正中线的距离并记录其毫米数供以后对比。

3. 侧弯的测量:于立正站立位时测量,一般也用自由曲线尺,对准每一棘突并按紧,如有侧弯,自由曲线尺形成一弯度,用纸笔描下,并设一正中重心线,测量离正中线的距离。脊柱侧弯记录时以凸向哪一方为准,并注明哪一棘突向左或右侧凸多少毫米,供以后对比。

4. 腰骶角度的测量:第五腰椎与骶椎间形成一角度,称为腰骶角。腰骶角正常为30°～40°。腰骶角的测量方法是摄站立位腰骶段 X 线侧位片,在骶椎上缘画一斜线和水平线,测量斜线与水平线交叉的角度。如引起骨盆上旋即耻骨联合处向前上方旋动,骶骨降低,腰椎生理弧度变小,腰骶角减小。如骨盆前倾即耻骨联合处向下降,腰椎前凸增大,腰骶角增大。

5. 两侧肩、骨盆高低倾斜的测量:立正站立位,设脊柱正中垂直线,然后测两侧肩峰和两侧髂前上棘的高低倾斜度。下肢不等长、脊柱侧弯等都可引起肩和骨盆高低倾斜。

(三)肌力测定

见第二篇第六章。

(四)脊柱活动度测定

脊柱有三个轴位运动,即前屈、后伸,左、右侧屈和旋转。所以需用三轴位运动测量器。测量器一般置于两侧肩胛骨之间的背部,贴紧胸椎棘突。然后让被检查者做脊柱最大可能的前屈、后伸、侧屈和左、右旋转,可依测量器的指针看到活动幅度并做记录。

第二节 腰椎间盘突出症的康复

腰椎间盘突出症(herniation of lumbar disc,HLD)是因腰椎间盘变性,纤维环破裂,髓核突出刺激或压迫相应水平的一侧或双侧坐骨神经所引起的一系列症状和体征,是腰腿痛最常见的原因之一。年龄以 20 ~ 50 岁多发。发病部位以 $L_4 \sim L_5$ 和 $L_5 \sim S_1$ 椎间盘为最多见,占 90% ~ 96%,其他腰椎间盘也可发生,可以单节段或多节段发病。突出方向以向后外侧突出压迫神经根最为常见,也可向后方突出压迫硬膜囊甚至马尾神经。

一、临床表现及评定

(一)临床表现

腰椎间盘突出症的主要症状是腰腿痛。由于突出的节段、程度、方向以及受累的组织等不同,腰腿痛的表现也多种多样,一般先有腰骶部痛,以后出现坐骨神经痛,少数患者出现股神经痛。症状常反复发作,或呈慢性过程。有些病例仅有坐骨神经痛,甚至早期仅有小腿痛或臀部痛。腿痛多为单侧,也可双侧。脊柱承重,腹压增加时疼痛加重,卧床休息后减轻。腰腿痛明显者床上翻身和下地行走都感困难。

不同部位腰椎间盘突出症及中央型腰椎间盘突出症的临床表现见表 4-28-1 与表 4-28-2。

表 4-28-1 不同部位腰椎间盘突出症的临床表现

项目	间盘突出部位受累神经		
	$L_3 \sim L_4$ 中	$L_4 \sim L_5$ 中	$L_5 \sim S_1$ 中
	L_4 神经根	L_5 神经根	S_1 神经
疼痛部位	骶髂部,髋部,大腿前外侧小腿前侧	骶髂部,髋部,大腿和小腿后外侧,	骶髂部,髋部,大腿、小腿及足跟外侧

项目	间盘突出部位受累神经		
	$L_3 \sim L_4$ 中	$L_4 \sim L_5$ 中	$L_5 \sim S_1$ 中
	L_4 神经根	L_5 神经根	S_1 神经
麻木部位	小腿前内侧	小腿外侧或足背，包括趾	小腿及足外侧，包括外侧三足趾
肌力改变	伸膝无力	趾背伸无力	偶有足跖屈及屈趾无力
反射改变	膝反射减弱或消失	无改变	踝反射减弱或消失

表 4-28-2　中央型腰椎间盘突出症的临床表现

突出部位	一般在 $L_4 \sim L_5$ 或 $L_5 \sim S_1$
受累神经	马尾神经
疼痛部位	腰背部，双侧大、小腿后侧
麻木部位	双侧大、小腿及足跟后侧，以及会阴部
肌力改变	膀胱或肛门括约肌无力
反射改变	踝反射消失或肛门反射消失

（二）特殊的物理检查

1. 坐骨神经受压征的检查：HLD 后常压迫坐骨神经，因而引起该神经受压的症状。检查的方法有：

（1）直腿抬高（straight leg raising，SLR）试验：又称 Laseque 试验，患者仰卧，医师缓缓地上抬其伸直的患侧下肢，在 70° 以内即沿坐骨神经区出现疼痛为阳性。

（2）Bragard 试验：在进行 SLR 时，在将要出现而尚未出现疼痛的阶段停住，附加足背屈，如出现 Laseque 试验中的疼痛为阳性。

（3）Sicard 征：在进行 SLR 时，将患肢稍下降，待疼痛明显减弱或消失后，再背屈其趾或全部足趾，疼痛复出现为阳性。

（4）弓弦试验（bowstring test）：又称窝加压征，先进行 SLR，出现疼痛时轻度屈膝，待疼痛减轻，然后用手指压迫腘窝，疼痛复出现为阳性。

（5）Brudzinski 征：患者仰卧或站立，用力向前屈颈，出现不自主的屈髋、膝和坐骨神经痛为阳性。

（6）Kering 征：患者仰卧，屈髋、屈膝 90°，然后被动伸膝，如不能伸以及腰腿痛为阳性。

（7）Linner 征：患者坐床上，下肢伸直，被动前屈其颈，坐骨神经区痛为阳性。

（8）Neri 征：患者站立，下肢伸直，被动前屈其颈，坐骨神经区痛为阳性。

（9）Naffziger 征：又称压颈试验。医师站立于其后方，双手四指握其前颈两侧，拇指放于颈椎棘突上，用力压迫颈内静脉，维持 1 分钟，坐骨神经区痛为阳性。

（10）Fajerztain 征：在健侧进行 SLR 时，患侧坐骨神经区也痛为阳性。

（11）Vanuetti 征：患者虽有脊柱侧弯，但骨盆仍保持水平位为阳性。

（12）Wasserman 征：又称股神经牵拉试验，患者俯卧，屈膝 90°，医师握其踝部，向上提下肢伸其髋，如股前方痛为阳性。

（13）Strumpell 征：患者俯卧，医师屈其膝使踵触及臀，股前方痛为阳性。

在上述检查中 Laseque 试验、Bragard 试验、Sicard 征、Neri 征、Wasserman 征、Strumpell 征是常需要进行的。

2. CT、MRI 检查：CT、MRI 检查往往可以确诊，尤其是在准备手术之前，这两种检查更有必要。

3. EMG 和 F 波、H 反射：治疗 1 个月后无改善，可考虑做此检查，以查明神经功能不全的状况及定位。

4. SEP：如考虑中央型突出压及脊髓，可考虑做此检查。

二、康复治疗

康复治疗的作用，主要是通过治疗，使椎间盘承受的压力减小,促进突出物缩小还纳,解除神经根受压或促进炎症水肿消退,松解粘连。后期在于增强脊柱的稳定性,恢复脊柱各轴位的运动功能,巩固疗效,减少复发。

（一）急性阶段

1. 卧硬板床休息和制动:卧位时椎间盘内压最低,可以去除体重对腰椎间盘的压力。制动可减轻肌肉收缩力与椎间诸韧带紧张力对椎间盘所制造的挤压,使椎间盘处于休息状态,有利于椎间盘的营养供应,使损伤纤维环得以修复,突出髓核回纳,通常疼痛也能缓解。卧床一般使用硬板床,取自由体位,需 3 周左右。离床时可用腰围保护。

2. 腰椎牵引:牵引治疗腰椎间盘突出症效果显著。通过牵引,能使下段椎体分开,椎间隙增大,从而产生负压,并使后纵韧带紧张,这些都有助于突出物的还纳,使痉挛肌肉放松。腰椎牵引的方法见第三篇第十三章第二节。

3. 短波疗法:电极置于腰部前后对置或腰部与患侧小腿并置,温热量,每次 20 分钟,每日 1～2 次。

4. 中频电疗法:电极并置于下腰部,每次 20 分钟,每日 1～2 次。

5. 超声波疗法:下腰部及患肢后侧,接触移动法,0.8～1.5 W/cm^2,每次 10～20 分钟,每日一次。

6. 腰围的应用:症状减轻后,可允许起床活动,但时间不宜过长,也不适合长时间站或长距离行走。戴用腰围保护腰部有助于减轻疼痛,以便于离床活动,可持续使用到症状明显减轻时才去除,不宜长期应用。

7. 推拿:推拿治疗腰椎间盘突出症能使不少病例取得优良效果。对其作用机制目前有三种看法:迫使突出物还纳;松解神经根粘连,使突出物移动位置与神经根脱离接触;将突出的髓核挤破弄碎,使其内容物逸出,进入硬脊膜外腔,因而解除了对神经根的压迫。

推拿方法有非麻醉下推拿和麻醉下推拿两类,所用手法种类繁多,各具特色。

康复治疗一般采用非麻醉下推拿手法,且准备和辅助手法与整复手法相结合。推拿时,患者先取俯卧位,在患侧腰腿部进行推、揉、滚等手法,并可配合穴位按摩,使肌肉放松后再进行手法对抗牵引或颤抖手法;然后改取健侧卧位,做斜搬和引伸手法;最后在俯卧位或仰卧位下做放松手法。每次推拿历时15~20分钟,每日或隔日进行一次。

8. McKenzie 疗法:腰椎病的治疗方法很多,如牵引、按摩、针灸、药物熏蒸等,但这些治疗方法都是被动治疗。与这些治疗方法相比,McKenzie 疗法更注重主动性,该疗法除需治疗师在必要时进行一些必要的手法外,还注重指导患者在日常生活中如何保持正确的姿势,教会其自我锻炼,再次出现症状后该如何应对。

McKenzie 诊疗方法是通过脊柱反复运动和维持体位的方法检查及治疗颈、胸、腰椎疾患。McKenzie 疗法有一整套的流程,它将颈、胸、腰椎病分为三种综合征(表 4-28-3),即姿势异常综合征、功能异常综合征、结构异常综合征(即椎间盘突出症)。当记住这三种综合征的区别之后,通过反复运动试验,可确定患者所患的颈、胸、腰椎病属于哪一种综合征。针对每一种综合征,McKenzie 诊疗方法有相应的处理原则。

McKenzie 疗法适用于以上三种综合征患者,而对以下脊柱器质性疾病患者该法无效:恶性病变或严重病变症状不典型,感染性疾病或急性炎症,中枢神经系统受累,骨质疏松,骨折,脱位,韧带断裂等。

9. 其他疗法:硬脊膜外注射类固醇有明显的抑制受压神经根炎症反应的作用,对缓解难以控制的疼痛可有帮助。近年陆续报道采用经皮闭式导管法进行椎间盘髓核切割术,效果优良,较适用于病程较短的 $L_{4~5}$ 椎间盘突出的青壮年患者。

(二)慢性阶段

1. 腰椎牵引与物理疗法:方法与急性阶段相同。

2. 推拿:需要较强的腰后伸手法。患者俯卧位,先用推、揉、滚等手法使腰部肌肉放松,然后治疗师用一臂托患者双下肢膝部,并抬起下半身,用另一只手的手掌按压骶骨部,一抬一按使腰部弹动性被动后伸,也可根据患者的情况选择旋转等手法治疗。

表 4-28-3　McKenzie 三大综合征的特点

	姿势异常综合征	功能异常综合征	结构异常综合征
年龄	通常 30 岁以下	通常 30 岁以上，除非创伤或移位后	通常 20～55 岁
疼痛持续性部位	间断性，局部	间断性，局部，神经根粘连时有牵涉	持续性或间断性局部和(或)牵涉
病史	逐渐起病	逐渐起病	逐渐或突然起病
发病原因	无明显原因，坐位工作	创伤史，急性发作史	通常与持续性姿势或反复运动有关
负荷的类型	终点静态负荷	终点静态和(或)动态负荷	中间或终点位
时间规律好转	每日傍晚重，变换姿势，运动中	无时间变化规律，不引起短缩组织牵拉的姿势和运动	静态或动态负荷晨重，傍晚轻，相反方向的姿势和运动
检查	运动不引起疼痛，ROM 正常，终点位维持最终引起局部疼痛	仅在终点位出现疼痛，疼痛很快停止；疼痛的部位和强度不改变，仅在神经根粘连时有牵涉痛；检查后患者好转和加重均不维持	常见急性畸形，运动中出现疼痛；疼痛的部位和强度变化，可出现向心化或周化；检查后患者好转或加重维持；出现快速屈曲度逆转
治疗	姿势矫正；宣教	反复进行产生终点疼痛的运动；姿势矫正；宣教	畸形矫正；反复进行产生向心化现象的运动；姿势矫正；宣教

3. 腰背肌训练

（1）昂胸：取俯卧位，用双手支撑在床上，先将头抬起，同时支撑手渐渐撑起上半身，并将头尽量后伸使胸昂起，尽量使下腹部贴近床面，必需时可借助外力固定骨盆做上述动作，每次动作之后平卧稍休息，重复 10～20 次。

（2）燕势：取俯卧位，两手和上臂后伸，躯干和下肢都同时用力后伸，膝不能屈曲，使之成反弓状，在此姿势下尽量多维持一会儿，平卧稍休息再做，重复 3～10 次。

（3）伸腰：取站位，两腿分开与肩等宽，两手扶腰，身体做后伸动作，并逐渐加大幅度，还原休息后再做，重复 10～20 次。

第三节　腰背肌筋膜炎的康复

腰背肌筋膜炎是指背筋膜和腰骶膜发生无菌性炎症，筋膜水肿、充血、炎细胞浸润，少数发生组织变性，常与外伤、病毒感染、风湿、类风湿等因素有关。本病发病率较高，居各种腰背痛疾病的首位，往往转成慢性，较难治愈。

一、临床表现

主要症状为腰背酸痛、发胀、重压感等，活动后好转，劳累和阴雨天加重，严重者有发热，活动困难，影响工作。检查腰背部深筋膜处有定位压痛点，摸之有捻发感。X 线摄片无明显异常。

二、康复治疗

（一）急性阶段

表现为发病急、病期短、受患面积广。

1. 物理疗法

（1）超短波疗法：电极置于腰部，微热量，每次 10～15 分钟，每日 1～2 次，10 次为一个疗程。

（2）超声波疗法：于腰背部，用接触移动法，剂量 0.8～

$1.5W/cm^2$,每日 1 ~ 2 次,10 次为一个疗程。

(3) 调制中频电疗法:腰背部痛点并置电量大小以患者耐受为度,每次 20 分钟,每日 1 ~ 2 次,10 次为一个疗程。

2. 推拿:取俯卧位,用轻缓的推、揉、滚手法在患处推拿,作用力要达深筋膜,每次 10 ~ 20 分钟。用力不宜过强、过深,时间也不宜过长,以免使疼痛加剧。

3. 药物治疗:一般服用消炎、止痛药物。

(二) 慢性阶段

病期长,往往迁延不愈或发作性加重。

1. 物理疗法:同急性期推拿疗法。

2. 运动疗法:以腰背肌肌力训练为主。

第四节 腰背臀部皮神经炎的康复

皮神经由脊神经后支的外侧支构成。$T_{10~12}$ 脊神经后外侧支最终分布于腰部皮肤,$L_{1~3}$ 脊神经后外侧支组成臀上皮神经,在股骨大粗隆与第三腰椎间连线交于髂嵴处平行穿出深筋膜,最终分布到臀部皮肤。皮神经主要司感觉,也有肌支,各支之间密切吻合。外伤、筋膜卡压等使神经本身及周围软组织发生无菌性炎症。本病常与筋膜炎同时发生,在腰腿痛患者有 30% ~ 40% 是皮神经炎。

一、临床表现

主要症状为腰臀部刺痛、酸痛或撕裂样疼痛,可牵涉大腿后侧、膝后,甚至小腿,无下肢麻木症状。患者常诉起坐困难,需他人扶持或双手扶物方能起坐,对行走无明显影响。检查时,腰部沿横突外侧有压痛,但无放射痛,在骶棘肌外缘和髂嵴交叉点有压痛。直腿抬高试验和膝、跟反射无明显异常,X 线摄片无异常征象,可与腰椎间盘突出症的腰腿痛相鉴别。

二、康复治疗

1. 手法治疗:根据臀上皮神经的表面投影或压痛点行手

法复位。方法是:患者端坐方凳上,两腿分开与肩同宽,双手扶膝上,医者正坐于患者之后,用拇指触诊法找到滚动或高起的"绳索样"物后,再触清原位的沟痕,一拇指将臀上皮神经向上牵拉,另一拇指将其按压回位,然后再按压几下镇痛,多数患者当即显效。

2. 封闭疗法:找到压痛点,做好标记,常规皮肤消毒后,用1%普鲁卡因3~10ml加泼尼松龙0.5~1ml,在标记处先向皮内注射一皮丘,如无过敏反应,就将针插入,并逐渐深达疼痛或有酸胀处,将药物注入。

手法治疗前也可先做局部封闭,可减轻患者痛苦,治疗后嘱患者3日内勿做腰部剧烈旋转活动,以防复发。

3. 推拿:患者俯卧位,先用推、揉、滚等法推拿两侧臀部,先推健侧,然后推患侧。待肌肉放松后,用指尖沿横突外缘由上向下推,以有酸胀觉为度,上、下反复推3~5遍,再在臀上皮神经的入臀点处找到痛点,由浅到深地反复推。最后揉滚臀部,如有腿部疼痛,再揉捏大腿与小腿。

4. 物理疗法:此方法多以改善局部血循环,减轻局部炎症、水肿、粘连和止痛为目的,常用的方法有:

(1)超短波疗法:电极于患侧臀部前、后对置,无热量,每次10分钟,每日1~2次。

(2)短波疗法:电极于患侧臀部前、后对置,温热量,每次20分钟,每日1~2次。

(3)超声波疗法:于痛处,用接触移动法,剂量为0.8~1.5W/cm²,每次10~15分钟,每日1~2次。

(4)调制中频疗法:电极并置于患处,剂量以患者能耐受为度,每次20分钟,每日一次。

以上治疗均以15~20次为一个疗程。

5. 手术治疗:对慢性患者,经上述治疗无效者,必要时可行松解术或臀上皮神经髂嵴段切除术。

第五节　腰肌劳损的康复

腰肌劳损是指没有明显外伤史的腰部软组织损伤,或因急性腰部软组织损伤未全治愈遗留腰痛,或受轻微反复多次的损伤,是引起腰痛的最常见疾病。其主要病理改变是腰背部伸肌的无菌性炎症改变。常引起长时间、时轻时重的反复发作性疼痛。发病原因多为不适当的劳动体位引起的姿势性劳损,也可因老年体虚的骨关节与肌肉的老年性退行性变,且老年人活动减少、肌力下降所致。

一、临 床 表 现

主要为腰部疼痛,弯腰工作时、劳累后或气候骤变时加重,休息后适当活动或改变体位时减轻。睡眠时用小枕头垫于腰部能减轻疼痛。有时用拳叩击腰部也可使疼痛减轻,甚至有舒适感。一般无肌肉紧张,也可无明显的固定压痛点,X 线检查多正常。

二、康 复 治 疗

康复治疗可以改善局部血液循环,增进组织代谢,排除新陈代谢产物,缓解肌肉痉挛,促进炎症吸收,松解粘连,增强腰腹肌力,调节脊柱的内外平衡。长期坚持康复治疗,还能预防复发。

1. 物理疗法:物理疗法中的蜡疗、红外线、短波、调制中频、超声波疗法及水疗等均可应用。

2. 运动疗法:以加强腰背肌及腹肌的训练为主,可采用俯卧位分别进行上半身、下肢以及四肢同时向后抬起的练习以发展腰背肌的力量,但也要采用仰卧做举腿、仰卧起坐等练习腹肌力量的动作。腰背肌和腹肌锻炼的比例应该是 2∶1。动作节律宜慢,每次动作要充分,每节动作重复 10 ~ 12 次,每天可做 2 ~ 3 次,每次 10 ~ 15 分钟。

3. 传统疗法

（1）推拿：俯卧位，腰部肌肉放松，先用推、揉、滚法，使肌肉进一步放松。然后反复用拇指尖或拇指侧推腰部疼痛处，由轻到重，由浅入深，在压痛明显处稍加用力。再用揉、滚手法使肌肉放松。每次推拿20分钟左右，每日一次。

（2）针灸疗法：腰肌劳损主要表现为一种虚症，可选用肾俞、命门、殷门、承山、承筋、昆仑、太溪等穴，轮流选用2~3个穴位进行针刺，然后加艾灸，每日一次。

（周　宁）

第二十九章 关节炎的康复

第一节 类风湿关节炎的康复

一、概　　述

类风湿关节炎(rheumatoid arthritis,RA)是一种多发性炎症性对称性关节炎,为自身免疫性疾病,多数呈慢性长期过程,主要累及手、足等小关节,最终发展至不同程度的关节功能障碍。病因目前尚不清楚。它是一种常见病、多发病,虽病死率低,但致残率高。本病以女性偏多,女性与男性的比例约为4:1,好发年龄为20~40岁。本病发病急、临床表现复杂、病程长,一旦罹患终身延续,可反复出现一时性缓解或加重,逐渐转为慢性。

二、诊断要点

典型的类风湿关节炎呈现对称性关节病变,表现为关节疼痛、肿胀、触痛、晨僵,X线片有关节侵蚀改变,类风湿因子阳性。符合以下七项诊断标准中四项者,即可诊断为类风湿关节炎:

1. 关节晨僵持续至少1小时。

2. 14个关节群(左或右)中至少有3个关节有软组织肿胀:腕掌关节、近端指间关节、腕关节、肘关节、膝关节、踝关节、跖趾关节。

3. 手关节软组织肿胀(腕掌关节,近端指间关节或腕关节)。

4. 在一个关节区域对称性关节肿胀。

5. 类风湿结节。

6. 类风湿因子。

7. 腕关节和(或)手关节 X 线改变:关节侵蚀,骨质疏松。

三、康复评定

(一) 炎症活动性评定

1. Lansbury 全身指数法:本法为炎症活动性评价的常用方法。其方法主要是按表中项目的相应相加,以计算全身指数。项目包括有晨僵(持续时间),疲劳感(出现时间),疼痛程度(按阿司匹林需要量计算,先给以每日服药 6~12 片规定量,以后调节剂量以达到缓解疼痛所需要的片数来计算),肌力低下程度[主要测定手握力,其方法可用水银血压计,将袖带卷折充气,使汞柱保持于 30mmHg(4.0kPa)处,让患者用力握充气的袖带,握 2~3 次,取其平均值,注意在测量时患者前臂要悬空无支托],血细胞沉降率(1 小时值)。

2. 临床指标

(1) 晨僵持续 1 小时以上。

(2) 6 个关节以上有压痛或活动时有疼痛。

(3) 3 个以上关节有肿胀。

(4) 发热 1 周以上,体温高于 37.5℃。

(5) 握力:男 < 188mmHg(25.0kPa),女 < 142mmHg(19.0kPa)。

3. 检验室指标

(1) 血细胞沉降率>27mm/1h。

(2) 类风湿因子测定:1:40 以上(免疫乳胶法)。

上述临床指标中有 3 项及检验室检查有 1 项为阳性可确定活动期。

(二) 肌肉关节运动功能的评定

1. 肌肉萎缩的评定:肌肉萎缩的程度在肢体可用肢体周径的变化来表示。

2. 肌力测定:患有单神经炎、多发性单神经炎时,肌力测定采用徒手肌力试验法(详见第二篇第六章)。作为主要受累的手,肌力评定常用握力计。由于手指畸形,一般握力计难以准确显示。目前普遍采用血压计,将袖带卷折充气至 30mmHg(4.0kPa)。保持此压力,让患者左、右手分别紧握充气袖带。前臂不能依靠在桌面,读数减去 30mmHg(4.0kPa),即为所得握力。应测两次取平均值。

3. 关节活动范围测定:详见第二篇第六章。

(三)日常生活活动能力评定及步态分析

参阅第二篇第六章和第八章。

四、康 复 治 疗

类风湿关节炎的治疗目前尚无特殊疗法。康复治疗的主要目的是缓解疼痛,消炎退肿,保持肌力及关节功能,预防及纠正畸形及改善生活自理能力。

为了最大限度恢复患者功能,达到功能的康复,康复治疗前要全面了解患者的病情,治疗措施与治疗程序应多种多样,并有完整的治疗计划。不同病期采用不同治疗及康复措施,并对患者及其家属进行有关宣教,以提高治疗信心,取得他们的信任,取得最大康复治疗效果。

(一)物理治疗

1. 温热疗法:其作用为镇痛、消除肌痉挛、增加软组织伸展性及增加毛细血管通透性。急性期、有发热等不宜使用。

(1)局部温热疗法:如热袋、蜡疗、红外线、高频电疗法等。

(2)全身温热疗法:如湿包裹法、温泉疗法、蒸气浴、砂浴、泥疗等。

2. 水疗法:常用矿泉浴、盐水浴、硫化氢浴等。急性期及发热者不宜做全身水疗。

3. 低中频电疗:如 TENS、间动电疗法、干扰电疗法、调制中频正弦电疗法等。

4. 冷疗法:用20℃以下温度作用于人体。适用于急性炎症期,有镇痛、促进血液循环、减少渗出、消肿、改善关节功能等作用。治疗时应注意避免引起冻伤。

5. 关节活动范围练习:练习前先用热疗减轻肌肉痉挛,然后进行主动运动或主动助力运动。可以应用维持放松和收缩放松技术。练习活动应包括所有受累关节。随着病情的好转,可逐渐应用牵伸技术。

6. 肌力练习:活动期仅进行等长练习,病情稳定后,可进行等张练习,并逐渐增加抗阻练习。

(二)作业治疗及日常生活活动能力训练

对日常生活自理能力较差的患者,鼓励其尽量完成日常生活活动训练,如进食、取物、倒水、饮水、梳洗、拧毛巾、穿脱上衣和裤子、解扣、开关抽屉、手表上弦、开关水龙头、坐、站、移动、下蹲、步行、上下楼梯、出入浴池等训练。

(三)夹板、拐杖、助行器及轮椅的应用

夹板、拐杖、助行器及轮椅的应用能减轻关节畸形的发展,缓解疼痛,消肿,防止由于关节不稳定而进一步受损。通常夹板用于腕、掌指关节及指间关节。固定夹板常用于急性期或手术后,应定期卸下做关节活动。

为了帮助下床活动,可用拐杖或助行器与轮椅以减轻下肢负荷,如装有把柄以减少对手、腕、肘、肩的负重。

(四)畸形的预防和矫正

类风湿关节炎患者畸形而致残者较为多见。急性期除注意姿势、加强病变关节的护理、加强关节活动范围练习、加强伸肌肌力练习外,还可以采用一些预防畸形发生的装具,如预防天鹅颈变型的装具、预防尺侧偏位的装具等。

关于手术治疗,必要时可做外科手术矫治,早期可做滑膜节除术、软组织松解术,晚期可做关节成形术,但其效果意见尚未一致。

第二节　骨关节炎的康复

一、概　　述

骨关节炎(osteoarthritis,OA)又称增生性骨关节炎、肥大性关节炎、软骨软化性关节炎等,是一种常见的、缓慢发展的关节疾病,发病率随年龄的增长而上升。本病的主要病理变化为关节软骨纤维化、退行性变和新骨生成,导致骨端硬化和周围骨赘形成。其发病原因不清,可分为原发性与继发性两类。原发性骨关节炎包括周身性骨关节炎、侵蚀性骨关节炎;继发性骨关节炎包括机械性、炎症性、代谢性疾病等所致的骨关节炎。

二、诊 断 要 点

患者诉有关节疼痛、僵硬、变形和功能障碍。X线表现与临床症状并不一定一致。例如,有明显的X线改变,但临床症状可能很轻微。一般来说,临床症状在若干年后有加重,但也偶见短短几个月中症状明显加重者。

(一)疼痛

常为受累关节疼痛,但也可为髋部病变而反射到膝部或大腿痛,多为钝痛或刺痛。常在活动后、下肢负重和行走时加重。发病初期,每当休息后关节疼痛可减轻,但随病情的发展,即使休息时疼痛也较明显,甚至影响睡眠。

(二)僵硬

多发生在早晨或长时间休息以后,持续约15分钟,但僵硬的程度不如类风湿关节炎明显。

(三)肌肉萎缩、关节畸形与功能障碍

随着病情的进展,可出现受累关节邻近肌肉萎缩、关节畸形与功能障碍。

(四)X线表现

开始阶段,X线表现可能正常,继而可出现下列变化:关节间隙变窄;软骨囊骨组织变硬(密度增加);关节边缘骨赘形成,骨端部变宽;关节面不规则;关节畸形等。

根据流行病学特点、临床症状、X线变化,诊断本病一般并不困难,但手的骨关节炎应与类风湿关节炎鉴别。

(五)实验室检查

骨关节炎的实验室检查无特异性改变。

三、康复评定

参阅类风湿关节炎的康复。

四、康复治疗

早期及时正确的康复治疗可以缓解疼痛，改善关节功能，避免或减少畸形，延缓病情的进一步恶化，有利于受损关节的修复。康复治疗主要采取综合康复治疗手段，包括残疾预防、药物治疗、物理治疗、支具和辅助器具的应用，必要时行手术治疗等。

（一）适当休息

早期阶段，休息可以减轻疼痛，应取关节功能位休息，但因过多休息会引起僵硬，而过多活动又会使症状加重，所以应尽量使休息与活动达到平衡。

（二）减轻体重

肥胖者应控制饮食，减轻体重以减少病变关节的负荷。

（三）关节保护措施

1. 在同一体位下避免长时间负荷。

2. 维持良好姿势，以减轻对某一关节的负荷。

3. 活动时不应加重或引起疼痛，疼痛严重时避免活动负荷；改变必要的工作程序，以减轻关节应激。

4. 维持关节足够的活动范围和肌力。

5. 使用适当的支具和辅助器具。

（四）药物的选用

一般应尽量少用药物或减少药物剂量。为消炎镇痛，可适当应用止痛药和非类固醇抗炎药。

1. 对乙酰氨基酸(扑热息痛)可作为治疗骨关节炎的首选药物，有良好的镇痛和解热作用。对胃肠、肝肾无明显不良反应，对有过敏史者较安全，且价格便宜。

2. 非甾体抗炎药(NSAID)在应用其他方法效果不佳时使用。可试行关节内注射治疗：①施沛特(玻璃酸钠)关节腔内注射,每次2ml,每周一次,5周为一个疗程。②曲安西龙20mg加1%利多卡因10ml做关节内注射,每周一次,连续2~3周,如为小关节,注射的药量可适当减少。

（五）物理因子治疗

通过理疗可消肿、止痛,防止病变发展,改善关节活动功能。

1. 热疗法:可采用蜡疗法、热袋法、沙泥热包裹及红外线疗法等。

2. 水疗法:可采用39~40℃的热水浴,具有镇痛作用。

3. 低中频电疗:如间动电疗法、音频电疗法、干扰电疗法、调制中频正弦电疗法等,以消炎、镇痛、促进局部血液循环。

4. 高频电疗法:短波、超短波、微波疗法,用温热量以改善血液循环,解除痉挛,消除炎症。

5. 超声波疗法:可缓解肌肉痉挛,加强组织代谢及镇痛等。

6. 关节活动范围练习与肌力练习:练习可在床上、不负重的情况下进行,根据患者的具体情况确定运动量。

（六）日常生活活动能力的训练

骨关节炎患者出现严重功能障碍者少见。日常生活活动能力训练可参考类风湿关节炎的康复。

（黄晓琳）

第三十章　骨折后的康复

第一节　概　　述

骨或骨小梁的完整性或连续性发生断离称为骨折。骨折不仅使骨的完整性、连续性受到破坏，而且往往伴有肌肉、血管、神经、关节囊、滑囊、滑膜及皮肤等软组织损伤。骨折的原因有多种，损伤的程度差别很大。骨折的临床表现因其发生部位、损伤程度的不同和是否合并重要器官损伤可有较大差别，如颅骨凹陷性骨折，虽然范围不大，但可致脑损伤。四肢骨折局部的主要表现为肿、痛、压痛和轴心叩痛、摩擦音，重时有畸形和功能障碍。X线检查是骨折临床诊断的重要依据。骨折经过复位或手术处理后，达到临床愈合一般历时一至数月，其间需做固定或骨牵引，患者被迫长期卧床，患肢被迫制动。长期制动可导致失用性肌萎缩，关节挛缩、僵硬，骨质脱钙疏松，骨痂形成缓慢，骨折愈合延缓。长期卧床易引起肺部感染、尿路感染与结石、压疮及静脉血栓形成等。

康复治疗是使骨折患者康复的主要措施，其中功能训练是主要的康复治疗手段，在康复治疗之前、康复治疗过程中及康复治疗计划完成时，应进行有关的功能评定，尤其应进行关节活动范围测定、肌力测定、肢体围径测量等，以便为康复计划的制定、康复效果的评定提供可靠的客观依据。

除功能训练外，及时而适当地应用物理因子治疗可减轻肿胀与疼痛，改善血液循环，促进骨痂形成，减轻粘连，软化瘢痕，防止与减轻肌肉萎缩，改善患者全身状况，减少后遗症。在功能训练的基础上进行作业治疗，可以进一步改善生活自理能力及工作能力。

在康复治疗过程中或最后功能恢复不佳时，可配合使用各种辅助装置(如手杖、拐杖、轮椅、功能支架等),必要时需要进行后期矫形手术,以改善运动功能。同时还需要对患者进行健康教育和心理康复治疗,使患者充分了解病情,主动参与到康复治疗中,重建信心。

第二节 四肢骨折后的康复

四肢骨折后的康复治疗可分为两个阶段进行。骨折未愈合、固定未解除时为第一阶段;骨折已愈合、固定解除后为第二阶段。

一、第 一 阶 段

骨折经复位、固定或牵引3天左右,损伤反应开始消退,肿胀与疼痛减轻,如无其他不宜活动的情况,即可开始康复治疗。

(一)治疗作用

1. 肌肉收缩能促进局部血液、淋巴循环,肌肉收缩所产生的生物电有助于钙离子沉积于骨骼,防止骨脱钙,促进骨愈合。

2. 维持一定的肌肉运动,可防止失用性肌萎缩。

3. 关节运动牵伸关节囊及韧带,防止其缩短,并能促进关节内滑液的分泌与循环,从而预防关节内粘连。

4. 促进局部血肿及渗出液的吸收,减轻水肿与粘连。

5. 改善患者情绪,增强其新陈代谢,改善呼吸、循环、消化系统功能,防止合并症的发生。

(二)治疗方法

1. 伤肢未被固定关节进行各个轴位上的主动运动,必要时给以助力。上肢应注意肩关节的外展与外旋,掌指关节的屈曲;下肢应注意踝关节的背屈,以防止关节挛缩,老年患者更应注意。

2. 在骨折复位基本稳定、肌肉组织基本愈合时,进行固定部位的肌肉有节奏的等长收缩练习,以防止失用性肌萎缩,并使骨折断端靠近而有利于骨愈合。例如,当股骨骨折后膝关节被固定时,应进行股四头肌的等长收缩练习。

3. 累及关节面的骨折常遗留较显著的关节功能障碍,为减轻功能障碍的程度,在固定 2~3 周后,如有可能应每日短时取下固定物,进行受损关节不负重的主动运动练习,并逐步增加关节活动范围,运动后继续固定,这可促进关节软骨的生化修复,并使关节面有较好的塑形,同时也可防止或减轻关节内粘连。

4. 对健肢与躯干应尽可能维持其正常活动,可能时应尽早起床。必须卧床的患者,尤其是年老体弱者,应每日做床上保健操,以改善全身状况,防止并发症的发生。

5. 为改善血液循环、消炎、消肿、减轻疼痛、减少粘连、防止肌肉萎缩以及促进骨愈合,应及时、合理采取物理因子治疗,如用超短波疗法或低频磁疗,以使成骨再生区代谢过程加强,治疗后纤维细胞和成骨细胞出现早,对软组织较薄部位的骨折(如手、足的骨折)更适合用低频磁疗,而深部的骨折适于用超短波治疗。为防止肌肉萎缩,可用低中频电流刺激固定部位两端的肌肉。为减少瘢痕粘连,可采用音频或超短波疗法等治疗。

6. 针对患者存在的焦虑、抑郁症状进行心理疏导、康复知识教育,改善患者心理状况、重建信心。

二、第 二 阶 段

(一)治疗目的

康复治疗的目的是最大限度地恢复关节活动范围和肌力,并在此基础上恢复日常生活活动能力与工作能力。

(二)治疗方法

1. 恢复关节活动范围:为恢复关节活动范围,要牵伸、松解关节内外粘连及挛缩的组织,增强血液循环,进行主动及被动的牵伸运动,并配合应用物理因子治疗及按摩等。

(1)主动运动:受累关节进行各运动轴方向的主动运动,以轻柔牵伸挛缩、粘连的组织。运动时以不引起明显疼痛为度,幅度应逐渐增大。每一动作重复多遍,每日练习多次。

(2)助力运动与被动运动:刚去除固定的患者可先采取助力运动,以后随着关节活动范围的增加而减少助力。对组织挛缩、粘连严重而用助力运动与主动运动难以奏效者,可使用被动运动,但运动方向与范围应符合解剖生理功能,动作应平稳、缓和,不应引起明显疼痛及肌肉痉挛,不可使用暴力,以免引起新的损伤与骨化性肌炎。

(3)关节功能牵引:对比较僵硬的关节,可加做关节功能牵引,即将受累关节近端固定,在远端按需要的方向(屈、伸、内收、外展、内旋、外旋)用适当的重量进行牵引。每次牵引的时间为15分钟左右,每日可进行数次。重量的大小以引起可耐受的酸痛感觉、不致产生肌肉痉挛为宜。

(4)夹板、石膏托及弹性支架:当关节挛缩较顽固时,可在运动与牵引的间歇期用夹板或石膏托固定患肢,以减少纤维组织的弹性回缩,加强牵引的效果。随着关节活动范围的逐渐增大,夹板或石膏托也做相应的更换。此外,也可用特别的弹性支架做关节的持续牵伸。

(5)关节松动术:对僵硬的关节,可应用关节松动术,即采用手法使组成关节的骨端能在关节囊和韧带等软组织的弹性所限范围内发生移动。关节松动术应与其他改善关节活动范围的技术(如牵伸技术、肌力训练等)结合起来应用,以提高治疗效果。

(6)理疗与按摩:为促进钙质沉着与镇痛,可行局部紫外线照射;为促进血液循环、改善关节活动功能,可采用蜡疗、红外线、短波、湿热敷等疗法;为软化瘢痕、松解粘连可用碘离子导入疗法;按摩对促进血液循环、松解粘连有较好的作用,治疗时手法宜较重,以作用到深部组织;旋涡浴水中运动兼有温热、按摩与运动的作用,尤适于采用。

2. 恢复肌力:恢复肌力的唯一有效的方法是逐步增强肌肉的工作量,引起肌肉的适度疲劳。当肌力为0~1级时,可采用水疗及水中运动、按摩、低频脉冲电刺激、被动运动、助力运动等。在做被动运动时进行传递冲动练习;当肌力为2~3级时,以主动运动为主,也可做助力运动、摆动运动、水中运动。做助力运动时助力应小,以防止用被动运动来替代助力运动;当肌力达到 4 级时,应进行抗阻运动,以争取肌力的最大恢复。通常采用渐进抗阻练习,也可采用等速练习仪进行练习。如关节活动范围恢复较快,而肌力增长较慢,可能导致关节不稳,在关节成形术后应加以注意。有关节损伤时,关节活动应以等长收缩练习为主,以免加重关节损伤性反应。

3. 恢复日常生活活动能力及工作能力:可通过作业治疗及健身训练活动来改善动作技巧,发展身体素质,恢复日常生活活动能力及工作能力。

第三节 脊柱骨折后的康复

脊柱骨折后,由于创伤及固定的影响,常出现脊柱周围肌肉失用性萎缩,使脊柱稳定性差,易引起劳损,遗留慢性腰痛。严重骨折或骨折脱位常导致脊髓损伤。

康复治疗的目的是恢复脊柱的稳定性,防止慢性腰痛,最大限度地恢复脊柱功能,消除长期卧床对机体的不利影响。

单纯性椎体压缩骨折以 $T_{12} \sim L_2$ 最为常见,且几乎均是屈曲型损伤,这类患者的康复医疗分两期进行。

一、愈 合 期

(一)无需石膏固定者

伤后患者应仰卧木板床,并在骨折部位垫约 10cm 高的枕头,使脊柱处于过伸位,以利用前纵韧带的张力,使骨折稳定。

1. 3~5 天后开始卧位保健体操,包括四肢运动、呼吸练习、背肌练习等。练习中应避免脊柱前屈及旋转,注意保持脊柱稳定。可通过下肢直腿抬高来训练腹肌,以维持腰、腹平衡,增强脊柱的稳定性。进行以上练习时,动作应平稳、缓慢,以不引起明显疼痛为度。

2. 伤后 3~4 周,可增加翻身练习。翻身时,腰部应维持伸展位,注意使肩与骨盆同步旋转,避免脊柱屈曲与旋转。翻身后进行俯卧位的背肌练习。背肌练习时,负荷应逐渐增加。常用的方法为:①双臂支撑抬起上身与头,髋部不离床。②双下肢交替后伸,膝关节保持伸直。③不用上肢支撑,抬起上身与头。④双下肢同时后伸,上体保持不动。⑤"燕式"动作,即抬起上身与头,双臂及双下肢同时后伸,双肘、双膝伸直。

3. 伤后 2～3 个月,指导患者俯卧位下床。其方法是:翻身俯卧后,一腿下地,然后用双手支撑抬起上半身,待躯干接近直立时,再将另一腿移下地,以避免脊柱屈曲。这期间患者可在直立位、匍匐位进行脊柱后伸、侧弯及旋转练习,但要避免脊柱前屈的动作与姿势。

(二)需石膏固定者

一般过伸位上石膏背心固定,待石膏干燥后可开始卧位下的背肌等长收缩练习。1～2 周后可离床下地行走,但应不觉疼痛,活动要适度。可增加颈部运动、上肢运动及腿后伸、足尖站立运动,并逐步增加背肌等长收缩练习。

二、恢　复　期

骨折愈合后,患者不再卧床,石膏背心也可拆除,为进一步改善脊柱的柔韧性与稳定性、恢复脊柱的活动范围、防止慢性腰痛,应进一步进行活动训练。脊柱活动范围练习宜在体操凳上骑坐位进行,以防止髋关节代替腰部活动。增强背肌的练习宜与适当的腹肌练习配合进行。功能训练之前,先进行热疗或按摩,以减轻疼痛,防止肌肉痉挛,并增强训练效果。

陈旧性胸腰椎骨折伴有慢性腰痛者,可采用按摩、针灸、理疗,同时也应进行恢复脊柱活动范围及增强背肌的练习。伴有椎板骨折或关节突骨折的不稳定性骨折者,须待骨折愈合后方可开始脊柱的功能训练。

(许　涛　郭正成)

第三十一章　截肢后的康复

第一节　概　　述

截肢(amputation)是截除没有生机和功能的肢体或局部病损严重危及患者生命的肢体。截肢是一种破坏性手术,患者将终身失去部分肢体,造成残疾;但截肢又是一种建设性手术,手术时就应尽可能考虑到保留残肢的功能和假肢的安装等。现代假肢要求残肢有合理的长度,圆柱状外形,良好的肌力和功能。要从安装假肢的角度选择截肢部位,除小腿截肢应以中下1/3 交界处为佳外,其他肢体的截肢一般尽量保留肢体长度为原则。

不同的国家和不同的历史时期有不同的截肢原因。在我国截肢的常见原因为严重损伤、恶性肿瘤、周围血管病变、感染、先天性肢体缺如等。截肢的原因对康复时间的长短有影响。截肢的康复是指从截肢手术前的评定、术后处理、康复训练、临时和永久假肢的安装、使用到重返社会的全过程。随着新材料、新工艺、新技术和新型假肢接受腔的应用,改变了传统的末端开放式接受腔为闭合的全面接触、全面承重式接受腔。为此,手术的设计和残端的处理将直接影响假肢的装配和功能,影响患者的康复。

第二节　康 复 评 定

在截肢的康复中,康复评定工作贯穿整个截肢康复的全过程,评定的内容和范围较广泛,在不同的阶段有其重点评定内容。参加评定人员有骨科医师或康复医师、护士、物理治疗师、作业治疗师、假肢技师、心理医师等。根据评定结果制定合适的康复计划和目标。评定的内容为：

一、残端的评定

残肢残端的评定对假肢的安装有着直接的影响。理想的残肢要有一定的长度，残肢无畸形，呈圆柱状外形，关节活动度、肌力和软组织条件良好，无疼痛，残肢端可以负重。

（一）残端的形状

残端应具有现代截肢术后留下的圆柱形而不是传统截肢术留下的圆锥形。因为圆锥形残肢残端不能负重，不符合全面接触、全面负重的假肢接受腔的要求。

（二）残端的长度

这对假肢的选择和安装非常重要，对假肢的悬吊能力、稳定性、步态和代偿功能有直接的影响。常用的测量残端长度的方法为：

1. 大腿膝上截肢：测量从坐骨结节至残肢末端的长度。在大腿截肢中，残肢长度是按照将股骨长度分为上、中、下各 1/3 来区分的，在各范围内截肢分别为短、中、长残肢。

2. 小腿膝下截肢：测量从膝关节内侧间隙（胫骨平台内侧）至残肢末端的长度或从胫骨结节至残肢末端的长度。在小腿截肢中，将在小腿 1/2 以下截肢称为长残肢，在小腿 1/4 以上截肢称为短残肢，介于两者之间部位的截肢为中残肢。

3. 上臂截肢：测量从肩峰至残肢末端的长度。上臂短残肢是残肢长度小于上臂长度的 50%，上臂中残肢是残肢长度为上臂长度的 50% ~ 90%，上臂长残肢是残肢长度大于上臂长度的 90%。

4. 前臂截肢：测量从尺骨鹰嘴至残肢末端的长度。前臂极短残肢是残肢长度小于前臂长度的 35%，前臂短残肢是残肢长度为前臂长度的 35% ~ 55%，前臂中残肢是残肢长度为前臂长度的 55% ~ 80%，前臂长残肢是残肢长度大于前臂长度的 80%。

（三）残端的皮肤

残端皮肤条件的好坏直接影响假肢的配戴，残端皮肤应无溃疡、感染、窦道、破损或皮肤病等,在假肢重点承重区的皮肤不宜有瘢痕,而且应当有神经支配和正常的感觉。

(四)残端关节的活动范围

对上肢截肢者主要评定上肢残端关节有无充分的关节活动范围,如肩关节有无充分的屈曲、伸展、内旋、外旋;对下肢截肢者主要评定髋关节有无充分的屈伸、内收、外展、内旋、外旋,小腿残端者,应评定膝关节的屈伸活动范围。对关节活动受限患者经治疗后要定期测量关节活动度。

(五)残端关节畸形

膝上截肢者主要评定有无髋关节屈曲、外展畸形;膝下截肢者有无膝关节屈曲畸形。髋、膝关节的畸形将直接影响假肢的安装。畸形严重者需要进行训练和矫正,否则无法穿戴假肢。

(六)残肢残存肌的肌力

按徒手肌力检查六级法评定残肢的主要肌群的肌力,只有肌力达三级以上才能配戴假肢。肌力不良配戴假肢后会出现异常步态,而且代偿功能不良。残肢良好的肌力将使假肢发挥良好的代偿功能,前臂截肢残肢良好的肌力是装配肌电假手的有利条件。

(七)残肢痛

截肢后患者仍然感觉到原有的肢体疼痛,甚至疼痛非常严重,称为幻肢痛。幻肢痛为残肢痛的常见原因。残端的骨突出处、残端皮肤紧张、残端血液循环不良、神经瘤等都能造成残肢痛。残肢痛对假肢的安装、配戴和使用都有十分明显的影响。

二、患者全身状况评定

全身状况评定包括一般项目,截肢日期、原因、截肢部位、水平,患者的心理状况、家庭经济情况,住院费用来源等。患者全身状况如心肺功能、是否有其他系统疾病也涉及患者能否装配假肢,能否承受假肢装配后的训练及其今后是否有利用假肢的能力。

三、假肢的评定

假肢制作人员在为假肢穿戴者装配假肢时,要进行对线检查,包括工作台对线、静态对线、动态对线。对临时假肢要评定假肢接受腔情况、假肢悬吊能力、穿戴假肢后的残端情况和步态。对永久假肢要从穿着感觉、功能、步态、外观和耐用性能等方面进行评定。

(一)上臂假肢

穿戴上臂假肢后,应评定接受腔是否合适。残肢肩的活动范围应达屈曲90°、伸展40°、外展90°、旋转45°,屈肘135°,当肘完全屈曲伴肩屈曲45°,对残肢施加226N(23kgf)左右的力时,接受腔离残肢下移应小于2.5cm,在接受腔表面施压时,无不适感或痛感等。

(二)前臂假肢

要求穿上和脱下时肘的屈曲度数相等,穿上时的旋转角度达到不穿时的1/2,加226N(23kgf)力时,接受腔下移离残端应小于2.5cm,肩背带完好,在接受腔表面施压时,前臂无不适感和痛感。

对上肢假肢和肌电假手配戴后的日常生活活动能力进行评定,观察其辅助正常手动作时的功能。

(三)大腿假肢

评定穿戴后有无不适;站立时坐骨结节是否处在接受腔的坐骨支持面上;当双腿平均负重时,假肢的长度是否合适,足底内外侧是否完全与地面接触;穿脱是否方便;悬吊装置是否可靠,观察残肢残端负重与不负重时活塞运动距离是否<2cm,超过者为悬吊不良;坐位接受腔是否有脱出现象,屈膝90°时小腿是否垂直;走路时步态是否异常。

(四)小腿假肢

要求穿脱方便;悬吊可靠;活塞运动<1cm,假肢与健肢等长;假足外展在6°左右无不适感;承重点正确。

第三节　康复治疗

一、健康教育

（一）心理教育

帮助及鼓励患者迅速渡过震惊、回避两个阶段,消除悲观、沮丧、自我孤立于社会的态度,正确认识自我的价值,重新确定自尊,采取面对现实的态度,积极主动地配合康复工作者进行康复治疗与训练。

（二）保持良好的体位

截肢后由于残肢主动肌与拮抗肌的肌力不平衡,如不注意正确地摆放残肢,易导致关节挛缩畸形。一旦发生关节挛缩畸形很难矫治,同时严重影响假肢的装配和使用。

（三）保持残端良好的形态

为保持残端良好的形态,改善静脉回流,减轻肿胀,使残肢皱缩及定型,拆线后常采用弹力绷带包扎法包扎残肢。包扎时需行对角线缠绕,不能水平缠绕,应呈"8"字形缠绕,开始紧,越向近端越放松,残肢末端的压力应最大。小腿绷带缠绕要求达12~15cm,大腿要达 15~20cm。注意不应像止血带那样包扎过紧,以免出现血循环障碍,每 4 小时解缠绕一次,夜间持续包扎。可教会家属进行绷带包扎法。

（四）残端的护理

伤口愈合前医师及护理人员对残肢和伤口应进行检查和护理,指导截肢者在日常身体的护理中如何对残肢进行护理。宜用专用的残肢护理液护理残肢皮肤,残端皮肤应保持清洁、干燥。残肢每晚应用水和肥皂清洗后擦干,注意防止擦伤、水疱、汗疹、感染等。此外,还应对套筒、衬垫及弹性绷带等进行清洁处理。

二、假肢配戴前的训练

截肢者在假肢装配前除需进行恢复关节活动范围、增强肌力等训练外,对上肢截肢者还涉及很多与日常生活活动相关的训练,对下肢截肢者还应进行站立平衡训练、拐杖的使用训练等。

（一）恢复体力的训练

截肢后由于患者活动量减少,体力下降明显,应要求患者尽早地活动,有助于提高心、肺功能,维持肌肉和关节的功能及患者体力的恢复。下肢截肢者的体力练习有腹肌与股四头肌的等长收缩,仰卧起坐,残肢髋屈曲、伸展、外展、内收及旋转等。上肢截肢者应进行双上肢肩关节屈曲、外展、伸展、内收、内旋、外旋的练习。

（二）残端的治疗与锻炼

应用综合的物理治疗措施,以改善皮肤的承重力和残肢对压力的适应。按截肢水平和皮肤情况,不同部位残肢皮肤的敏感性和承受力是不同的,应对残肢进行训练以使切断的肌肉和骨骼逐渐适应配戴假肢和行走时所承受的重量的要求。措施包括:

1. 不同皮肤情况使用不同材料搓、擦皮肤。

2. 动脉血供完好的地方可用冰擦残肢的皮肤。

3. 瘢痕按摩:必须及时进行,拆线后不久即可开始。

4. 肌肉按摩:肌肉按摩应从近端向远端。

5. 压力治疗:包括缠绕弹性绷带和充气夹板的应用。

这些方法不仅仅对残肢有用,它还有其他积极作用,如改善残肢血供,对伤口愈合及减轻疼痛有根本性作用。对残端肿胀、疼痛可采用体位处理、理疗、心理治疗等方法。对有幻肢痛的患者,应进行安慰、鼓励、局部封闭及超声治疗等处理;对残端超敏感者可用局部拍打、振动法以减轻残端的敏感度;对由残端瘢痕和皮下组织粘连引起的疼痛,可采用指尖推拿剥离粘连。

（三）增加关节活动范围的训练

无论是上肢截肢或下肢截肢者,都应尽早地进行关节活动范围练习,其方式有主动运动、主动助力运动、被动运动。训练以主动运动为主,对于不能主动运动或已经发生挛缩的关节,被动运动训练尤为重要。主要目的是保持正常的关节活动范围,防止关节挛缩,同时预防肌肉萎缩及肌力下降,恢复体力。运动量应由小到大,每日 1~2 次,做全范围的关节活动。对已出现关节挛缩的部位,可采取手法牵伸。进行手法牵伸时,勿用暴力,尤其在关节活动范围的终末端,应在患者能耐受的范围内进行,牵伸维持 10~20 秒,每日 1~2 次。大腿截肢后如果不注意,很快发生髋关节屈曲、外展畸形,早期进行髋关节的内收和伸展训练将有效地防止上述畸形的发生。小腿截肢伸膝运动训练能有效地防止膝关节屈曲畸形的发生。

(四)增强肌力的练习

在截肢者康复训练中,增强肌力练习十分重要。充足的肌肉力量是患者使用假肢完成功能活动的基础,只有良好肌力的残肢才能很好地带动和控制假肢。上肢假肢、假手的抓握及日常生活活动能力均与肩关节周围肌肉力量有明显关系。下肢截肢,残肢的悬吊能力、控制能力、步态和行走能力都与残肢的肌力密切相关,当臀大肌无力时,严重影响髋关节的稳定性,臀中肌无力影响单腿负重时骨盆的稳定性,股四头肌无力影响对小腿假肢的控制能力。常用的增强肌力的方法见运动疗法有关章节。

(五)站立与步行训练

下肢截肢者,在假肢配戴前,截肢者的主要活动是靠双拐或轮椅,故教会患者站立及如何使用双拐十分必要。

1. 应用拐杖行走前,应增强上肢的肌力,以支撑起身体的重量。可应用沙袋、哑铃或弹簧等负荷以增强上肢肌力尤其是增强三角肌、肘伸肌的肌力;或坐在床沿,将腿放在椅上,手掌在床面用力支撑将臀部抬高或俯卧撑等练习。

2. 拐杖的长度应合适,着常穿鞋站立,拐杖的长度=身长-41cm;站立位时,大转子的高度即为拐杖把手的高度。

3. 使用拐杖前,应协助患者靠床或墙进行站立平衡练习,练习正确的站立姿势。

4. 使用拐杖行走常用的步法为三点支撑步法、摆动步法。

5. 利用拐杖行走训练时,治疗者及患者的家属可陪在患者身旁,以防摔倒;当患者行走稳定后,再令其自己独立行走。

三、不同水平残肢的训练

(一)足部截肢后的训练

足部截肢时应考虑足底和距骨关节,因为残存的足底皮肤和距骨关节的本体感觉以及尽可能大的支撑面对今后患者的运动、站立、行走十分重要。

1. 促进分泌物的引流:患者在术后期应仰卧,足部残端下垂,伤口引流不畅会造成感染,当足部残端的伤口水肿时,应将足每日下垂多次。根据病情,可坐在床边或利用斜板床站立。

2. 下肢肌力训练:制动和不负重会使整个下肢肌力减弱,尤其是股四头肌、臀中肌萎缩较快,应着重训练股四头肌、臀大肌的肌力。

3. 活动足部残存的关节:通过轻柔的肌肉牵拉技术、主动活动及手法治疗等措施,可增大其活动范围。

4. 改善本体感觉:足底可通过按摩和不同材料的接触进行感觉刺激,借助触觉刺激进行本体感觉训练。

(二)小腿截肢后训练

小腿截肢后保留的膝关节对行走功能具有重大意义,可采取以下措施:

1. 活动髌骨:术后制动有时会引起髌骨与深部组织粘连,早期进行髌骨的被动活动,可防止由此造成的运动受限。

2. 活动膝关节:当伤口愈合后,有必要采用 PNF 方法或牵伸技术及主动运动来保持和增大膝关节活动范围,但通过短活动臂完成这些活动还存在一些问题。

3. 牵拉短缩的肌肉:在床上或轮椅上制动以及疼痛保护体位会造成有关肌肉如髂腰肌、阔筋膜张肌、绳肌的短缩,相应牵拉技术辅助理疗措施(如热疗和按摩)可纠正对步态产生不利影响的不良姿位。

4. 大腿和髋部肌肉的力量训练:为了尽可能减轻跛行,应加强大腿肌和髋部肌肉的肌力训练。

5. 改善协调能力、耐力和运动感觉：为达到协调的步态，不仅要求力量，还要有良好的运动感觉，在不平或较软的平面上行走，尤其需要良好的协调能力。为了进行膝关节的控制训练，可采用 PNF 技术。

（三）膝部截肢后训练

膝关节离断术后具有极大的功能优势，根据残端长度可进行良好的假肢应用和控制，最大的功能优势在于残端完全的终末负荷，这将有利于步态的本体反馈，还能减少骨质疏松和加强残端供血，增强假肢的稳定性。

1. 大腿和髋部肌肉力量训练：髋部肌肉在维持行走站立相时骨盆稳定性方面起重要作用，臀大肌及内收肌参与维持站立相时膝关节的稳定性，髋屈肌的肌力减弱影响假肢的行走，还可影响步态的摆动相。应着重对相关肌肉的肌力进行训练，通过治疗体位与治疗技术的转换来改善耐力和运动感觉。

2. 骨盆运动训练：骨盆运动尤其是摆动相的向上运动对利用假肢行走至关重要，按照治疗计划在允许进行主动残端训练前就可进行骨盆的运动，重点是放松和运动感觉的训练，坐位或站位都是较好的训练体位。

3. 步态训练：鼓励患者尽可能尽早行走，即使是暂时性的，对患者来说也是极大的动力，就康复角度而言则是一个大的进展，利用配有软垫的凳子作为负重面可前后"行走"，对于双膝离断者甚至可进行"赤足行走"练习，它在适当的时机补充或代替利用假肢行走。

（四）大腿截肢后训练

大腿截肢后肌肉平衡受到明显破坏，残端越短则屈曲、外展和外旋倾向越明显，因为髋关节的负重是非生理性的，但它对维持站立相的稳定性和平衡具有重要作用。与膝离断术比较，大腿截肢后残留的仅仅是髋部和大腿部分肌肉，用来进行机械性膝关节控制和稳定骨盆，因而各肌群力量必须加强；由于终末负重受限，摆动相的长度和本体感觉减少，站立相稳定性难度加大。残端越短，越需要更多躯干肌的代偿，必须维持腹肌和腰背肌的力量;为减轻偏移运动,应尽可能增强肌力。

1. 加强髋屈曲、外展和外旋肌以及躯干肌力量训练。

2. 对髋屈曲、外展和外旋肌进行牵伸。

3. 骨盆运动和肩胛带抗旋转训练。

(五)骨盆区截肢后的训练

髋离断或半骨盆切除术后不再残留残端可固定和使用假肢,通过骨盆座上的躯干可控制三个人工关节。应进行的训练如下:

1. 增强躯干肌的力量。

2. 骨盆倾斜和直立训练。

3. 改善坐位稳定性。

4. 运动转移训练。

四、假肢配戴后的训练

术后 1~2 周,可用临时假肢进行下列训练:

1. 穿戴假肢:现代假肢要求患者穿戴及脱卸应尽可能简单。首先残端要套上一层或多层袜套,袜套可纵向伸展,以使残端末端软体部分在穿戴时不会向下滑脱;然后穿软壁体,它要与残端也包括其末端全面接触;接着在软体壁上再穿一层袜套,在这层袜套及外体之间的滑动面可通过使用粉剂来改善;套上假肢的过程与穿滑行鞋或马靴相同,在此过程中所有袜套都必须用手拉住。随着新材料,新工艺的不断应用,现代假肢越来越关注患者的舒适性,穿脱假肢尽可能简便。患者首先穿戴一个软性的硅胶内衬套,以使残肢与假肢接触时更柔和舒适,并能提高残肢与假肢的服帖度,防止滑脱;套上假肢的过程与穿滑行鞋或马靴相同,非常方便快捷;患者想脱下假肢时,只需按住假肢接受腔上的排气阀门,就可轻松脱下假肢。

2. 站立平衡:一般开始在平行杠内练习站立平衡,先训练双下肢站立平衡,从双手扶杠到不用手扶杠站立,在平行杠内训练 3 级站立平衡,然后练习单腿站立平衡。

3. 迈步练习:在平行杠内练习迈步,先健足向前迈步,将健肢后退半步,使健肢完全承重,再将体重转移到假肢侧,伸腰迈出健肢,尽量步幅大一些,再提起假肢跟部使足尖负重,屈曲假肢膝关节,借助身体冲力使假肢向前(注意步幅均匀和稳定);练习横向跨步,以利于接近或离开轮椅、扶手椅等;练习后退。

4. 步行训练:在平行杠外用拐杖练习行走,注意健肢步幅不应缩小,腰部应伸直,残肢应向正前方迈出,在假肢站立期,应让骨盆在假肢上方水平移动,注意保持骨盆水平;上、下斜坡。

5. 上、下阶梯;越过障碍物;倒地后再站起等。一般膝下截肢需训练 12~15 次;膝上截肢需训练 18~22 次,每日一次,年龄大者可每周 3 次;双侧膝上截肢常需训练 6~8 周。

对于上肢假肢或假手也先进行穿戴训练,然后对上臂截肢者进行屈肘、开手和开启肘锁的训练;对前臂截肢者应进行机械手的控制训练,其训练远比下肢复杂且困难得多,肌电控制的假手是通过残肢肌肉收缩时的肌电信号来控制假手的抓握。为了使假手在患者日常生活中发挥作用,正确指导训练是非常必要的。为训练假手的操作,先让患者熟悉假手的控制系统原理,后训练粗大的抓握和放松,常用海绵块、纸杯作为最初的训练对象,稍后改为橡皮块、木块,然后再将块形换为圆形。抓握和放松熟练后,可进行穿脱衣服、洗漱修饰和日常生活活动的训练。

(黄　杰)

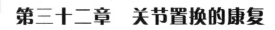

第三十二章　关节置换的康复

第一节　全髋关节置换的康复

一、概　　述

中老年人如有严重的髋关节骨关节炎或有股骨颈骨折,或无论在什么年龄,患有严重的炎症性髋关节炎,并有明显疼痛、髋部运动丧失、功能障碍、不能行走一定距离时,往往要进行髋关节置换术。成功的手术及有效的康复治疗将会给患者带来非常满意的结果。

目前手术多采用前外侧切口,手术过程中,将肌肉从股骨大转子上剥离,以后再缝回到股骨干上。因此,保持髋部外展和避免内收直至髋关节和大转子周围的软组织愈合是非常重要的。

现在,许多骨科医师在股骨和人工髋之间不用骨水泥,这稍微延迟了术后康复时间,并且患肢开始的负重要有减少及使用拐杖的时间有所延长。当然对大部分患者来说,人工髋能够紧嵌在股骨干中,达到更稳定的结果。

尽管患者的恢复情况将随患者本身的状况和手术医师的术式而有所不同,但术后康复程序对所有患者都是一样的。

二、康　复　评　定

(一) 术前评定

1. 观察步态,确定步态类型,是否有跛行,是否需要助行器。

2. 观察姿势有否异常。

3. 检查脊柱活动性,记录腰椎曲度的变化。

4. 检查双髋关节活动范围,记录影响活动的因素,如疼痛或僵硬、其他关节情况。

5. 测定肌力,注意患肢肌萎缩情况。

6. 鉴别疼痛是在休息时发生,还是在负重时出现。

7. 注意是否有下肢不等长,在仰卧位,骨盆保持水平,两足稍分开时测量。

(二)术后评定

1. 术后 3~5 天

(1)测定肌力,粗略测定患肢肌力,观察等长收缩肌力。

(2)神经检查,检查患肢感觉。

(3)检查心肺功能,注意在休息时和直立位的情况。

2. 术后 6~10 天

(1)评定使用助行器时的步态。

(2)评定转移等活动功能。

(3)再评定下肢肌力。

(4)评定患髋在允许方向的活动范围。

3. 门诊患者评定

(1)评定肌力。

(2)评定患肢髋、膝、踝关节活动范围。

(3)分析步态。

(4)评估功能性活动。

(5)下肢长度测量,观察 Trendelenburg 征。

三、康 复 治 疗

(一)术前治疗

练习一:告诉患者有关全髋关节置换术后的注意事项。

目的:预防手术髋脱位。

练习二:指导患者进行患肢练习活动。

目的:使患者熟悉术后要进行的练习方法。

练习三:指导患者使用步行架或拐杖。

目的:使患者熟悉助行器。

（二）术后3~5天的治疗

练习一:复习有关全髋关节置换术后的注意事项。

目的:预防手术髋脱位。

练习二:指导患者深呼吸练习和咳嗽技巧。

目的:预防肺部疾患。

练习三:患者术后保持髋外展位(20°~30°),可在两大腿之间放置枕头保持两腿分开;帮助患肢做小范围屈髋、屈膝和髋外展活动。

目的:维持患髋在安全范围内的活动。

练习四:重点加强患侧髋外展肌、股四头肌等长收缩练习,以及踝背屈、跖屈及环转主动活动,每次收缩保持10秒,重复10~15次。

目的:为主动锻炼做准备。

练习五:加强健侧下肢各关节主动活动和肌力练习,包括直腿抬高、髋膝踝屈伸抗阻运动,练习次数视患者体力情况而定,每天练习2~3组。

练习六:逐渐半卧坐起(30°~40°),维持至少5分钟,逐渐增加至15~20分钟。后侧切口的患者不宜过早坐起。

目的:耐受直立位,为站立和行走做准备。

练习七:①在治疗人员帮助患髋外展的情况下,患者移向患侧床边。②双下肢轻轻摆出床边,治疗人员始终保持患肢外展和微屈,此时患者坐在床边。③治疗人员帮助患者从床上支撑扶步行架站起。

目的:安全地从半卧位到站立位。

（三）术后6~10天的治疗

练习一:站立练习后的步态训练,逐渐增加患肢负重的程度,从点地到部分负重直到完全负重,从用步行架过渡到用拐杖。非骨水泥型人工关节需点地负重6~8周后过渡到部分负重,12~16周后才能开始完全负重。负重的多少必须征求骨科医师的意见。

目的:使用助行器走平地和上、下阶梯。

练习二:转移训练,包括从床到高厕座及还原,自我照顾训练。

目的:达到所有转移及自我照顾独立,强化对全髋关节置换术后注意事项的理解。

练习三:指导患者进一步加强患肢肌力练习。

目的:进一步增强患肢肌力,使其能独立进行练习活动。

练习四:指导患者按照注意事项进行患肢主动关节活动范围练习。

目的:在规定范围内进一步增加患肢关节活动范围。

(四)门诊治疗

练习一:针对肌力测定和关节活动范围测量结果进行训练,特别注意训练臀大肌和臀中肌,增强耐力训练。

目的:使患髋关节活动范围至少增加到80%;增强患肢肌力,使其接近健侧肌力;增加耐力。

练习二:与手术医师商量,并复查X线后,确定是否让患者完全负重;逐渐过渡到用手杖步行(一般至少要维持3个月持手杖步行)。

目的:达到用手杖独立行走。

练习三:逐渐加强功能性活动练习,如步行、娱乐等。

目的:恢复以前的功能活动水平。

以上各种练习,住院患者可每天进行2次,门诊患者可每周2~3次。

(五)全髋关节置换术后的注意事项

1. 在3个月内应注意休息,特别是在出院后前几周。

2. 在愈合过程中,应小心护理新髋,直至完全愈合。

3. 必须避免屈髋超过90°,内收髋超过中立位,不能在髋部扭转身体。为了获得满意的愈合,可能使有些活动受到限制,患者应该:①避免向前过度屈髋,坐位时患肢膝部应低于髋部;不能前倾系鞋带,不能以交替步上、下阶梯。②坐位或卧位时,不能使两腿交叉;侧卧位时必须向患侧卧位。③当转身时,患者要用一系列小的步幅达到转身的目的,而不能直接扭转双足或身体。

第二节 全膝关节置换的康复

一、概　　述

对有严重膝关节炎、关节疼痛明显、关节破坏、功能障碍、保守治疗无效者,可能需要进行膝关节置换术。手术固定方式分为骨水泥型和非骨水泥型固定。假体材料为钴合金和钛合金。

二、康复评定

术前和术后评定同全髋关节置换的康复。

三、康复治疗

在膝关节置换术成功实施后,对于骨水泥固定型假体或骨嵌合良好的非骨水泥型假体,在术后第一天就可以开始负重练习。当然,如果伴有股四头肌肌腱撕裂修复术,或侧副韧带修复术,或植骨术的情况,则必须推迟 2～4 个月进行完全负重训练。

膝关节置换术后最常见的问题是屈膝疼痛和伸膝肌乏力。

练习一:患者在术后第一天即可以开始做主动伸膝运动,治疗师帮助做被动屈膝运动,如果有股四头肌肌腱部分撕裂的情况出现,则必须由治疗师以控制的方式进行被动屈膝运动,其运动必须在有利于股四头肌肌腱撕裂或侧副韧带修复的范围内进行,然后让患者主动伸膝。

目的:改善膝关节的活动性,增强患者主动参与训练的意识和责任感。

练习二:健侧下肢各关节的主动活动和肌力练习,包括直腿抬高、髋膝踝屈伸抗阻运动,练习次数视患者体力情况而定,每天练习 2～3 组。

练习三:持续性被动运动(CPM)(详见第三篇第十三章第二节):可于手术后立即开始,每天活动 10～12 小时,尽量在白天进行,因有些患者不能耐受晚上使用 CPM。

目的:减轻疼痛,帮助膝关节屈曲,减少软组织的粘连和瘢痕的形成。对较难增加膝屈曲活动的患者,可在股四头肌区域给予超声波治疗。

练习四:站立练习和步态训练:根据患者情况,术后几天即可以开始进行站立、患肢负重练习,从在双杠内训练到用对侧手扶手杖进行练习,继而进行步态训练。

(黄晓琳)

第三十三章 软组织损伤的康复

第一节 概　述

软组织损伤通常是指皮肤、筋膜、肌肉、肌腱、韧带、滑囊、关节囊及周围神经、血管等组织的损伤,是临床常见病、多发病,种类众多。严重的软组织损伤常合并骨、软骨、关节的损伤,故在临床治疗过程中应重视合并损伤的治疗。

软组织损伤的原因很多,归纳起来有两类:一类是外力作用引起的损伤。其特点是局部肿胀、疼痛、淤血、血肿及功能障碍比较明显。其中外力直接作用于局部如撞击、碾压时,多引起软组织钝挫伤;若是通过力的传导间接引起的软组织损伤,则多为撕裂伤和扭伤。另一类损伤是积累性损伤,是指较小的力反复、持久地作用引起的组织损伤,多为不正确的姿势或其他原因使人体某一部位长时间处于过度用力的状态而引起的组织损伤,此类损伤在临床更为多见。根据受伤后皮肤是否破损,软组织损伤还可分为开发性损伤和闭合性损伤。软组织损伤在2周内为急性损伤,超过2周未愈转换为慢性损伤,慢性劳损也属于慢性损伤。

康复治疗之前、康复治疗过程中以及康复治疗计划完成时,均应进行有关的功能评定,尤其应进行关节活动范围测定、肌力测定、肢体围径测量等,以便为康复计划的制定、康复效果的评定提供可靠的客观依据。康复治疗是使软组织损伤患者康复的重要措施,其主要作用是消肿、止痛、消炎、预防及控制感染、促进组织愈合、减少粘连与瘢痕、促进功能恢复等。

第二节 临床诊断及康复评定

一、诊断要点

（一）疼痛

急性损伤时疼痛较剧烈，表现为锐痛、绞痛、刺痛，慢性损伤常表现为酸痛、胀痛。皮肤及皮下组织损伤的疼痛较轻，肌肉、韧带损伤则疼痛明显。若出现放射痛、剧烈的灼痛或麻木感，表明有神经损伤。

（二）压痛

仔细检查压痛的位置、范围、程度、深度，以明确发生于何种组织。

（三）局部肿胀、畸形

局部肿胀、畸形的程度与局部损伤程度密切相关，可用于判断损伤与韧带、肌肉、腱鞘、骨骼、关节等组织的关系。诊断时必须结合病史和相关体格检查，必要时给予 B 超、X 线片、CT、MRI 等辅助检查。

二、康复评定

软组织损伤无论发生在四肢或是躯干，由于疼痛、肿胀都可能出现不同程度的运动功能障碍，常用的评定方法有疼痛评定、关节活动范围测定、肌力测定、肢体围径测量以及神经功能评定。

第三节 康复治疗

一、损伤早期的常规治疗

软组织损伤的早期应实施"PRICE 常规"，即：

"P"（protection）——保护（用弹力绷带、夹板或矫形器固定患部）。

"R"(rest)——休息(局部制动、固定以利于患部休息)。

"I"(ice)——冰敷(在损伤后 24 ~ 48 小时内,患部冰敷、冰水浸泡或冰按摩)。

"C"(compression)——加压(用弹力绷带加压包扎患部)。

"E"(elevation)——抬高患部。

二、物理因子治疗

(一)高频电疗法

伤后 24 小时开始,采用小剂量或中等剂量的超短波或微波治疗,每次 10 ~ 15 分钟,每日 1 ~ 2 次。

(二)温热疗法

一般在损伤后 48 小时开始,先采用低温、短时间,然后逐渐增加,每次应少于 30 分钟,每日 1 ~ 2 次。

(三)超声波疗法

在损伤后 24 小时开始采用,中等剂量,每次 8 ~ 12 分钟,每日 1 ~ 2 次。

(四)低、中频电疗法

干扰电、经皮神经电刺激、调制中频疗法等可选择运用,每次 20 分钟,每日 1 次。

(五)红外线疗法

一般用于慢性劳损,每次 20 ~ 30 分钟,每天 1 次。

(六)蜡疗法

用于损伤恢复期,每次 20 ~ 30 分钟,每天 1 次。

三、运 动 疗 法

(一)治疗原则

既要避免损伤组织过早地承受不适当的应力负荷,而妨碍组织愈合,甚至转变成难治的慢性损伤;又要使患肢保持及时而必要的运动,恢复其运动功能,防止骨、关节及肌肉等组织发生废用性改变。

（二）方法

1. 关节活动范围训练：根据病情采用被动运动、助力运动和主动运动来维持和扩大关节活动范围。一般每个关节每次活动 3~5 遍，一天 2 次。

2. 肌力训练：伤后尽早开始固定肢体的等长训练，防止肌肉萎缩和恢复肌肉功能，根据病情逐渐增加运动量，并进行等张训练和抗阻训练。肢体未固定部分也应进行适当的等长训练、等张训练和抗阻训练。若训练时疼痛或训练后 24 小时后疼痛运动需减量。

3. 牵伸、伸展训练：用以维持和恢复肌肉及韧带等组织的正常长度，分解组织粘连。

（三）按摩治疗

损伤早期即可开始局部轻手法按摩，促进静脉回流，预防水肿。

（四）局部封闭治疗

应用皮质类固醇激素加局部麻醉药的混合液行痛点注射，可注射 3 次，每次间隔 1 周。

第四节 几种常见软组织损伤的康复

一、肩部软组织损伤的康复

肩部软组织损伤以肩袖损伤、肱二头肌腱腱鞘炎、神经损伤（肩胛上神经、胸长神经）、肩周炎为多见。

（一）肩袖损伤

肩袖肌群是由冈上肌（外展上臂）、肩胛下肌（内旋上臂）、冈下肌及小圆肌（外旋上臂）组成，肌腱止于肱骨大、小结节及部分外科颈部，为联合腱，似袖口，故称肩袖、腱袖或旋转袖。肩袖损伤又称肩袖创伤性肌腱炎或肩撞击综合征，系指肩袖肌腱炎、肩峰下滑囊炎而言。主要临床表现是肩痛、肩部外展受限、肌肉痉挛与肌肉萎缩。检查时可发现患臂坠落试验阳性。治疗方法为：

1. 固定:急性炎症时疼痛剧烈,应卧床休息,并将上臂外展30°固定,减少肌肉活动以减轻疼痛。

2. 局部封闭:用普鲁卡因与醋酸泼尼松龙混合液进行压痛点及滑囊内注射。

3. 物理因子治疗

(1) 超短波、微波疗法:均用温热量,每次 15 ~ 20 分钟,每日一次,可止痛、消炎。

(2) 温热疗法加超声波疗法:先用太阳灯或红外线或蜡疗作用于患肩,再用超声波接触移动法治疗患处,剂量为 0.8 ~ 1.5W/cm², 每次 8 ~ 12 分钟,每日一次。此综合疗法既止痛消炎,又可改善关节活动范围。

(3) 碘离子导入疗法:电流强度为 15 ~ 20mA, 每次 20 ~ 25 分钟,每日一次,用于慢性期病例。

4. 运动疗法:急性期过后应开始肩关节活动范围练习及肩袖肌群、三角肌肌力练习,以改善血液循环、恢复关节活动范围及肌力。练习应以不痛为原则。经上述治疗无效的病例,可考虑手术治疗。

(二)肱二头肌长头肌腱腱鞘炎

肱二头肌长头肌腱是人体中唯一在关节内穿行的肌腱,它从肱骨结节间沟上行至外科颈部进入盂肱关节,当其在结节间沟滑动过多时,即可受损而导致肌腱创伤性炎症、水肿,久之肌腱变性,最后与腱鞘粘连。临床表现为三角肌部疼痛,提物及前臂旋后时疼痛加重,相当于结节间沟处较明显压痛。治疗方法为:

1. 急性期用三角巾将上肢悬吊,以减少活动。

2. 局部封闭,用普鲁卡因或普鲁卡因与醋酸尼泼松龙混合液注入结节间沟及附近组织。

3. 物理治疗,可用超声波疗法、温热疗法(太阳灯、红外线、蜡疗等)、直流电碘离子导入疗法。

4. 运动疗法,急性期过后就应进行肩关节的回环运动练习。

二、肘部软组织损伤的康复

肘部软组织损伤包括韧带损伤、肱骨内上髁炎、肱骨外上髁炎及肘关节创伤性滑膜炎等,其中以肱骨外上髁炎(网球肘)及内上髁炎最常见。

肱骨外上髁炎及内上髁炎多因肘部肌肉附着区劳损变性所致,早期为局部疼痛与压痛,后期局部可触及肿胀硬结。治疗方法为:①局部封闭,用普鲁卡因或普鲁卡因与醋酸泼尼松龙混合液行痛点注射。②物理治疗,早期患者用蜡疗、间动电流疗法,病变处如肿胀明显,伴有炎性反应时,可采用超短波或微波疗法;后期患者可用超声波疗法、直流电碘离子导入疗法。③如非手术治疗无效可考虑手术治疗。

三、膝部软组织损伤的康复

膝部软组织的急性损伤以侧副韧带损伤较多,慢性损伤以脂肪垫损伤、膝关节创伤性滑囊炎较多。

(一)侧副韧带损伤

侧副韧带损伤可分为内侧副韧带损伤与外侧副韧带损伤。外侧副韧带损伤较内侧副韧带损伤少。因外力大小及方向的不同,常常出现不同程度的病理变化,有的是韧带的过渡牵拉,有的是韧带的部分或全部断裂,有的甚至是韧带上、下两端附着点的撕脱骨折。在侧副韧带损伤的同时,也常发生半月板及十字韧带的撕裂,甚至产生胫骨内、外髁的骨折,形成复杂的联合损伤。侧副韧带损伤后,一般均有局限性疼痛及肿胀、局部压痛、股后肌群的保护性痉挛。

1. 内侧副韧带不完全性断裂的治疗:早期治疗主要是防止创伤部位的继续出血,加以适当固定,以防再伤。一般采用局部冷疗及弹力绷带压迫包扎固定。24~48小时后或出血停止后,治疗目标应转向如何使出血吸收,可采用温热疗法(如蜡疗、红外线、短波、微波等),每次15~20分钟,每日1~2次。恢复期可用碘离子导入疗法、超声波疗法、音频电疗法。运动疗法对一切膝关节损伤都很重要,尤以股四头肌与膝屈肌的练习更为重要。进行股四头肌练习时,应注意循序渐进,当损伤性炎症消除时,先做静力性收缩练习,然后做直抬腿,以后再逐次练习直抬腿运动及屈曲位抗阻伸膝运动。一旦创伤修复程度已足以允许患者站立时,就可在用粘膏支持带及弹力绷带固定的情况下练习行走。

2. 内侧副韧带完全断裂的治疗:目前国内外大多数学者认为手术修复断裂的韧带是最好的方法,术后将膝关节用长腿石膏夹板固定 6 ~ 8 周。如不能手术,则可用石膏固定 6 ~ 8 周,但效果较差,易遗留膝关节侧方不稳。无论是否手术,固定期间均应进行股四头肌的静力性收缩练习。拆除固定后继续进行肌力练习,方法与内侧副韧带部分断裂相同。此外,还应配合应用物理治疗,如超声波疗法、直流电碘离子导入疗法、音频电疗法等。

(二)脂肪垫损伤

脂肪垫是髌腱后、胫股关节前的一种缓冲组织,当伸膝过度时,可致其损伤变性。主要临床表现是伸膝痛及髌腱两侧肿胀与压痛。可采用:

1. 微波、超短波、短波疗法:微热量或温热量,每次 10 ~ 15 分钟,每日一次,但均忌剂量过大,以免脂肪垫过热反而致脂肪变性坏死。

2. 直流电碘离子导入疗法:每次 20 ~ 25 分钟,每日一次。

3. 超声波疗法:移动接触法,0.8 ~ 1.2W/cm^2,每部位 3 ~ 5 分钟,每日一次。治疗期间,应避免过度伸膝的动作。

如上述治疗无效,可行手术治疗,术后应加强股四头肌肌力练习及关节活动范围练习。

四、足踝部软组织损伤的康复

足踝部软组织损伤以踝关节韧带损伤及跟腱损伤较常见。

(一)踝关节韧带损伤

当踝关节过度地内翻、内收或过度地外翻、外展时,易致踝关节外侧或内侧韧带损伤,以外侧韧带损伤为最多,尤其以距腓前韧带损伤最常见。损伤后迅速出现局部疼痛、肿胀及明显压痛,伤后约12小时内出现皮下出血。伤后应立即进行冷疗以止血、防肿、镇痛,约半小时后可包扎固定,切忌揉捏伤区,以免出血与损伤加重。受伤24~48小时后,出血停止,可开始进行物理治疗,早期用蜡疗法,每次20~30分钟,每日1~2次,不便打开敷料者可行超短波疗法,微热量,每次10~15分钟,每日一次;恢复期用超声波疗法,接触移动法,0.8~1.2W/cm^2,每次3~5分钟,每日一次;或用音频电疗法,中等强度,每次15~25分钟,每日一次。伤后2~3天开始按摩及踝关节活动,以消肿、止痛、防止粘连,并有助于踝关节功能早期恢复。

（二）跟腱损伤

1. 跟腱腱周炎:多数系跑跳过多导致的局部劳损所致,伤后在跑跳时跟腱部疼痛,跟腱梭形变粗,局部压痛。治疗原则是早期局部休息,方法为穿高跟鞋或用粘膏支持带将踝关节保持在稍跖屈的位置,同时,可辅以泼尼松龙腱周注射、物理治疗（如蜡疗、超声波疗法、间动电流疗法）及按摩。经上述处理无效时,可考虑手术治疗。

2. 跟腱断裂:分为开放性与闭合性断裂两种。多数学者认为跟腱断裂后以手术缝合为好,手术后以石膏托固定3周。固定拆除后进行蜡疗、水疗及踝关节功能练习,术后6周开始持重,3个月可恢复正常跑跳动作。

（喻　澜　郭正成）

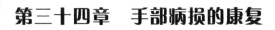

第三十四章　手部病损的康复

第一节　概　　述

手是人类最为重要的劳动器官,其功能障碍将给患者工作和生活带来严重的不便。手部康复的目的,是使因伤、病或手术而下降的手部功能最大限度地得到恢复。要达到这一目的,必须有一个协调良好的康复小组,包括康复医师、受过手部康复专门训练的物理治疗师、作业治疗师、矫形器制作师以及社会工作者、心理治疗师、职业治疗师等。

一、适 应 范 围

1. 手部外伤:包括骨折、肌腱损伤、挤压伤、扭挫伤、关节错位或脱位、截肢等。

2. 手部手术后:如腕管松解术后、指关节或腕关节置换成形术后、肌腱修补或移植术后、肿瘤切除和先天性缺陷再建术后等。此时手部康复治疗应作为术后治疗的一个基本要素,即使患者有石膏固定也不应忽略。

3. 过度使用综合征和与反复的工作活动有关的损伤,如肌腱炎、肌筋膜痛综合征、腕管综合征等。

4. 各种累及手部的疾患:如关节炎、肌营养不良、糖尿病性神经病、臂丛神经损伤等。

二、康复治疗的基本原则

1. 早期介入,应在急性期就开始康复过程。

2. 积极消肿,水肿是手外伤或手术后常见的现象,其预防与治疗为手功能尽早恢复的重要因素之一。

3. 尽可能小范围地使用外固定,且固定时使手部各关节处于功能位。

4. 重视皮肤损伤的处理,促进其早期愈合,避免其妨碍手功能恢复。

5. 保持手指运动,维持关节活动范围。

三、康复的目标

在手部康复治疗中,首先应重建舒适、正常的运动模式和良好的体位姿势,随后应着眼于增大关节活动范围和手的功能性运动,并逐渐过渡到抗阻性肌力增强训练,直到恢复工作。由此,美国学者 Schutt 提出了手部康复的具体目标应为:预防和减轻水肿;促进组织愈合;缓解疼痛;协助患者放松;防止肌肉的误用、废用和过度使用;防止关节的僵硬和损伤;减轻感觉过敏和进行感觉再训练;重建运动与感觉功能。

此外,在治疗中还要注意手外伤的各种并发症的处理,包括水肿、疼痛、关节活动度下降、肌力下降、粘连、感觉过敏、肢体误用、废用和过度使用。

第二节　手部功能评定

对手部的全面评定,是了解其功能状况和制订治疗计划所必不可少的先决条件,同时也可了解康复成效和协助对原有计划进行修订。

总的说来,手部功能评定包括以下几方面的内容:

一、一般情况的了解

通过望诊和触诊,对患者手进行大致的评估,了解其手是否完整;有无水肿、畸形和瘢痕;有无肌萎缩和肌肉瘫痪;大致的活动情况如何等。

二、水肿程度的评定

在有手部水肿时,可有两种方式进行测量:一是以特制的皮尺测量手指的周径;二是以体积测量计来测量手的水肿容积。

三、关节活动范围测量

使用专用的量角器测量手部各关节的主动和被动关节活动范围,包括指关节的屈、伸,拇指的屈、伸、对掌和对指,腕关节的屈、伸和前臂的旋前、旋后活动范围。此外,还应在必要时了解肩关节和肘关节的活动情况。

除测量角度外,有时还可使用皮尺来测量手指关节活动范围。例如,测量屈指时指腹尖端与掌横纹间的距离。

四、肌 力 测 定

可使用测力计或徒手进行检查,检查的项目包括指尖捏力,指侧捏力和握力,分、并指力等。

五、感觉功能评定

感觉功能评定包括浅感觉(痛、温、触觉)、深感觉(运动觉、位置觉和震动觉)和复合感觉(两点辨别觉和实体觉)的检查。检查使用的器具有不同粗细的细丝、双脚规、针、音叉、震动器、试管和大小、形状与重量等各不相同的物体。

六、功能性活动能力的评定

设计一些功能性活动并要求患者具体实施,可了解其上肢与手的综合能力,包括活动的灵巧性、速度等。

七、职业和工作能力评定

由作业治疗师和职业康复师使用工作模拟器等进行。

Schutt 和 Opitz 认为,在治疗的初期阶段,对患者关节活动度和肌力的评定应至少每周进行一次,以便及时了解治疗的进展情况。另外,所有的评定方法均应严格进行界定和标准化,以确保测量结果的可重复性和可比性。

手部功能的评定项目在不同情况下应各有测重。腕管综合征术前评定中,腕、指的 ROM 评定是必不可少的。正中神经支配的所有肌肉的肌力评定也有十分重要的意义,EMG 检查有其特定作用,两点辨别觉在术前后结果的评定中有很大用处。

关节成形术后,ROM 的评定最为重要,应进行多次系列评定,肌力评定应在 3 个月后进行,以利于其愈合。

第三节 康复治疗

一、水肿的控制

水肿是手部外伤或手术后的常见并发症,系由于制动和肌肉的泵作用的丧失所致的淋巴与静脉回流下降所引起。长期的水肿可导致关节、肌肉、血管和神经的纤维化,同时也易于发生感染,从而严重妨碍手功能的康复,因此应特别注意预防与控制。

(一) 抬高患肢

最好能使患侧肘部抬高至肩以上,手抬高至肘平面以上,同时应尽量使肘关节处于相对伸展的体位。美国学者 Stillwell 的研究表明,该体位时,上肢的血液与淋巴循环量要较肘和上肢处于腰部时多 2/3。要告诉患者随时注意抬高患手。在手和上肢术后有水肿时,患肢一般至少要抬高 3~5 天。

(二) 尽早进行关节活动训练

应在伤后或术后尽可能早期开始关节活动。即使是极为轻微的肌肉收缩活动,对于手和上肢的淋巴回流也会有很大的促进作用。

(三) 弹力绷带包扎

在术后早期,当手和腕尚处于被固定状态时,可以大块敷料施加轻柔而均衡的压力以预防水肿。以后可用弹力绷带由手指远端向近端重叠包扎,包扎完毕并持续 5~15 分钟后拆除,每天可重复数次。在包扎过程中和包扎拆除后,可做主动关节活动,通过肌肉收缩的泵作用而减轻水肿,也可使用适当的弹力手套或袖套。

(四) 按摩

由远端开始,逐渐移向近端,可协助水肿液向近端回流。

(五) 间歇性充气加压装置治疗

将患侧手和上肢插入特制的充气袖套,袖套连接在间歇性充气加压装置上,由该装置使袖套间歇性地充气和放气,由此对患肢起到相当于按摩的加压作用,从而可达到控制水肿的目的。此法对软组织损伤和反射性交感性营养不良所致水肿非常有效。

(六) 高压脉冲直流电刺激

研究证明,该疗法用于治疗肢体水肿可取得良好效果,特别是腕部骨折后石膏管型治疗期间产生的慢性水肿,也适用于机化的血肿或慢性纤维性水肿。该疗法可产生肌肉泵作用,促进肢体血液回流。通常与主动性运动治疗方案结合使用效果更好。

二、促进组织愈合

1. 水疗:如冷热浴和漩涡浴均有助于清除伤口的分泌物和表层坏死物,可促进伤口愈合。

2. 以弹力手套或弹力衣在伤疤表面施加均衡的压力,有助于结缔组织的重新排列,可软化和减少瘢痕的形成。

3. 物理治疗:局部应用超短波、微波或紫外线等均可加快组织修复速度。

三、疼痛处理

疼痛是手康复中常见的问题之一,其可发生于术后、伤后、神经病变和关节炎病变中,导致患者的过度保护行为和运动的

不协调。其治疗方法有:

(一)水疗

有助于减轻水肿,缓解疼痛。可使用冷-热交替浴,按以下方式进行:热浴 10 分钟→冷浴 1 分钟→热浴 4 分钟→冷浴 1 分钟,如此反复,持续 30 分钟。热、冷浴的水温分别为 43.7℃ 和18.3℃,也可使用漩涡浴。

(二)热疗

如热袋、蜡疗等,可缓解疼痛并使患者放松。治疗中,最好使患手处于抬高的体位。冰疗可用于急性扭伤中疼痛的缓解。

(三)经皮神经电刺激

可用于缓解疼痛和痛觉过敏。

(四)其他

如按摩可用于缓解疼痛,神经阻滞和非甾体类抗炎药等也可视情况选用。

四、肌肉再训练

在接受手康复治疗的患者中,因伤病所致,往往存在有异常的运动模式和肌肉误用、废用或过度使用的情况,因此应注意处理。

(一)异常运动模式处理

运动模式异常是手外伤和术后患者较常见的问题,其可严重妨碍 ROM 和功能性活动。可采用以下方法予以矫正并重建正常的运动模式:

1. 告知患者正确的动作:通过治疗师示范和让患者观察自己健侧上肢的动作,有助于患者尽快理解。

2. 通过本体感觉反馈法训练运动控制能力,如可用健侧手沿患侧肌肉和肌腱轻轻加压以学会肌肉收缩的自主控制。

3. 电刺激和肌电反馈训练:以低频脉冲电流刺激要训练的肌肉,或以该肌肉收缩的肌电活动进行生物反馈训练,均有助于患者学会正确的动作方式。

(二)受累肌肉误用、废用和过度使用的处理

1. 误用:包括肌肉的替代收缩、不当的共同收缩和保护性

收缩,可致肌肉疲劳、疼痛和关节的肿、痛等,可通过教给患者正确的运动模式等神经肌肉再训练方法进行治疗。

2. 废用:这是指受累肢体的使用不足,可导致肌肉的萎缩、无力。处理原则为:

(1) 尽早在舒适、安全的限度内进行手部功能性活动。

(2) 逐渐增加活动量。

(3) 以正常的运动方式进行活动。

3. 过度使用:常与误用相关联。有些患者急于恢复以前的功能水平,可能会过多地进行训练活动而导致此种现象发生。可出现局部疼痛、肿胀、ROM 受限等。应嘱咐患者要活动适度;活动量要逐渐从小到大;要有适当的休息时间;不运动时要保持上肢放松;晚间或白天休息时可用夹板进行固定。

五、关节活动范围训练

手外伤、关节炎、神经病、手术和肌肉严重的反复过度使用,常常导致手部关节活动范围的下降。因此,在上述情况下应早期进行关节活动范围的训练和采取有关措施以增加关节活动范围。前者包括被动关节活动范围练习、主动助力关节活动范围练习、主动关节活动范围练习;后者包括被动牵伸、按摩、漩涡浴、超声等。可根据患者的病情和治疗时机而选择应用。

六、矫形器的应用

矫形器的应用是手康复治疗的一个有机组成部分,可用于单关节,也可用于某一区域,如肘-腕-手。配戴时间应根据患者的情况而异,可为持续配戴,也可间歇配戴,配戴时间与频率应逐渐增加。

上肢矫形器可分为静力性的和动力性的两种基本类型。前者主要用于支持新近经手术修复的手指,防止过度牵伸和肌腱挛缩,防止不必要的关节运动的产生,促进骨折和软组织的愈合;后者则用于既需要运动又需给予适当保护的情况,而且由于这类矫形器具备有铰链或外关节且带有动力源,如弹力带、电动机等,因而可用于手部关节对位的校准,也可用于协助或刺激有关运动的产生。

七、肌力训练

在患者达到全范围关节活动后,应立即开始肌力训练。在肌力训练中,手法施加阻力具有重要作用。可让患者以健侧手施加阻力,这有利于患者本人动态监测自己患手的肌力,并据此相应地施加适当的阻力。抗阻训练应为渐进性的,可为等张,也可为等长或等速训练。后者需借助 Cybex 之类的等速训练仪方可达到。

逐渐地增加抗阻运动的阻力,可以增强肌力;而逐渐增加运动的次数,则可增加其耐力。需要注意的是,患者的训练应以不导致疼痛或不适为限度。

八、感觉障碍的处理

包括感觉过敏的治疗和感觉再训练。对于感觉过敏,只要没有开放性伤口或感染即可采用各种脱敏疗法进行治疗,如按摩、拍打、TENS、旋涡浴等。在感觉再训练中,首先应教会患者保护感觉缺失区域的进一步损伤,如避免被过热的水或烟头烫伤;然后可采用不同质地、不同形状的物体训练患者的感觉识别能力。

九、手部功能协调性训练

协调性是正确地且毫不费力地控制运动的能力。手部的协调性运动不仅有赖于正常的 ROM 和肌肉力量,而且需要有完好的本体感觉和神经肌肉控制能力。PNF 技术在帮助患者恢复对患肢的意识与控制上具有良好的作用,而有针对性的专项性粗大运动(如肩、肘、腕部运动)和精细运动(如手指运动)训练则有助于使患者改善或重获上肢运动的协调性,其要点在于对特别安排的适宜活动的多次反复的训练。运动应平滑、放松,直到感到疲劳或出现疼痛时为止,运动难度逐渐提高,运动量从小到大逐步增加。

常先进行粗大运动训练,如举手至头后抛球、从物品架上拿放物品、叠衣服等。精细运动包括指尖相触、以筷子夹持不同大小和形状的小物体、系鞋带等。

(郭铁成)

第三十五章　烧伤的康复

第一节　概　　述

烧伤是由于火焰、蒸气、热水、钢水、电流、放射线或强酸、强碱等化学物质作用于人体所引起的损伤。烧伤不仅是皮肤损伤,也可深及肌肉、骨骼,严重者可引起一系列的全身反应(如休克、感染等),如处理不当,很易造成死亡。经抢救存活者,也多有不同程度的功能障碍,这多取决于烧伤的严重程度。

一、烧伤的分类

烧伤的分类在患者的处理中具有重要意义。可根据烧伤的原因、深度和面积进行分类,同时还应考虑烧伤的部位、患者年龄及其他相关联的损伤,如烟雾吸入和骨折等。

(一) 按烧伤的原因分类

1. 热烧伤:包括烫伤和冻伤。

2. 电烧伤。

3. 化学烧伤。

4. 辐射烧伤。

(二) 按烧伤深度分类

1.1 度烧伤:仅伤及表皮,局部有红、肿、热、痛和感觉过敏,愈后不留瘢痕。

2. 浅 2 度烧伤:伤及真皮浅层,部分生发层健在,局部剧痛,感觉过敏,有水疱。约 2 周可愈,不留瘢痕。

3. 深 2 度烧伤:损伤深达真皮深层,尚有皮肤附件残留,痛觉较迟钝,可有或无水疱。需 3 ~ 4 周可愈,遗留轻度瘢痕。

4.3 度烧伤:皮肤全层均受损,有时可深及皮下组织、肌肉和骨骼。局部呈蜡白或焦化状,无明显疼痛感觉。自然愈合缓慢,遗留瘢痕。

(三)按烧伤面积分类(九分法)

1. 头部:为体表面积的9%。

2. 一侧上肢:为体表面积的9%。

3. 一侧下肢:为体表面积的18%。

4. 躯干前面:为体表面积的18%。

5. 躯干后面:为体表面积的18%。

6. 会阴部:为体表面积的1%。

(四)烧伤严重强度的综合分类

1. 轻度烧伤:2度烧伤面积<15%或3度烧伤<2%。

2. 中度烧伤:2度烧伤面积15%～25%或3度烧伤面积<10%(不累及眼、耳、面部或会阴部)。

3. 重度烧伤:2度烧伤面积>25%或3度烧伤面积>10%;所有的面部、双眼、双耳、双足或会阴部烧伤;所有的电击烧伤;所有的吸入性烧伤;烧伤合并有骨折等损伤者。

二、烧伤的病理生理变化

(一)烧伤的局部反应

轻度烧伤者,局部毛细血管扩张充血,并有少量血浆渗出至细胞间隙,使局部出现红肿。稍重的烧伤使毛细血管壁损伤而致通透性明显增高,造成血浆大量渗出,除渗入细胞间隙,还会积于表皮与真皮之间而形成水疱。严重烧伤则直接引起蛋白质凝固、组织脱水甚或炭化。

烧伤的局部反应处理的好坏,对患者的康复结局将有重大影响。首先,局部的渗出水肿可妨碍患者的关节活动,同时可加重疼痛,使患者产生保护反应而进一步加重水肿和关节的僵硬,并使肌肉与肌腱活动性下降。另外,渗出液可刺激局部胶原纤维等的产生,造成粘连的形成。这又可进一步限制关节的活动,因此应予以积极的物理治疗。

(二)烧伤的全身反应

主要是由于烧伤后因大量液体的渗出等导致的血容量下

降,及由此引起的低血容量性休克,肾功能衰竭和感染等也是常见的全身全应。如处理不好,常可导致死亡。

三、烧伤的康复治疗原则

根据叶舜宾的意见,烧伤的治疗原则为:

1. 保护烧伤区,防止和尽量清除外源性感染。

2. 预防和治疗低血容量或休克。

3. 治疗局部和全身感染。

4. 用手术和非手术的方法促使创面早日愈合,并尽量减少瘢痕所造成的功能障碍与畸形。

5. 预防和治疗多系统器官衰竭:在烧伤的处理中,康复治疗有着不可替代的独特作用。烧伤的康复治疗中,早期应以止痛、防止感染和促进愈合为主,但也应注意保持关节活动范围与抗畸形体位的摆放;后期则主要为减轻瘢痕形成和挛缩,促进肢体功能的恢复。具体说来,即是要注意做到以下各项:

(1) 促进创面愈合,预防肌腱和关节囊挛缩,减轻或避免肢体畸形。

(2) 维持正常的功能活动。

(3) 增强肌力和耐力。

(4) 改善日常生活活动自理能力。

(5) 提供必要的假肢、支具和相应的针对性训练。

(6) 防止感觉障碍所致的损伤。

第二节　烧伤患者的评定

对烧伤患者的评定,可以了解患者损伤的严重程度及其功能状况和康复的潜力,为康复治疗提供依据。

(一) 一般情况的了解

主要了解以下两个方面的内容:

1. 患者既往神经及肌肉、骨骼系统方面的病史,如骨折、肌肉无力、感觉缺失、眩晕等的情况。

2. 患者的职业、婚姻状况、家庭组成等,这些因素对患者的康复潜力、康复动机及治疗方案的确定均有重要意义。

(二)、烧伤伤口的评定

1. 伤口的部位与面积:有助于预先制订体位摆放计划,防止挛缩形成。

2. 伤口的深度:可预示伤口愈合及完全康复所需的时间。烧伤越浅,愈合越快,所需的运动训练也越少。

(三)水肿情况

了解水肿的有无、部位、程度及其对患者功能的影响。当关节周围有水肿时,可致关节僵硬,严重影响关节活动范围,有时水肿可成为关节活动范围受限的唯一原因。

(四)关节活动范围

全身各关节的活动范围均应予以评定,无论其是否受累。

(五)肌力

可在每一肢体上选择几块主要的肌肉进行评测,了解有无肌无力存在,并根据评定结果推测康复后可能恢复的程度如何。

(六)感觉功能

用于了解有无神经受损以及深度烧伤或植皮区愈合后的感觉异常情况。最常用的有两点辨别觉和轻触觉检查。

(七)步态

了解患者的步态有无异常以及异常的原因。

(八)日常生活活动能力

主要了解 ADL 自理程度。

第三节 烧伤的康复治疗

康复治疗在烧伤患者入院时应立即开始,但应以急性期的成功抢救与妥善处理和必要的外科治疗为前提。

一、伤口的处理

烧伤创面的处理及随后的皮肤护理对于患者的功能及外

观具有重要影响,切不可忽视。创面处理的目的在于:防止或控制感染;尽可能地保留未受损组织;为创面的早期愈合或植皮创造良好的条件。

从康复治疗的角度,可采用水疗以协助促进创面分泌物的清除和坏死物的脱落。超短波、紫外线、红外线和高压氧治疗也有助于控制创面感染和促进愈合。

二、体 位 摆 放

为了缓解对烧伤组织的牵拉而导致的疼痛,烧伤患者常采用使躯干处于放松的体位,如颈部屈曲、肩关节内收、肘关节屈曲、髋关节和膝关节屈曲等。而这种体位可很快导致关节出现屈曲性挛缩畸形,因此应及时进行正确的体位摆放以防止畸形产生,此即所谓的抗畸形体位摆放。当然,由于每位患者的受伤部位和程度不同,其所需的体位摆放安排也应有所区别。但都应遵循一个总的原则,就是使烧伤的身体部位处于一种与可能发生的挛缩相反的平面与方向上。具体如下:

颈部:颈前部烧伤患者的颈部应置于过伸位。

肩关节:置于使上臂外展60°~90°并轻度内旋。

肘关节:应处于完全伸展位。

腕和手部:腕关节应置于30°~40°伸展位,掌指关节70°屈曲,近远端指间关节完全伸展,拇指伸直并外展。

髋关节:中立伸展并外展15°。

膝关节:完全伸展或呈5°以内屈曲。

踝关节:90°(即正常站立位)以预防跟腱挛缩。

脊柱:保持脊柱笔直,防止侧弯,特别是在躯干侧面烧伤时。

三、夹板的应用

夹板应用的目的,一方面是为了制动和防止关节挛缩,另一方面也可对创伤部位起到保护作用。主要用于合作程度较差者和小孩。在烧伤急性期使用的夹板主要有以下几种:

1. 手部休息夹板。

2. 踝关节背屈夹板：用于有跟腱紧张和腓神经麻痹时。

3. 膝伸展夹板：用于防止膝关节屈曲性挛缩。

4. 伸肘夹板：用于伸肘受限时。

需要指出的是，长时间的夹板制动可导致相反的畸形产生。例如，过于长时间地持续配戴伸肘夹板，可致肘关节伸肌肌腱的挛缩，造成屈肘受限。因此，在夹板应用过程中应随时注意评估关节活动范围。

四、运 动 疗 法

烧伤患者在生理状态稳定后即应开始运动锻炼。根据患者的情况，可分别或联合采用如下运动方式进行训练：被动运动、牵伸运动、主动助力运动、主动运动、抗阻运动、神经肌肉本体促进运动(PNF)、关节松动术等。这些方法作用各不相同，如被动运动可用于维持或改善关节活动度，牵伸运动可与体位摆放和夹板联合应用以使关节活动范围的下降得到阻止甚至逆转，PNF 中的"收缩-放松"法对于减轻牵伸运动中的疼痛则是很有用的方法。

在有下述情况时，应禁止做运动，如骨折、关节脱位、肌腱或韧带断裂等。

五、步 行 训 练

烧伤患者在病情稳定后，即使是 3 度烧伤或下肢深 2 度烧伤，也应尽早开始步行训练，训练强度在患者的耐受限度内应逐日提高。

烧伤患者常见的步态异常及其治疗方法：

（一）跟腱挛缩

这类患者行走时，以足尖着地，膝和髋呈屈曲状态。治疗方法：当患者尚不能行走时，可采用被动牵伸的方法使跟腱延长；当患者可行走时，则可让患者做下蹲运动或足前部垫高站立，以足跟着地行走等来进行矫治。

（二）髋、膝屈曲挛缩

有下肢、骨盆、臀部、下腹部和背部烧伤的患者,常常出现有屈髋屈膝行走的姿势。矫治方法为:

1. 主、被动伸髋、膝运动,可在侧卧位时进行。

2. 做"飞行运动",在俯卧位进行。

3. 可让患者后背抵墙站立,使躯干保持伸直,治疗师以双手使患者双膝伸直,以使股后肌群和屈髋肌受到牵伸。维持此姿势约 20 秒后,让患者按要求的姿势离开墙向前行走。

（三）肩部前突

常见于胸廓前上部及锁骨区烧伤的患者。治疗上应增强肩关节后缩力量和牵伸胸廓前上方的皮肤。例如,可以让患者做扩胸运动或双手交叉置于脑后,再以双上肢做鸟翅扇动动作。

（四）躯干屈曲

常与上述的异常合并存在,可用下述方法进行矫正:

1. 让患者抵墙站立使躯干伸直,然后保持此姿势向前行走。

2. 俯卧位做"飞行运动"。

3. 做双肩后缩运动。

4. 站立,双手交叉置于脑后,双上肢做鸟翅扇动动作。

六、日常生活活动训练

日常生活活动训练包括床上活动、转移活动、自我料理(饮水、进食、着衣、个人卫生)等活动能力的训练。应从易到难,逐渐增加活动的强度,并在必要时提供合适的辅助器具。

七、烧伤后遗症的处理

（一）肥大性瘢痕的处理

肥大性瘢痕可由深 2 度或 3 度烧伤引起,取决于烧伤的深度、愈合的时间、植皮的成功与否、患者年龄和体质等。烧伤并发的肥大性瘢痕不仅明显地破坏患者的外表,同时也可造成严重的功能障碍。

1. 加压治疗:持续加压 25mmHg 以上,可使瘢痕变平,这已为多年的临床实践所证实。其作用机制,据认为是所加的外部压力使得瘢痕内毛细血管闭塞,从而抑制了瘢痕内的血液供应,使成纤维细胞活性和瘢痕组织内的水分含量下降,导致了胶原纤维合成和瘢痕基质的减少。加压治疗可通过穿压力衣或弹性包扎的方式进行。在面部可使用透明弹力面具加压治疗。

2. 局部硅胶应用:可将硅胶制成片状贴敷于瘢痕处或垫衬于压力衣或弹力绷带内使用。如能 24 小时应用则最为理想,但洗澡时除外。硅胶的作用机制尚不明了,但临床观察表明其应用时无需坚实加压就可见效。需要提及的是,有些儿童在应用后可出现皮疹,但在移除硅胶后皮疹很快消散。对于此类患者,可每日应用 12 小时或隔日应用。

3. 物理治疗:音频电疗、超声和按摩均具有软化瘢痕的作用,可以试用。

4. 瘢痕按摩:此方法简便易行,甚至可由患者家属实行操作,可有效限制瘢痕面积。最好能够每天实行数次,实施前可于患部应用温和的润肤霜,然后缓慢、坚实地加压按摩。

5. 类固醇注射:对于某些局限性、严重影响美容或是导致极端瘙痒症状的早期肥大性瘢痕,可采用类固醇瘢痕内注射。但由于肥大性瘢痕组织密度很高,注射过程中会产生很高的组织内压力,因此该方法可导致严重疼痛。

6. 手术切除:如以上常规方法无效时,可考虑转外科医师手术切除瘢痕。

(二)其他后遗症的处理

其他后遗症包括皮肤色素沉着、皮肤脆性增加、感觉障碍、瘙痒、关节疼痛等,应分别予以处理。如感觉障碍的处理包括感觉过敏的脱敏疗法和感觉缺失的安全防护与感觉代偿教育等;瘙痒处理可局部应用维生素 E 霜、润肤霜、局部冷敷或联合口服加吧喷丁与抗组胺药物等。

八、烧伤的心理治疗

烧伤是一个严重的突发事件,随后的恢复是一个漫长的极为痛苦的过程。因此,除导致患者外在的外表和功能上的明显受损外,对患者内在的心理过程也会产生严重的影响。有研究表明,1/2 以上的烧伤患者会出现严重的心理问题。

烧伤患者十分常见的一个心理问题,是所谓的"创伤后应激性紊乱",其特征就是常通过回忆或做梦生动地再现其受伤的经历,使患者出现夸张的惊吓反应,也有的表现为对外界麻木不仁,记忆与注意力障碍,回避与烧伤有关的事情等。如果这类患者是在工作中受伤,则其重返原工作岗位会变得十分困难甚至不可能。治疗上,可通过采用减轻疼痛和应激压力的措施,如放松疗法、催眠术等,减少患者的受伤害程度,从而降低由此带来的长时间的不良心理效应。此外,也可采用行为治疗的某些策略来改善患者的合作程度,减缓心理创伤。

患者所处的治疗环境也是一个需予以注意的方面,因为医务人员和其他患者的行为常常会影响到患者对自身情况的评估。例如,同病房患者的痛苦呻吟,医务人员的不恰当的紧张情绪,均可对患者心理产生严重的负面影响,因此应尽可能地给予控制。

必要时,还可适当地给患者服用一些药物,如镇静剂、镇痛药等,这有助于缓解患者的紧张情绪和疼痛,增强患者的自控能力和对治疗的参与程度,从而对其心理上的康复起到良好作用。

（郭铁成）

第三十六章 冠心病的康复

第一节 概 述

冠心病是临床上常见的疾病之一,严重危害患者生命,降低患者生活质量,已成为康复医学的重要研究课题。

所谓心脏康复(cardiac rehabilitation),是使心脏病患者的活动水平恢复至与其心脏功能相称的最大水平的过程。其目的是帮助心脏病患者在身体、心理及职业能力方面达到最佳状态,使其能够重新融入正常的社会生活。为此,心脏康复的措施应该是全面的、综合性的,同时又是高度个体化的。根据美国公共卫生署(USPHS)的意见,心脏康复的程序中应包括以下各项:①对患者进行医学评定;②指导患者按照运动处方进行运动;③患者教育;④患者咨询。由此达到以下目标:

1. 近期目标:①使患者身体适应性恢复到足以重新进行一般的日常活动;②限制心脏病的生理与心理影响;③降低患者心脏骤停或再发心肌梗死的危险性;④控制心脏病症状。

2. 远期目标:①确定诱发患者心脏病的危险因素并予以处理;②稳定甚至逆转患者动脉粥样硬化的过程;③提高患者心理社会能力。

心脏康复最初仅针对发生了心肌梗死的冠心病患者,经过多年的临床研究,现已对以往认为有高度危险性的患者进行运动治疗的疗效与安全性有了足够的了解,因此心脏康复的对象已大大地扩展了,近年来已延伸至冠状动脉成形术、冠状动脉搭桥术、心脏瓣膜手术及心脏移植后的患者。

然而,下述情况仍为心脏康复的禁忌证:①严重残余心绞痛;②失代偿性心衰;③未控制的心律失常;④严重缺血,左心室功能失代偿,或运动试验中有心律失常;⑤高血压控制不良;

⑥不稳定性内科疾病情况,如控制不良的糖尿病、正患发热性疾病等。

第二节 康复评定

对冠心病患者的康复评定,包括病史询问、体格检查、冠心病危险因素的评估、心理社会学及人格评定和心、肺功能专项评定。本节仅对心脏功能的运动试验进行介绍,肺功能评定请参见其他章节相关内容。

一、心功能运动试验的目的

总的说来,心功能运动试验可以分为两类:亚极量运动试验和症状限定性运动试验。前者用于了解患者达到最大预计心率的70%时的运动量,而后者则主要是以某些症状的出现来界定患者的运动承受力。大致上,心功能运动试验的目的为:

1. 观察不同负荷状态下的 ECG 有无特征性的缺血反应。

2. 确定患者心脏功能容量,为制订治疗性运动训练方案提供依据。

3. 评定康复治疗的效果。

二、运动试验的方法

(一)试验方法

常用的方法有运动平板法、功能自行车法和踏阶法。其中常以运动平板法作为首选。因为患者在平台上行走非常接近日常的步行活动,其涉及较多的下肢肌肉,有利于减轻腿部疲劳,可避免由此导致的试验的过早终止,同时其对 VO_2 的预测也较准确。缺点是设备昂贵,不适用于有平衡障碍的患者,且由于噪音和患者的运动,难于获得良好的 ECG 图像和准确的血压测得值,但通过降低设备的噪音和提高电子血压计的精度,这一问题已得到了部分解决。

功率车法由于设备价格低且易于调校,因而普遍受到欢迎。该法的优点有:可用于平衡和视觉功能不良或有下肢关节ROM受限的患者;测试中由于身体上部运动较小,因而血压测量值较准,ECG记录也较好。缺点:局部的肌肉疲劳(如股四头肌)可导致试验过早终止,妨碍真正运动终点的到达;有些患者坐在功率车上可能感到不舒服,不能保持双脚在脚踏上或保持匀速踏车。

坐位踏阶法则是最为便宜的应激试验方法。其缺点为:下肢疲劳;踏阶需有良好的协调能力,但其适用于年老和身体非常虚弱的患者。

(二)程序

运动试验应在医师的监督下进行。先要进行包括12导ECG在内的全面的医学检查,排除有运动试验绝对禁忌证的患者(表4-36-1)。

表4-36-1 运动试验的禁忌证

绝对禁忌证	相对禁忌证
急性心肌梗死	明显的动脉或肺动脉高压
不稳定性心绞痛	心动过速或心动过缓
严重心律失常	中度瓣膜或心肌性心脏病
急性心包炎、心内膜炎	电解质紊乱
严重主动脉狭窄	肥大性心肌病变
严重的左心室功能障碍	精神病
急性肺栓塞	
急性严重心脏外的疾病	

运动试验前的准备:试验前12小时患者勿进行超常的体力活动,试验前3~4个小时开始禁食,禁饮咖啡,不吸烟。对于试验前是否停用或减量正在使用的药物,目前没有正式的指南,但若准备依据运动试验结果为患者制定运动处方,则不应停止正在服用的药物,特别是影响缺血阈值和血流动力学的

药物。

运动试验需要选择合适的试验方案,理想的运动试验方案应依据患者的具体类型而定,测试时间过长或过短都不利于结果的判定。通常,运动应从低负荷开始,使患者能充分适应,然后分阶段逐渐增大负荷量至患者的耐受极限,此即多阶段试验。每一阶段持续 2～3 分,以使患者的反应达到稳定状态。判断患者反应是否达到稳定状态的最简单的指标,是其心率的波动范围为 3～4 次/分。在运动中和运动结束后 5～15 分钟的恢复期内,每分钟均测量如下指标:VO_2、BP、HR、心律和自觉运动强度评分,同时还要观察患者一般情况的变化。

(三) 运动试验的终点

运动试验在下述三种情况下应予终止:

1. 出现了与本病有关的症状:如明显的疲劳、眩晕、晕厥、呼吸困难、心绞痛、发绀、面色苍白、血压过高或过低、ECG 出现 ST 段偏移>1mm 等。

2. 运动达到了预定的极限运动水平:如达到了据年龄预计的极限值心率值,即 220－年龄。这一运动终点确定法非常适合于健康人,很多心脏病患者在达到这一极限前即已出现症状,因而达不到该预定的运动水平。

3. 达到预定的亚极限运动水平:如 75% 的根据年龄调整最大心率,或者是任意设定的工作负荷水平,如 4MET 等,这种方法常用于功能水平较低的出院前的患者。

(四) 运动试验的方案

1. 活动平板试验:最常用的是 Bruce 活动平板试验方案,其容易实施且耗时不长,但对于身体状况较差的患者,其开始时的运动强度便显得过高,因而不适用。于是便在此基础上降低了初始运动的强度,使之适合于所有的心脏患者,此即改良的 Bruce 活动平板试验方案(表 4-36-2 和表 4-36-3)。

表 4-36-2 Bruce 活动平板试验方案

阶段	速度(km/h)	坡度 (%)	时间(min)	MET
1	2.7	10	3	5
2	4.0	12	3	7
3	5.5	14	3	10
4	6.8	16	3	13
5	8.0	18	3	16
6	8.8	20	3	19
7	9.6	22	3	22

表 4-36-3 改良的 Bruce 活动平板试验方案

阶段	速度(km/h)	坡度 (%)	时间(min)	MET
1	2.7	0	3	2
2	2.7	5	3	3
3	4.0	10	3	5
4	5.5	12	3	7
5	6.8	14	3	10
6	8.0	16	3	13
7	8.8	18	3	16
8	9.6	20	3	19
9		22	3	22

2. 功率自行车试验方案:功率自行车试验也是分级试验,其中踏行的速度通常为 50~60r/min,蹬踏的阻力则每 3~6 分钟递增。表 4-36-4 为多阶段功率自行车试验方案。

表 4-36-4 多阶段功率车试验方案

阶段	速度(r/min)	工作负荷(kg/min)	时间(min)
准备活动	50	0	
1	50	150	2~3
2	50	300	3
3	50	450	3
4	50	600	3

续表

阶段	速度(r/min)	工作负荷(kg/min)	时间(min)
5	50	750	3
6	50	900	3
7	50	1050	3
8	50	1200	3
整理活动	50		3

3. 坐位踏阶试验方案：该方案实际上是专门为不能耐受前述两种运动的老年患者而设计的，整个试验过程均在坐位下进行。试验中，患者坐于直背椅上，前面置一矮凳或几本书作为一个阶梯，两者间距离以患者伸直下肢可踏于凳或书上为准。试验前，患者双足平放于地面，将一节拍器设定在 120 计数节拍上。当计数器计数 1 时，让患者以一侧脚弓踏于凳上，计数 2 时，该脚放回地面；再计数 1 时，另一侧脚弓踏于凳上，计数 2 时，该脚亦放回地面。如此交替反复。这样在一分钟内患者可踏凳 60 次。

该试验分 4 个阶段，前 3 个阶段的运动方法是一样的，只是矮凳高度分别为 15cm、30cm 和 45cm，第 4 阶段用的矮凳高度仍为 45cm，但却要求患者在伸脚踏凳时向前平伸同侧上肢。方案见表 4-36-5。

表 4-36-5　坐位踏阶试验方案

阶段	时间(min)	阶梯高度(cm)	MET
1	5	15	2.3
2	5	30	2.9
3	5	45	3.5
4	5	45	3.9

三、运动试验结果的解释

（一）患者的功能分级

根据运动试验的结果，可将患者进行功能上的分类。这种分类对于确定患者的治疗性运动的水平，判断其预后，帮助其进行娱乐与作业活动的安排均是十分有用的。

表 4-36-6 为根据运动试验中测得的 VO_{2max} 值所作的功能分级。

表 4-36-6　患者 VO_{2max} 与其功能的对应关系

功能分级	VO_{2max}	有氧运动能力
Ⅰ 级	>20ml/(min·kg)	正常或轻度受损
Ⅱ 级	16~20ml/(min·kg)	轻至中度受损
Ⅲ 级	10~15ml/(min·kg)	中至重度受损
Ⅳ 级	<10ml/(min·kg)	重度受损

表 4-36-7 为各项试验方案及其能量消耗与患者功能分级间的相互关系。

（二）注意事项

1. 运动试验结果的解释均应以良好的生理、病理生理、运动学和临床知识为基础，且应考虑患者的年龄、性别、症状和危险因素。

2. 要考虑试验的特异性和敏感性，注意排除假阳性和假阴性。导致运动试验出现假阳性和假阴性结果的因素很多，见表 4-36-8。据报道，运动试验的特异性对男性患者为 80%~90%，对女性患者为 70%；其敏感性为 60%~80%。

表 4-36-7　阶梯、活动平板和功率车试验的能量消耗与功能分级

阶梯试验：Nagle Balke Naughton 方案；每 2 分钟为一阶段；每分钟登阶 30 次；阶梯高度每 2 分钟增高 4cm

活动平台试验：Bruce 方案；3 分钟分段试验；按体重 70kg 计

功能分级	MET	氧耗量 ml/(kg·min)	阶梯高度(cm)	km/h	坡度(%)	功率车试验 kg/min
	16	56.0				
	15	52.5				
	14	49.0				
正常和 I 级	13	45.5		6.8	16	1500
	12	42.0	40			1350
	11	38.5	36			1200
	10	35.0	32	5.5	14	1050
	9	31.5	28			900
	8	28.0	24			750
	7	24.5	20	4.0	12	600
II 级	6	21.0	16			450
	5	17.5	12			300
III 级	4	14.0	8	2.7	10	150
	3	10.0	4			
	2	7.0				
IV 级	1	3.5				

表 4-36-8 导致假阳性和假阴性结果出现的因素

假阳性	假阴性
1. 原先就有的 ECG 异常	1. 未能达到适宜的运动负荷
2. 心肌肥厚	2. ECG 记录导联不够
3. 高血压	3. 未结合其他资料,如收缩压的
4. 药物	下降,有关的症状、心律失常和
5. 心肌病	心率反应进行结果解释
6. 低血钾	4. 单血管病
7. 血管调节功能障碍	5. 良好的侧枝循环
8. 突然的高强度运动	6. 心脏异常发生前出现肌肉骨骼
	异常
9. 二尖瓣脱垂综合征	7. 技术或观察误差
10. 心包疾患	
11. 胸壁塌陷	
12. 技术或观察误差	

3. 注意患者在运动试验中达到的最大运动量并不表示其可在这一运动量下安全地进行运动。一个患者如要以 8MET 水平较长时间地进行运动,则其最大有效代谢容量必须达到 12MET 的水平方可,这一点是必须向患者交待清楚的。

第三节 康复治疗

冠心病的康复治疗的目的,是帮助患者通过自己的努力尽快恢复正常的或病前的生活方式,积极地、富有成效地担负起自己应尽的职责。为此,应采用综合性康复治疗措施,包括限制疾病的进一步发展,恢复、维持和增强患者躯体功能及社交与职业能力等。

一、患者的教育与咨询

主要包括:心脏解剖、生理、病理及冠心病危险因素的介绍;有关冠心病康复治疗;方法的传授;并指导患者进行危险因素的干预,如指导戒烟、高血压控制和提供营养方面的咨询等。所有这些均可增进患者对疾病的了解,减轻其焦虑程度,改善其在治疗中的配合程度。

二、运动疗法

运动疗法是冠心病康复的核心部分,应在对患者功能进行完整评定的情况下,进行详尽而周密的安排。

（一）运动疗法的作用机制

临床观察已充分证实了运动疗法的有效性。根据研究,其作用可能是通过以下途径而达到的:

1. 改进患者的生活方式:患者在接受运动指导的同时,也有机会接受到医师关于饮食、戒烟和正确地对待本病等方面的建议,因而可促使他们改变上述不良的生活习惯。

2. 抑制病情发展:运动不能使已发生梗死的心肌逆转,但却可抵消危险因素的作用,抑制病变的扩展。例如,运动可使血脂降低,使血液黏滞度和血小板凝聚性下降,而这些均是冠心病发生发展的重要因素。

3. 降低心肌的兴奋性:严重的心律失常往往是冠心病患者死亡的直接原因。因此,降低心肌的兴奋性常可改善患者的预后。已知心肌缺氧、血儿茶酚胺浓度增高和吸烟可导致心肌兴奋性增高,而运动可改善心肌供氧,降低血儿茶酚胺水平和促使患者戒烟。

4. 降低心脏作功量:运动锻炼可使患者心率减慢、血压降低,使心脏后负荷减小。另外,运动还可使体重减轻和心肌收缩性增强,使心脏射血能力增强,减小其前负荷。这些均可导致心脏作功负荷下降,减少其耗氧量。

5. 改善冠状动脉供氧能力:运动可使心率减慢、心脏舒张期延长,这样可使冠状动脉的血流量增加和使左心室的灌注得到改善,这些均可使心肌的供氧增高。

(二)运动的方法

对冠心病患者而言,有多种运动方式可供采用,包括:

1. 行走:是最好的运动方法之一,患者易于耐受,可按患者的能力选择合适的速度,可在室外,也可在室内行走,室内行走常借助活动平板进行。

2. 慢跑:要求患者的 MET 能力达到 8MET 以上。

3. 游泳:这是一种涉及到上、下肢的非负重性运动,适合于病情稳定的患者。其能量消耗与患者的游泳技能有关,熟练者的耗能相对要小些。

4. 骑自行车:可于室内骑功率自行车,也可在室外进行(骑普通自行车)。其对心血管系统的要求较平板运动高。

5. 跳绳:能耗要求高,不适合于功能较低者。

6. 柔软体操:应用得当时,可获较好效果,特别适合于作为运动前的准备活动和运动结束后的整理活动。

7. 登楼梯:平均需 6~8MET 的能耗,可同其他运动方式合用。

8. 其他:包括舞蹈、越野溜冰、划船等。

(三)运动的原则

1. 超负荷原则:即运动的量要大于患者平常的活动强度,否则就达不到使其功能增强的效果,可通过调整运动的强度、时间和频率来达到。

2. 特异性原则:每种运动均产生特定的代谢性和生理适应性效果。以等长运动进行的力量训练可使肌力增强,但可能对耐力无影响。有氧训练则可导致耐力增强,而且这种训练若包括了大肌群的运动,则可改善心血管系统的功能容量。

3. 个体化原则:即每个患者的训练应根据其功能和需要而有所不同。

4. 可逆性原则:即训练产生的良好效果并非是可永久保存的,在停止训练 2 周后,其功能上的改善就会开始减少。停止训练 5 周后,训练的效果则有可能失去一半。因此,运动训练应持之以恒。

（四）运动量的确定

1. 运动强度的确定：可用最大心率或最大耗氧量的百分比来表示。最佳的运动强度是使达到最大心率的 70%～85%或最大耗氧量的 60%～80%。更大强度的训练所产生的进一步效果有限，且有可能产生有害的结果。在临床上还有两个量表可用于判断运动的强度，即 Borg 自觉运动强度评定量表和心绞痛评定量表，其内容列于表 4-36-9 和表 4-36-10。

表 4-36-9　Borg 自觉运动强度评定量表

Borg 分级	自觉运动强度	修订的 Borg 分级	自觉运动强度分级
—	—	0.0	
—	—	0.5	非常非常弱
—	—	1.0	非常弱
—	—	1.5	—
—	—	2.0	弱（轻）
6	—	2.5	
7	非常非常轻	3.0	中等程度
8	—	3.5	—
9	很轻	4.0	有点强
10	—	4.5	—
11	较轻	5.0	强（需用大力）
12	—	5.5	—
13	较强	6.0	—
14	—	6.5	—
15	强	7.0	非常强
16	—	7.5	—
17	很强	8.0	—
18	—	8.5	—
19	非常非常强	9.0	—
20	—	9.5	—
—	—	100	非常非常强
—	—	>10	达到极限

表 4-36-10　心绞痛评定量表

1. 无心绞痛	6. 强烈的心绞痛
2. 极轻的心绞痛	7. 很强的心绞痛
3. 非常轻的心绞痛	8. 极为强烈的心绞痛
4. 较轻的心绞痛	9. 疼痛达极限,无法耐受
5. 比较强的心绞痛	

表 4-36-11 为根据 30 ~ 60 分钟的耐力训练结果所作的运动强度分级。

表 4-36-11　根据耐力训练结果所作的运动强度分类

运动强度	自觉运动强度评分	相对强度	
		HR_{max}(%)	VO_{2max}(%)
很轻	<10	<35	<30
轻	10 ~ 11	35 ~ 39	30 ~ 49
中度	12 ~ 13	60 ~ 79	50 ~ 74
强	14 ~ 16	80 ~ 89	75 ~ 84
很高	>16	>90	>85

2. 运动时间与频率的确定:运动的时间要根据患者的身体状况和运动强度来确定。在以最大心率的 70% 的强度运动时,通常的运动时间为 20 ~ 30 分钟。身体较差的患者,每天 3 ~ 5 分钟的运动也可产生效果。对于喜好较高强度运动的身体状况较好的患者,可将运动时间控制在 10 ~ 15 分钟。

在运动频率上,通常是隔日 1 次,每周 3 次。有些研究提示了运动频率在心血管功能改善方面的重要性,而另一些研究则表明每周运动 2 次与每周 5 次在效果上并无显著差异。

3. 运动过量的表现:当有下列情况出现时,表明运动量过大,应立即停止运动。

(1) 临床指征:疲劳和呼吸困难;胸痛;眩晕、恶心、呕吐;下肢疼痛或不适,且不断加重;周围循环功能不良,如冷汗、面色苍白、血压下降或上升。

（2）心电图指征：ST段偏移>1mm，严重心律失常。

（3）患者要求停止运动。

（五）运动疗法的安排

每次运动性训练均应按具体的规程进行，开始时应有热身活动或准备活动，结束时应有整理活动。准备活动从低强度开始，逐渐增至所需要的强度。目的是增加全身关节对运动的适应性，开通各侧枝循环通路，防止骨骼肌最大收缩前外周阻力的突然变化。整理活动则逐渐减低活动强度，使肢体中血液重新分布到其他组织中去，避免静脉回流的突然下降，防止出现运动后低血压甚至晕厥的产生。

（六）冠心病心肌梗死后的康复治疗

经典的心肌梗死后患者的急性期康复模式首先是由美国学者Wenger描述的。通常将心脏康复分为四个阶段，第一阶段为急性期，从患者入院至出院，第二阶段为恢复期，患者在家训练并且延续第一阶段的训练活动直至心肌梗死瘢痕成熟。第三阶段是训练期，始于心肌梗死愈合后，本期特征是患者必须能安全地进行有氧训练。第四阶段为终生的维持期，强调有规律的健体运动和减少危险因素。

第一阶段：急性期

在Wenger心脏康复程序中，早期运动非常重要，其基本要点如表4-36-12所示，共有14个步骤，其目的是在14天的逐步训练中，使患者由卧床到能够登两段楼梯。随着要求缩短住院日的呼声日益高涨，现已对该程序进行了修订，使之缩短为5～7天。经过压缩后的14步方案要求患者一旦病情稳定，就应鼓励其下床坐在椅子上，通常是在第1天或2天（第1～5步骤）。第2或3天，可开始短距离行走（第6～9步骤）。第4或5天，开始进行家庭训练项目，爬楼梯并鼓励延长行走时间（第10～13步骤）。在第5或6天成功完成危险分层的低水平的运动耐受性试验后，患者完成家庭康复程序的学习并出院（第14步骤），此时应引入与矫正危险因素相关的教育活动，特别是在急性住院期，许多患者已准备好了接受建议。在这一动员过程中,通常应在 OT、PT 或护士监护下进行心脏监测。心肌梗死后随活动产生的心率的上升值应保持在基线值的 20 次/分之内;收缩压的上升值应在基线值的 20mmHg 之内;若收缩压下降达 10mmHg 或更多,则应对患者的运动进行重新审视并考虑停止运动。第一阶段的主要目标,是使患者能做 4MET 的活动,此在出院回家后的大多数日常活动强度范围内。

表 4-36-12　Wenger 心脏康复方案

步骤	活动
1	被动 ROM 训练,进行踝泵运动,介绍整个锻炼方案,自己进食
2	同上,并可坐于床沿
3	主动助力 ROM 训练,直坐于椅上,轻度娱乐活动,可于床边用便桶
4	增加坐位时间,轻度的施加最小阻力的活动,患者教育
5	施加中等阻力的轻度活动,不受限制地坐,坐位 ADL
6	增加阻力,行走至卫生间,坐位 ADL,长至 1 小时的小组会议
7	步行达 100 英尺(1 英尺 =30.48 厘米),站位热身活动
8	步行增加,下楼梯(而非上楼梯),继续教育
9	运动增加,了解能量保存和节奏性运动技术
10	增加带有轻度重物和行走的运动,开始家庭锻炼方案的教育
11	延长活动时间
12	下两段楼梯,继续增加运动中的阻力
13	继续活动,教育和家庭锻炼方案的教学
14	上、下两段楼梯,完成家庭锻炼方案、能量保存和节奏性运动技术的教学

临床上还有一个常用的心肌梗死七阶段康复程序,见表 4-36-13。

表 4-36-13　急性心肌梗死住院期七阶段康复程序

阶段	监护运动	病房活动	教育、文娱活动
1	床上做四肢各关节的主、被动活动，非睡眠时，教患者做踝、跖关节屈伸活动，每小时1次	部分活动自理，自己进食，垂腿于床边，使用床边便盆，坐椅子，15分钟，1~2次/天	介绍监护病房、个人急救和社会支援
2	做四肢各关节的主动运动，坐于床边	坐椅子，15~30分钟，2~3次/天，床上活动完全自理	介绍康复程序、戒烟，需要时给予教育材料，计划转出监护病房
3	热身运动，2MET，伸展运动，体操。慢速步行5m，并返回	随时坐椅子、轮椅去病房教室，在病房里行走	介绍正常的心脏解剖和功能、动脉硬化、心肌梗死的发生机制
4	关节活动和体操，2.5MET，中速行走23m，并返回。教患者自测脉搏	如能承受在监护下下床，走向浴室、病房教室	介绍冠心病危险因素和及其控制
5	关节活动和体操，3MET，校正患者自测脉搏。试着下几个台阶，走92m，2次/天	走到候诊室或电话间。随时在病房走廊里走步	介绍饮食卫生和节省体力的方法，介绍简化工作的技巧
6	继续以上活动。下楼（坐电梯返回），走153m，2次/天。教作家庭运动	监护下作温热淋浴，去作业治疗室、临床教室	介绍心脏病发作时的处理：药物、运动、手术，对症治疗，回归家庭时的家庭、社会调节

续表

阶段	监护运动	病房活动	教育、文娱活动
7	继续以上活动。上楼，走 153m，2 次/天。继续介绍家庭运动。提供院外运动程序资料	继续以前所有的活动	计划出院：提出有关药物、活动、饮食、回归工作、职业、娱乐和程序试验的建议。提供教育资料和药物卡

Flores 和 Zohman 曾介绍了美国 East Orange VA 医疗中心的心脏康复运动方案,其以图片显示各种运动动作的方式和节律,并列出了相应的能耗量,较为直观,如图 4-36-1,供读者参考。

第二阶段:恢复期

此期中,梗死部位的瘢痕逐渐成熟。但如果过度用力,有可能导致心肌梗死区的撕裂、心律失常和猝死。因此患者的运动强度应局限于已知的安全的靶心率。靶心率可经由第一阶段末出院前的低水平运动耐受性试验来确定,该运动测试通常进行到心率达到最大心率的70%或5MET 水平。对于40 岁或更年长者而言,这通常代表 130 次/分钟的最大心率和5MET;对于<40 岁者,则相当于140 次/分钟或7MET。可用 Borg 自觉运动量表中的 7 级(修订量表)或 15 级(原量表)确定最大可耐受的运动量。

第三阶段:训练阶段

该阶段开始于症状限制性的最高水平的运动耐受性检查之后。该测试所获得的最大心率值用于确定患者有氧训练中的最大运动强度。对低危患者,可安全地进行靶心率为85% 最大心率的运动;对于有危及生命的心律失常或胸痛者,应选用较低的靶心率,例如,以最大心率的65% ~ 75% 训练可以达到较好的效果而且比较安全。即使以最大心率的65% 为靶心率进行运动,仍可产生训练效果。对于高危患者,每一次提升运

步骤	次/分	准备姿势	1	2	3	4	耗能量(MET)
1	66	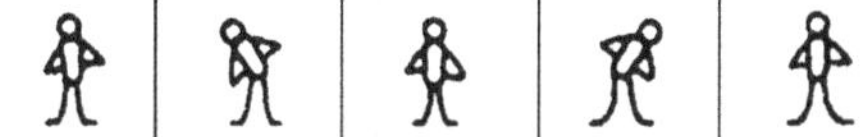					1.2
2	66	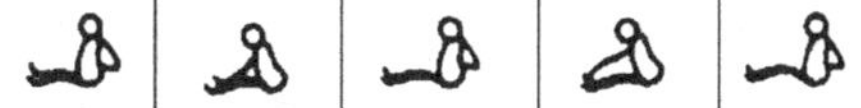					1.4
3	66	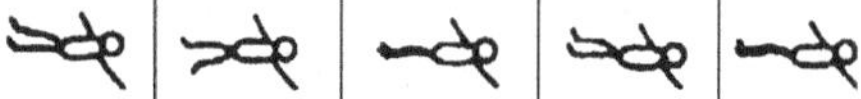					1.7
4	112	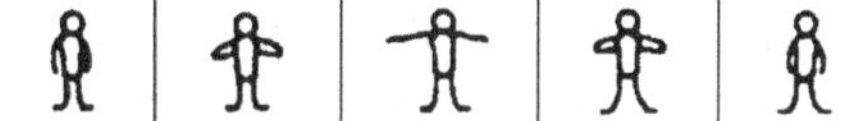					1.8
5	66	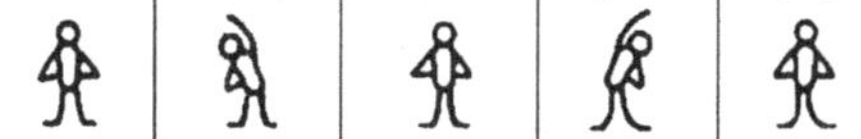					2.1
6	66	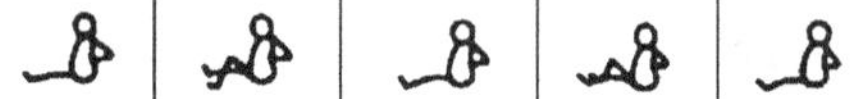					2.4
7	112	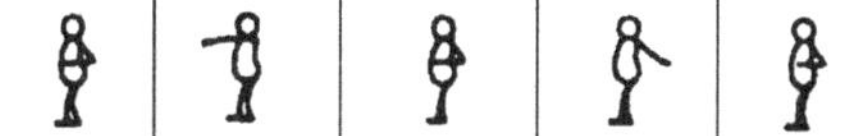					2.6
8	66	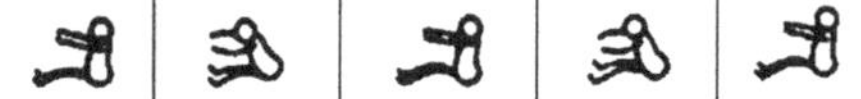					3.0
9	66	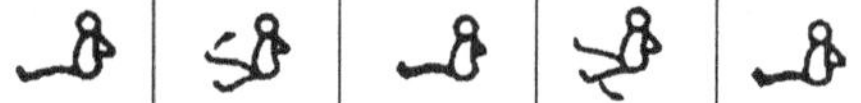					3.4
10	66	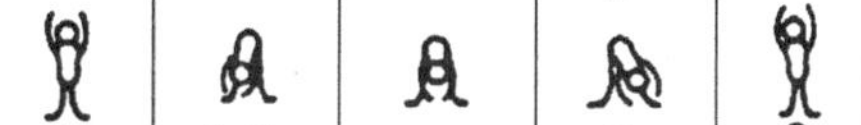					3.6
11	66	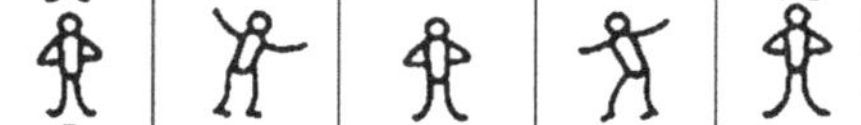					3.8
12	66	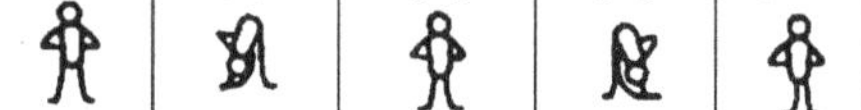					4.4
13	80	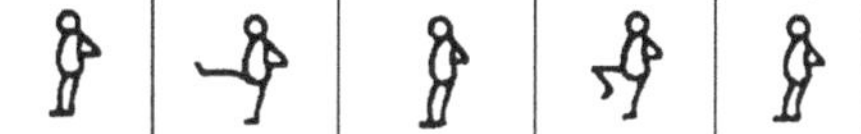					4.6
14	66	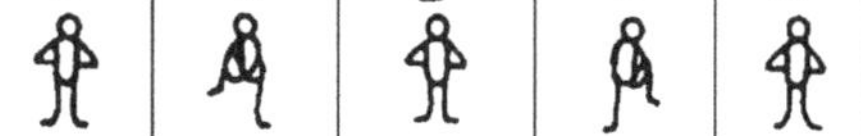					5.1
15	80	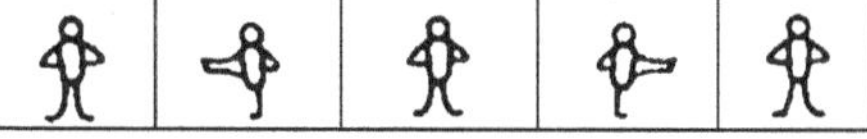					6.4

图 4-36-1 心脏康复运动方案

动水平时均进行监测。

典型的心脏训练方案是每周 3 次,连续 6~8 周,每次训练均应包括牵伸、热身、运动和整理四个阶段。

第四阶段:维持阶段

运动效应是可逆的。患者停止运动后,其在第三阶段获得的锻炼效果可在几周内丧失。因此,从一开始就应告诉患者要坚持锻炼,经过前面的训练后,患者功能往往达到稳定的状态,此后,应进行维持性运动,使患者功能保持在这一水平。应注意根据患者的生活方式和兴趣而安排实际的运动项目,以确保患者的依从性。以心率、Borg 自觉运动强度评定量表等进行运动量的监测手段,避免运动强度过大。一般而言,中等强度的运动应该是每次以靶心率运动 30 分钟,每周 3 次;低强度运动则应每周进行 5 次。

(郭铁成)

第三十七章　慢性阻塞性肺疾病的康复

第一节　概　　述

所谓慢性阻塞性肺疾病(chronic obstructive pulmonary disease,COPD),实际上是一类以呼吸气道堵塞为特征的疾病总称。根据美国胸科学会的意见,其包括慢性支气管炎、末梢支气管病和肺气肿,以呼气气流试验异常且在较长时间内无显著变化为共同特征。

COPD 的主要表现为咳嗽、咳痰和程度不一的呼吸困难。该类患者肺功能检查的特征性表现,为进行性的用力呼气量的减少,另外还有残气量增加及血气分析的改变,胸片可见肺野透明度增高、胸廓扩张、肋间隙增宽等。

本病病程可达 30 年甚至更长,在长期的患病与求医过程中,患者可能会出现多方面的问题:①全身的去适应作用;②营养不良;③低氧血症;④过度通气;⑤膈肌疲劳;⑥频繁住院;⑦多种药物的副作用;⑧因焦虑、抑郁、事事依赖于家人和睡眠紊乱等导致的心理社会功能障碍。由此可导致身体多方面的继发性功能障碍,包括:①呼吸肌和全身其他肌肉的功能下降;②心脏损害;③营养异常;④骨骼病变;⑤感觉受损;⑥心理社会功能障碍。因此,应积极采取措施,消除病因(如戒烟、防尘等)并积极进行治疗,以便控制病情的进展,延缓患者功能下降的速度。

在这类患者的康复处理中,应针对每一位患者所特有的问题与需求,通过多学科肺康复小组联合采取患者和家庭教育、运动性训练、社会心理与行为学干预以及动态的功能评估等康复措施,以便达到使患者减轻症状、减轻残疾、参与体力和社会活动的能力增强并且整体生活质量提高的目的。

第二节 康复评定

一、评定的目的

通过对 COPD 患者的评定,可以达到以下目的:

1. 了解患者目前的病情(如呼吸功能受损程度等),对其是否适合于康复治疗进行评估。

2. 为患者确定最佳的个体化的治疗方案。

3. 监测患者对运动的生理反应,确定其基础运动能力。

4. 根据病情,确定治疗方案是否需进行调整。

二、评定的内容

对 COPD 患者的康复评定,应包括病史采集、体格检查和各种辅助检查。

1. 病史询问:应着重了解患者临床症状,如咳嗽、咳痰、气短等的演变情况、家庭肺病史、烟酒嗜好情况、过敏史、职业史、生活环境等。

2. 体格检查:主要应观察患者的呼吸情况,如胸廓的对称性、胸壁运动的对称性、呼吸速率与深度、辅助性呼吸肌的参与情况,同时检查有无异常呼吸音和心音等。另外还应检查患者呼吸肌肌力,即最大呼气与吸气压力与肢体肌肉力量、日常生活活动能力、营养状况、认知功能以及精神与情绪状态(焦虑和抑郁)等。

3. 辅助诊断:包括胸部 X 线片、肺功能检查、运动试验和血气分析等。

三、评定的方法

这里仅介绍肺功能测试和运动测试,其他检查项目请参见有关章节。在评定过程中,应根据每一位患者的具体情况,选择相应的项目进行评定。

（一）肺功能测试

肺功能测试的内容包括：①用力肺活量（FVC）；②一秒用力呼气量（FEV_1）；③最大自主通气量（MVV）；④用力呼气中期流速（MMEFR）；⑤肺部一氧化碳弥散功能。这些测试均应在患者处于坐位或站位时进行。为了使结果重复性好，患者应最大限度地予以配合。

1. 肺活量（VC）：是受试者最大吸气后所能呼出的气体量。如要求受试者在吸气后尽快尽力地呼出，则测得的值为用力肺活量（forced vital capacity，FVC）。通常以升表示。肺活量与受试者身高直接相关，与年龄呈间接相关关系。正常人实测值与预计值之间变异可达 20%，相同的受试者由于身体状况、体形的变化或用力的不同，测得值也会有不同。正常人 VC 的预测计算公式为：

男性　VC＝0.0481×身高－0.020×年龄－2.81

女性　VC＝0.0404×身高－0.022×年龄－2.35

其中，身高单位为厘米（cm），年龄单位为岁。如果实测的 VC 值小于计算值的 50%，则表明有严重的呼吸功能受损。

2. 一秒用力呼气量（FEV_1）：FEV_1 是指最大吸气后，在一秒钟内尽力快速呼出的气体量，以升/秒（L/s）表示，是一个表示气流速度的指标，因而可用于确定气道受阻情况。如果测得的 FEV_1 小于正常值的 40%，则表明有严重呼吸功能受损。

临床上常以 FEV_1 与 FVC 的比值来预测气道的受阻情况，因该比值消除了身高、年龄、性别和肺活量的变异情况，因而更为可靠。正常情况下，FEV_1/FVC 大于 75%，如小于 40% 则表明有严重的呼吸功能受损。

3. 最大自主通气量（MVV）：最大自主通气量是指受试者在一分钟内吸进肺或呼出肺的气体总量。测试方法为：让受试者尽快地以尽可能深的幅度呼吸 15 秒，将测得的值乘以 4 即得到每分钟通气量，也可以 FEV_1 乘以 35 而获此值。

4. 用力呼气流速（FEF）：FEF 25%～75% 反映在测量用力肺活量时，受试者呼出 FVC 中间一半容量的气体所需的时间。具体做法是：将 FVC 分成四等份，确定中间两等份的容量，然后除以呼出这两等份气体量所需的时间,即可得出 FEF 25% ~ 75% 。其在 COPD 早期即可出现异常,因而可用于 COPD 的早期诊断。

5. 肺部一氧化碳弥散功能:肺部一氧化碳弥散功能反映的是受试者将吸入的气体从肺泡转移至肺毛细血管的能力。测试方法:嘱患者尽可能地呼出肺内气体,然后尽其可能最大限度地吸入一氧化碳和氦的混合气体,屏气 10 分钟,再呼出所有的气体用于分析其中的一氧化碳含量。由此可测出跨过肺泡毛细血管膜的一氧化碳量。正常值约为 25ml/(min · mmHg),小于此值的 40% 则表明有严重的肺功能受损。

(二)运动试验

COPD 患者的运动试验的目的,是了解其功能容量,了解其在运动时是否需进行氧疗,并协助制订合适的运动治疗方案。

试验中逐渐增加运动强度,直至患者的耐受极限。为了确保安全,试验过程中应严密监测患者的生命体征。常用的试验有步行试验、活动平板试验和功率自行车试验三种。第一种较为简单,只需测量患者在规定时间内行走的距离及行走过程中的心率、血压等;后两者则较为复杂,要测量的参数包括 VO_2、心率、ECG、血压、呼吸速率、PaO_2、$PaCO_2$、SaO_2、呼吸商、无效腔气量与潮气量比值等。

表 4-37-1 为常用的几种运动试验方案。

表 4-37-1　COPD 患者常用的运动试验方案

方法	方案
行走试验	方案 1. 在 12 分钟内行走尽可能远的距离
	方案 2. 在 6 分钟内行走尽可能远的距离
功率自行车试验	方案 1. 以 25W 为起始功率,每分钟增加 15W
	方案 2. 以 25W 为起始功率,每 20 秒增加 10W。若 $FEV_1 < 1L/s$,则每分钟增加 5W
	方案 3. 以 17W 为起始功率,每分钟递增 17W

续表

方法	方案
活动平板试验	方案1. 坡度为0情况下,按3.2km/h速度运动,以后每分钟递增3.5%的坡度
	方案2. 在0坡度时,按5.3km/h速度运动,以后每分钟递增3.5%的坡度
	方案3. 在0坡度时,按2.5km/h速度运动,以后每2分钟递增4%的坡度。若$FEV_1<1L/s$,则每2分钟递增2%的坡度

　　试验中,若出现下列情况,则应立即停止运动,并记录有关指标当时的实测值:①重度气短;②血氧分压(PaO_2)下降幅度超过20mmHg或$PaO_2<55mmHg$;③二氧化碳分压($PaCO_2$)上升幅度超过10mmHg或$PaCO_2>65mmHg$;④出现心肌缺血或心率失常表现;⑤出现疲劳症状;⑥收缩压上升幅度达20mmHg或收缩压超过250mmHg,或在增加运动负荷时血压下降;⑦达到最大通气量。

第三节　康复治疗

　　COPD康复治疗的目标,在于改善呼吸功能,并由此提高患者躯体活动能力,使患者在已有的肺功能受限程度和全身整体健康状况下恢复至最佳功能状态,提高生活质量。

　　COPD患者的处理包括并发症预防、药物治疗和康复治疗方法的综合应用。其最重要的目的是改善患者的功能性活动能力、减轻呼吸困难、延年益寿。从康复治疗的角度来说,采用的干预措施通常包括患者及其家人的教育与咨询、各种清除呼吸道分泌物的治疗方法的应用、通气肌训练和呼吸训练、全身性运动训练等。

一、患者及其家人的教育与咨询

　　患者及其家人的教育与咨询包括如下内容:

1. 呼吸解剖和生理学知识,增进患者对所患疾病的了解和对有关治疗技术,如体位性排痰姿势的理解。

2. 有关的病因和诱因方面的知识,如吸烟、环境污染、呼吸道感染等。指导患者戒烟和避免接触有关的诱发因素。

3. 指导患者摄入足够的液体和营养。

4. 指导患者正确服用有关的治疗药物。

二、呼吸道分泌物清除疗法

COPD 患者常有呼吸道分泌物的增多和滞留,妨碍其通气功能和气体在肺内的交换,可采用下述方法协助清除。

(一)物理治疗协助炎症控制和稀释痰液

1. 超短波治疗:作用于肺部可使肺部毛细血管扩张,炎症消散,改善肺部通气功能,因此对肺部感染和 COPD 具有良好治疗作用。具体做法是采用 2 个板状电极胸-背对置,无热量至微热量,10 ~ 25 分钟,每日一次,每疗程 15 ~ 20 次。

2. 超声雾化治疗:对于痰多且黏稠的患者,可采用沐舒坦或 α 糜蛋白酶等祛痰药物加入生理盐水超声雾化吸入,有利于稀释痰液,使之易于排出。超声雾化治疗每日一次,每次 20 ~ 30 分钟,7 ~ 10 次为一个疗程。

(二)体位引流

所谓体位引流,是指通过适当的体位摆放,使患者受累肺段内的支气管尽可能地垂直于地面,利用重力的作用使支气管内的分泌物流向气管,然后通过咳嗽等方法排出体外的方法。图 4-37-1 所示为不同肺段的标准体位引流姿势。

每种姿势下的引流应维持至少 5 分钟。如果分泌物较多,可持续至 20 分钟。在引流过程中或引流后,应鼓励患者进行咳嗽以将分泌物排出体外。另外,还可在引流前使用超声雾化药物吸入稀释分泌物,或在引流中联合使用拍打、震颤等手法以提高引流效果。

(三)拍打

拍打即治疗师手呈杯口状节律性地拍击患者胸壁的技术,

其可使附着于支气管壁的分泌物释放至管腔中,有利于排出。应根据患者的病变部位而相应地予以使用,每个肺段的使用部位见图 4-37-2。每次应用的时间一般应为 2~5 分钟或直到患者不能耐受为止。

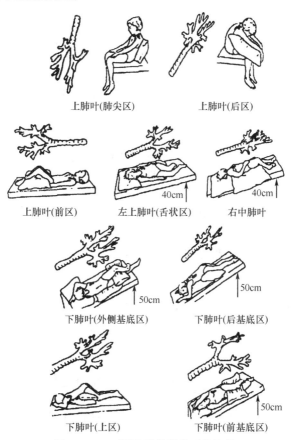

上肺叶(肺尖区)　　　上肺叶(后区)

上肺叶(前区)　　左上肺叶(舌状区)　　右中肺叶

下肺叶(外侧基底区)　　下肺叶(后基底区)

下肺叶(上区)　　下肺叶(前基底区)

图 4-37-1　不同肺段的体位引流姿势

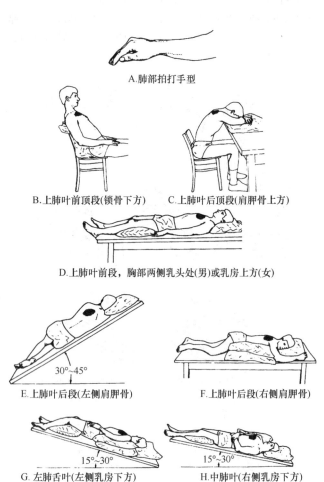

A.肺部拍打手型

B.上肺叶前顶段(锁骨下方)　　　C.上肺叶后顶段(肩胛骨上方)

D.上肺叶前段,胸部两侧乳头处(男)或乳房上方(女)

E.上肺叶后段(左侧肩胛骨)　　　F.上肺叶后段(右侧肩胛骨)

G. 左肺舌叶(左侧乳房下方)　　　H.中肺叶(右侧乳房下方)

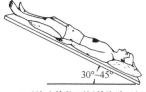

I.下肺叶前段(两侧前胸肋下部)

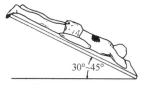

J.下肺叶后段(两侧背部胸肋下部)

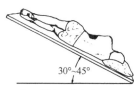

K.左下肺侧段(胸廓左侧下部)

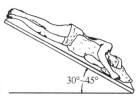

L.右下肺侧段(胸廓右侧下部)

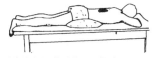

M.下肺叶上段(俯卧位，两侧肩胛骨下方)

图 4-37-2　不同肺段病变拍打排痰部位

（四）抖动

在患者深吸气后,治疗师以双手置于患者胸廓,在其呼气的整个过程中垂直地下压和放松而形成抖动(图 4-37-3),其可加速支气管黏膜纤毛系统对分泌物的清除。常在拍打法后使用,一般做 5~7 次。

（五）震颤

治疗师双手叠放于患者胸壁的特定部位,在患者呼气时,双上肢强力协同收缩而产生一种快速震颤并经双手传递至患者胸壁,其可增强纤毛系统的清除功能。由于本法对胸壁的压力很小,因而可适用于所有患者,其可与体位引流联合使用以提高效果。

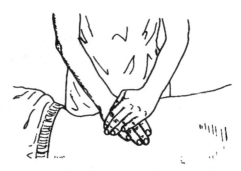

图 4-37-3　体位引流排痰时的胸壁抖动手法

（六）排痰

排痰即将分泌物从气道排出体外的方法。前述的体位引流、拍打、抖动和震颤法，其作用是协助将分泌物从细支气管内转移到气管内。而排痰法则是使分泌物从气管排出体外的过程。常用的方法有咳嗽法、哈气法和强力呼气法。

1. 咳嗽法：其过程为深吸气，关闭声门，然后收缩腹肌使胸腔内压力增高，再快速开放声门并同时继续收缩腹肌，使气体突然高速排出。据研究，此时排出的气流速度可达 112km/h，如此高速的气流，有利于将气管内的分泌物带出体外。在直立坐位时，咳嗽产生的气流速度最高，因而最有效。

2. 哈气法：具体方法是深吸气，快速强力收缩腹肌并使劲将气呼出，呼气时配合发出"哈～"、"哈～"的声音。

3. 强力呼气法：是在以常量吸气后，快速用力收缩腹肌而产生强力的呼气。

三、呼吸肌训练和呼吸训练

COPD 患者在活动或运动时，往往不能有效地增加相应的通气量，使患者的活动受到限制。增强其通气功能可降低呼吸作功量，改善其活动能力。呼吸肌训练可用于增强其肌力和耐力，提高呼吸的效率，而呼吸训练则可教会患者更为有效的呼吸方式,降低呼吸时的作功量。

（一）呼吸肌训练

呼吸肌的训练原理与其他骨骼肌相似,主要是通过施加一定的负荷来使其收缩力量增强。全身性的有氧训练无疑可改善呼吸肌的力量和耐力,但针对性的专项训练则更具疗效。国外有人应用吸气肌训练器(inspiratory muscle trainers,IMT)专门训练吸气肌功能。其原理是让患者经由不同口径的管道吸气,对吸气肌施加不同程度的负荷,而对呼气过程则不加限制,这样便可达到对吸气肌肌力和耐力的增强作用。

（二）呼吸训练

1. 膈肌呼吸训练:又称为腹式呼吸训练,是正常的也是最有效的呼吸方式。COPD患者由于其病理变化,横膈被明显压低,活动受到严重限制。此时患者代偿性地使用胸式呼吸来代替,甚至动用辅助呼吸肌进行呼吸,形成浅而快的异常的呼吸模式。因此应教会患者自觉地使用膈肌呼吸这种更为有效的呼吸方式,提高其呼吸效率,降低耗氧量。具体做法是:让患者半卧,嘱其将一侧手置于剑突下,以鼻快而短促地吸气(即做"嗅"的动作),以促进膈肌的收缩,吸气时隆腹使手被抬起,呼气时收腹使手下陷,如此反复进行练习。注意,最好以鼻吸气,这样可保证吸气的缓慢与平稳,呼气则应从口腔进行,以减小呼气的阻力。

在半卧位教会其膈肌呼吸后,还应让其在坐、站和行走时分别进行练习和掌握。

2. 缩唇呼吸练习:所谓缩唇呼吸,是指在呼气时缩紧嘴唇,如同吹笛时一样。其可增加呼气时的阻力,减慢呼吸速率,增加潮气量。其应在自然呼气而非用力呼吸的情况下应用。该方法可延缓或防止气道的塌陷,改善肺部的换气功能。

四、运 动 训 练

有人认为,运动训练是肺康复的基础。运动虽然不能改变肺组织受损,但通过各种有氧训练,可使患者体质增强,改善其全身肌肉的力量和耐力,同时也增强其呼吸功能。运动训练多强调耐力的提高,如以最大可耐受的运动负荷的 60% 的运动量每次运动 20~30 分钟,每周 2~5 次。如患者不能耐受连续运动,则可让患者以 60%~80% 最大运动负荷运动 2~3 分钟,休息 2~3 分钟交替进行的方式锻炼。因为很多 ADL 活动是用手完成的,所以上肢的耐力训练非常重要,常用的方式有玩握力圈、举哑铃、牵拉弹力带等。另外,还可以采用步行、慢跑等运动方式进行锻炼。

需要指出的是,运动的效应是可逆的,因此应持之以恒,长期坚持锻炼方可保持持续疗效。

五、作业治疗和日常生活指导

主要有两方面的内容,一是通过协调而有节奏的呼吸以及使用适当的辅助器具和周密的活动安排与活动简化,节省能量,减少活动中能量的消耗;二是通过安排日常生活活动训练(如家务活动等),提高患者的自理能力和作业活动能力。

六、心理社会及行为干预

因长期患病以及在应对疾病过程中的困难,可导致 COPD 患者的焦虑及抑郁,加重其功能障碍。应通过患者咨询与支持小组提供心理社会与行为干预,如指导患者进行渐进性肌肉放松训练,指导患者减轻紧张情绪与控制对疾病或症状的恐慌等,均有助于患者减轻焦虑以及呼吸困难。在可能的情况下,最好让家庭成员也参与咨询和治疗。

(郭铁成)

第五篇

常见问题的康复处理

 ## 第三十八章 疼痛的处理

第一节 概 述

对疼痛的处理首先要从医学的和心理社会学的观点进行疼痛的定位,消除产生疼痛的因素,继而考虑其治疗措施,不要单纯区分疼痛是器质性的或心理性的,而应更广泛、更全面地考虑。进行心理评定是重要的,但患者往往有防卫或抗拒,担心对他们的疼痛产生怀疑。为此需向患者解释清楚,进行心理评定并非否定疼痛的存在。

疼痛处理必须注意的事项:医务人员必须严肃、亲切、认真,使患者增强信赖感;必须千方百计弄清疼痛问题的所在,具体病变、心理问题、社会问题等;检查与处理所用仪器物品,须检查其可靠性;对患者说话不能绝对,不能夸张,应留有余地;不要意图一气呵成,一次成功,应分阶段、分步骤进行。

第二节 疼痛的处理

一、疼痛心理问题的处理

疼痛患者或多或少存在着心理问题,有些是伴发的,有些是主要的。因此有必要对疼痛患者进行心理评定。推荐用

MMPI、症状核查表-90、Beck 抑郁量表、State-Trait 焦虑量表、McGill 疼痛问卷或人格评定量表。进行检查者必须思维敏捷,知识丰富。

在疼痛处理过程中必须将心理学手段与药物、理疗等结合进行应用,方可取得较好成效。心理学处理手段有心理教育、心理治疗、反馈疗法、放松训练和职业咨询在内。认知行为方面采用技巧训练和心理教育方法。在疼痛康复方案中,也可采用群体心理治疗方式。对某些心理问题较重的患者,可采用个别或家庭治疗,有时也需对家庭成员或对患者有影响的人员进行帮助。

放松训练和反馈疗法对一些疼痛综合征如肌筋膜痛、交感性疼痛症状效果显著。放松训练的方式很多,自我训练如内养功、肌肉逐步松弛法是其中两种有效的方法。使用仪器的生物反馈疗法和手部温度、肌张力、出汗等反馈法,能促进松弛,加强躯体自我调节过程,对有些患者很有效。放松训练必须坚持进行,以保证疗效。

二、疼痛药物的使用

令人困扰的疼痛问题往往导致药物滥用或误用,造成严重问题。非鸦片类药物常分为:阿司匹林类药(非甾类抗炎药)与醋氨酚。非甾体类抗炎药有镇痛、退热、抗炎和抗凝血的作用。咖啡因可增强其作用,该类药易于吸收,但可导致胃不适,有消化性溃疡与肾功能低下者勿用。

醋氨酚的镇痛作用与阿司匹林相同,可退热但不能消炎,对血小板无影响,如剂量超过 4～6g/d 会产生对肝脏的毒副作用,必须谨慎。

鸦片类药物通常不用于非癌肿的慢性疼痛。

三环类抗忧郁药如阿米替林(amitriptyline),也有独特的镇痛或增强鸦片类药物的作用。镇痛用剂量应低于抗抑郁用量。可在夜晚使用,同时起到镇静和改善睡眠的作用。对高血压与冠状动脉疾患者慎用,因其有突然升压作用。

抗癫痫药苯妥英钠(phenytoin)治疗神经性疼痛也有效。

卡马西平(carbamazepium)治疗三叉神经痛、外伤后神经痛与幻肢痛有效。

三、局部药物注射

局部药物注射是目前临床经常使用的行之有效的疼痛处理手段。

1. 镇痛、麻醉药物、激素、维生素等局部注射:局部注射点的选择因疼痛及致痛疾病情况而定。常用选点有:痛点注射、腱鞘内注射、脊柱小关节内注射、横突及棘突注射等。痛点注射常用镇痛、麻醉药物。对腱鞘、滑囊、肌起点局部炎症所引起的疼痛,使用激素或激素加麻醉药为好。麻醉药多用 0.5% ~ 1% 普鲁卡因或利多卡因每次 1 ~ 5ml,激素多用强的松龙每次 12.5 ~ 25mg,部分广泛的肌起点注射可增至每次 50mg。必要时在局部注射液中加适量维生素 B_1 或维生素 B_{12}。注射次数以每周 1 ~ 2 次为宜,连续注射不超过 4 次。

2. 神经阻滞法:药物注射于周围神经干、根、节以阻断疼痛向中枢传导,阻断恶性循环,改善局部循环与消除炎症,达到镇痛作用,常可收到明显效果。一般使用局部麻醉药如 2% 利多卡因 0.5 ~ 1ml,或加维生素 B_{12} 500 ~ 3000μg。如需永久破坏该神经,可使用乙醇或酚甘油 0.5 ~ 1ml 注射,神经阻滞法常用于三叉神经、舌咽神经、肋间神经、坐骨神经、星状神经节、颈椎旁、斜角肌、腰大肌等区域。

3. 扳机点注射:疼痛扳机点是肌肉中敏感的压痛点,按压该点时不仅引起明显的疼痛,并可引起疼痛向一定区域放射,有时还出现局部肌肉抽搐。为镇痛可行扳机点药物注射。药物可用:生理盐水、消炎镇痛药如双氯灭痛或麻醉药普鲁卡因或利多卡因(0.5% ,<1ml),勿用甾体类药物。进行扳机点药物注射的程序如下:

(1)用拇食中三指摸清肌内索状区,捏住。

(2)皮肤准备:消毒。

(3)另一手持针垂直进针。

(4)先进针至皮下区。

（5）快速进针,穿破硬结,注射一滴药物,观察有无引发局部肌肉抽搐,再快速退针至皮下区,注射所余药物。

（6）止血。

（7）寻找附近扳机点以同样方式注射。

（8）结束注射。

扳机点注射后需休息2~3天。其后进行痛区与痛带的局部冷喷(氯乙烷)与继后的牵伸治疗。

扳机点药物注射频度:在急性期为5~10天注射一次,共注射1~2次;在慢性期可在一年内连续多次注射。开始为每周一次,然后每2周一次,每3周一次,每月一次。

扳机点注射可以选用局部镇痛麻醉药、激素或BTX。扳机点注射可能有局部出血、水肿、感染、神经损伤、药物过敏等,必须慎重。

适应证:急慢性疼痛,或伴功能障碍,一些外伤性与炎性病变。

禁忌证:急性损伤、出血倾向、镇痛药过敏、急性感染。

四、冷疗的使用

在镇痛处理中,冷疗是有效手段,但使用必须得当,否则难以奏效。在肌肉韧带急性损伤时的剧烈疼痛,首先必须使用冷疗[冷敷或氯乙烷或甲氧氟烷冷喷],用以镇痛、止血、减少损伤反应,24小时后方可进行热疗。对于慢性疼痛,冷疗只用于肌筋膜炎性疼痛的治疗。多用氯乙烷冷喷于硬结区(痛点及沿肌纤维走向的痛区),继之进行该肌的牵伸手法,以迅速解除"痛—肌肉痉挛—痛"的恶性循环。一般先喷痛点再延喷痛区,然后立即进行活动范围内的牵伸手法;再冷喷,再牵伸;如此重复2~3遍。其后在该区进行热敷以复温,嘱患者做主动活动范围的活动3~4遍。

五、各种低、中频电流的使用

多种低、中频电流均有镇痛作用。镇痛药麻醉药的离子导入、间动电流、超刺激电流、调制中频电流、干扰电流等,均已证明有很好的镇痛作用,均可按情况合理采用。尤其是经皮电刺激神经疗法(TENS),是为镇痛而专门设计的便携的50～100Hz低频电流。有些仪器设有几种频率、调制方式、单向双向等供选用。TENS适用于肌肉骨骼疼痛、类风湿关节炎疼痛、骨关节炎疼痛、肌筋膜痛、月经失调疼痛、内脏性痛;适用于神经源性疼痛类的幻痛、交感性疼痛、张力性疼痛及术后疼痛。各疗法的介绍参见治疗方法部分。治疗效果的取得,取决于以下因素:①向患者所作的说明;②疗法与仪器的合理选用;③剂量的准确掌握;④ 电极安放区域合适。一般治疗多将治疗电极安放痛区,固不失为有效的常用方式,但对一些久病的慢性疼痛,采用扳机点、穴位区、反射区、远隔区的放置,往往成效显著,值得诊疗工作中参考。

六、其他物理因子的使用

(一) 高频电疗

短波、超短波、微波、毫米波、分米波等均可用来镇痛。对于急、慢性疼痛应遵循:"急性期所用剂量应小,慢性期所用剂量可大"的原则;另一方面电极安放必须将病区包括在内,而且应调整好距离,选用电极宜小,使病区成为作用的中心区,这是目前处理中常常疏忽之处。

(二) 超声波

超声治疗迄今仍为镇痛常用的有效手段,特别是针对肌肉骨骼系统伤病所引起的疼痛。超声治疗中频率与剂量的选择适当,是取得效果的关键。频率按病区的深浅选用,0.75～0.8MHz用于深层,3MHz用于浅表,1MHz介于两者之间。由于病情不一,个体对超声反应不一,难于首诊确定合适剂量,故有提出在剂量选用中采用三次试验治疗按反应加减的方案,值得推广,即第一次治疗采用中等剂量中等时间($0.6W/cm^2$,6分钟)三次后如有好转,可以按此剂量继续,如恶化则减量(可先减剂量至$0.3W/cm^2$,再减时间至3分钟),如无好转则增量,可先增时间至 9 分钟,再增剂量至 0.9W/cm^2。然后以合适剂量治疗 12 次。3、6、9 的系列,也可改为 2、4、6 的序列增减。超声剂量的选择,还必须考虑治疗面积。按照病情需要,选择持续或脉冲超声治疗,方法、剂量选择得当,治疗效果特佳。

超声还可与低、中频电流相结合,尤其是在扳机点的确定与治疗中,效果明确。低频以间动电流、中频以调制中频结合为佳。对治疗电极安放部位的精选与剂量(含电流量)的确定,应做认真研究。

(三) 激光血管内照射

用低能量 He-Ne 激光血管内照射,可取得明显的镇痛效果,参见治疗部分。

(四) 针灸治疗

我国传统镇痛的针灸治疗,目前也已取得国际医学界重视。关键在于穴位的选取与手法的采用,参见治疗部分。

(南登崑)

第三十九章　痉挛的处理

第一节　概　　述

痉挛又称肌张力障碍,肌张力障碍有原发和继发之分。康复医学科领域的痉挛多为继发的肌张力障碍。

痉挛是一种感觉、运动控制障碍,由于上运动神经元损伤所致,表现为间歇性或连续性的肌肉不随意激活,是以速度依赖性的牵张反射增强、腱反射亢进为特征的运动障碍。

一、痉挛的神经生理

机体的运动是在神经系统的控制下进行的,与运动有密切关系的肌张力障碍——痉挛,与神经系统各部位有密切的关系,其分别是脑干网状结构、大脑皮质、基底节和小脑。脑干网状结构通过网状脊髓束下行到脊髓,对脊髓的运动有抑制和易化两种作用。其抑制作用主要在皮质、小脑前叶和旁中央叶皮质以及纹状体的始动作用,而易化作用则受丘脑下部、苍白球和小脑前叶两侧的影响。抑制和易化是相对平衡的,以维持正常的肌紧张。在中脑水平切断脑干后,网状抑制系统活动降低,易化系统的作用因失去对抗而出现去大脑僵直。在去大脑僵直中,γ僵直是通过网状脊髓束实现的,而α僵直是通过前庭脊髓束实现的。而锥体系可分别控制α运动神经元和γ运动神经元的活动,锥体外系参与调节肌紧张、肌群的协调运动,基底节与随意运动的稳定、肌紧张和躯体的运动整合有密切的关系,小脑则在随意运动的协调及维持身体的平衡中起重要作用。上述各中枢部位发生病损,均可产生肌张力异常,多为肌张力增高,又称痉挛。

痉挛是由于脊髓牵张反射的控制紊乱所致,在正常情况下,脊髓反射机制受高级中枢下行指令的控制,从脑皮质到脊髓的任何上运动神经元的损伤都伴随着痉挛的产生,痉挛的性质根据损伤的部位不同而异,如脑卒中病灶发生在大脑半球内,皮质对运动的下行抑制作用丧失,而脑干脊髓束如顶盖脊髓束、网状脊髓束、红核脊髓束和前庭脊髓束是完整的,他们对运动的下行指令可能异常活跃,导致痉挛的发生。若脊髓颈段受到横断性伤害,这些通路对运动的控制作用就都被除去,此时痉挛的发生则主要是运动神经元对外周的敏感性增高所致。

二、痉挛的临床分型

各种中枢神经系统损伤均可以出现痉挛,但不同部位的损害可以有不同的表现,根据病变部位不同临床常分为 3 种类型。

（一）脑源性

脑源性痉挛是常见的痉挛类型,多为脑血管意外、脑外伤、各种中毒和缺血缺氧性脑病、脑性瘫痪等疾病所致。在脑血管意外偏瘫患者中痉挛呈固定的模式,如头部旋转,向患侧屈曲使面朝向健侧,肩胛回缩、肩胛带下降,肩关节内收、内旋,肘关节屈曲伴前臂旋前,腕关节屈曲,手指屈曲、内收,拇指屈曲、内收。躯干向患侧侧屈并旋后,患侧骨盆旋后、上提,髋关节伸展、内收、内旋,膝关节伸展,足跖屈、内翻,足趾跖屈、内收。行走时呈典型的偏瘫步态。在脑外伤和中毒缺氧等广泛性脑损害患者中可以出现典型的去大脑强直和去皮层强直,严重影响患者的运动功能恢复。

（二）脊髓源性

脊髓源性痉挛见于各种脊髓损伤、脊髓炎、脊髓肿瘤,特别是不完全性脊髓损伤患者,常表现为伸肌张力异常增高的痉挛模式,持续的髋膝踝的伸展,最后出现跟腱缩短,踝关节跖屈畸形,以及内收肌紧张,脊髓源性痉挛极易被皮肤刺激所诱发,而且屈肌和伸肌均可出现过度兴奋。

（三）混合性

见于脑和脊髓均受累的疾病,如多发性硬化既累及脑白质,又累及脊髓,导致运动通路不同水平的病变,由此引起痉挛,可表现为全身性、区域性或局灶性痉挛。

三、痉挛的评定

1. Ashworth 痉挛量表:Ashworth 痉挛量表是目前临床上常用的痉挛评定量表,它们将肌张力分为 0~4 级,使痉挛评定由定性转为定量,具体参照第二篇第六章第三节。

2. Tardieu Scale:Tardieu Scale 是在 Tardieu 量表基础上发展而来的,可以反映运动的质量,是测定在不同运动速度下关节角度的变化情况,即快速牵拉肢体出现阻力时的关节角度和缓慢牵拉肢体时出现阻力时的关节角度差,比较治疗前后的这个差值。例如前臂缓慢被动牵拉肘关节运动 $90°$ 出现阻力,前臂快速被动牵拉肘关节运动 $80°$ 出现阻力,Tardieu Angle: $90°-80°=10°$。其他关节可以类推。

3. H 波/M 波比值与 F 波/M 波比值:H 反射和 F 波是在电刺激神经干时在支配肌肉诱发 M 波后出现反应。H 反射仅在胫神经小剂量电流刺激时出现,随着电流的增大和 M 波的出现,H 波逐渐减小或消失,是肌梭Ⅰa 类传入纤维兴奋,冲动进入脊髓后产生的反应性肌肉收缩。H 反射可反映前角运动神经元兴奋性的高低。当患者牵张反射弧处于活跃状态时,其 H 反射表现为亢进,有人用 H/M 波比数定性评定痉挛,也有人发现 F 波幅度与痉挛的程度呈正相关,F 波多数神经均能引出,为超强电流刺激神经在支配肌记录 M 波后出现的一个迟发性运动反应,其波幅仅为 M 波的 5%,但引出率在 60% 左右,可作为痉挛的辅助评价方法。

第二节　痉挛的处理

肌肉痉挛的治疗目标是促进康复、提高 ADL 能力、保持肌肉长度、维持肢体的正常位置、防止发生继发性软组织缩短以及减轻疼痛。痉挛的治疗是综合性的,包括早期的预防体位、康复、药物、神经阻滞和手术等方面。

一、处 理 流 程

首先确定痉挛对功能、护理、ADL和外观是否有影响,没有影响不需要处理。有影响先采用物理治疗加系列矫形器的使用,如果还不能解决且是全身的痉挛需要口服药物,如果是局部的痉挛可首先考虑注射治疗,最后才考虑手术治疗。

二、康 复 治 疗

1. 神经生理学方法:神经生理学方法中利用反射抑制模式,使用控制关键点等神经发育技术抑制异常反射性模式。如Bobath法中通过将患者置于某一体位,使紧张的肌肉受到缓慢的牵拉,直到放松为止。还可以通过非对称性颈紧张性反射机制,改善上肢肌张力状态和诱发上肢活动。为缓解下肢伸肌紧张,Brunnstrom主张让患者仰卧屈膝,治疗者握住患者的两侧踝关节,辅助患者将臀部抬离床面,进行"桥式"运动。对于手指屈肌痉挛,Bobath主张首先将其拇指被动外展,然后前臂旋后,维持数秒钟,腕关节和手指的屈肌就会松弛,伸展动作就容易完成,也可以应用充气夹板将痉挛肢体置于充气夹板中,充气产生的压力,使痉挛肢体得到持续、缓慢的牵拉,使痉挛暂以缓解。

2. 抗痉挛体位:患者从急性期开始采取抗痉挛的良姿体位,偏瘫和截瘫分别参考相关章节,并早期进行斜板站立和负重练习,减少加重痉挛的不当处理和刺激,如刺激抓握反射和阳性支撑反射的处理,有利于减缓痉挛的发生。

3. 系列矫形器:矫形器可以提供持续的静态肌肉牵伸,例如膝分离器、全下肢外展枕、坐位下用分腿器(这种辅助器具可用硬塑泡沫制作,简单实用),保持软组织长度,伸展痉挛的肌肉及维持功能位。踝-足矫形器可用于控制踝关节的痉挛性马蹄足畸形。带关节可调节的膝、肘矫形器提供膝、肘关节持续的动态肌肉牵伸。

4. 物理因子治疗

(1) 温热疗法:各种传导热(沙、泥、盐),辐射热(红外线),内生热(微波、超短波)等都可以缓解痉挛。

(2)痉挛电刺激疗法:利用交互抑制和高尔基腱器兴奋引起抑制以对抗痉挛,分别刺激痉挛肌的肉腱和拮抗肌的肌腹,以达到降低痉挛的目的。

三、药　　物

抗痉挛药物的使用有四种途径,分别是口服、经皮注射、经鞘内注射及化学性去神经药物的局部注射。当决定选用哪一种药物时要考虑的因素有:病程、患者的预后、可获得的支持系统、认知状态、同时存在的医学问题、病情严重性、症状、部位、资金状况。

1. 口服药物

(1)苯二氮䓬类:此类是用于痉挛治疗的第一代药物。其中最常用的是地西泮,其他有二钾氯氮和氯硝西泮。苯二氮䓬类具有中枢活性,通过脑干网状结构和多突触脊通路发挥它们的效应。它们主要作用于 $GABA_A$ 受体。地西泮口服吸收良好,服用后 1 小时达峰值血药浓度,半衰期 20 ~ 80 小时。口服开始剂量为每次 2 ~ 5mg,每天 2 次,或 5mg 临睡前服用,以后增加 5mg,治疗痉挛每天 20 ~40mg,最大量为 60mg。已知的副作用有由于乙醇强化所致的抑郁、协调性降低、记忆和注意力损害、无力、共济失调、可能成瘾及药物性退缩,最严重的是呼吸抑制和昏迷,限制了它的使用。

(2)巴氯芬(baclofen,氯苯氨丁酸):对 $GABA_B$ 受体起作用,它作用于突触前、后末端。对于突触前,它结合到 GABA 神经元内,致细胞膜超极化,阻滞钙内流和介质释放;对于突触后,它结合到 Ⅰa 传入纤维,使细胞膜去极化。最终的效应是抑制单突触和多突触脊髓反射,从而达到缓解痉挛的目的。口服巴氯芬吸收好,服药物 2 小时达峰值血药浓度。巴氯芬的半衰期为 3 ~ 5 小时,主要通过肾脏排泄,开始剂量为每次 5mg,每天 2 ~ 3 次。可以每周每天增加剂量 5 ~ 10mg,服药 5 ~ 10 天出现最好临床效应,通常每天服用的最大剂量为 80mg,但也有达 300mg 仍是安全和有效的。副作用包括镇静、头晕、疲劳、无力、恶心、感觉异常、幻觉、疾病发作阈降低,停药后 1~2 天内消失,但突然停药可能出现痉挛的反弹。

(3) 丹曲林(dantrolene):丹曲林的作用机制是在肌肉收缩时抑制钙从肌质网的释放,以致肌肉兴奋收缩耦连中断。它一是直接对肌肉本身,二是通过对肌梭 γ 运动神经元的作用而降低肌梭的敏感性。起初剂量为 25mg,每天 2 次;每周每天缓慢增加 25~50mg,每天最大量可达 400mg。口服半衰期约为 15 小时。最明显的副作用是肝脏毒性,但很少发生,其他副作用有无力、感觉异常、恶心、腹泻。

(4) 盐酸替托尼定(tizanidine):是广泛使用的最新抗痉挛药。口服后吸收良好(53%~66%),服用后 1 小时达峰值血药浓度,半衰期为 2.5 小时。在脊上水平,盐酸替托尼定抑制脊髓反射去甲肾上腺素下行激活通路,普通抑制Ⅱ型传入纤维,或专门抑制 γ 运动神经元。在脊髓水平,盐酸替托尼定产生多突触反射抑制和突触前抑制,有效地缓解痉挛。应用时从每次 1mg,一日 3 次起,每 6~7 天服药量增加 1mg。最大量为 36mg/d。盐酸替托尼定抗痉挛同时不伴有肌无力,也不会诱发血压、脉搏的持久改变,但与抗高血压药一同服用时可能诱发症状性低血压。最常见的副作用是嗜睡、头晕,其他有镇静、无力、恶心、呕吐、口干等。

2. 注射药物

(1) 巴氯芬鞘内注射:鞘内注射可能给顽固性痉挛的处理带来革命性变化。曾有报道用于脊髓损伤(SCI)和脑性瘫痪(CP)引起的痉挛,而现今的报道,鞘内注入巴氯芬对获得性脑损伤引起的严重痉挛患者有效。鞘内注射首次采用大剂量,然后植入微泵,鞘内注入巴氯芬系统的优势是可留置巴氯芬,降低所需总剂量及全身反应。

(2) 苯酚(石炭酸)神经阻滞:神经阻滞是应用化学制剂作用于神经,使神经变性达到化学性去神经的作用,使其支配肌肉痉挛解除,其作用可能是暂时的或永久性的。

苯酚是苄基乙醇,是苯的氧化代谢产物。1%~7% 的苯酚溶液对传入和传出神经纤维产生无选择的损害。苯酚浓度增高引起瓦勒变性和轴突脱髓鞘,导致肌肉失神经。苯酚的作用时间平均为 6 个月,若注射药物后配合肌肉的牵伸,将延长其作用期,重复注射有利于强化效果。一次注射剂量不超过 1g,5% 的苯酚水溶液的最大注射剂量为 20ml。采用运动点分次注射,特别是运动点的确认可以采用电刺激方式。当实施注射时,去神经的效应立即就可观察到。苯酚的副作用有注射中烧灼样或针刺样疼痛,处理可用冰敷、服用非甾体消炎药。

(3) A 型肉毒毒素(botulinum toxin A,BTX-A):近十年来,用 BTX-A 作为化学性去神经术治疗局灶性痉挛的重要方法,随着注射技术的日益成熟,特别适用于儿童和成人脑源性痉挛。BTX 是由肉毒酸菌合成的蛋白质,有七种抗原性的免疫血清(A ~ G 型),其中 A 型毒力最强。肉毒毒素 A 在美国的商品名为 Botox,主要用于痉挛和肌张力障碍的治疗。

1) 作用原理:肉毒毒素通过防止神经末梢突触前膜内乙酰胆碱的释放而阻滞神经肌肉接头处(NMJ)神经冲动传递。肉毒毒素进入神经末梢后,裂解 SNARE 的蛋白复合体。SNARE 蛋白复合体是负责神经递质囊泡和神经末梢细胞膜对接和融合,融合后导致神经元向胞外分泌神经递质。SNARE 的蛋白由突触囊泡蛋白、突触相关蛋白(SNAP-25)、突触融合蛋白融合而成。A 型肉毒毒素裂解 SNAP-25,C1 型和 E 型也是裂解 SNAP-25,但其裂解部位与 A 型的裂解部位不同。

最近的研究显示:保妥适(A 型肉毒毒素)尚可作用于感觉神经元,通过类似的机制减少谷氨酸和某些神经肽类神经递质如 CGRP 和 P 物质的释放,从而阻止疼痛信号从外周向中枢神经系统的传导。

肉毒神经毒素的作用通常是可逆的,其在神经末梢内逐渐降解、失活。起先乙酰胆碱释放缺失导致新轴突发芽再生,这些发芽再生的轴突可形成神经肌肉接头,开始释放乙酰胆碱。动物实验显示:轴突芽生最终消退,原来的神经肌肉接头重新恢复。

2) 注射技术:确定靶肌肉后可根据条件采用徒手牵拉定位、EMG 定位、肌肉电刺定位和超声等定位技术将药物注射到肌肉的终板附近或者肌腹上,以利于发挥最大的作用。

3) 注射剂量:肉毒毒素的剂量用单位(U)表示,对于保妥适成年人一次注射的安全剂量是 600U,每个注射位点建议不超过 50U,儿童总量不超过 20U/kg。

4) 禁忌:患有神经肌肉接头疾病禁忌注射肉毒毒素。另外氨基糖苷类抗生素或阿奇霉素,或其他影响神经肌肉传导的药物(如筒箭毒碱型肌松剂),可加强本药的作用,使用本药期间应禁用上述药物。

注射 BTX-A 后,通常在 2～10 天内,平均大约 3 天后出现临床效应,最大效应出现在注射后 4 周,作用持续时间为 6 周至 6 个月,增加剂量可能延长效应持续时间。反复注射 BTX-A,大多数患者多年都会感到肌张力降低。在 BTX-A 注射的同时,可结合其他治疗,如矫形器的使用和痉挛肌肉的牵伸训练。

四、手 术 治 疗

痉挛不能用其他方法很好地缓解时,可以考虑手术解除。手术包括周围神经切断术、脊神经后根切断术等。手术对脑瘫的痉挛有明显的效果,尤其是目前采用的选择性脊神经后根切断术(SPR),被认为是解除痉挛和改善功能的有效手段。SPR 解除痉挛主要是选择性地切断肌梭传入的 I a 纤维,阻断脊髓反射的 γ 环路,从而解除肢体的痉挛。这一手术也是利用了 100 年前的实验研究,即在横断动物中脑后产生的痉挛和强直能通过切断脊神经后根得以解除。Fasano 首先报道用 SPR 解除脑瘫的痉挛,在一个时期曾经得到广泛的应用。采用此方法既能达到缓解痉挛的效果,又能保留皮肤及关节的感觉功能。在进行此手术时后根切断范围应该足够,下肢至少切断 5 对,上肢至少切断 6 对,每一对后根至少切断 25%～50% 的神经束。随着肉毒毒素注射技术的成熟和普及,因痉挛需要手术的病例将大大减少。

总之,痉挛是中枢性瘫痪恢复过程中的一大障碍,目前还没有特别好的办法,采取这些综合措施,有利于痉挛的改善和运动控制的恢复。

(尤春景)

第四十章　排尿、排便障碍的处理

第一节　概　　述

在神经疾病康复中常见排尿、排便障碍,不论是脑损伤还是脊髓损伤,几乎都伴有不同程度的排尿、排便障碍。在脊髓损伤中,排尿、排便障碍是主要症状,是很棘手的问题。患者可能因此出现感染、结石,为此可能导致交往障碍。脑损伤患者若有痴呆,排尿、排便控制能力丧失而出现失禁,损害轻者,可能为暂时的尿急、尿潴留,使 ADL 能力明显下降。

排尿、排便的功能是在脊髓中枢参与下进行的,但脊髓中枢又受大脑等高级中枢的制约。这些中枢通路的损害或控制排尿、排便功能的周围性损害均可出现排尿、排便障碍。

一、排　尿　障　碍

(一)排尿的神经生理

尿是由肾脏生成的,经输尿管储于膀胱,只有达到一定量时,才能引起反射性排尿动作,将膀胱内尿液通过尿道排出体外。支配膀胱和尿道的神经有盆神经、腹下神经和阴部神经,这些都含传入和传出纤维,来自腰骶部脊髓,排尿反射的初级中枢即在腰骶部脊髓。而盆神经属副交感神经,可使膀胱逼尿肌收缩,膀胱内括约肌松弛,因而促成排尿。腹下神经属交感神经,可使膀胱逼尿肌松弛,内括约肌收缩,抑制排尿。阴部神经属躯体神经,直接受意识和反射控制,可使外括约肌收缩。

当膀胱内尿量增加,膀胱内压力升高到 15cmH$_2$O 以上时,便刺激膀胱壁的牵张感受器,冲动沿盆神经过腰骶部排尿初级反射中枢,同时也达到脑干和大脑皮质的排尿反射高级中枢,并产生尿意。如当时无排尿机会,脊髓的初级排尿中枢便受到大脑皮质的抑制,直到有适当的排尿机会时,抑制才被解除。排尿反射进行时,冲动沿盆神经传出,引起逼尿肌收缩,内括约肌松弛,尿液进入后尿道,并刺激后尿道的感受器,冲动再次传到脊髓排尿中枢,反射性地抑制阴部神经,使外括约肌松弛,于是尿液被强大的膀胱内压驱出。另外,腹肌和膈肌强有力的收缩,还能产生更高的压力,来协助克服排尿的阻力。

(二) 排尿障碍的分类

排尿障碍可以是由脑、脊髓病变引起的神经功能结构障碍,也可以由膀胱、尿道结构改变所引起。

1. 抑制性膀胱:病变部位属高位大脑中枢,可以是皮质运动中枢,也可以是内囊,膀胱容量减少,无残余尿,排尿突然无调节。

2. 反射性膀胱:病变为骶髓以上横断,膀胱知觉障碍,容量减少,有少许残余尿,排尿突然无调节。

3. 无反射性膀胱:自动性膀胱的病变为骶髓及以下,膀胱的反射弧完全中断,膀胱无知觉,容量稍减少,有残余尿,排尿不完全。

(三) 临床表现

排尿障碍中有尿潴留、尿失禁、尿频等常见临床表现。这些临床表现是由于不同的病变部位而产生,同一患者可以同时出现两种以上的症状。

1. 尿潴留:指膀胱处在不能完全排空的状态,原因首先是逼尿肌在排尿时完全无力,不能将尿液压出膀胱。其次是尿道括约肌在排尿时弛缓甚至出现痉挛,或者两者兼有,导致尿潴留。尿潴留分完全性尿潴留和不完全性尿潴留两种类型。完全性尿潴留时尽管做很大的努力时也不能排尿,不完全性尿潴留在每次排尿时不能使膀胱排空,其残余尿量可表示尿潴留的程度。

2. 尿失禁:尿失禁是指膀胱内尿液无意识的流出。真性尿失禁是因为根本不能把尿留在膀胱内,所流入膀胱的尿马上被排出。这是由尿道括约肌瘫痪等引起,是非常少见的尿失禁。排尿后在一段时间内不发生尿失禁,直到膀胱充盈后才发生持续性尿失禁,称为灌流性尿失禁。在排尿脊髓中枢以下病损也可以看到这种尿失禁。反射性尿失禁是由于膀胱受到充盈的尿液刺激而出现反射的排尿,在排尿脊髓中枢以上病损时出现这种尿失禁。强迫性尿失禁是由于大脑病损排尿反射抑制通路障碍而引起,表现为一旦感觉有尿意,便不能控制而使尿失禁。

3. 尿频:一天排尿次数在 10 次以上,夜间排尿在 2 次以上而且每次尿量明显减少称为尿频,发生机制有多尿、膀胱容量减少、膀胱和尿道受到刺激、排尿反射抑制通路障碍等,也有中枢神经系统疾患出现的神经性尿频。

(四)排尿障碍的评定

1. B 超、膀胱镜、X 线等常规检查:以明确泌尿系统有无器质性病变。

2. 尿流动力学检查:包括尿流效率测定、膀胱压力容积测定、尿道压力分布测定、尿道括约肌肌电图等。

3. 排尿录像检查:通过排尿录像检查可以明确排尿时括约肌开放情况,是否有内括约肌痉挛还是外括约肌痉挛的存在,排尿时逼尿肌的功能情况等,为后面的治疗提供技术支持。

二、排便障碍

(一)排便生理

排便动作是反射动作,粪便进入直肠后,刺激直肠壁内的感受器,冲动经盆神经和腹下神经传至脊髓腰骶段的初级排便中枢,同时上传到大脑皮质,引起便意和排便反射。这时通过盆神经传出冲动,使降结肠、乙状结肠和直肠收缩,肛门内括约肌舒张;同时,阴部神经冲动减少,肛门外括约肌舒张,使粪便排出体外,同时腹肌和膈肌收缩,增加腹压,促使粪便排出。意识可以加强或抑制排便。

(二)排便障碍的分类

1. 反射性大肠:该型肠道功能障碍是由圆锥以上的中枢

神经病变引起,由于脊髓与结肠之间的反射弧没有中断,因此保留了神经反射调节功能。粪块的机械刺激结肠或者直肠可以诱发脊髓排便反射,但患者无便意。肛门括约肌的静息张力增加,直肠肛门协调性运动受损,结肠通过时间延长,从而常常导致患者便秘和腹胀。然而当病变发生在 $L_2 \sim L_4$ 节段,排便抑制受损,肛门内、外括约肌均舒张,由结肠运动产生排便即大便失禁。

2. 无反射性大肠:该型肠道功能障碍是由支配肛门括约肌的下运动神经元或外周神经病变引起,多见于圆锥或者马尾神经病变、多发神经病、盆腔手术等。主要表现为:脊髓排便反射消失,无便意;肛门括约肌静息张力降低;结肠运转时间显著延长,从而出现排便困难。直肠肛门协调运动受损,当腹压增加时会出现"漏粪"现象。

(三)临床表现

有便秘和大便失禁两种类型。

1. 便秘:这是指比健康时排便更困难,排便次数减少,严重时出现肠型和痉挛性腹痛,在直肠和腹部触诊中可触及单一移动性块状。长期卧床而没有床上排便习惯者容易发生,脑卒中患者在绝对卧床的急性期易发生便秘,脊髓损伤者因排便反射障碍易出现麻痹性肠梗阻。

2. 失禁:这是指大便排出时患者因为感觉或者意识的原因而不能感知。

(四)评估

1. 病史:了解所患疾病及发病前、后的肠道功能和排便模式,如完成排便所需时间、排便频率、大便的性状;另外需了解有无使用直肠刺激、有无计划外排便、有无使用诱发排便的食物及影响肠道功能的药物史等。

2. 体检:对患者的肌力及肌张力、感觉损伤的平面、球海绵体积反射、提睾反射、肛门皮肤反射进行检查。

3. 排便录像造影:对于严重便秘患者为了明确是否为肛门括约肌痉挛(失弛缓)可以进行排便录像,动态观查排便时括约肌的功能状态。

第二节 排尿、排便障碍的处理

一、排尿障碍的处理

多数中老年脑卒中患者发病前就有前列腺肥大,发病后其症状就更加明显。昏迷患者可出现排尿、排便障碍,大脑两侧广泛性病变引起的昏迷可以直接引起膀胱、肛门括约肌紧张性的变化,产生排尿、排便障碍。肌紧张亢进出现尿潴留和便秘,肌紧张降低出现大小便失禁,痴呆者也会出现大小便失禁。脊髓损伤出现神经源性膀胱,也可出现尿潴留、大便失禁和尿失禁、便秘等症状。

治疗的目的是控制或消除尿路感染,恢复排尿和膀胱储尿功能,减少残余尿及保护肾功能。应根据障碍的类型,选用适当的方法促进膀胱排空,如增加膀胱压力、减低膀胱出口阻力、间歇导尿术、药物的应用、手术等。

(一)膀胱训练

1. 挤压下腹部:用双手挤压下腹部(Creed 法),但不能让腹肌收缩,因为腹肌收缩时尿道括约肌同时收缩,不利于排尿。

2. 扳机点排尿:通过刺激会阴部、大腿内侧、牵拉阴毛、挤压阴茎、刺激肛门等寻找诱发反射性排尿的扳机点,建立反射性排尿。

3. 耻骨上区轻叩法:常用于逼尿肌反射亢进患者,通过逼尿肌对牵张反射的反应,经骶髓排尿中枢引起逼尿肌收缩。用手指轻叩耻骨上区,引起逼尿肌收缩而不伴有尿道括约肌的同时收缩,产生排尿。

4. 电刺激法:常应用感应电或者干扰电刺激膀胱区,需兴奋逼尿肌,促使逼尿肌收缩,引起排尿。

5. 磁刺激法:为近年来使用的方法,也是通过刺激骶尾部或者膀胱区,达到促进排尿的目的。

(二)导尿

1. 间歇性自行导尿术:对于残余尿量多或尿潴留患者多

由医务人员进行持续性导尿或间歇性导尿。持续导尿留置尿管易导致感染等并发症，间歇性导尿操作麻烦，实际应用受到限制。1970 年 Lapide 对多发性硬化女患者实行间歇自行导尿术，解决了该患者多次手术未能解决的泌尿系统感染和排尿障碍等症状，并得到推广应用。许多学者证实，应用间歇性自行导尿术可免除长期留置导尿管引起的尿道、阴囊、膀胱并发症，此方法简便易行，费用低廉，实际上是一种非无菌的不由医务人员操作的清洁导尿术，可教会患者自己保管导尿管，并在家中自己操作导尿。脊髓损伤患者经此治疗可形成自主反射性排尿，急性脊髓损伤及长期截瘫患者采用间歇性自行导尿可不发生泌尿系统感染。间歇性导尿采用特制一次性尿尿管，平时用肥皂清洗导尿管，放入清洁的塑料袋中备用。间歇性导尿适用于马尾圆锥以上损伤的尿潴留。

间歇性导尿也可由医务人员进行，一昼夜每 4 小时一次，限制饮水量，早、中、晚餐各饮水 400ml，10am、4pm、8pm 各 200ml，从 8pm 到次日 6am 不饮水。如两次导尿间能自动排出 100ml 以上的尿，且残留尿仅 300ml 或更少，可改为 6 小时导尿一次。如两次导尿间能自动排出 200ml 尿，且残余尿少于 200ml，可改为 8 小时导尿一次，达到自动排尿不多于每两小时一次，排尿后残余尿少于 100ml，终止导尿。

2. 持续导尿：对于急性尿潴留患者常用持续性导尿，现多用气囊导尿管，充气以前一定要将气囊插入膀胱内，防止在后尿道内因气囊扩张而致损伤。持续性导尿常安装密闭式引流，每日须用 1∶5000 呋喃西林液 200～300ml 膀胱冲洗液 1～2 次，冲洗液保留在膀胱内 30 分钟。并保持导尿管 4～6 小时开放一次。每周更换导尿管一次，多在晚上排空尿液后拔出，有利于分泌物的流出及尿道黏膜休息，次晨膀胱充盈时再插入导尿管。

3. 假性导尿：对于尿失禁患者，男性可用避孕套套在阴茎上，末端与引流尿袋相连，避孕套内收集的尿液通过引流管集入尿袋内。控制好一点的患者，白天定时排尿，夜间可用假性导尿。假性导尿由于尿液的刺激，易致阴茎皮肤发炎。出现此种情况时,应加强局部护理,暂停假性导尿。

（三）药物治疗

药物主要是通过调节自主神经平滑肌功能而达到治疗作用。根据药物的作用常分为三类。

1. 刺激膀胱收缩的药物

氯贝胆碱:主要作用是兴奋毒蕈样胆碱能受体,其作用类似乙酰胆碱,但不受胆碱酯酶破坏,故作用时间长。适用于膀胱张力低下,残余尿量多或尿潴留的患者。妊娠、溃疡病、哮喘、甲亢、冠心病、癫痫、帕金森病、下尿路或胃肠道机械性梗阻,及近期内做胃肠道手术者禁用。每日 40 ~ 150mg,分 3 ~ 4 次口服,或 5mg,皮下注射,每日 4 次。

2. 抑制膀胱收缩药

（1）溴丙胺太林(普鲁本辛):在毒蕈碱受体水平抑制乙酰胆碱的作用,也具有神经节阻滞作用。主要适用于逼尿肌反射亢进所致的尿频、尿急及急迫性尿失禁等患者。禁忌证有青光眼、下尿路及肠道梗阻和麻痹性肠梗阻等,每次 15 ~ 30mg,每日 3 次。

（2）丙咪嗪:为三环类抗抑郁药和苯二氮类化合物之一,具有阻断去甲肾上腺素在节后交感神经末梢处的重吸收作用,故具有 α 和 β 肾上腺素能作用。通过 α 肾上腺素受体的兴奋作用增加尿道的压力,兴奋膀胱 β 受体,抑制膀胱收缩力,增加膀胱容量,主要用于治疗儿童遗尿症。有激动、神经质、失眠、口干及便秘等不良反应。

（3）黄酮哌酯:是一种直接作用的平滑肌松弛剂,无胆碱能或肾上腺素能作用。可使逼尿肌松弛,增加膀胱容量,但不影响逼尿肌的收缩力,主要用于治疗尿频、尿急及急迫性尿失禁。消化道及泌尿系机械性梗阻、青光眼、妊娠及小儿禁用,每次 100 ~ 200mg,每日 3 ~ 4 次。

（4）酒石酸托特罗定(舍尼亭):为竞争性 M 胆碱受体阻滞剂。动物试验结果提示舍尼亭对膀胱的选择性高于唾液腺,但尚未得到临床的证实。舍尼亭口服后经肝脏代谢后起主要药理作用的活性代谢产物 5-羟甲基衍生物,其抗胆碱活性与舍尼亭相近。用于缓解膀胱过度活动所致的尿频、尿急和紧迫性尿失禁症状。初始的推荐剂量为每次 2mg,每日 2 次。

3. 对膀胱颈及尿道起刺激和抑制作用的药物:刺激性药物能兴奋 α 肾上腺素受体或阻滞 β 肾上腺素受体,能增加膀胱颈及尿道阻力,主要治疗因膀胱颈及尿道张力降低导致的尿失禁及遗尿。这类药物有麻黄碱、丙咪嗪、雌三醇等。抑制性药物则为 α 受体阻滞剂,适用于神经源性膀胱或前列腺肥大导致的排尿困难、残余尿量多或尿潴留患者,如酚苄明、胍乙啶及甲基多巴等。

(1) 酚苄明:为 α 肾上腺素受体阻滞药,具有降低膀胱颈及尿道阻力,增加膀胱收缩力的作用,作用时间长达数小时,适用于各种原因所致的排尿困难,可减少残余尿量,缓解因残余尿量多所致的失禁。此药不良反应少,低血压者慎用,忌与地西泮或镇静药同时应用,每次 10mg,每日 3 次。

(2) 盐酸坦索罗辛(哈乐):选择性阻滞尿道中 α_1 肾上腺受体,松弛尿道、膀胱颈和前列腺部平滑肌,降低尿道阻力,促进排尿,每次 0.2mg,每日 1 次,饭后服用。

(四) 注射治疗

1. 膀胱壁肉毒素注射:对于痉挛性膀胱、频发自主反射亢进患者可以在 B 超监测下在膀胱壁上注射肉毒素,以缓解痉挛,降低膀胱的敏感性。

2. 尿道括约肌肉毒素注射:对于尿道括约肌痉挛而致排尿困难,也可以在 B 超的监测下将肉毒素注射到尿道外括约肌或者是内括约肌,以解决尿道括约肌痉挛导致的排尿困难。

3. 阴部神经阻滞:若无条件注射肉毒素者对于尿道括约肌痉挛也可以采用阴部神经阻滞。患者取膝胸位,在骶结节韧带与坐骨结节交界处做穿刺,进针 4~6cm 时注入 1% 普鲁卡因 10ml(双侧同时进行)。

(五) 手术治疗

手术包括解除下尿道机械性梗阻、外括约肌切开或切除术、骶神经根切断术或尿流改道术等。

（六）其他治疗

其他治疗包括相关穴位的电针刺激等传统的方法使用。

二、排便障碍的处理

1. 定时排便：参照患者既往的习惯安排排便时间，养成每日定时排便的习惯，通过训练逐步建立排便反射，也可每日早餐后进行排便，因为此时胃结肠反射最强。

2. 刺激直结肠前壁建立反射排便：用手指刺激直肠前壁可缓解肛门括约肌痉挛，诱发直肠肛门反射，促进结肠尤其是降结肠的蠕动。具体操作为把食指或中指戴指套，涂润滑油，缓缓插入直肠，在不损伤直肠黏膜的前提下，沿直肠壁做环形运动并缓慢牵伸肛管，诱导排便反射。

3. 饮食管理：便秘患者采用调整饮食，多食高纤维素、高容积和高营养的食物。

4. 大便软化导泻药的应用：如欧车前亲水类黏胶（康赐尔）、便乃通、番泻叶、酚酞（果导）片等药物的应用并配合开塞露的应用。此外，加强排便训练，排便以每 2 日一次为宜，便前15 分钟饮热水一杯，并尽量坐位进行。采取这些综合的措施后排便困难将能得到有效控制。

5. 肛门括约肌内注射肉毒素：对于肛门括约肌痉挛导致的出口梗阻型排便障碍可以在超声监测下肛门括约肌内注射肉毒素，以降低出口阻力，利于大便排出。

排尿、排便障碍得到有效的控制后，将大大改善患者的ADL 能力和其生活质量，为肢体运动功能的康复奠定良好的基础。

（尤春景）

第四十一章　压疮的预防和处理

第一节　概　述

压疮(pressure sore)是指局部皮肤长时间受压或受摩擦力与剪切力作用后,受力部位出现血液循环障碍而引起局部皮肤和皮下组织缺血、坏死。多发生在长期坐轮椅或卧床的患者身上。压疮的发生严重影响患者的康复与回归社会,增加患者和家庭的精神与经济负担。患者一旦患上压疮不仅痛苦不堪,而且其并发症还会威胁到生命安全。如何减少和防止压疮的发生及其治疗是现代医学值得重视与研究的问题。

一、易发部位

只要压力持续存在,身体任何受压部位的皮肤及皮下软组织都会发生压疮,包括任何体位下的受压部位以及夹板、矫形器、矫形固定物的受力部位。最常出现在缺乏肌肉或脂肪作缓冲的骨骼突起部位,因为人体承受的压力极大部分都集中在这些突起部位,所以受压组织缺血和坏死主要发生在这些部位。仰卧位好发于枕骨隆突处、肩胛、肘部、脊椎体隆突处、足跟,尤其是骶尾部最易发生压疮。侧卧位好发于耳廓、肩峰部、髋部、大转子、膝部(内髁、外髁)、踝部(内踝、外踝)等。俯卧位好发于肩峰部、肋缘突出部、髂前上棘、膝前部、足趾等。坐位好发于坐骨结节处。

二、形成原因

(一)直接因素

最可能导致压疮的直接原因包括压力、剪切力和摩擦力。

1. 压力:局部组织遭受持续性垂直压力是引起压疮最主要的原因。承受面积越大,压力就越小。例如,坐得太久的人,压力集中在臀部、后背、肩胛、双肘和大腿,还有受力的足跟和踝部。仰卧者除以上部位外,还有后头部和背的上部。侧卧承受压力的部位则是头、肩胛、肘、髋、膝和踝。当直接压力超过正常毛细血管压时,毛细血管便被压缩,血液不能通过,局部组织缺血、缺氧。如果这种超压力状态维持时间过长,最终会导致周围组织坏死,压疮由此而生成。

2. 摩擦力:身体在承重面上移动,皮肤与所接触的界面之间会产生摩擦力。摩擦力超过一定限度,易造成表皮层擦伤,损伤较重者可达真皮层。破损的皮肤合并感染,则进一步加重皮肤及皮下组织的损害。摩擦力可使由压力造成的压疮进一步加重,并使引起压疮的压力-时间阈值降低。

3. 剪切力:当承重部位压力和摩擦力同时加大,身体在支撑物表面进行缓慢小幅度位移时,皮肤保持不动而皮下组织之间发生相对位移,这时在两层组织间产生剪切力,因此,剪切力是由压力和摩擦力相加而成的。当人在坐垫或床上移动时,皮肤就和坐垫、床、衣物之间发生摩擦,该处的皮肤便被拉动,加上骶尾部垂直方向的重力,从而导致局部皮下产生剪切力。这种剪切力可使穿行于肌肉和筋膜间供应皮肤的动脉受压而使血液循环障碍,过强的剪切力还可以撕裂深层的组织,使组织结构产生扭曲。

(二) 间接因素

1. 运动障碍:具有运动障碍的患者因不能主动翻身以及不能完成其他变换体位的动作,使某一部位长时间受压而形成压疮。引起运动障碍的主要疾患有脑卒中、脊髓损伤、脑外伤、多发性硬化和精神错乱等。

2. 感觉障碍:有些疾病如脊髓损伤、周围神经损伤等可致患者局部感觉减退甚至消失,这些感觉障碍区对皮肤摩擦、疼痛、异物等敏感性减轻,局部受压后已发生变化但却不易被发现,易致压疮发生。

3. 营养不良:营养不良特别是低血清白蛋白或极度消瘦

可明显增加压疮的发生率,并使压疮不易愈合。

4. 老龄:老年人的皮肤及皮下组织胶原蛋白合成能力下降,软组织弹性下降而使组织有效分布压力的能力削弱,受压部位局部皮肤上的机械负荷增加,这是老年患者容易发生压疮的一个重要因素。

5. 潮湿:潮湿是压疮形成的一个重要促进因素,皮肤在潮湿状态下会发生软化,张力减小,同时与床单之间的摩擦力增大,因此而增加了压疮发生的危险性。过度潮湿多由出汗、伤口引流及二便失禁引起。

三、压疮的分型与分级

(一) 分型及其发展阶段

1. 溃疡型:压疮首先从皮肤损害开始,然后向深层发展,组织坏死形成溃疡。其发展阶段为:

(1) 淤血红润期:为压疮初期。局部皮肤受压,出现暂时血液循环障碍,表现为红肿、热、麻木或触痛。此期皮肤表面无破损情况,为可逆性改变。

(2) 炎性浸润期:红肿部位继续受压,血液循环得不到改善,静脉回流受阻,受压部位因淤血而呈现紫红色,有皮下硬节和(或)有水疱形成。水疱破溃后,可见潮湿红润的创面,患者有疼痛感。

(3) 溃疡期:静脉血回流严重受阻,局部淤血导致血栓形成,组织缺血、缺氧。轻者表皮水疱破溃后出现真皮层组织感染,浅层组织坏死,溃疡形成;重者坏死组织发黑,脓性分泌物增多,有臭味,可向深部扩散,甚至到达骨骼,更严重者还可出现脓毒败血症。

2. 滑囊炎型或称"闭合性压疮":主要发生在坐骨结节或骨折治疗体内固定支撑物附近的深层组织,其早期皮肤无明显损害,从深层组织开始坏死。其发展阶段为:

(1) 局部红肿充血,皮肤无损害,滑囊或深层可抽出黄色或血色液体。

（2）局部皮肤破损，已形成内腔，外口小内腔大，合并感染。

（3）皮肤损害逐渐加大，深层组织广泛坏死可累及骨组织。

（二）分级与临床表现

目前普遍使用的压疮分级方法是由美国的 NPUAP 小组于 1989 年起草的方法，描述的是用肉眼观察到的皮肤及皮下组织的改变，见表 5-41-1。

表 5-41-1　压疮的分级与表现

分级	表现
Ⅰ级	触压不能变白的红斑，30 分钟内不消退，表皮未受损
Ⅱ级	皮肤部分层面破损，累及表皮或真皮，可出现带有红斑的水疱
Ⅲ级	皮肤全层破坏，累及皮下组织
Ⅳ级	深部组织破坏，累及皮下的筋膜、肌肉、骨或关节

四、压疮的评估

（一）创面评估

传统对压疮创面的评估主要是按分级评估观察组织破坏的深度和按范围评估观察皮肤破损的面积，之后又增加了客观体现溃疡特征的评估，包括伤口边缘、基层坏死组织类型和程度、渗出物类型和数量、皮肤颜色、水肿和硬度、肉芽组织和上皮化情况等指标。目前，最常用于评估和监测压疮的方法是成相术、图表法及采用计算机图像处理技术通过颜色和灰度比较，以数字化形式定量显示和记录上述创面特征的压疮评定系统等。

（二）危险度评估

多采用量表法对患者在入院时、住院期间进行评分，并对出院患者定期随访评分。Braden 量表在急性和长期护理机构中被证实有较高的有效性和可重复性，包括运动能力、活动性、湿度、感觉能力、营养、摩擦和剪切力 6 个因素,除了摩擦和剪切力评分为 1~3 分外,其余项目评分为 1~4 分,总分为 6~23 分,16 分及 16 分以下被认为具有一定危险性。另一个常用量表为 Norton 量表,包括身体状况、精神状况、活动性、运动能力及二便失禁情况 5 个因素,每个因素定为 1~4 分,总分为 5~20 分,分数越低,危险度越高。

第二节 压疮的预防

防患于未然对于压疮的产生是至关重要的,预防压疮的产生不仅是医护人员的责任,同时还需家属,尤其是患者自己可能的配合。因为压疮可以发生在任何时间和场所(不仅是在医院,在床或椅上,而且在家里,在车座上、休闲时和转移时),所以必须有全面而可靠的预防措施。

一、预防措施的基本要求

1. 降低压力的强度及持续时间,特别是解除骨突部位持续性压迫。

2. 增加承受身体重量的接触面积。

3. 尽量消除和减少压疮形成的内、外在因素。

二、主要预防措施

1. 在许可的条件下向患者解释预防压疮产生的重要性,要求患者积极参与,如利用垂吊拉架、提升转移架、绳梯等主动、定时地起身、翻身或变换体位,积极接受和配合他人的护理等。

2. 评估伤残人士的压力形成分布及受压状况,分析压疮形成的可能性及危险程度。

3. 医护人员要定时给患者翻身,翻身频率因人而异,对极有可能发生压疮的患者,最好每 2 小时翻身一次,或根据个人的作息习惯制定翻身计划;或者使用自动充气床垫,采用两组气囊交替充气,减少局部受压时间。

4. 建立床头翻身记录卡,护理人员要在床边交接班,每天做2次全面的皮肤检查。对采用石膏或夹板固定的患者及佩戴矫形器的患者,应经常检查受力部位的皮肤有无异常改变,特别是使用这些固定物的初期更应注意。

5. 护理人员转移和帮助患者翻身时,动作要正确,转移时注意臀部须离开接触面,要搬动,切勿滑行或拖动,而且人手要足够,一般需要2~4人,并由一人指挥,大家同时行动。

6. 保持床铺平整、松软、清洁、干燥、无皱折。患者避免穿宽松的衣裳,以免出现皱褶而产生压力集中点。不要穿有纽扣、拉练或过硬的衣服。

7. 注意患者皮肤的清洁卫生,尤其是排尿、排便失禁者。用中性肥皂清洗且不要清洗过度。

8. 纠正贫血,改善全身营养状况,积极治疗原发病。

9. 应采取正确的床上体位和轮椅坐姿,如通过调节扶手、靠背及增加大腿和轮椅的接触面积,坐骨的压力就会大大减轻。在其骨突受压部位铺衬气圈气垫、棉圈棉垫等,以扩大受压面积,减轻骨突部位压力。

10. 选用理想的坐垫和床垫,如轮椅坐垫稳固、舒适,能减轻震荡和压力,还有减压坐垫和减压床垫,以及肘或踝保护垫等的运用。坐垫和床垫的表面承托作用主要依靠弹力(乳胶和羊皮都有良好的弹性)或浮力(凝胶、空气或水),羊皮更重要的作用在于它和皮肤接触时可以吸收水分和热量,从而使皮肤保持较低的温度和湿度。

第三节　压疮的治疗

首先必须强调,如果导致压疮形成的基本因素不消除,压疮是不可能治愈的,所以第一步必须消除基本因素。压疮的治疗包括局部创面的治疗和全身综合治疗两个方面。

一、局部创面的治疗

（一）创面换药

1. 创面的愈合需要适当的温度、湿度、氧分压及 pH 等，换药是治疗压疮的基本措施。最重要的是保持创面清洁。如果创面比较新鲜，没有明显的感染和坏死组织，只需创面周围消毒，用生理盐水清洗创面，之后用凡士林油纱覆盖，敷料包扎。

2. 对于感染性创面，要加强局部换药，伤口引流要通畅，可用双氧水、敏感抗生素或广谱抗生素液彻底清洗，随后伤口施以抗生素。感染性分泌物较多时，应及时更换敷料。

3. 对溃疡已经形成的创面坏死组织可用剪、切除法彻底清除，但不要损坏周围健康组织，可采用反复多次的清创，或用纤维酶溶解的方法促使坏死组织溶解和渗出物的吸收。

4. 如果创面较清洁，但肉芽和上皮生长缓慢，在上述清洁换药时，局部可施以碱性成纤维细胞生长因子(bFGF)、金复肽等，以促进伤口愈合。也可使用免疫增强药多抗甲素，其能刺激机体的免疫细胞增强免疫功能，促进创面组织修复。根据情况创面局部还可选用磺胺嘧啶银、藻酸钙或一些中草药制剂等。

5. 压疮创面须覆盖，这有助于其内环境稳定和维持生理完整性，较理想的敷料应能保护创面，与机体相适应，且能在保持伤口湿润的同时又能吸出多余的渗出物。可选用一些具有半渗透性质的生物膜作为内层覆盖物，如人羊膜、壳质膜、纤维蛋白膜、骨胶原膜等，也可选择一些新型人工覆盖物如透明黏附性敷料、水胶体敷料等，这些敷料密封性较好，能保持创面湿润，并能防止细菌侵入，可单独使用，但不适用于渗出物较多的伤口。

（二）物理疗法

1. 光疗：Ⅰ级压疮和新鲜创面的Ⅱ级压疮适合使用红外线照射治疗。感染性或坏死性创面可用紫外线中心重叠法照射，感染及坏死区给予强红斑量或超强红斑量照射，周边给予弱红斑量或中红斑量照射,此法能有效地杀灭细菌、控制炎症、促进坏死组织液化,利于清除并刺激上皮生长。对创面较清洁但长期不愈的压疮,可选用弱红斑量紫外线或低能量 He-Ne 激光照射治疗,以刺激肉芽和上皮生长。

2. 高频电疗:微波、超短波等高频电疗通过增多吞噬细胞、抗体、补体等提高免疫功能,有利于炎症的控制,同时可改善组织血供,促进成纤维细胞增殖,加速组织修复愈合。还可选用抗生素或各种促生长因子等作为药物离子进行直流电导入治疗。

3. 超声波治疗:超声波治疗可加速创口的愈合,3MHz 超声波用于治疗表浅创口,1MHz 用于治疗深部创口,但对急性感染性伤口或伴发骨髓炎时,应慎用或禁用超声波。

4. 水浴疗法:若患者全身情况许可,可定期在配有消毒液的浴池中进行水浴治疗,以净化皮肤和促进血液循环。

(三)手术治疗

对长期保守治疗不愈、创面肉芽老化、周围瘢痕组织形成或合并骨关节感染、深部窦道形成,而全身情况良好者应考虑手术治疗,但应严格掌握手术指征和做好术前准备。压疮的手术方法包括直接闭合、皮肤移植、皮瓣、肌皮瓣和游离瓣等。

二、全身综合性治疗

(一)加强营养

改善营养状况,对有压疮的患者,除了保证基本营养需要外,还要额外补充蛋白质、维生素和矿物质。增加液体的摄入量(240ml/2h,或至少 1L/d),给患者每日提供 1.5 ~ 2g/kg 的蛋白质,适时、适量地应用丙酸睾酮能使损伤组织蛋白合成加速,必要时还可少量输血或人血白蛋白。维生素 C 可以促进胶原蛋白合成,应该每天补充 1g。

(二)原发及伴发疾病的治疗

积极治疗原发及伴发疾病,如控制糖尿病,纠正贫血等,改善心、肺、肾的功能。

（三）抗感染治疗

当患者出现高热及严重全身感染状况的败血症、骨髓炎、脓肿等时需全身应用抗生素治疗。

（四）高压氧治疗

高压氧能够增加血中氧分压和物理溶解氧,有利于组织的再生和修复,减轻组织的坏死,促进压疮的愈合。

（陆　敏）

第四十二章 骨质疏松的预防和处理

第一节 概 述

一、定 义

在康复医疗实践中,骨质疏松是常见的问题之一,其常常作为某些疾患或残疾的并发症而出现,如不加注意,可导致骨折等严重后果,影响患者的康复结局。

按照美国学者 Albright 的定义,所谓骨质疏松,是指骨骼中的骨组织太少。我国学者伍汉文指出,骨质疏松实际上是一个病理学名称,是指由于各种原因所致的钙化骨质减少的一种临床现象,也可认为是一种骨病。Nordin 认为,至少在西方,本病是各种骨病中最为常见的一种。

二、骨质疏松的发生原因

人类的骨骼是一个可塑性器官,在人的整个一生中,其形态与结构都在进行着不断的改造,以适应机体各种内、外在因素的作用。正常情况下,骨质的形成与吸收是处于一种动态的平衡状态,任何打破这一平衡,使骨质吸收大于骨质形成的因素,均可导致骨质疏松的产生。

Nordin 曾列举了骨质疏松的各种危险因素,包括:①遗传;②性激素水平低下;③体重过大;④食物中钙缺乏;⑤机体对钙的吸收减少,对钙的排泄上升;⑥长期应用皮质类固醇;⑦体内甲状腺激素水平异常增高;⑧吸烟;⑨酗酒;⑩长时间使用利尿剂;⑪制动;⑫类风湿关节炎;⑬食物中蛋白质和钠的摄入异常等。并且指出,常常是有一个以上的因素在起着作用,且相互间的作用具有相加性。

全身性骨质疏松见于老年和绝经后的妇女,肾上腺皮质功能和甲状腺功能亢进、类风湿关节炎患者等。局限性骨质疏松多为废用性改变,如骨折、感染和恶性肿瘤等。在康复实践中所见到的骨质疏松,最常见的是废用性骨质疏松症,多由长期卧床、制动等引起,但也常掺杂有上述各种其他危险因素的作用。

三、骨质疏松症的临床表现及其诊断

(一) 临床表现

骨质疏松早期可无任何症状,有很多直到发生疏松骨的骨折后才被发现。一般而言,该类患者可表现有骨痛、脊椎压痛、疲劳、易于骨折、压缩畸形等,疼痛在坐、站和搬运物体时均可发生,严重者可有躯体活动(如行走、弯腰等)和日常生活活动(如各种家务活动)等方面的困难。

同时,骨质疏松对患者的心理和社交功能也会产生不良影响。例如,其可使患者产生恐惧心理,害怕跌倒、骨折,易产生沮丧和愤怒情绪,在社交方面,对患者的旅行、度假、体育运动、跳舞等也产生一些限制。

(二) 诊断

在骨质疏松的诊断中,目前主要依据放射学检查进行确定,现用的方法有:

1. X线平片诊断:该方法简便易行,但敏感性较差,需在骨骼耗损 30% ~ 50% 时方可显示出来,且受多种人为误差及外来物理因素的影响。

2. 定量 CT 骨矿物含量测定:可用于定量测定单位骨骼体积中的矿物质含量。其最大优点是可将皮质骨和松质骨完全分离,单独测定骨小梁的变化。但辐射剂量较大,精度有待进一步提高等是其缺点。

3. 单光子骨密度测定法(single photon absorptio metry, SPA):可进行骨矿物质的定量测定,且辐射量较小、价格低。

4. 双能 X 线骨密度测定(dual-energy X-ray absorptiometry, DEXA):此为目前最先进的方法,其精度高、准确性好、放射线辐射量低、速度快,但缺点是费用较高。

另外,近年也有通过生化方法检测体内骨转化生化标志物的含量和应用超声探测骨强度而协助诊断骨质疏松的报道。

（三）分类

骨质疏松可分为两大类:

1. 原发性骨质疏松:包括两种,一种与年龄有关,为老年性骨质疏松,另一种为妇女绝经后的骨质疏松,均影响全身的骨骼。

2. 继发性骨质疏松:继发于多种疾病状态,如代谢性疾病、结缔组织病、制动、药物应用等,可导致废用性骨质疏松和营养不良性骨质疏松,骨质疏松可为局限性的,也可为全身性的。

在康复临床实践中,常可见到因长期制动或不运动所致的继发性骨质疏松。

第二节　骨质疏松的预防

骨质疏松是最常见的临床疾患之一,由于目前尚无使已经疏松的骨骼中丢失的骨小梁修复和重建的有效治疗方法,因此其预防尤显重要。

一、初级预防

近年的研究表明,在正常的生长发育过程中,能达到较高的峰值骨量的人,其以后发生骨质疏松的可能性较低。所谓峰值骨量(peak bone mass, PBM),是指正常生长过程中所达到的骨质含量的最高水平。其受多种因素的影响,如遗传、营养、激素水平、运动等。骨质疏松初级预防的目的,实际上就是通过采取各种措施使峰值骨量达到尽可能高的水平,如加强营养,保持足够的钙与维生素 D 的摄入,适当地进行体育运动等。

二、二级预防

总的来说,二级预防的目的在于尽可能地防止骨质的丢失和骨质疏松症的发生。在临床康复实践中,可能导致骨质丢失的原因包括由各种伤、病所致的肢体制动和长期卧床等。与此相对应的预防措施包括尽量缩短制动和卧床期限,使用各种治疗性运动方法,如急性期的等长肌肉收缩运动、负重训练、脊髓损伤患者下肢的功能性电刺激运动等。同时,某些药物治疗也可起到防治骨质丢失的作用,如服用降钙素、钙制剂、二磷酸盐等。

总之,骨质疏松的预防包括两大要素:其一为行为矫正,如戒烟、酒,多活动等;其二为药物预防,包括补钙、适当使用雌激素、二磷酸盐等。

第三节 骨质疏松的治疗与康复

骨质疏松症是康复中常见的问题之一,其可导致骨折,加重患者的残疾。在治疗上,应着眼于原发病的治疗,防治骨质丢失和缓解有关的症状。

前面已提到过,人类的骨骼是处于不断的重建之中的。美国学者 Drinkwater 指出,激素、营养和力学因素是维持骨骼正常的三个最主要的方面。在病理情况下,骨质的破坏大于骨质的形成,因而造成骨量的丢失和骨质疏松。在治疗中,可从两个方面着手:一是减少骨质的吸收,另一个是促进骨质的形成。

一、药物治疗

从作用机制上,可将目前所用的治疗骨质疏松的药物分为两大类:一为抗骨质吸收药物,如钙剂、雌激素、降钙素、二磷酸盐类、维生素 D 等;二为促骨质形成药,包括氟化钠、睾丸酮、同化激素类药物、甲状旁腺激素类似物,维生素 D 代谢产物等。下面就几种常用的药物作一说明。

（一）钙剂

钙剂可补充骨质成分,抑制甲状旁腺激素导致的骨质吸收,使骨质疏松减轻。服用牛奶、奶制品和各种钙制剂均可作为补钙的措施,且便宜、安全和易于消化吸收。

应注意的是,对瘫痪患者(如偏瘫和截瘫)而言,过量地服钙可使尿钙上升,在极少数的情况下可导致肾结石产生。一般而言,无肾结石病史的患者,若 24 小时的尿钙排出量保持在 250mg 以内,将是较为安全的。

（二）维生素 D

维生素 D 可促进钙的吸收,同时又能活化体内骨细胞,从而使骨形成加速,另外其还可抑制甲状旁腺激素的过度分泌,使骨吸收降低。在骨质疏松治疗中,适宜的维生素 D 的用量是 400~800U/d。

（三）降钙素

降钙素是人和动物体能调节钙代谢的一种激素,可抑制破骨细胞的活动,阻止骨吸收,同时对于松质骨骨折的患者,其还具有明显的镇痛效果。其可由大马哈鱼等动物中制取,可经由鼻腔喷雾或胃肠外途径给药。

（四）雌激素

雌激素可促进肠道对钙的吸收,抑制骨质吸收,加速骨形成和减少骨折发生。已被用于妇女绝经期后骨质疏松。但长期使用有诱发子宫癌、乳腺癌的可能。

（五）双膦酸盐类

其通过两条途径抑制骨质的吸收:

1. 通过化学吸附与骨质中的羟灰石结晶强力结合,防止其被破坏。

2. 降低破骨细胞的数量及其活性,使骨吸收减少。

据 Chappard 等人报道,该类药物在异位骨化和截瘫所致的骨质丧失的治疗中均有良好效果,但其应用尚处于临床试验阶段。

（六）氟化钠

氟化钠可直接促使成骨细胞增殖,并间接地通过释放局部骨生长因子而促进骨量的增加。但有资料表明,高剂量的氟化钠可增加骨质疏松症患者四肢骨骨折的危险性。因此目前还只能作为一种实验性治疗药物。

（七）甲状旁腺激素

其可刺激骨形成,故可能对骨质疏松治疗有效,使用剂量尚待最终确定。

二、康复治疗

（一）运动疗法

应在患者情况允许时尽早开始运动,如进行肢体负重练习和治疗性步行。对于骨折后石膏固定的患者,可教患者作肌肉等长收缩;对于有 ROM 受限的患者,可作牵伸运动和柔韧性训练。当患者肌力较好时,应进行抗阻训练,但需注意抗阻阻力应恰当,以避免疏松骨的骨折。

对于处于制动状态和瘫痪的患者,尽早开展运动训练有助于改善其总体健康水平和躯体功能状态,打破其长时间不活动的异常模式,对骨质疏松起到预防和治疗的双重作用。

（二）作业治疗

通过家居环境改造,降低患者跌倒的可能性,如在过道、楼梯和浴室墙上安装扶手,在浴室使用浴椅、防滑垫等,均可提高家庭活动的安全性。

（三）矫形器的应用

脊柱骨质疏松的患者最常见的问题之一,是胸椎的多发性骨折所致的进行性后凸和疼痛,同时可伴有步态异常和平衡障碍。可通过使用腰背围和胸围类的矫形器以改善患者姿势,缓解症状。

（四）疼痛的处理

骨质疏松往往导致疼痛,可应用镇痛药物和物理治疗（如湿热袋、TENS、超声、短波）等进行控制,必要时可使用支具以缓解疼痛。

三、骨质疏松症并发症的预防

骨质疏松症最易发生的并发症是骨折,常因跌倒或用力不当而引起,应予以预防。首先,应让患者意识到合理的饮食和运动的重要性以及某些药物的疗效,教会其正确的活动方式;其次,可教会患者使用一些日常生活活动辅助器具,如长柄取物器、穿鞋器、浴室防滑垫等;第三,对有平衡障碍的患者,应进行平衡功能训练,在活动时最好有人监护,也可在墙上安装扶手以供抓握等。

(郭铁成)

第四十三章 吞咽困难的处理

第一节 概 述

吞咽困难在脑卒中和颅脑损伤患者中时有发生。众所周知,吞咽是一种反射动作,它使食物从口腔进入胃,这一过程涉及第V、IX、X、XII对脑神经,任何病变使吞咽的反射弧受到影响均可出现吞咽困难。

根据食团在吞咽时所经过的解剖部位,将吞咽分为四期。①口腔准备期:食物进入口腔,通过牙、舌、颌及面颊各器官的协调运动,使食物变成准备吞咽的状态。②口腔期:将咀嚼成团的食团用舌尖上举,触及硬腭,然后由下颌舌骨肌的收缩,把食物推向软腭后方至咽部,真正的吞咽即将开始。舌的运动在这一期的吞咽动作中非常重要。③咽期:食物由咽到食管上端,是通过一系列急速的反射动作实现的。由于食团刺激了软腭部的感受器,引起一系列肌肉的反射性收缩,结果使软腭上升,咽后壁向前突出,封闭鼻咽通路。声带内收,喉头升高并向前紧贴会厌,封闭咽与气管的通路,呼吸暂时停止。由于喉头前移,食管上口张开,食团就从咽被挤入食管。④食管期:通过食管肌肉的波状运动和重力作用食团沿食管下行至胃。

吞咽反射的传入神经来自软腭(第V、IX对脑神经)、咽后壁(第IX对脑神经)、会厌(第X对脑神经)等处的脑神经传入纤维。吞咽的基本中枢位于延髓内,支配舌、喉咽部肌肉动作的传出神经在第V、IX、XII对脑神经中,支配食管的传出神经是迷走神经。

吞咽障碍的病因包括中枢神经系统病变(如大脑皮质、基底核、小脑、脑干,多见于脑血管意外、脑外伤、脊髓损伤等)、周围神经病变和肌肉疾病(如多发性神经炎、多发性肌炎等)及神经肌肉接头疾病(如重症肌无力等)。

吞咽障碍的临床表现常为进食速度慢、吞咽费力、喘鸣、咳嗽、哽噎、食物通过受阻、鼻腔反流,体征为口臭、流涎、失声、吸入性肺炎、营养不良和脱水等。脑卒中后吞咽障碍的,发生率在13% ～ 94%,其中左侧大脑半球卒中的发生率为28%,右侧大脑半球为21%,脑干卒中则高达67%。随着X线动态造影录像和纤维咽喉内镜(FEES)等检测方法的临床应用发现,脑卒中后吞咽障碍的发生率更高,在60%,其中1/3的吞咽障碍者会发生误吸,40%误吸者可无症状,75%吞咽障碍者在出院时都恢复到全部经口腔进食。

第二节　吞咽困难的评定

吞咽障碍的临床评估包括医学诊断、认知评定,脑神经评估,特别是第Ⅴ、Ⅸ、Ⅹ、Ⅻ对脑神经,包括肌力、协调和感觉的测试。还要检查言语和音质,观察吞咽情况。进一步的评估包括床边进食评估、吞咽录像造影。

一、床边进食评估

能够十分准确地发现口腔准备期和口腔期的异常问题,但是对于评价咽期的障碍和误吸均不十分准确。

二、吞咽录像造影

吞咽录像造影(VFSS)是确定吞咽的口咽部变化:口腔期的损害、咽-食管运动的异常、食管上段括约肌反射的不完全,是检查吞咽困难最灵敏的技术。录像造影也能够发现没有吞咽困难而以后可以发展为吞咽困难的潜伏期患者。

VFSS发现"咽部推动损害"和误吸率分别是90%和70%,随着压力计的应用,其灵敏度进一步增加。从VFSS研究的费用情况看来似乎更推荐使用内镜,Bach注意到光学纤维内镜评估也许与气管的张开和闭合有关,在吞咽的早期气管闭合,通常伴声带振动。用亚甲蓝或蓝色食物着色能便于更加灵敏的吸入研究。例如,有很小裂口的结构异常用直视的方法更好,尤其是儿童先天异常,VFSS 仍然是评估吞咽时相的方法。

（一）吞咽录像造影的指征

吞咽录像造影的指征包括吞咽困难及其相关并发症的高危患者或有与吞咽障碍相关的体征如营养状态下降(特别是进食很多,但仍不能维持体重者且没有其他吸收障碍的症状)、明显的声音嘶哑、咳嗽、流泪,能解释或不能解释的严重呼吸问题,频繁的感染和反应性的呼吸道疾病。

VFSS 也不是唯一对所有吞咽困难进行评估的方法。例如,VFSS 不能测定咽部收缩时的力量和压力,但能与压力计联合使用。需要进行更详细的钡显影研究,或内镜查找吞咽困难的胃肠原因、功能或结构情况。另外,吞咽困难也不是综合评价进食和营养状态的唯一因素。

（二）设备与造影剂

1. 检查设备:带有录像功能,具备 800mA 以上功率的 X 线机,其可显示和记录受试者吞咽过程中食物从口腔准备期到进入胃内的整个动态变化情况。如无 X 线录像设备,也可用像素较高的数码相机录下操作台显示屏画面来进行记录。

2. 造影剂:一般需要 4 种性状的造影剂。①液体(液态纯造影剂,不加米粉);②稀流质;③浓稠糊状;④固体。

（1）含碘的水样造影剂:如 20% 或 76% 泛影葡胺、碘比乐或优维显等。

（2）硫酸钡混悬液:将硫酸钡粉剂加适量的水调制而成,一般不能太稀,可用 200mg 硫酸钡加水调至 60% 浓度即可。

（3）可显影的糊状食物:取上述含碘的水样造影剂适量或硫酸钡悬液,加入适量的米粉或食物加稠剂,根据需要调制成不同浓度的糊状造影剂。

（4）可显影的固体食物:用双层饼干夹上可显影的糊状食物即可。

（三）技能

1. 测试材料:稀液体、黏稠液体、糊状、固体。

（1）患者的姿势允许口咽部的投影从侧面接近 X 线显示屏的下方。

（2）对患者吞咽活动的观察

1）一汤匙稀释的食物。

2）一汤匙黏稠的食物。

3）一汤匙掺有苹果酱的糊状食物。

（3）检查者握住涂有糊状钡液的饼干一角，然后让患者咬去这块饼干的一小块，且像平时嚼食物一样，直到感到准备吞咽为止。

（4）如果想获得更多的信息，可以让患者吞食 10～33ml 较稀的和一杯较浓的食物，或用吸管吸食以观察患者在该活动时的随意吞咽程序。

（5）改变患者的体位以观察前后位，有助于观看患者吞咽时咽部对称性和评估声带的功能。

（6）使用前后位观看

1）让患者做仰头或下颌轻微向上的动作，该体位使下颌骨和其他结构远离咽喉，以利于更好地观察。

2）让患者发"啊"的声音，并且延长该音至少 2 次。

3）给患者一汤匙浓稠的钡液。

（7）如果患者不能保护气道，可采取体位变换或改变食物的浓度，或中止该研究，尤其是吸食的大部分钡液被吸进气道时。中止该研究的指标如下：不能主动吞咽者，对明显吸入缺乏咳嗽反射，大量食物充填咽部的空间，并且混合性干性食物不能通过食管吞咽。

2. 吞咽录像造影检查的报告

（1）吞咽困难的部位：口部、咽部或两者都有。

（2）吸入的部位：鼻咽部、喉部，或两者都有。喉部吸入包括时间（吞咽之前，吞咽时或吞咽之后）、原因和来源。例如，吞咽时由于喉部的关闭减少或吞咽后由于咽部的降低，喉部的关闭减少或物质从 Zenker 憩室移回到咽部。

基于对吞咽功能的完全性评估，各种主动和被动的代偿技术被吞咽治疗师所利用。更详细的技术和说明读者可参考有关书籍,被动技术包括体位,所用物如吸管、汤勺或一个特殊设计的杯子以减慢吸入的速度。为了选择所需要的浓度,可监测或帮助去控制吸入的速度或吸入的方式及热刺激促进吞咽反射。主动措施包括重复吞咽、用力吞咽、声门上吞咽以及 Mendelsohn 手法,最后还需要患者有适当的认知合作。咽部运动和吞咽训练也许能改善远期的活动和代偿效率。

对疾病的改善率或进展的重复研究直到治疗师发现口部运动或吞咽功能的某些变化后,患者接受主动治疗。例如,一位有吸入稀薄液体危险的患者,在吞咽之前重新获得较好的口部控制而不再显示出推迟的吞咽动作,可能要求安排再次评估。这项重复性研究可能更多地受到限制,并且在许多吞咽中都有具体的问题。

(四)录像造影的体位

由于代偿技术录像造影能够在不同的喂食体位下进行不同浓度食物的吞咽活动,重要的是测试患者家属采用的体位而不仅是直立位。喂食者让患者斜卧位以补偿口腔期的不足。神经发育疗法的治疗师常建议采用侧卧位以减少紧张度,伴轻度颈屈曲的直立位能减少神经性吞咽困难者吸入的危险。改变头的位置也需要进行评估,研究放射造影时发现,侧卧位的一些患者咳嗽减少时伴随吸入量增加,在儿童,越放松时就越无症状,在这种情形下仰卧位喂食的体位在其他的研究中已有报道。

一套合适的放射学设备有利于达到一个理想的体位以利于吞咽的研究,有特制的体位以供儿童或成人使用,有些患者可能要用一个儿童车坐垫放在 X 线检查台上,以便于检查。通常可以利用的材料有椅子、长椅、三角木和皮带等,这些可以用来即时调整姿势。高背椅和头垫有助于限制患者的头部和控制躯干,尽可能采取站立位以利于该研究的实施。为了成功地研究,完全制动是不必要的,也不可取,同时应加以避免。

(五)禁忌证

录像造影的绝对禁忌证是:意识水平低下,协调能力差,或不能遵守医师指令者。婴儿和从昏迷状态神经水平恢复较好者或 Rancho Los Amogos 3 级水平者均能成功进行研究。受试者必须能够自主完成测试而不是被动的代偿。

（六）并发症

录像造影是一种低风险的操作程序,操作过程中有两个因素能使吸入的风险最小:①使用任何浓度食物的量在开始实验时保持最小。②备用吸引器和氧气以便随时使用。宜采用1ml的流质使吞咽形象化,尤其适合于儿童。半流质须用2ml。很少有受试者存在生理性的吞咽障碍而完全不能代偿。同时,禁止使用带渣的低浓度食物,以防止严重的吸入事件的发生。

三、其他评估

纤维内镜食管研究(FEES)及其他形式的录像内镜、颈部听诊和咽部超声也能较好地进行临床评价。放射性核素唾液重量测试或许也是一种有用的研究方法,它是可在所有时间而不仅是在吃饭时测定自动吞咽分泌物效率的一种附加方法,特别是对于经历严重呼吸并发症的患者更适用。

第三节　吞咽困难的处理

对于吞咽困难的康复治疗目标应在于确定患者是否有吸入的危险及怎样预防吸入的发生,并预防营养不良的发生,从而改善吞咽的行为,以增强患者进食的独立性,提高患者及家属的生活质量。治疗方法有:

一、直接治疗

目的在于利用不同性质的食物(治疗性饮食)让患者做吞咽练习,以提高实际吞咽能力。根据吞咽录像造影中所选食物的浓度和性质,让患者练习。经过这种练习,83%的患者都能达到不同程度的改善。在为患者选择食物时一定要充分利用五种基本感觉系统(即视、听、触、味和嗅觉),因为其中某一种感觉是选择食物的首要特征,如食物的颜色能引起进食反射,而食物的味道、气味都能不自觉地引起患者的吞咽动作。

二、间接治疗

目的在于改善吞咽过程中必需的神经肌肉运动,而不要求真正地吞咽食物。研究表明,前咽门是用以刺激吞咽反射的最佳部位,而冷刺激是最好的刺激方式,不是由于冷接触而启动了吞咽反射,而是吞咽反射存在时冷刺激提高了相应区域的敏感性,使吞咽反射更加强烈。同时,还可以采用咽部电刺激或针灸治疗,如对大迎、廉泉等穴位进行刺激,改善和提高咽口区肌肉力量,增加局部肌肉的运动功能。有报道称联合高压氧综合治疗脑卒中后吞咽障碍比常规吞咽训练具有更好的疗效,但有待更多的循证证据支持。VitalStim 加上传统的吞咽训练治疗卒中后吞咽困难是最新的疗法。音乐疗法也有助于提高吞咽训练的疗效。此外心理治疗非常重要,消除不良心理才能更好地进行吞咽训练,也可以进行如下的口腔肌肉力量训练。

1. 促进下颌运动:固定下颌被动地做上下活动,逐步自己张闭下颌,并左右前后反复地运动,然后进行抗阻运动,保持张口中间位,用筷子等放在上、下牙中间进行训练或咀嚼口香糖之类的运动。

2. 促进口唇运动:用被动、自动抗阻运动做口唇突起、圆形、牵拉、张口、闭口等口形训练。双唇像剪子一样保持一定的距离,然后上、下唇咬住做双唇上下张闭运动。

3. 促进面颊运动:双腮颊鼓起、瘪下,左、右歪斜做自动抗阻运动。注意双唇紧闭,双腮颊鼓起时两唇紧闭后放松吐气。

4. 促进舌的运动:舌头进行前突、后伸、上卷、下降、左右等被动、自动抗阻运动。手指用纱布包好进行牵拉或者用压舌板抵压,使患者意识到在利用口腔的感觉。

间接治疗期间根据录像造影情况,对食物结构进行调整,以糊状成团食物为最佳,间接治疗还包括喉闭合训练、声门闭合训练和热刺激训练等。

三、补偿治疗

补偿治疗的目的在于不改变现实吞咽生理的情况下增强口腔摄食的能力。补偿治疗通常包括进食体位的调整和食物内容的设计,这两种方法均能改变食物进入和经过口腔的过程。在患者吞咽的生理功能恢复以前,可以暂时利用这种改变取得进食能力的提高。①患者直立坐位,两腿分开,保持髋、膝、踝屈曲90°,头部前倾以防止颈部伸展,这种体位能保证消化器官在一条直线上。②患者卧位,在膝下放一枕头,同时髋、膝屈曲,以消除颈部屈曲的张力,在患者的背部放一个枕头以保持颈部前倾。先行试验性吞咽,然后逐渐过渡。

四、替代进食

常用鼻胃管进食,是昏迷患者和延髓性麻痹(球麻痹)患者的首选办法。昏迷患者最初1~2天内禁食,待病情稳定后进行鼻饲。最初给少量牛奶,适应后逐渐加量,最后鼻饲混合牛奶、安素或能全素等。成年人24小时鼻饲流汁配方,可为鲜鸡蛋4个、奶粉100g、砂糖200g、鲜牛奶加至1000ml、维生素C 300mg、维生素 B$_6$ 30mg、维生素E 300mg、维生素B$_1$ 30mg,这种流质每1000ml合热量8368kcal,可满足成年人24小时的需要。配好的食物分6次鼻饲,两次鼻饲间可喂少量的水。若用安素或能全素,则只需按比例用开水稀释即可。

严重的吞咽困难者需要终身鼻饲,也有许多患者在脑卒中或脑损伤的初期需要鼻饲,随着病情的缓解,吞咽困难会有所改善,可试着从口腔喂少许水,观察2~3天,若患者无明显饮水呛咳或观察吞咽录像造影可吞食糊状食团时则应除去胃管,并加强间接治疗,以使吞咽困难逐步得到改善。

对于吞咽困难患者,也要定时监测有关资料,如每周测体重,每月测血红蛋白、白蛋白、总蛋白和热量的摄入,并注意有无营养不良的症状和体征。

吞咽困难的治疗是脑卒中康复的组成部分,对吞咽困难患者同时进行运动训练、认知功能再训练、ADL技巧再训练、交流技巧治疗、吞咽障碍管理、感觉刺激和再训练等综合康复治疗,从而改善患者的整体功能。

(尤春景 楼伟伟)

第四十四章 深静脉血栓形成的处理

第一节 概 述

一、概 念

深静脉血栓形成(deep venous thrombosis, DVT)是血液在深静脉内不正常凝结导致静脉管腔阻塞而引起的病症,多发生于下肢,血栓脱落可引起肺栓塞。DVT 是康复医学科比较常见的一种病症,主要见于因各种原因而长期卧床的患者,不仅给患者带来痛苦,也严重妨碍患者的功能训练和康复治疗,影响患者功能恢复和生活质量,处理不当甚至可因血栓脱落栓塞肺动脉而导致突然死亡。

二、深静脉血检形成的危险因素

1856 年,Virchow 等提出静脉壁损伤、静脉血流缓慢和异常的血液高凝状态是导致静脉血栓形成的三大原因。在大多数 DVT 的病例中,血栓形成的发展是多种因素促成的,凡是可引起血流减慢、血液黏滞度增高、凝血功能增强的因素均易诱发 DVT 的发生,如:①手术和创伤、肿瘤、怀孕和产后,常导致患者血液成分改变,血液处于高凝状态;②持续制动或瘫痪,均可引起静脉血流滞缓,导致血栓易于在静脉瓣膜尖部和肌肉静脉窦内形成;③充血性心力衰竭,据报道,充血性心力衰竭可使 DVT 的危险性增加近 40 倍;④肥胖,研究表明肥胖患者血液黏滞度增高,故肥胖是 DVT 形成的独立的危险因素;⑤高龄(40 岁),年龄超过 40 岁的患者为 DVT 高危人群;⑥静脉曲张,曲张的静脉壁薄弱和瓣膜缺陷,导致原有的静脉瓣膜无法紧密闭合,发生瓣膜功能相对不全,血液回流障碍,血流淤滞,易形成血栓;⑦血液处于高凝状态;⑧既往血栓史:既往有血栓形成病史者,易于再次发作此症。已有研究显示,DVT发病率与有无静脉血栓形成史呈正相关。

三、深静脉血栓形成的发生机制

深静脉血栓形成的主要原因是血流缓慢,在下肢静脉系统内血凝块形成而导致血管闭塞,血液的高凝状态和静脉壁损伤也是常见原因,而在脊髓损伤或其他原因导致肢体瘫痪的患者中,血流缓慢是主要的因素。

近年来,通过大量临床与实验观察,制动和血液凝固性增高已被确认为DVT的主要危险因素。其机制为:制动时,血液流速因为缺少肌肉收缩的驱动作用而下降,导致血液囤积在肌肉内的窦道中,由于局部凝固因子激活和血凝固激活产物在局部积聚,造成血凝抑制因子在局部消耗,导致血液凝结性增高。而这一过程可由于凝血系统的自身催化作用而被恶化,导致进一步的高凝状态形成。此外,由于制动产生的静脉扩张和膨胀也会引起内皮细胞受损,导致血栓形成。

静脉血栓形成所引起的病理改变,主要是静脉回流障碍所造成肢体肿胀。此外,在静脉血栓形成时伴有一定程度的动脉痉挛,在动脉搏动减弱的情况下,会引起淋巴瘀滞,淋巴回流障碍,加重肢体的肿胀。在静脉血栓形成过程中,炎症反应、缺氧状态及因静脉血栓形成而造成的动脉痉挛,引起程度不等的疼痛症状。

血栓的蔓延可沿静脉血流方向向近心端伸延,如小腿的血栓可以继续伸延至下腔静脉。当血栓完全阻塞静脉主干后,就可以逆行伸延。血栓的碎块还可以脱落,随血流经右心,继之栓塞于肺动脉,即并发肺栓塞。

四、深静脉血栓形成的临床表现及其诊断

(一)临床表现

1. 症状:患肢肿胀、疼痛,活动后加重,抬高患肢可好转。

偶有发热、心率加快。

2. 体征

(1)患肢肿胀:肿胀的发展程度,须依据每天用卷带尺精确的测量,并与健侧下肢对照粗细才可靠,单纯依靠肉眼观察是不可靠的。这一体征对确诊深静脉血栓具有较高的价值,小腿肿胀严重时,常致组织张力增高。皮肤多正常或轻度淤血,重症可呈青紫色,皮温降低。如影响动脉,可出现远端动脉搏动减弱或消失。

(2)压痛:静脉血栓部位常有压痛。因此,下肢应检查小腿肌肉、腘窝、内收肌管及腹股沟下方股静脉。

(3)Homans 征:患肢伸直,踝关节背屈时,由于腓肠肌和比目鱼肌被动牵拉而刺激小腿肌肉内病变的静脉,引起小腿肌肉深部疼痛,为阳性。

(4)Neuhofs 征(即腓肠肌压迫试验):刺激小腿肌肉内病变的静脉,引起小腿肌肉深部疼痛,为阳性。

(5)浅静脉曲张:深静脉阻塞可引起浅静脉压升高,发病1、2 周后可见浅静脉曲张。

后期血栓机化,常遗留静脉功能不全,出现浅静脉曲张、色素沉着、溃疡、肿胀等,称为深静脉血栓后综合征(PTS)。

血栓脱落可引起肺动脉栓塞的表现。

(二)辅助检查

1. 血浆 D 二聚体测定:用酶联免疫吸附法(ELISA)检测,敏感性较高(>99%)。急性 DVT,D 二聚体大于 $500\mu g/L$ 有重要参考价值。

2. 彩色多普勒超声探查:其敏感性、准确性均较高,为无创检查,适用于对患者的筛选、监测。仔细的非介入性血管超声可以使敏感性保持在 93%~97%,特异性保持在 94%~99%。高度可疑者,如阴性应每日复查。结合有无血栓的好发因素,在进行超声检查前可以将患者分为高、中、低度 DVT 可能性。如果连续两次超声检查均为阴性,对于低可能性患者可临床观察,对于中度和高度可能性患者可给予抗凝治疗,对于高发病率组的患者,如果第 2 次扫描仍阴性应考虑进行静脉造影。

3. 放射性核素血管扫描检查:利用核素在下肢深静脉血流或血块中浓度增加,通过扫描而显像,对 DVT 诊断是有价值的无创检查。

4. 螺旋 CT 静脉造影:是近年出现的新的 DVT 诊断方法,可同时检查腹部、盆腔和下肢深静脉情况。

5. 静脉造影:是 DVT 诊断的"金标准"。

第二节　深静脉血栓形成的预防

DVT 有时临床表现并不典型,难以察觉,故预防其发生显得尤为重要。关键措施是去除引起血栓形成的诱发因素,具体包括以下几个方面:

1. 早期活动:适当肢体活动,可以通过肌肉泵的作用,促进静脉血流,预防 DVT 发生。临床观察表明,因手术制动的肢体活动越早,越能有效预防 DVT。对于肢体瘫痪的患者,也应早期开始做肢体被动运动。

2. 穿弹力袜:逐级加强的弹力袜在肢体远端(如踝部)产生的压力最大,然后从远端到近端逐渐减小。下肢弹力袜理想的压力等级为:踝部 20~30mmHg,小腿 14~21mmHg,大腿中部 8~13mmHg。弹力袜自下而上地对下肢循序递减的压力,可支持下肢静脉并促进下肢浅静脉向深静脉回流,提高血流速度,减轻静脉淤血。

3. 患肢周期性充气加压(intermittent pneumatic compression,IPC)治疗:应用阶梯序贯加压装置从踝、小腿至大腿加压,使下肢的压力成阶梯状(踝部压力最高,大腿的压力最低),加速下肢静脉血流速度,改善静脉淤血状态,促进淤血静脉排空;此外,IPC 还能增加纤溶系统活性。

4. 抗凝剂的应用:对于血凝状态增高的患者,可使用抗凝剂(如口服维持剂量华法林)预防血栓形成。

5. 患肢电刺激或磁刺激:可扩张血管,促进血液回流,防止血流缓慢。

第三节　深静脉血栓形成的治疗

一、一般处理

患肢制动,卧床 1～2 周,防止血栓脱落。抬高患肢,穿弹力袜或弹力绷带包扎,促进静脉回流。鼓励患者多饮水,适当利尿,降低血液黏稠度。

二、药物治疗

抗凝、溶栓和祛聚疗法是 DVT 药物治疗的三大措施,其目的在于降低血液黏滞度,阻止血栓增大,促进血栓溶解,促进血管再通。

抗凝治疗是阻止静脉血栓形成的标准治疗方法,大量临床随机对照试验已证实抗凝治疗可抑制血栓蔓延,降低肺栓塞发生率、病死率以及复发率。DVT 的早期抗凝治疗可皮下注射低分子肝素或肝素。如皮下注射肝素钠注射液(法安明)5000U,每天 1 次,疗程 7 天,同时注意监测凝血酶原时间和血浆白陶土部分凝血活酶时间。也可在抗凝治疗之前加用溶栓药治疗,即用尿激酶或东棱精纯抗栓酶等。阿司匹林、双嘧达莫、右旋糖酐等可降低血小板附着性,抑制血小板聚集,有助于预防血栓扩展,促进血栓溶解。

一般情况下,深静脉血栓形成经过保守治疗均可以治愈,血栓会自动吸收,血管完全再通。

三、康复治疗

早期 DVT 患者在进行抗凝治疗的同时推荐进行一段时间严格的卧床休息,使血栓紧黏附于静脉内膜,减轻局部疼痛,促使炎症反应消退。在此期间,避免用力挤压以防血栓脱落导致肺栓塞。患肢抬高需高于心脏水平,离床 20～30cm,膝关节处于稍屈曲位。但对慢性 DVT,在确定血栓稳定后,可做血栓形成部位远端肢体的不抗阻力的主动收缩活动,有利于通过肌肉泵的作用,促进静脉回流。临床观察也已证实,运动和腿部加压的患者比卧床休息的患者其疼痛和肿胀的消除速率显著要快。因此并不严格要求患者卧床休息。开始起床活动时,需穿弹力袜或用弹力绷带,适度地压迫浅静脉,以增加静脉回流量,及维持最低限度的静脉压,阻止下肢水肿发展。目前有小样本的对照试验显示间歇性气压治疗和弹力袜有助于减轻 PTS 症状。

四、手术治疗

手术静脉取栓主要用于早期近端 DVT,手术取栓通常的并发症是血栓复发。但其远期疗效仍不确定。因此对于严重患者,如某些严重的髂股静脉血栓形成,股青肿患者可考虑应用。下腔静脉滤网置入术可防止下肢血栓脱落迁移,必要时可以选用。

当 DVT 患者出现不明原因的心率加快,脉压缩小时,一定要考虑是否有肺动脉栓塞的发生。小动脉栓塞可自行缓解,甚至无自觉症状,肺动脉主干栓塞常可导致突然死亡。

(韩肖华)

第四十五章　异位骨化的处理

第一节　概　　述

一、定　　义

异位骨化(heterotopic ossification,HO)是指在正常情况下没有骨组织的组织内的骨形成。1692 年,Patin 在描述患有进行性骨化性肌炎的儿童时首次提到异位骨化这一术语。根据成因异位骨化可分为获得性及原发性两大类型。其中获得性异位骨化包括:创伤后骨化性肌炎,可以源于任何形式的肌肉骨骼系统的损伤,如较常见的骨折、人工关节置换术、肌肉或软组织挫伤等;创伤后神经源性异位骨化,常见于脑和脊髓损伤;源于其他原因的异位骨化,如烧伤、破伤风、脊髓灰质炎、多发性硬化等。原发性异位骨化则特指进行性骨化性肌炎(myositis ossificans progressive,MOP),或称进行性纤维发育不良性骨化(fibrodysplasia ossificans progressive,FOP)、进行性骨化性纤维增殖症、进行性骨化性蜂窝织炎、Munchmeyer 病,为一种常染色体显性遗传病。有报道脊髓损伤后异位骨化的发生率为 20%~25%,其中 18%~35% 产生明显的关节活动受限。闭合性颅脑损伤后异位骨化的发生率 10%~20%,其中约 10% 产生严重的关节活动受限。由于尚没有特效的治疗方法,异位骨化一旦出现,处理起来十分棘手。

二、异位骨化的发生机制

异位骨化是康复科临床常见并发症,但是关于其确切的发生机制依然缺乏足够的认识。Chalmers 等曾提出异位骨化形成的 3 个必备条件:成骨诱导物、成骨的前体细胞和允许成骨的组织环境。Kaplan 等提出异位骨化发生的"四要素"：①初始事件，最常见的是外伤导致的血肿；②有信号从受伤部位传出，可能是某种蛋白，它来源于受伤组织的细胞或是到达受伤组织的炎细胞；③间充质细胞，其可在信号的作用下分化为成骨细胞或成软骨细胞；④局部组织环境，如微血管功能紊乱、氧压、pH 和血流的变化。其中信号因子是最重要的环节，而骨形态发生蛋白是目前研究最多的一个。

三、异位骨化的临床表现及其诊断

（一）临床表现

异位骨化的临床表现最早出现于伤后 3 周，一般发生于伤后 1～4 个月，此症好发于髋关节，其次为膝、肩、肘关节及脊柱。进行性关节活动受限是异位骨化最常见的表现，早期关节周围可出现炎症反应，如肿痛、发热、红斑等，伴全身低热，逐渐出现关节活动受限等。

（二）诊断

影像学检查：X 线片是诊断异位骨化最简便、经济的方法，一般在伤后 6～12 周即能在 X 线片上发现异位骨化。CT 与 MRI 对诊断也有一定帮助，而三相核素骨扫描（RNBI）是早期检测异位骨化的最敏感指标，并可以判断病变的活动性和成熟度，有助于决定手术切除异位骨的时机。

实验室检查：碱性磷酸酶（ALP）、C 反应蛋白（CRP）、24 小时尿前列腺素 E_2（PGE_2）等都可辅助诊断，但均缺乏特异性。

第二节　异位骨化的预防

目前，异位骨化的预防大多为早期识别并处理其危险因素。神经源性异位骨化的危险因素主要包括：瘫痪程度、活动减少、深静脉血栓形成、痉挛状态、压疮、持续的压迫及尿路感染等。运动治疗与本病的发生无多大关系，因此休息不动并不能减少异位骨化的发生。

第三节 异位骨化的治疗与康复

一、药物治疗

（一）非甾体类抗炎药

非甾体类抗炎药是目前公认的预防人工髋关节置换和髋臼骨折术后异位骨化形成的最有效的药物。其作用机制为通过抑制环氧化酶，阻止前列腺素的合成，从而改变触发骨质重建的局部的炎症反应，并抑制间充质细胞向成骨细胞的分化。一项研究给予 16 例脊髓损伤患者口服吲哚美辛 75mg/d，疗程 3 周，结果发现其早期及晚期异位骨化发生率均明显低于对照组。

（二）羟乙二磷酸二钠

羟乙二磷酸二钠（disodium etidronate，EHDP）的作用机制为通过抑制非晶形磷酸钙转化成羟基磷灰石，从而阻止骨基质矿化，还可以调节免疫和抗炎症反应，其机制可能是干扰促炎症因子如 IL-1、IL-6 等。但由于不能阻止骨基质合成，故停药后很容易反复，形成"反弹性骨化"。目前，对该药的使用仍存在争议。

二、康复治疗

（一）运动疗法

虽然发病机制尚不清楚，但创伤、手术、暴力活动等已是公认易致异位骨化的原因，因此临床上遇到异位骨化时，很多医师或治疗师会尽量避免按摩、关节松动术等手法治疗，而仅以理疗做局部处理。但是，相关研究表明，为了改善关节功能，适度的主动及被动关节活动在异位骨化患者的康复治疗中仍是必须的。应采用渐进性运动练习，不当的治疗会使骨化加剧。

（二）理疗

常用的理疗措施有超短波、微波、超声波、直流电碘离子导入等，但是也有人认为在骨化性肌炎形成的早期，局部充血水肿,理疗会使病情加重。

三、放 射 治 疗

　　放疗可以通过改变快速分化细胞 DNA 的结构,阻止多功能间充质细胞向成骨细胞的分化过程,从而有效防止异位骨化的形成,但不能减小成熟的异位骨体积。

四、基 因 治 疗

　　基因疗法可能会为异位骨化的治疗开辟新的领域,已经成为研究的热点。目前研究比较多的是使用 Noggin 治疗异位骨化。Noggin 被认为是骨形态发生蛋白-4(bone morphgenetic protein-4,BMP-4) 的拮抗物,可直接结合 BMP,从而阻止 BMP 结合到它的受体。BMP 拮抗剂如 Follistatin、Chordin、Sclerostin 和 Cerberus 的应用有待进一步研究。

五、手 术 治 疗

　　手术切除是异位骨化形成后导致严重关节功能障碍患者的终极治疗手段。手术时机的选择最为关键,过早切除未成熟的异位骨化容易引起出血和复发。Garland 提出一个不同病因的异位骨化手术时间表:创伤后 6 个月;脊髓损伤后 12 个月;脑外伤后 18 个月。Shehab 提出理想的手术时机为:①无局部发热、红肿等急性期表现;②碱性磷酸酶正常;③骨扫描显示正常或接近正常。

　　手术切除之前评定异位骨化的成熟程度对手术效果非常重要,其中骨扫描是有效的检查方法,连续扫描可判断异位骨化的相对成熟程度,并预测切除的效果。三相核素骨扫描是早期检测异位骨化的最敏感指标,可以判断病变的活动性和成熟度。通常在伤后数月内,骨扫描可显示异位骨化活动性的峰值。在 6 ~ 12 个月内逐渐恢复正常。

（韩肖华）

第四十六章 呼吸、泌尿系统感染的处理

第一节 概　　述

在临床康复中,呼吸系统、泌尿系统感染的并发症十分常见,脑卒中患者抵抗力下降,或昏迷患者伴有吸入,或吞咽困难患者伴有吸入,或咳嗽反射差,均易致肺部感染。高位脊髓损伤患者,呼吸肌部分或不全瘫痪,痰咳不出,加上长期卧床和激素药的应用,也易发生呼吸道感染。泌尿系感染在截瘫患者中则更常见。呼吸、泌尿系感染反过来又加重原发症的症状,因此预防感染的发生和及时正确处理感染是十分重要的。

一、解剖及生理

（一）呼吸道

呼吸道包括由鼻、咽、喉、气管、支气管到终末细支气管的整个通道。临床上将鼻、咽喉称为上呼吸道,气管以下的部分称为下呼吸道。气管一再分支,最后成终末细支气管。终末细支气管发出呼吸性细支气管,再分为肺泡管、肺泡囊和肺泡。呼吸道黏膜有分泌黏液、加温和加湿气体,保持肺泡的温度和湿度的作用。气管、支气管黏膜分泌的黏液可以黏附呼吸道内的颗粒,通过呼吸道黏膜上皮细胞的纤毛运动,并通过咳嗽排出体外。若呼吸道黏膜过于干燥,或受到有害气体及病原体的伤害,纤毛运动可能被动抑制,而丧失其保护功能。另外,从气管到终末细支气管管壁都有平滑肌,以细支气管平滑肌层最为丰富。平滑肌收缩使管径

缩小,增加气流阻力。呼吸道平滑肌受迷走和交感神经支配,迷走神经兴奋,平滑肌收缩,增加气流阻力。交感神经兴奋,平滑肌舒张,气流阻力减少。一些体液因素如组胺、5-羟色胺和缓激肽等,可引起平滑肌的强烈收缩。某些过敏原可引起平滑肌痉挛的过敏反应。

(二)泌尿道

泌尿道也分上、下泌尿道,肾盂和输尿管为上泌尿道,膀胱和尿道为下泌尿道。肾盂收集肾脏来的尿液,经输尿管储存于膀胱,后经尿道排出体外。女性尿道短而直,长3～5cm。男性尿道16～22cm。正常情况下,泌尿系统黏膜有一定的抗菌能力,可以将传来的细菌杀死,或排出体外而不会发生感染。在尿流不畅、尿路畸形、人体抵抗力降低或尿道黏膜损伤等因素的影响下,机体会失去这种自卫功能,容易被细菌感染。

二、临 床 表 现

(一)呼吸道感染

急性呼吸道感染包括上呼吸道感染、气管支气管炎、肺炎。常见的病原微生物为病毒和细菌,主要症状有喷嚏、鼻塞、流涕,可有咽痛、发热(体温可达39℃)、全身酸痛不适,也可出现咳嗽、咳痰。感染蔓延至支气管时,咳嗽加剧,咳痰增多,呈黏液性或黏液脓性,也可有发热。若侵犯肺实质,则可出现畏寒、发热、咳嗽、咳痰、呼吸困难及全身中毒症状,而脑卒中和截瘫患者的肺部感染往往以发热为主要症状,也可伴有咳嗽、咳痰。

(二)泌尿道感染

急性泌尿道感染常有寒战、高热、全身不适、头痛、乏力。也常有腰痛、肾区叩击痛和尿频、尿急、尿痛等症状。截瘫合并泌尿系感染可能使排尿困难在原基础上加重,或出现发热等全身症状,而无膀胱刺激症状,尿常规检查可发现白细胞和红细胞(脓血尿),尿培养可发现细菌。一般通过病史、症状、尿常规检查可以做出诊断,但是为了确定致病菌,需要进行尿培养和药敏实验,以帮助选择有效抗菌药物。

第二节 治 疗

一、预防性治疗

对于脑卒中患者,抵抗力下降,吞咽障碍又易致吸入,初期可以预防性应用一些抗生素,并加强体位排痰。高位截瘫患者咳嗽无力,痰不能咳出,也应做体位排痰和胸廓治疗,促进呼吸道分泌物的排出,这些措施都能有效地防治呼吸道感染。

而泌尿系感染以截瘫患者多见,早期的预防措施是多饮水、定期排放尿液或者实施间歇性导尿。可口服大量维生素 C 以酸化尿液,防止感染。也可口服一些抗菌消炎药物如诺氟沙星、复方磺胺甲噁唑等。早期进行站立训练均能有效地预防泌尿、呼吸道感染的发生。

二、药物治疗

(一)呼吸道感染的药物治疗

对呼吸道感染,多选用革兰阳性菌敏感的抗生素,如青霉素 800 万 U,加入 10% 葡萄糖液 250ml 中,静脉滴注,或选用头孢类抗生素(如头孢唑啉),喹诺酮类抗菌药物(如环丙沙星)等,疗程 5~7 天。若为真菌感染可用氟康唑。或者根据痰菌培养药敏试验结果选用合适的抗生素,亦可配合超短波肺部理疗或超声雾化吸入。在应用抗生素的同时加用化痰药物,如复方甘草合剂、氨溴索等。

(二)泌尿系感染药物治疗

泌尿系感染者必须增强全身抵抗力。急性高热期卧床休息,给予足够的营养,补充液体,维持尿量在 1500ml 以上。药物则首选对革兰阴性菌敏感的抗生素,或根据尿培养药敏试验结果选用。常用的药物有庆大霉素、环丙沙星、诺氟沙星、氧氟沙星等,对于病情较重者要选几种药物联合应用。抗菌药物的应用至少维持到症状消失,体温正常,尿培养阴性 1~2 周。对持续导尿者要进行膀胱冲洗,采用 0.1% 的呋喃西林液 250ml 留置 30 分钟,每日 2 次。为了减少感染的发生,应尽快行间歇性导尿。

（尤春景）